U0207923

前　言

自 2017 年出版以来,《实验诊断学》(第 2 版)为医学院校提供了良好的教学资源,也得到了广大师生的好评。近年来,临床医学与医学检验技术的快速发展为实验诊断学带来了许多新理念、新理论、新方法和新技术,使实验诊断学日臻完善。

为了贯彻落实《国务院办公厅关于加快医学教育创新发展的指导意见》(国办发〔2020〕34 号),更好地适应我国高等医学教育改革与发展,培养更多能适应实施健康中国战略新任务、世界医学发展新要求所需要的医学人才,推动我国高等医学教育创新发展,提高医学教育教学质量,我们对《实验诊断学》(第 2 版)进行了修订和完善,以供临床医学(含"5+3"一体化、儿科学方向)、口腔医学、预防医学、医学影像学、护理学等专业医学生使用,也可供临床医学专业学位研究生和住院医师规范化培训学员使用,同时可作为广大医生的参考书。

《实验诊断学》(第 3 版)共包括 16 章,其内容为临床最常用、最基本的实验诊断项目与临床应用。为了强化对医学生临床诊断思维的培养,紧跟临床医学发展需要,除了强化以人体器官及系统常见疾病的实验诊断为核心内容外,本教材还根据全球疾病谱的变化与临床工作需要,完善了有关血液系统疾病的实验诊断,增加了孕妇产前筛查和新生儿遗传性代谢病实验诊断的内容。同时,对临床标本采集方法、实验诊断项目参考区间和临床应用评价等内容,参照中华人民共和国卫生行业标准等进行修订与完善。

在《实验诊断学》(第 3 版)修订过程中,我们遵循教育教学规律和医学人才培养规律,坚持立德树人和正确的学术导向,以培养医学生临床诊断思维能力为核心,以培养医德高尚、医术精湛的人民健康守护者为目标,在阐述基本理论、基本知识、基本技能的基础上,更加突出了实验诊断项目的选择及临床应用评价,强调了理论与实践相结合,强化了诊断思维的培养。《实验诊断学》(第 3 版)保留了传统性内容,删除了临床上极少使用的实验项目和部分过于基础的理论知识,增加了现代先进的实验诊断项目。同时,本教材还充分利用图表的形式展示知识的重点和难点,以便医学生理解和掌握,培养医学生的综合分析能力。

《实验诊断学》(第 3 版)符合实验诊断教学规律所需要的知识体系,具有如下特点:①坚持教材的基本格调——"三基五性"、保持教材的基本风格——图文并茂:紧扣医学专业培养目标要求,注重"三基"的传授,追求文笔凝练、图文并茂,既为医学生提供丰富的知识信息,又能使医学生在短时间内快速理解和掌握知识精要,也有利于教师应用时发挥自己的教学特色;②突出教材的时代特色,倡导经验源于循证,注重实验诊断项目的选择与结果的评价;③反映教学内容的内在联系、发展规律及学科专业特有的思维方式,体现创新性和学科特色,富有启发性,有利于激发医学生的学习兴趣及创新潜能;④将思政元素融入教材内容体系,遵守国家法律、行政法规。

《实验诊断学》(第3版)的修订得到了人民卫生出版社和编者所在单位的大力支持,在此表示衷心的感谢!十分感谢第2版全体编者,他们扎实的学术造诣、严谨的治学态度和辛勤的劳动成果是第3版教材修订所依托的坚实基础。

《实验诊断学》(第3版)的编者是我国临床医学和检验医学的骨干力量,他们学术功底扎实、学术水平高、学风严谨,具有丰富的教学和临床工作经验,具有良好的思想品德、师德师风和医德医风。他们辛勤敬业的工作和严谨治学的态度为教材修订打下了良好基础。感谢各位编者的大力支持、真诚合作与无私奉献,他们鞠躬尽瘁、大爱无疆的精神,为课程思政、教材思政和医学人文教育注入了新的内涵。

由于时间仓促,以及编者的水平和经验有限,疏漏在所难免,欢迎广大师生、临床医生和专家对本教材提出宝贵意见,使之得以不断完善,并致谢意。

刘成玉　郑文芝　林发全
2023 年 8 月

目 录

第一章 绪 论

实验诊断学（laboratory diagnostics）是诊断学（diagnostics）的重要组成部分，是医学类专业的主干课程和核心课程之一，也是基础医学过渡到临床的桥梁课程。实验诊断学以实验室检查结果或数据为依据，结合其他临床资料，经过综合分析，应用于临床诊断、鉴别诊断、病情观察、疗效监测和预后判断。

实验诊断学的基本任务是运用对人体血液、体液、排泄物、分泌物等标本的实验诊断结果，分析其病原学、病理学和器官功能状态等的变化，结合病史、体征和影像学诊断等其他检查资料，对病情进行综合分析，进一步为疾病的诊断、治疗、病情观察和预后判断提供依据，以达到明确诊断、及时治疗和制定预防措施的目的。另外，实验诊断学也可为医学研究、疾病预防、健康普查和遗传咨询等提供客观依据。因此，实验诊断学在临床医学中具有不可或缺的地位，是医学专业重要的必修课程之一。

一、实验诊断学的发展简史

人类历史上最早的实验诊断始于公元前 400 年，希波克拉底（Hippocrates）通过观察患者的尿液外观和气味的变化，辅助诊断疾病。17 世纪末显微镜的发明，揭开了微观世界的奥秘，为实验诊断学的发展奠定了物质基础。目前，实验诊断学在诊断技术和诊断内容方面均取得了飞速发展。

实验诊断学的发展史也是一部实验诊断技术和诊断内容的发展史。近百年来，实验诊断技术取得了长足的进步与发展。尤其是近 20 多年来，在实验诊断项目、检查方法和质量控制等方面均发生了巨大的变化。目前，国内已批准用于临床诊断的实验诊断项目达 1 000 项以上。

（一）实验诊断技术与手段

1. 显微镜技术的发展 1674 年荷兰科学家列文虎克（Leeuwenhoek）利用单透镜显微镜观察并描述了细菌，并于 1684 年出版了细菌图谱；19 世纪初期，英国光学家和物理学家李斯特（Lister）发明了暗视野显微镜（dark field microscope）；1931 年，鲁斯卡（Ruska）等发明了电子显微镜（electron microscope）；1932 年，泽尼可（Zernik）发明了相差显微镜（phase contrast microscope）。20 世纪中后期，扫描电子显微镜（scanning electron microscope，SEM）、扫描隧道显微镜（scanning tunneling microscope，STM）等相继问世，为实验诊断学的发展提供了强有力的工具。但是，时至今日，普通光学显微镜仍然是临床实验诊断必不可少的检查工具,它能直接观察人体显微结构、细胞和其他有形成分,与摄像机和计算机等联合应用,识别有形成分能力强、操作简便和检查结果准确。

2. **化学和免疫学技术的发展** 1901 年,卡尔·兰德斯坦纳(Karl·Landsteiner)发现了人类 ABO 血型系统,为开展临床输血和新生儿溶血病(hemolytic disease of newborn,HDN)的研究奠定了基础;1904 年,福林(Folin)建立了肌酐浓度定量检查方法(Jaffe 法);1912 年,Lee 和 White 创建了 Lee-White 凝血时间测定方法;1929 年,加布雷乌斯(Gabreus)建立了红细胞沉降率(ESR)测定法。

20 世纪 30 年代至 40 年代,折射仪(检查尿蛋白及尿液比重)、酸度计和定量检查血清淀粉酶的方法相继应用于临床,在诊断疾病和判断病情变化等方面发挥了重要作用。1946 年,美国应用了负压采血技术,使血液标本采集更加安全、准确,同时,尿液和血液某些成分的干化学检查技术的应用,开启了床边检验的先河,也大大加快了尿液等标本化学成分的筛检效率。

20 世纪 50 年代至 60 年代,耶洛(Yalow)等研发了放射免疫分析法(radioimmunoassay,RIA),使免疫学检查技术更加灵敏;劳里(Lowry)发明的 Lowry 蛋白质检查法广泛应用于临床;布隆伯格(Blumberg)研发了筛查乙型肝炎表面抗原(HBsAg)的方法,使输血性肝炎(post-transfusion hepatitis,PTH)的发生率明显降低。

3. **自动化检查技术的发展** 1953 年,库尔特(Coulter)发明了世界上第一台电子血细胞计数仪,20 世纪 70 年代以后,自动血小板分析仪、全血细胞计数仪、三分群和五分类白细胞计数仪,先后成为血细胞计数和分类计数的主要筛查技术,广泛应用于临床。20 世纪 80 年代,自动网织红细胞分析仪、自动尿液沉渣分析仪相继问世。近年来,我国临床实验室也逐渐开始使用自动粪便分析仪、自动阴道分泌物分析仪等自动化设备,为临床诊断提供更详尽的实验诊断结果。

近 20 年来,基于电阻抗、电导和光散射原理的血细胞分析技术得到了进一步创新与发展,与血液自动涂片技术、自动染色技术整合为血细胞分析的流水线,使血细胞分析更加快捷和方便。20 世纪 90 年代中后期,基于流式细胞术的全自动尿液沉渣分析仪、扫描式自动尿液沉渣分析工作站广泛应用于临床,使尿液有形成分检查更加规范与准确。

(二)实验诊断质量管理的发展

实验诊断质量管理始于 1918 年美国外科学会的《实验室技术员的需求与培训》,其要求医院要有足够的临床实验室人员和设备,并对实验诊断实施了质量检查。为了保证临床实验室检查质量,美国国会于 1967 年通过了专门针对临床实验室质量管理的法律——《临床实验室改进法案》(*Clinical Laboratory Improvement Act 1967*,CLIA 67)。1988 年美国国会又通过了《临床实验室改进法案修正案》(*Clinical Laboratory Improvement Amendment 88*,CLIA 88),并于 1992 年正式实施。同时,美国临床实验室标准化协会(Clinical and Laboratory Standards Institute,CLSI)通过制订和实施适用的临床实验室标准和指南,不断地改进临床实验室对患者的服务,使实验诊断方法更加标准化。

1947 年,澳大利亚政府成立的国家检测机构协会(National Association of Testing Authorities,

NATA),是世界上第一个国家实验室认可组织,此后世界各国相继建立了国家实验室认可机构。为了提高对获认可实验室出具的检查结果的接受程度,以便在促进国际贸易方面建立国际合作,1996 年成立了国际实验室认可合作组织(International Laboratory Accreditation Cooperation,ILAC)。

2003 年,国际标准化组织(International Organization for Standardization,ISO)发布了医学实验室的管理标准,即 ISO 15189《医学实验室——质量和能力的专用要求》。目前,国际上对临床实验室的质量管理主要分为以 CLIA 88 为代表的法律文件和 ISO 发布的推荐标准。CLIA 88 是政府对临床实验室质量的外部监控,是对实验室强制执行的资格要求,而 ISO 15189 主要强调实验室内部质量体系的建立,是实验室质量保证的较高标准。

2006 年,我国成立了中国合格评定国家认可委员会(China National Accreditation Service for Conformity Assessment,CNAS),是我国唯一权威的实验室认可组织,为我国医学实验室诊断质量管理、能力验证和医学检验人员能力要求等,提供了统一标准与要求。近年来,我国建立了许多有关实验诊断项目的标本采集、检查方法、质量控制、临床应用与评价等实验诊断的行业标准,这些标准在临床诊断、病情观察、指导治疗、预后判断等方面发挥着重要作用。

二、实验诊断学的内容与特点

(一) 实验诊断学的内容

实验诊断学的主要内容是实验诊断项目的选择、临床应用与评价,主要包括实验诊断学的基本概念、血液实验室检查、骨髓实验室检查、止血与凝血功能实验室检查、血型与器官移植实验室检查、排泄物和分泌物及体液实验室检查、肾脏功能实验室检查、肝脏和胰腺功能实验室检查、代谢功能实验室检查、内分泌功能实验室检查、心肌损伤实验室检查、免疫功能实验室检查、肿瘤标志物实验室检查和病原体感染实验室检查等。

实验诊断项目的选择在很大程度上取决于临床申请检查的目的和接受检查的患者。虽然多项目组合的实验诊断方式较为普遍,但这会增加患者的经济负担。因此,需要依据患者的诊疗情况合理选择实验诊断项目和项目组合。目前实验诊断项目多而繁杂,按其在临床疾病诊治中的应用,大体可分为:

1. **筛查项目**　是筛查患者有无疾病或有无某种疾病的实验诊断项目。筛查项目要求诊断灵敏度高、方法简便、成本低,尽可能无假阴性结果,以免漏诊或错过对患者最佳诊治时机;也尽量避免假阳性结果,以免增加患者的不适、精神压力、误诊误治的风险和不必要的费用。例如,红细胞、白细胞和血小板数量或质量,可用于筛查贫血、炎症、出血等。

2. **确诊项目**　主要用于确诊特定疾病的实验诊断项目。确诊项目要求有较高的诊断特异度,能确定或排除特殊疾病,以避免误诊,同时也要求有较高的诊断灵敏度,以避免漏诊。例如,骨髓细胞形态学检查原始细胞数量异常增多,可用于确诊急性白血病。

3. **鉴别诊断项目**　可作为不同疾病的鉴别诊断指标。例如,若白细胞计数增多同时伴中性粒细胞数量增多,则有利于细菌性感染的诊断。

4. 辅助诊断项目　可作为疾病诊断的辅助性或支持性指标。例如,甲胎蛋白(AFP)异常增高有助于原发性肝细胞癌的诊断;肌钙蛋白 T(cTnT)增高有助于急性心肌梗死(AMI)的早期诊断等。

5. 监测项目　可用于疾病治疗效果的监测。例如,检查血浆凝血酶原时间(PT)的同时,报告国际标准化比值(international normalized ratio,INR),主要用于口服抗凝剂(如华法林)患者的疗效监测,如 INR 小于 1.5,表示治疗无效;INR 2.0~3.0,表示治疗有效;INR 大于3.0,表示治疗过量。

目前对疾病的诊断,不仅依靠症状学、体征学、影像学和实验诊断学信息。随着分子生物学诊断技术及基因组学、蛋白组学等检查技术的发展,有些疾病的诊断与治疗更需要遗传基因、疾病基因、代谢特征和药物基因等个体化实验诊断的结果,因此,实验诊断是生命全周期和健康全过程管理的重要组成部分。

(二) 实验诊断学的特点

实验诊断学与医学检验学有着密不可分的关系,医学检验学的主要工作是检验仪器、试剂、方法的研究和改进,以检验技术和方法选择、检验质量控制为重点,为临床提供准确的检查结果。而实验诊断学则偏重于运用实验诊断结果,结合其他诊断性检查结果进行综合分析,为进一步临床诊断、判断病情变化和预后、制定治疗和预防措施等提供依据。

因此,实验诊断学的作用有赖于医学检验技术的发展和质量控制水平的提高。其特点主要有以下几方面:

1. 多学科交叉性　实验诊断项目的检查原理基于基础医学多个学科,包括医学物理学、生理学、病理生理学、生物化学、医学免疫学、医学微生物学、医学寄生虫学、医学遗传学、医学分子生物学等;实验诊断方法要借助电子学、光学、计算机科学和信息学等技术的发展。因此,实验诊断学的理论和技术交叉复杂,只有了解实验诊断的基本原理,才能准确判断实验诊断检查结果的价值。

2. 以临床诊断为基础　实验诊断过程可分 3 个阶段,一是医生根据患者的病史、临床表现和初步诊断,选择恰当的检查项目,并采集合适的检查标本;二是医学检验人员根据临床要求,按照操作规程对标本进行检查,并审核与发送检查报告;三是医生综合分析、正确解释和运用实验诊断结果和患者其他检查信息,做出肯定或排除诊断,以便临床决策。

在疾病诊断中,如何选择实验诊断项目是非常重要的,而准确选择实验诊断项目则取决于医生对疾病发生发展过程的了解,以及对诊断依据的掌握。临床症状与体征的变化与实验诊断结果之间无必然的因果关系,即有症状与体征,不一定有实验诊断结果的变化,而有实验诊断结果的变化也不一定出现症状与体征。因此,医生如何选择实验诊断项目和分析实验诊断结果,对诊断疾病是非常重要的。

3. 应用的广泛性　实验诊断结果可应用于疾病诊断、治疗、监测、预后判断、预防等各个环节。例如,血液一般检查可用于疾病的筛查,骨髓细胞学检查可用于白血病的确诊,粪便寄生虫虫卵检查可用于肠道寄生虫病的确诊,肿瘤标志物检查可用于恶性肿瘤的筛查、监测和预后判断,白细胞分类计数可用于细菌性与病毒性感染的鉴别诊断,肝肾功能检查可用于辅助诊断肝肾疾病等。

4. 影响因素多 实验诊断不同于影像学诊断,后者通过直接检查患者得到结果,其影响因素少;而实验诊断则需要通过离体标本,间接得到患者的检查结果,有些标本的采集虽然简便,但离体标本易受体外各种因素的影响,为正确解释检查结果增加了难度。因此,选择检查时机、采集合格标本、正确运送标本、规范检查环节是获得最佳实验诊断结果的先决条件。

三、实验诊断学的作用

实验诊断在疾病的诊断和治疗中发挥着重要作用,也可帮助医生选择进一步的诊断性检查项目。灵敏度高、特异度高、对疾病诊断有较高预测值的实验诊断项目,可以用于筛查发病率、致死率较高的疾病,对及时有效的治疗、缓解或延缓疾病的发生、有效延长患者的生命、提高患者的生活质量等具有重要意义。

1. 筛查疾病 实验诊断学对疾病的筛查非常重要,可以判断疾病的危险因素和早期发现无症状患者隐藏的疾病等。

2. 诊断疾病 实验诊断学有助于诊断或排除某些疾病:①在未出现症状和体征时进行早期诊断;②各种疾病的鉴别诊断;③确定疾病的分级(期)或是否为活动性。

3. 管理患者 实验诊断学有助于患者的管理:①评估疾病的程度和预后;②监测疾病的发展过程;③选择药物和调整治疗方案;④监测疾病的复发。

四、实验诊断项目的选用原则

对于很多疾病,实验室检查比体格检查具有更高的灵敏度与特异度。因此,任何医术精湛的医生都应该科学地选择实验诊断项目,为临床诊疗工作服务。虽然实验诊断学对疾病的筛查、诊断和患者的管理非常重要,但是,由于检查设备和技术要求、检查的难易程度、创伤情况、运用的熟练程度、适应证和禁忌证是否恰当等因素,均可影响检查结果的准确度和应用效果。因此,选择实验诊断项目时,应当充分考虑其临床意义、适应证和禁忌证、检查时机、灵敏度和特异度、安全性和患者的可接受程度、成本与效益等,并遵循从简单到复杂、一般到特殊、无创到有创、经济到昂贵的原则。

1. 从确定和完善诊断的必要性考虑 通过病史采集和体格检查结果,医生已对疾病做出初步诊断或提出诊断性假设,进一步检查无非是验证诊断、完善诊断或排除诊断。因此,一般应首选最具诊断价值的诊断性检查项目,如慢性咳嗽、低热、消瘦的年轻患者,疑为肺结核,此时 X 线胸片和结核菌素试验应列为首选项目。如夏季急性高热患者,发热呈间歇性,应及时检查血常规和疟原虫。因此,选择诊断性检查项目应该是选择必要的检查项目,并逐渐扩展到其他诊断性检查,而不是漫无目的、撒网式的过度检查。

2. 从难易度考虑 首选设备要求条件不高、操作技术难度不大,且广泛应用于临床、能提供诊断方向或有筛查意义的基本检查项目。如患者有倦怠、无力、头晕、面色苍白、唇舌色淡,BP 120/80mmHg,应首先检查外周血血红蛋白浓度、平均红细胞指数及红细胞形态变化,尿常规、粪便隐血试验（FOBT）等，初步判断有无贫血及贫血的类型，是否与肾脏疾病、消化道出血有关，以确定进一步的诊断方向。如患者经常咳嗽、痰中带血，并有长期大量吸烟史，虽然体格检查无异常发现，亦应首先进行胸部影像学检查，并选择痰液细胞学检查，以排除肺癌。

3. **从"成本/效果"考虑**　力争在尽量降低经济负担的前提下，选择能为诊断提供有意义的信息和依据的项目，检查要有针对性（掌握好适应证和禁忌证），不追求高新尖特的项目。如女性患者有低热、尿频、尿急、尿痛等症状，可疑为尿路感染，除了检查外周血白细胞总数外，还可进行尿常规、尿沉渣定量检查、干化学分析和清洁中段尿细菌培养及药敏试验等。若尿沉渣白细胞 ≥5 个/HPF，则应考虑尿路感染；若见到白细胞管型，则应诊断上尿路感染，或肾盂肾炎、间质性肾炎。若非离心尿液细菌为 1 个/HPF 或尿沉渣细菌 ≥20 个/HPF，提示与该病原菌有关。若干化学分析亚硝酸盐试验阳性则提示为革兰氏阴性杆菌所致，虽不能明确细菌的种类，但对初步诊断有重要意义，由于检查快速、价格低廉，此项目应为首选。

4. **从"风险/效益"考虑**　一般应先选择无创性检查，后选择有创性检查，以减少患者的痛苦和创伤。健康体检时发现外周血白细胞数量减少，如白细胞为 $(3.5~3.8) \times 10^9/L$、中性粒细胞为 65%~70%，既往无特殊用药与射线接触史。为了明确诊断，在进行骨髓细胞学检查前，应先行肾上腺素试验，以确定有无假性白细胞减少症的可能。

临床上许多疾病，需要选择诊断性检查，以获得更有效的诊断依据。无创、无痛苦、无风险的检查易为患者接受，但若有创检查属于微创、痛苦与风险不大、费用并不昂贵，并且对诊断至关重要，亦可将其列为首选。许多疾病诊断的"金标准"均依靠病理学或介入检查结果支持，这类具有一定风险的有创检查，也应列为首选的检查方法。如患者有慢性规律性上腹痛，应高度怀疑为消化性溃疡。相关诊断性检查有粪便隐血试验（FOBT）、钡餐透视、胃镜与幽门螺杆菌检查等。胃镜与幽门螺杆菌检查的设备要求、技术难度与费用均较高，但胃镜检查属微创，风险不大，对良性与恶性溃疡诊断的准确度非钡餐透视可比，且活检对幽门螺杆菌检查价值大，对消化性溃疡的治疗也有指导意义，是诊断消化性溃疡的"金标准"（gold standard）。

五、实验诊断检查的注意事项

1. **检查前**

（1）认真分析检查的适应证和禁忌证：无适应证的检查是无效的检查。虽有适应证，但存在禁忌者，也不应进行检查。

（2）选择合理的检查方法：一项好的检查，在疾病存在时检查结果始终是呈阳性的，并对这种疾病具有特异性。合理的检查方法应有以下特点：①检查项目具有可操作性，而且可被准确而可靠地重复；②检查的准确度（accuracy）和精确度（precision）已被确认；③与"金标准"对比，已对检查方法设定了可靠的灵敏度（sensitivity）和特异度（specificity）；④花费少、风险低；⑤已建立了恰当的参考区间；⑥若检查是一组检查的一部分，该检查的独立作用已被确认。

（3）加强医患沟通，做好患者的心理工作：尊重患者及家属的知情权和选择权，检查前要告知检查的方法、意义及可能存在的风险，并征得患者及家属的同意，以及理解、支持与合作。必要时要与患者及家属签署《检查知情同意书》，并作为重要的医疗文书，进行妥善保管。

2. 检查中

（1）关心、体贴患者：根据检查项目的要求，可与患者适当交谈，以缓解患者的紧张与不安。

（2）注意隔离消毒的原则与做好防范措施：因为患者所有的标本（体液、血液或分泌物）都有潜在的传染性。因此，应采取必要的措施保护操作者，同样也要保护患者和其他人员，防止交叉感染。

（3）操作要规范：严格按照操作规程操作，避免并发症的发生，以确保检查的安全性。同时要密切观察和详细记录检查结果，以期发现有价值的诊断信息。

（4）注意患者的病情变化：检查过程中密切注意患者的反应，如果患者感觉不适或发生意外，应立即查找原因，并积极采取有效的措施予以处理，必要时终止检查。

3. 检查后

（1）继续观察患者的反应：检查完毕，协助患者整理好衣物，感谢患者的合作。同时，根据检查的要求，继续观察患者的反应，在确保患者安全的情况下，将患者送出检查室，交给患者家属或送检的医护人员。

（2）认真分析检查结果：分析结果时要排除干扰因素（内部因素和外界因素），寻找有诊断或鉴别诊断价值的信息。

1）识别异常结果，但也要考虑疾病的潜伏期、急性期以及慢性期结果所代表的意义。

2）结果异常程度一般与疾病严重性呈正相关。

3）异常结果需要考虑到某些药物的影响。

4）分析结果需要注意生物学变异。

5）注意的问题：①帮助患者及家属理解和处理阴性或阳性检查结果；②必须意识到危急值即刻会对患者的健康状况造成威胁；③所有的检查都有局限性，很多检查无法预测以后的检查结果或将要发生什么；④假阳性或假阴性结果所造成重大疾病的误诊或漏诊，会给患者及其家庭造成重大伤害。

（3）做出初步判断或进一步检查的建议：分析结果时要注意检查的局限性，一定要结合临床资料进行综合分析、客观判断，并做出初步判断。也可根据专业知识和临床经验提出进一步检查的建议。

六、学习实验诊断学的基本要求

（一）了解实验诊断学的特点

目前，与传统技术比较，实验诊断的自动化程度明显提高，人为影响因素逐渐减少。但是,实验诊断结果仍受某些体内、体外因素的干扰。因此,医生了解实验诊断学的特点,有助于正确解释和判断实验诊断结果。

(二)掌握实验诊断术语

实验诊断学常用的术语包括诊断性能指标和检查结果指标。

1. 诊断性能指标 是指评价疾病诊断准确度的指标。主要有"金标准"、灵敏度、特异度、准确度、阳性预测值、阴性预测值、患病率、阳性似然比、阴性似然比和受试者操作特征曲线等。

2. 检查结果指标 是指反映检查项目检查结果的主要指标。例如参考区间、医学决定水平等。

(三)研究与评价实验诊断项目与方法

1. 研究实验诊断项目

(1)合理地选择灵敏度更高、特异度更好的实验诊断项目与方法。

(2)研究实验诊断方法或项目的优化组合在诊断疾病中的意义和价值,研究个体化诊断与治疗中实验诊断监测与检查评价问题。

(3)研究其他学科的有关理论、要求和方法,更好地将其整合到实验诊断学中,使实验诊断学在培养医学生和医生的临床实践能力中发挥更大的作用。

2. 评价实验诊断项目 实验诊断学要坚持循证医学(evidence-based medicine,EBM)的理念,有选择性地对实验诊断的方法和项目进行评价,特别是对方法的真实性、实用性以及临床应用价值等方面进行评价,这对更恰当、更合理地选用实验诊断方法和项目十分重要,对临床诊断具有十分重要的意义。

(四)正确解释和应用实验诊断结果

在临床工作中,医生的一项重要任务是采集和分析与患者相关的实验诊断结果,正确解释这些结果是临床正确决策的前提。正确解释和应用实验诊断结果应该理论联系实际、结合其他临床资料,并掌握非疾病因素对实验室诊断结果的影响等。

1. 理论联系实际 实验诊断学与计算机科学、物理学、化学、生物学和基础医学等具有密切的联系,因此,除了要求掌握基础医学知识和临床技能外,应对疾病的发生、发展有充分的了解,切实掌握实验诊断结果在诊断与鉴别诊断中的应用,并运用 EBM 理念选择检查项目,采用具有最佳临床价值"金标准"的检查项目和检查方法,以减轻患者负担,并为临床诊断提供更为有效的信息。

2. 实验诊断结果必须结合其他临床资料 由于机体反应不尽相同,疾病的病理生理变化又十分复杂。同时,检查方法本身也存在灵敏度和特异度等差异,其结果也有一定的局限性,这样可造成不同疾病出现相同实验诊断结果,或相同疾病出现不同的实验诊断结果的现象,这可能为分析病情和诊断疾病带来一定的困难。因此,分析实验诊断结果时必须结合临床表现和其他资料,只有综合分析才能做出符合临床实际的诊断。

3. 掌握非疾病因素对实验室诊断结果的影响 如患者有健康的生活习惯,而无疾病高危因素、以往无异常实验诊断结果,则本次实验诊断结果"正常"仍为健康信号。如患者有不健康生活习惯,又有疾病高危因素和以往的异常实验诊断结果,则本次实验诊断结果"正常"不应作为无病的证据,而应合理解释2次实验诊断结果的原因。

同时,在解释和运用实验诊断结果时,还应充分考虑患者的年龄、性别、体重、饮食、妊娠、活动、体位、环境因素(如地理、气候)习惯、职业、种族、遗传,或烟酒嗜好,以及近期治疗等因素影响;也要考虑标本采集、检查方法、仪器试剂、医学检验人员能力等影响,以及检查结果的生物学变异的影响。

(刘成玉 郑文芝 林发全)

第二章　实验诊断的基本概念

实验诊断是诊断性检查（diagnostic tests）的重要组成部分，是以实验室检查结果或数据为依据，结合其他临床资料，经过综合分析，应用于临床诊断、鉴别诊断、疗效监测和预后判断的一种临床诊断方法。实验诊断赖以生存的基础是其可信度，而其良好的可信度依赖于实验室检查的质量控制。恰当的实验诊断是做出正确临床诊断的前提之一，医生提出进行实验检查的情况包括：①验证临床表现，观察病情变化或做出临床诊断、疾病的分期诊断和鉴别诊断；②加深对疾病的理解，避免给患者造成进一步的伤害；③指导和监测治疗，以及判断预后；④为疾病的预防和筛查，提供流行病学资料；⑤为患者及家属提供健康咨询和帮助；⑥为科学研究提供依据。

越来越多的诊断性检查为医生做出正确的诊断、鉴别诊断和正确治疗方案提供了依据。任何医术精湛的医生都应该掌握诊断性检查的基本内容，并有效地利用诊断性检查资源。由于诊断性检查的科学性、复杂性，以及其在临床诊治中有助于提高成本效益的特点，要求医生掌握诊断性检查的全部内容是不现实的。但是，掌握诊断性检查的一些基本知识是十分必要的。

与体格检查相比，诊断性检查对于某些疾病的诊断具有更高的灵敏度和特异度。但是，到目前为止，还没有一项诊断性检查的灵敏度和特异度能达到100%，阴性结果并不能完全排除疾病。一位优秀的医生要有在正确的时间，为患者选择合适的诊断性检查，并且能够正确解释和运用检查结果的能力。

一、实验诊断结果分析的概念

实验诊断结果的价值在于其检查方法的灵敏度和特异度。灵敏度和特异度不会随着患病人群的不同而发生变化。但是，同一实验诊断项目的预测值可能随着年龄、性别以及环境的不同而不同。

（一）实验诊断的常用参数

1. **参考区间**　参考区间是指从参考下限到参考上限的区间，通常是中间95%区间。参考区间受健康人群的年龄、性别、饮食、活动、体位、习惯、职业、地理、气候、区域、种族等因素的影响，也受标本采集方法、检查方法、医学检验人员、检验仪器等因素影响。

2. **医学决定水平**　医学决定水平（medical decision level，MDL）是指在临床诊断和治疗过程中，对疾病的诊断或治疗发挥关键作用的某一诊断性检查的结果，是必须采取干预措施的检查结果。医学决定水平不同于参考区间的限值,同一检查项目可以有几个医学决定水平。

(1)危急值(critical value):是一种医学决定水平,表明患者存在伤害或死亡直接风险警示(危急)的检查结果,即危急值的出现提示患者可能正处于危险的边缘,如果此时医生能及时得到检查信息,并迅速采取有效的干预措施,即可能挽救患者的生命,否则就有可能发生严重的后果。

(2)临界值(cut-off value):作为判断特定疾病、状态的数值或量值,是指健康人群与患病人群的同一诊断项目所得到检查结果的分界值。检查结果与临界值比较可判断为阴性、阳性或非确定性,临界值的选择取决于检查方法的诊断特异度和灵敏度。

3. 受试者操作特征曲线　受试者操作特征曲线(receiver operating characteristic curve,ROC 曲线)是以灵敏度为纵坐标,以"1- 特异度"(即假阳性率)为横坐标作图所得到的曲线。ROC 曲线下面积(AUC^{ROC})可以反映诊断性检查的诊断价值。AUC^{ROC} 越大,其诊断的准确度越高。

(二)实验诊断项目临床评价指标

一个理想的诊断性检查可使所有患有该疾病的患者得到阳性结果,而所有未患有疾病的患者均为阴性结果。因为不存在完全理想的诊断性检查,一些患有该疾病的患者可出现阴性结果,即假阴性(false-negative,FN);一些不患有该疾病的患者可出现阳性结果,即假阳性(false-positive,FP)。但是,具有极高灵敏度的诊断性检查的假阴性率极低,因此其阴性结果极可能为真阴性(true negative,TN)。具有极高特异度的诊断性检查的假阳性率极低,因此其阳性结果极可能为真阳性(true positive,TP)。

因此,一个新的实验诊断项目在用于临床之前必须对其诊断效能进行评价,以了解其灵敏度和特异度等。

1. 诊断灵敏度　诊断灵敏度(diagnostic sensitivity,SEN)是诊断性检查可以识别与特定疾病或状态相关的目标标志物存在的能力,又称为真阳性率(true positive rate,TPR),即在全部患者中诊断结果为阳性者所占的比例,SEN 反映了该诊断性检查发现患者的能力。

$$灵敏度(SEN)=\frac{真阳性(TP)}{真阳性(TP)+假阴性(FN)}$$

2. 诊断特异度　诊断特异度(diagnostic specificity,SPE)是诊断性检查可以识别与特定疾病或状态相关的目标标志物不存在的能力,又称为真阴性率(true negative rate,TNR),即在全部非患者中诊断结果为阴性者所占的比例,SPE 反映了该诊断性检查确定非患者的能力。

$$特异度(SPE)=\frac{真阴性(TN)}{真阴性(TN)+假阳性(FP)}$$

3. 阳性预测值　阳性预测值(positive predictive value,PPV)是指诊断性检查阳性者患病的概率,其结果为检查结果为阳性的受试者中患者所占的比例。

$$PPV=\frac{真阳性（TP）}{真阳性（TP）+假阳性（FP）}$$

4. 阴性预测值　阴性预测值（negative predictive value，NPV）是指诊断性检查阴性者未患病的概率，其结果为检查结果为阴性的受试者中非患者所占的比例。

$$NPV=\frac{真阴性（TN）}{真阴性（TN）+假阴性（FN）}$$

在诊断性检查的灵敏度和特异度保持不变的情况下，患病率越高，PPV 越高，而 NPV 越低。在患病率保持不变的情况下，诊断性检查的灵敏度和特异度越高，PPV 越高，NPV 也越高。同一项诊断性检查的灵敏度和特异度不可能同时提高。在一般情况下，由于 PPV 对特异度的变化更灵敏，故其与特异度表现一致，而 NPV 则一般与灵敏度一致。

5. 似然比　似然比（likelihood ratio，LR）是指患者中出现某种诊断性检查结果的概率与非患者中出现相应诊断性检查结果的概率之比。LR 分为阳性似然比和阴性似然比。

（1）阳性似然比：阳性似然比（positive likelihood ratio，PLR）是筛查结果的真阳性率与假阳性率之比，提示正确判断为阳性的概率是错误判断为阳性概率的倍数，表明诊断性检查结果呈阳性时患病与不患病机会的比值，其比值越大，诊断性检查方法诊断疾病的能力越强。

$$PLR=\frac{真阳性（TP）}{真阳性（TP）+假阴性（FN）}\div\frac{假阳性（FP）}{假阳性（FP）+真阴性（TN）}=\frac{SEN}{1-SPE}$$

（2）阴性似然比：阴性似然比（negative likelihood ratio，NLR）是筛查结果的假阴性率与真阴性率之比，提示错误判断为阴性的概率是正确判断为阴性概率的倍数，表明诊断性检查结果呈阴性时患病与不患病机会的比值，其比值越小，诊断性检查方法排除疾病的能力越强。

$$NLR=\frac{假阴性（FN）}{真阳性（TP）+假阴性（FN）}\div\frac{真阴性（TN）}{假阳性（FP）+真阴性（TN）}=\frac{1-SEN}{SPE}$$

6. 患病率　患病率（prevalence，PREV）是指在纳入某种诊断性检查的全部研究对象中，患病者所占的比例。

$$PREV=\frac{真阳性（TP）+假阴性（FN）}{真阳性（TP）+假阳性（FP）+假阴性（FN）+真阴性（TN）}$$

（三）诊断性检查的分析性能指标

1. 精密度　精密度（precision）是指在规定条件下，反复采用同一种检查方法进行相互独立的检查，所得到的结果间相互接近的程度（即重复检查的一致性）。

2. 准确度　准确度（accuracy，ACC）是指检查结果与真值之间的符合程度。准确度的高低常以误差的大小来评价。即误差越小，准确度越高；误差越大，准确度越低。

3. 检出限　检出限（detection limit）是指由特定的检查能够合理地检查出的最小分析信号，求得的最低浓度（或质量）。

4. 分析灵敏度　分析灵敏度（analytical sensitivity）是一种诊断性检查方法鉴别邻近值（浓度、活性）的能力。

5. **分析特异度**　分析特异度（analytical specificity）是一种诊断性检查方法只检查出所要检查的成分的能力，标本中其他成分不影响其检查结果。

（四）实验诊断项目试验类型

1. **筛查试验**　筛查试验（screening test）是用于检查整个人群（或人群中特定的一部分）中特定检查成分存在的试验，在无症状人群中筛查患有疾病的患者。筛查试验所面对的人群数量大，应选择操作简单、价格低廉、损害小的方法，同时也应考虑方法的成本效益比。

2. **诊断试验**　诊断试验（diagnostic test）是用于怀疑某种特定疾病或状况是否存在的试验，或通过诊断性检查协助确诊的试验。

3. **确认试验**　确认试验（confirmatory test）是用于验证筛查试验或诊断试验结果的试验。

4. **监测试验**　监测试验（monitoring test）主要用于监测疾病的发展过程或治疗效果的试验。监测试验应与疾病的病程、严重程度和治疗疗效密切相关。

二、影响实验诊断结果的因素

实验诊断的质量保证来自检查前、检查中、检查后 3 个阶段，而影响实验诊断结果的因素也来自这 3 个阶段。严格的实验室质量管理是实验诊断质量保证的重要内容。

（一）检查前因素

检查前始于医生提出检查申请，止于检查程序启动前，包括检查申请、患者准备、标本采集、标本运送、标本在实验室内部传递及检查前标本的预处理等。检查前过程是实验室检查质量管理中比较复杂的一个环节，是检查过程中最难控制的、影响因素最多的环节，需要医生、护士、标本运送人员、医学检验人员的共同配合。检查前影响因素具有复杂性、隐蔽性、不可控性及责任不确定性的特点，因此，实验室必须建立检查前质量管理体系。

1. **检查申请**　检查申请除了包含需要检查的项目信息外，还必须包括患者信息、申请人信息、原始标本信息等。①患者的唯一标识：如姓名、性别、年龄（出生日期）、ID 号、住院号、床号等；②申请人标识：如申请医生姓名、临床科室等；③患者的临床资料：如病史、用药史、遗传史等和申请日期；④原始标本类型和采集部位：如静脉血或外周血；⑤原始标本采集日期和时间；⑥实验室收到标本的日期和时间等。

2. **患者**

（1）患者准备：需要向患者说明检查的目的与意义，原始标本采集有关的各种影响因素，如饮食、标本采集时间、运动、药物对检查的影响等，并取得患者及家属的同意与配合。

1）告知标本采集部位和采集时间：由医护人员告知患者标本采集部位及采集时间。如进行口服糖耐量试验（OGTT）时，还需要向患者解释多次采集标本的时间和注意事项等。

2）限制运动和注意保暖：在标本采集的前一天晚上、当天早晨不要有剧烈的运动。标本采集前要休息 10min。冬季应注意保暖，以保证检查结果的准确度。

3）控制饮食与烟酒等：①血液标本采集前避免食用或少食用高脂类食物及水果。高蛋白食物可使血尿素氮、尿酸及血氨浓度增高；高脂肪食物可使三酰甘油浓度增高，高核酸食物可导致尿酸浓度明显增高。②吸烟可使血液碳氧血红蛋白（COHb）浓度增高，红细胞计数（RBC 计数）及血红蛋白浓度（Hb 浓度）则因缺氧而呈代偿性增高，同时白细胞计数也增多。吸烟后血浆肾上腺素、皮质醇、醛固酮、游离脂肪酸、三酰甘油、癌胚抗原等浓度增高，而 IgG 浓度、血管紧张素转化酶活性则下降。③长期饮酒可导致天冬氨酸转氨酶（AST）、丙氨酸转氨酶（ALT）活性增高，而 γ- 谷氨酰转移酶（GGT）活性增高最为明显；慢性酒精中毒患者血清胆红素浓度、碱性磷酸酶（ALP）活性和三酰甘油浓度增高，GGT 也可长期异常。④茶碱和咖啡因可影响体内某些代谢环节。此外，咖啡因可激活脂肪酶，使血浆游离脂肪酸浓度增高。

4）避免药物干扰：尽量避免药物干扰。一般要求患者停用药物 2d 后再采集标本。放疗与化疗患者应在治疗前采集标本，以保证结果的准确度。

5）合理体位：体位可影响血液循环，由于血浆和组织间液因体位不同而发生改变，尤其细胞成分等改变较为明显。为了消除体位对某些检查结果的影响，采集血液标本时患者的体位应相对固定，一般采用坐位，住院患者可选取卧位。

6）控制情绪：采集标本前应向患者做适当的解释，以消除患者的疑惑及恐慌。

（2）患者的生物学变异因素影响：人体的化学和物理学性质随着环境（如海拔、失重、暴露于光线）、气候（季节等）、性别、年龄、生理学（月经、绝经、身高、体重、冲动、姿势等）、生活习惯等的不同，可在个体内和个体间发生改变。因此，全面系统地了解检查前生物学变异因素对检查结果的影响，对获取准确的检查结果和对检查结果的合理解释具有十分重要的意义。

1）性别：由于男性的肌肉组织比例较高，因此男性血液、体液与肌肉组织有关的指标都较女性高。此外，某些生化和血液学检查指标存在着性别差异，并且还与内分泌和器官特异性差异有关。

2）年龄：年龄是引起生物学变异的关键因素，其影响可以用不同的参考区间来区别。

3）种族：因不同的遗传特性和生活习性，其某些生理性或病理性指标有种族性差异。

4）昼夜生理节律：体液许多成分都有昼夜变化规律。如血清促肾上腺皮质激素、皮质醇等在清晨 6 时浓度最高，随后下降，午夜 12 时降至最低。皮质醇昼夜节律变化可影响下午的 OGTT。因此下午进行 OGTT 检查所获得的血糖浓度可高于上午。血清铁和胆红素浓度在清晨最高，血钙浓度中午最低。血清促甲状腺素浓度在深夜达峰值，在中午时分为最低。

5）月经与妊娠：在月经周期的不同阶段，雌激素、卵泡刺激素（FSH）、黄体生成素（LH）等有明显的不同。在排卵期血清胆固醇浓度降低；在黄体期醛固酮浓度大约是卵泡期的 2 倍，肾素活性增高；在月经期血磷、铁浓度降低。妊娠时平均血浆容量增多，可导致血液稀释，血清清蛋白浓度降低并导致总蛋白浓度降低。在妊娠后期，胎盘产生的雌激素和人绒毛膜促性腺激素（hCG）可使血糖浓度增高。

3. **标本采集**　采集标本应注意采集时间、采集方法、标本类型、采集容器及选择添加剂等，以保证检查结果能够真实、客观地反映患者当前的病情状态。

（1）标本类型：实验诊断常用的标本类型见表 2-1。

表 2-1　实验诊断常用的标本类型

类型	标本
常规检查标本	静脉血（血清、血浆）、动脉血液、末梢血、尿液（清洁中段尿、24h 尿、导管尿、耻骨上穿刺尿、随机尿、晨尿等）、粪便、脑脊液、浆膜腔积液、精液、阴道分泌物、羊水等
临床微生物标本	血液及骨髓、脑脊液、浆膜腔积液、胆汁、脓液、前列腺液、阴道分泌物、咽拭子、鼻咽拭子、痰液和支气管肺泡灌洗液、尿液、粪便、引流液、耳分泌物、眼分泌物等
临床分子诊断标本	血液、肿瘤组织、皮肤、肌肉、骨髓、羊水、脐血、培养细胞等

（2）添加剂：应根据检查项目的需要，选择必要的添加剂，如抗凝剂、稳定剂和防腐剂。对于血液标本而言，以 CLSI 建议的采血管管盖颜色区分添加剂，凝血管以蓝色标记，血清管以黄色或红色标记，肝素抗凝管以绿色标记，乙二胺四乙酸（EDTA）盐抗凝管以紫色标记，含氟化物抑制剂的草酸盐抗凝管以灰色标记。微生物标本需要用无菌采集容器。

根据检查目的不同，采集尿液标本时也应选择不同的防腐剂，如 24h 尿液标本常用的化学防腐剂有甲醛、甲苯、浓盐酸、麝香草酚和硼酸等。

（3）采集时间

1）清晨空腹标本：空腹标本一般在晨起时采集，以减少饮食及昼夜节律对检查结果的影响；患者晨起时一般处于安静状态，可减少运动等因素的影响。最好是空腹 8~12h，推荐晨起空腹。但并非空腹时间越长越好，空腹时间延长时，患者处于饥饿状态过久，可使血糖、蛋白质浓度降低，胆红素也异常；过度空腹也可导致三酰甘油、游离脂肪酸等浓度增高。

2）随机或急诊标本：随机和急诊标本是指无时间限定或无法规定时间而必须采集的标本，主要适用于门诊、急诊患者。

3）定时标本：即指定采集时间的标本。由于人体生物节律在昼夜间有周期性变化，功能性试验必须按要求采集标本，如 OGTT、疟原虫、微丝蚴、24h 尿蛋白定量检查的标本等。

4. 标本运送　采集标本后，应尽量减少运送和储存的时间，并及时处理与检查。在标本运送时，要确保运送过程的生物安全、运送时间和运送条件等。运送标本应使用专用标本运送贮存箱，并由专人负责。对于成分不稳定的标本，应采取特殊运送措施，例如血气分析标本应于采集后即刻送检，如采集标本后 15min 内不能送检，应置于冰袋上运送，且运送时间不宜超过 1h。

5. 标本接收与保存　标本运送至实验室后应由专人负责接收，接收的标本应有可溯源性。为了保证检查质量，实验室应建立标本接收标准和不合格标本的拒收标准，并建立不合格标本（substandard specimen）、次优标本（suboptimal specimen）的处理流程。由于某些特殊原因，若标本不能及时进行检查，实验室应对标本进行检查前预处理，并以适当方式进行保存，以降低由于存放时间过长而带来的检查误差。

（二）检查中因素

检查中为实验室检查开始至实验室检查结束的整个过程，这是实验诊断中最重要、最关键的环节。

1. **检查方法** 一批由国内外有关组织推荐的参考方法（reference method）已经用于实验诊断，提高了检查结果的准确度。同时，也使实验室之间的检查结果具有一定的可比性，更方便于院际之间的会诊、交流和远程医学诊断。实验诊断常用的检查方法与评价见表2-2。

表 2-2 实验诊断常用的检查方法与评价

方法	评价
常规方法	有足够的可靠性和实用性，成本低廉，操作简单方便
参考方法	是指精密度和准确度稍低于决定性方法（definitive method），其轻度干扰因素为已知的分析方法，一般用于评价常规方法（routine method）
决定性方法	经过充分研究，未发现任何不精密和不准确因素的方法。国际公认的决定性方法极少，并且其技术设备昂贵，操作复杂

2. **仪器设备** 有效的实验室设备管理制度对于提高实验室检查的质量是至关重要的。ISO 15189：2012 要求"实验室应制定设备选择、购买和管理的文件化程序"，同时对设备验收、使用说明、校准和计量学溯源、维护与维修、不良事件报告、设备退役和设备记录提出了一定要求。

3. **试剂** 试剂是实验诊断的重要组成部分，是影响实验诊断质量的关键因素之一。目前，临床医学对实验诊断方法的自动化、标准化、现代化要求越来越高，已有许多优质的商品化试剂应用于实验诊断，以提高实验诊断的质量和减少误差。试剂公司以批量化、专业化、配套化和多样化的措施向实验室提供高质量的试剂，避免了手工配制的缺点，如血细胞分析仪、尿液分析仪、血凝仪等已有配套化和专业化的试剂。

4. **医学检验人员** 实验室要强调医学检验人员的技术合格性和操作规范性。例如，医学检验人员进行血细胞分析仪操作前必须接受技术培训，要熟悉检查理论和标准化操作程序（standard operation procedure，SOP），学会如何评价血细胞分析仪等。医学检验人员能进行室内质量控制和室间质量评价，能判断和分析失控的原因，并能进行基本的仪器清洁与维护。同时，医学检验人员应有能力按照复查规则，应用血细胞形态学理论和实践技能进行显微镜复查。另外，要加强医学检验人员的继续教育工作，并坚持持证上岗制度。

5. **检查结果质量保证** 质量控制（quality control，QC）是实验诊断质量保证的重要内容。

（1）室内质量控制（internal quality control，IQC）：是指在实验室内部对影响检查质量的每个环节进行系统控制，IQC 是保证实验室检查质量的关键，也是能力验证和比对的基础。

（2）实验室间比对（interlaboratory comparison）：按照预先规定的条件，由 2 个或多个参加者对相同或类似的物品进行测量或检测的组织、实施和评价。室间质量评价 / 能力验证（external quality assessment，EQA/proficiency test，PT）是指利用实验室间比对，按照预先制定的准则评价参加者的能力。

（三）检查后因素

检查后是指实验室检查后的所有过程，包括患者一般信息审核、检查项目审核、结果审核、检查报告的格式和内容的规范审核、是否发出异常结果等。通过制定检查结果报告审核程序性文件,以完成检查后质量管理。同时,实验室要负责检查报告的授权发布、保存、更改、解释等工作,负责检查后原始标本的保存、处理等工作。

1. 检查结果的审核、复核与发布

(1)检查过程完成后,审核人员必须对检查结果进行审核。检查报告发布前应有实验室授权的医学检验人员和审核人员同时签字,并由医学检验人员负责对检查报告进行解释。

(2)对于特殊项目的检查结果及异常结果,如果不是初诊患者可与以前的检查结果进行对比或复查后报告。当出现异常检查结果或与临床诊断不符的检查结果,需要查找原因,并要重复检查确认无误,且要及时与医生进行沟通,了解患者病情以及标本采集的具体情况,确认检查结果的可靠性之后,才可发出报告,以保证检查结果的准确度和有效性。

(3)检查报告的内容必须完整。

(4)实验室要建立危急值制度,根据临床需求对危急值进行评审并确认其适用性,针对不同疾病可确定不同的危急值。

2. 检查后原始标本的保存和处理　保存检查后标本的主要目的是复查,保存时间主要根据工作需要及标本成分的稳定性而定。保存的标本应按日期分别保存,且有明显的标志。

（张　丽）

第三章　血液实验室检查

血液实验室检查是临床应用最广泛、蕴含信息量最大的临床基础性检查，是评价患者及健康人群身体状况的基本内容之一，它能准确反映人体当前的部分状态。各组织器官的生理、病理变化主要表现在血细胞的数量和质量、各种细胞的比例关系、血液生化成分的变化。当然，造血系统疾病也可通过一系列血液学检查进行诊断和疗效观察。同时，造血系统疾病对全身各组织和器官的正常生理功能也会产生影响。因此，血液实验室检查项目也常作为评价、监测其他组织和器官功能的指标之一。

第一节　血液标本采集

正确采集血液标本是获得准确、可靠检查结果的关键。在自动化分析仪器应用普遍的实验室中，血液标本的采集和处理是检查前质量保证的主要环节。检查前质量保证包括检查申请、患者准备、标本采集、标本运送等环节。

一、血液标本的采集方法

根据检查目的不同，血液标本可分为全血（whole blood）、血浆（plasma）、血清（serum）标本和分离或浓集的血细胞等（表 3-1）。

表 3-1　血液标本的类型与评价

类型	评价
全血	由血细胞和血浆组成，保留了血液全部成分。主要用于血液学检查，如血细胞计数、白细胞分类计数和血细胞形态学检查等
血浆	全血抗凝后经离心除去血细胞的成分，主要用于血液化学成分检查。采用去钙抗凝剂的血浆，除了无钙离子外，含有其他全部凝血因子，适用于血栓与止血检查
血清	血液离体后凝固析出的液体部分，除了纤维蛋白原和其他相关凝血因子（blood coagulation factor）在血液凝固过程中被消耗和变性外，其他成分与血浆基本相同，适用于多数的血液化学和免疫学检查
血细胞	有些检查项目要求将特定的细胞作为检查对象，如相对浓集的粒细胞、纯化的淋巴细胞、分离的单个核细胞、富集的血小板、浓集的白血病细胞等

（一）采集方法

任何一种血液标本的采集方法均要求保持血液标本的完整性和代表性。血液标本的采集方法分为静脉采血法、皮肤采血法和动脉采血法。

1. **静脉采血法** 血液标本采集多采用静脉采血法（venipuncture for blood collection）。静脉血能准确反映全身血液的真实情况，且不易受气温和外周循环的干扰，更具有代表性，已被广泛应用于临床。

（1）普通采血法：即传统的静脉采血法。普通采血法要注意：①根据检查项目、所需要的标本量来选择注射器；②严格执行无菌操作；③采血时切忌将针栓往血管回推，以免注射器中的空气进入血液循环，而形成气栓；④采血时不宜过度用力拉针栓，以免产生泡沫，造成溶血。

（2）负压采血法（negative pressure blood collection method）：又称为真空采血法（vacuum blood collection method），是一种利用采血管内部的真空环境与条件，实现血液采集的自动计量、无需回抽、无菌程度高、标本标注清晰的静脉采血方法。

负压采血系统由负压采血管和负压采血针组成。其特点是采血管的管盖颜色代表了采血管的用途（表3-2）。需要标本量较大或检查项目较多时，只需更换负压采血管就可实现连续采集血液标本的目的。负压采血法具有计量准确、传送方便、封闭无菌、标识醒目等优点。

表 3-2　负压采血管的种类

管盖颜色	用途	标本	混匀操作	添加剂	作用机制
红色	常规生化/免疫学	血清	不需要混匀	无,内壁涂有硅酮	无
橘红色	快速生化	血清	标本采集后立即颠倒混匀8次	促凝剂	促进血液凝固
深绿色	血氨/血液流变学	血浆	标本采集后立即颠倒混匀8次	肝素锂	灭活凝血因子Xa、IIa
金黄色	快速生化	血清	标本采集后立即颠倒混匀5次	惰性分离胶,促凝剂	促进血液凝固
浅绿色	快速生化	血浆	标本采集后立即颠倒混匀5次	惰性分离胶,肝素锂	灭活凝血因子Xa、IIa,凝胶用于分离血浆
紫色	血常规	全血	标本采集后立即颠倒混匀8次	EDTA-K$_3$ 或 K$_2$（液体或干粉喷洒）	螯合钙离子
灰色	血糖	血浆	标本采集后立即颠倒混匀8次	氟化钠,碘乙酸锂	抑制葡萄糖分解
浅蓝色	凝血功能/血小板功能	血浆	标本采集后立即颠倒混匀8次	枸橼酸钠:血液=1:9	螯合钙离子

续表

管盖颜色	用途	标本	混匀操作	添加剂	作用机制
黑色	红细胞沉降率	全血	标本采集后立即颠倒混匀8次	枸橼酸钠：血液=1：4	螯合钙离子
白色	常规生化/免疫学	血清	不需要混匀	无	无

注：根据 WS/T 661-2020。

负压采血法要注意：①检查采血管的管盖：使用前切勿松动采血管的管盖，以免改变采血管的负压，造成所采集的标本量不准确；②检查采血针的穿刺针乳胶套：乳胶套可包裹、封闭穿刺针针头，当针头刺入采血管后，乳胶套卷起。标本采集完毕移去采血管后，乳胶套回弹封闭穿刺针针头，防止导管内血液继续流出。

2. 皮肤采血法 皮肤采血法（skin puncture for blood collection）是指采集微动脉、微静脉和毛细血管混合的末梢血的采血方法，主要用于仅需要微量血液的检查项目。根据采血时挤压程度的不同，标本中可含有不同量的细胞间质液和细胞内液。

皮肤采血法主要是采血针采血法，WHO 推荐的采血部位是左手无名指指端内侧。婴幼儿手指太小，可选用拇趾/蹬趾或足跟部位采集标本；对严重烧伤患者，选择皮肤完整处采集标本；凡有水肿、炎症、发绀或冻疮等部位，均不可作为采血部位。由于末梢血与静脉血的成分有差异，因此，最好采集静脉血。皮肤采血法不同部位的评价见表 3-3。

表 3-3　皮肤采血法不同部位的评价

部位	优点	缺点
手指	操作方便，易获得较多的血量，检查结果相对稳定	痛感较重，检查结果与静脉血比较仍有差异
耳垂	痛感较轻，操作方便，适用于手指皮肤粗厚者的反复采集标本	血液循环较差，受气温影响较大，结果不稳定。红细胞计数、血红蛋白测定、血细胞比容的结果较手指血液或静脉血高（尤其是冬季）。不推荐使用

采血针采血法要注意：①必须严格消毒和生物安全防范，严格实行一人一针一管的措施；②穿刺后可稍加挤压穿刺部位，但切忌用力过大，以免血液中混入过多的组织液；③标本采集过程要迅速，防止流出的血液发生凝固；④采用手工法进行多项常规检查时，血液标本采集顺序是血小板计数、红细胞计数、血红蛋白测定、白细胞计数及白细胞分类计数。

3. 动脉采血法 动脉采血法（artery puncture for blood collection）是采集动脉血液标本的一种方法，主要用于血气分析，最方便的采集部位是桡动脉，但也可选用肘动脉或股动脉。

动脉采血法要注意①隔绝空气：标本采集后立即封闭针头斜面，再混匀标本；②立即送检：标本采集后立即送检，否则应将标本置于 2~6℃保存，但保存时间不应超过 2h；③防止穿刺局部血肿形成：标本采集完毕拔出针头后，用无菌干棉签用力按压穿刺部位，以防血肿形成。

（二）评价

1. 标本采集方法的评价 静脉采血法和皮肤采血法的评价见表 3-4，不同静脉采血法的方法学评价见表 3-5。

表 3-4 不同血液标本采集方法的评价

方法	优点	缺点
静脉采血法	代表性好，无组织液混入，可重复或追加检查项目，用于用血量多的项目或全血的血细胞分析仪检查	添加剂可改变血液性质，影响血细胞形态
皮肤采血法	快速、操作简便，采血量少，用于用血量少的项目或预稀释血的血细胞分析仪检查	代表性差，易混入组织液而使血液稀释或凝固，局部炎症可影响检查结果，不能重复或追加检查项目

表 3-5 静脉采血法的方法学评价

方法	评价
普通静脉采血法	①操作环节多，废弃的注射器和转运血液过程中可能造成环境污染
	②血液和抗凝剂不能立即混合
	③血液标本暴露
负压采血法	①血液标本全程密闭，有利于标本的采集、运送和保存
	②有利于防止医院内交叉感染，有利于保护环境

2. 影响因素 标本采集的过程、标本类型、标本保存等都会影响检查结果。

（1）规范标本采集

1）标本采集前应根据检查的需要，选用合适的采集方法和采血管。

2）采血前，患者应保持平静，住院患者应在早晨固定的时间采血。

3）皮肤采血法应选择皮肤完整处采血，采血时不要用力挤压采集部位（但可稍加挤压），使血液自然流出。

4）静脉采血法的压脉带压迫时间应小于 1min，若压迫超过 2min，大静脉血流受阻而使毛细血管内压增高，可有血管内液与组织液交流，导致相对分子质量小于 5 000 的物质溢入组织液。随着压迫时间的延长，局部组织发生缺氧而引起血液成分的改变。

（2）**防止溶血**：使用血浆或血清标本时，一定要防止溶血。因为细胞内、外各种成分和含量的差别较大，一旦血液标本发生溶血，应重新采集标本。

（3）**立即送检**：血液标本采集后应立即送检。

（4）**分析结果时要与标本种类相结合**：动脉血、静脉血与末梢血之间，无论细胞成分还是化学组成都存在着不同程度的差异。因此，在分析检查结果时必须予以考虑。另外，在分析检查结果时也应考虑生理性变化对检查结果的影响。

3. 与检查相关的临床须知 采集血液标本应特别注意：①视所有的血液标本有潜在的

传染性,对"高危"标本要注明标识,如艾滋病患者的血液标本;②视每一份标本为无法重新获得的、唯一的标本,应小心地采集、保存、运送;③严禁标本与皮肤接触,或污染器皿的外部和实验台。血液标本采集的注意事项见表 3-6。

表 3-6　血液标本采集的注意事项

分类	注意事项
采集前	①提前告知患者,并判断患者是否有血液循环、出血等问题
	②安抚患者不要紧张,为患者可能发生的不良反应提前做好准备
安全事项	所有患者的标本都有潜在的传染性,要特别注意:
	①全程监督血液标本的采集,并预防针刺伤
	②采集标本时需要戴一次性手套,必要时穿防护服、戴面罩和护目镜
	③接触每一位患者后,均应更换一次性手套或进行手消毒
	④采用含氯消毒液对任何溢(溅、洒)出物进行处理
标本识别	①在采集标本前,应首先确认患者的身份
	②用患者的姓名或身份证号码等唯一标识标记每一个标本
采血管	注意区别和选用负压采血管的类型
操作程序	①采集同一患者的多个标本时,先注入用于检查细菌的无菌管,然后是无添加剂的采血管,再是有添加剂的采血管(避免潜在的细菌污染、添加剂的转移等),但必须确保在血液凝固之前注入含有抗凝剂的采血管内
	②使用玻璃采血管的采集顺序:血培养管、无抗凝剂血清管、枸橼酸钠抗凝管、其他抗凝剂管。塑料采血管的顺序:血培养管、枸橼酸钠抗凝管、加或未加促凝剂或分离胶的血清管、加或未加分离胶的肝素管、EDTA 抗凝管、加葡萄糖分解抑制剂管
	③标本注入采血管后,颠倒含有添加剂的采血管,以使之彻底混匀
	④如有需要(如动脉血),可将标本置于冰块上保存,并即刻送检
针管和手套的处理	①不能直接用手将针头从注射器上取下,可采用废弃针头收集系统收取针头,或不用取下,直接与针筒(一次性)一起放入指定的收集容器内
	②将针筒和手套放入指定容器内
	③同一部位采集两瓶血培养标本时,不建议更换针头
	④切勿将采血器具放置于患者病床上
采集后	①密切观察标本采集部位是否有持续性出血或渗血
	②观察标本采集部位是否有红、肿、热、痛等表现
	③拔出针头前,先解除压脉带,轻压穿刺部位
	④关注患者可能出现的眩晕、无力、恶心、呕吐等症状,并采取相应的处理措施

二、血液标本的处理

(一)选择添加剂

在实验室检查过程中,常采用的标本是全血、血清或血浆,有时也采用某种血细胞。使用添加剂处理血液标本,以便获得不同的血液成分,常用的添加剂有抗凝剂、促凝剂和分离胶。

1. 抗凝剂　采用物理或化学的方法除去或抑制血液中某些凝血因子的活性,使凝血过程被阻断,称为抗凝。能够阻止血液凝固的化学物质称为抗凝剂(anticoagulant)。根据检查项目的不同,而选择相应的抗凝剂,以保证检查结果的准确度与可靠性。

2. 促凝剂　加速血液凝固,缩短凝固时间,而不影响血液成分的物质,称为促凝剂(coagulant)。促凝剂是采用非活性硅石等非生理性促凝成分,经特殊加工制成。常用的促凝剂有凝血酶、蛇毒、硅石粉和硅碳素等。

3. 分离胶　血清分离胶(serum separator)是一种疏水性的、具有化学惰性和稳定性的高分子物质,具有抗氧化、耐高温、抗低温和高稳定性的特性,其比重介于血清与血细胞之间。在 1 100~1 500g 离心力作用下分离胶液化,并移动到采血管中央,离心后固化形成屏障,使血清和血细胞完全分离。

常用血液标本添加剂的用途与特点见表3-7。

表 3-7　常用血液标本添加剂的用途与特点

添加剂	作用	用途	注意事项
乙二胺四乙酸盐	与血液 Ca^{2+} 结合成螯合物	全血细胞计数	抗凝剂用量和血液的比例,立即混匀
枸橼酸钠	与血液 Ca^{2+} 结合	红细胞沉降率、凝血试验、血小板功能试验、血液保养液	抗凝作用相对较弱,抗凝剂浓度、体积和血液的比例非常重要
肝素	加强抗凝血酶灭活丝氨酸蛋白酶,阻止凝血酶形成	血气分析;肝素锂适用于红细胞渗透脆性试验	采用电极法检查时,血清钾与血浆钾有差异;不适合血常规检查
草酸盐	与血液 Ca^{2+} 形成草酸钙沉淀	草酸钾干粉常用于血浆标本抗凝	容易造成钾离子污染其他检查项目;现已少用
促凝剂	促进激活凝血机制,加速血液凝固	缩短血清分离时间,特别适用于急诊生化检查	常用促凝剂有凝血酶、蛇毒、硅石粉、硅碳素等
分离胶	高黏度凝胶在血清和血块间形成隔层,达到分离血细胞和血清的目的	能快速分离出血清标本;有利于标本的冷藏保存	分离胶的质量影响分离效果和检查结果

(二)血液标本的保存与运送

1. 标本保存　血液标本不能立即检查时,应选择合适的保存方式、保存条件予以保存,以免影响检查结果。标本保存可分为室温保存、冷藏保存、冷冻保存,保存时应注意避光、防污染,尽量隔绝空气。在溶解冷冻保存的标本时应注意重新混匀数次,以免被检查的成分分布不均。

(1)分离后标本:①不能及时检查或需要保留以备复查时,一般应将标本置于4℃冰箱内保存;②需要保存1个月的标本,应放置于-20℃冰箱内保存;③需要保存3个月以上的标本,分离后置于-70℃冰箱保存;④标本存放时需要密封,以免水分挥发而使标本浓缩;⑤避免标本反复冻融。

(2)立即送检标本:如检查血氨(密封送检)、红细胞沉降率、血气分析(密封送检)、乳酸等标本。

(3)检查后标本:应根据标本的性质和检查要求,按照规定时间保存,以备复查。所有标本都必须妥善保存,在需要重新检查时,确保标本检索快速有效。标本保存的原则是在有效的保存期内,确保被检查物质不会发生明显改变。

2. 标本运送　血液标本的运送可分为人工运送、轨道传送或气压管道运送等。无论何种方式,都应该遵循3个原则。

(1)唯一标识:血液标本都应具有唯一标识,除编号之外,还要包括患者的基本信息。目前,解决唯一标识较好的方式是应用条形码系统。

(2)生物安全:应使用可以反复消毒的专用容器进行运送。特殊标本应用有特殊标识字样(如剧毒、烈性传染病等)的容器密封运送。必要时还应使用特殊运送容器。气压管道运送时必须使用负压采血管,并确保采血管管盖牢固。

(3)尽快运送:标本尽快检查,以符合检查质量要求和满足临床诊疗需求。若标本不能及时运送,或欲将标本送到院外检查部门进行检查时,应将标本按照要求处理和运送。运送过程中应避免剧烈震荡。

(三) 标本拒收

在接收标本时,医学检验人员可以拒收已确认不符合要求的标本。标本拒收常见原因有:①溶血、抗凝标本出现凝固;②容器使用不当;③标本量不足或错误;④运送条件不当;⑤申请单和标本标签不一致;⑥标本污染、容器破漏等。

(姜忠信)

第二节　血液一般检查

血液一般检查是临床上最常用的检查,包括血细胞成分的血液常规检查(blood routine test)、网织红细胞(reticulocyte)计数和红细胞沉降率(ESR)测定。近年来,由于血细胞分析仪的广泛应用,血液常规检查的项目逐渐增多,包括红细胞参数(如红细胞计数、血红蛋白浓度、红细胞形态、血细胞比容、红细胞平均指数和红细胞体积分布宽度等)、白细胞参数(白细胞计数及其分类计数等)和血小板参数(血小板计数、平均血小板体积和血小板形态检查)等。血液一般检查的主要目的:①协助疾病的诊断和鉴别诊断;②判断病情变化和预后;③监测特殊治疗过程中患者的身体功能变化;④评估手术的安全性;⑤流行病、传染病和职业病的调查;⑥健康体检和评估身体状况。

一、红细胞检查

红细胞由骨髓造血干细胞分化而来,历经原红细胞、早幼红细胞、中幼红细胞、晚幼红细胞和网织红细胞阶段,最后发育为成熟红细胞。红细胞平均寿命为 120d,每天约有 8% 的衰老红细胞被破坏,健康人红细胞的生成与破坏保持动态平衡,故血液中红细胞数量保持恒定状态。病理情况下,红细胞在数量、形态等方面均可发生改变,检查红细胞可为贫血及有关疾病的诊断提供依据,并可作为病情监测、疗效观察、预后判断的指标。常用的红细胞检查项目与临床应用见表 3-8。

表 3-8　常用的红细胞检查项目与临床应用

检查项目	临床应用
红细胞计数、血红蛋白浓度测定、血细胞比容测定和红细胞平均指数	贫血的诊断与形态学分类
网织红细胞计数	贫血的鉴别诊断,骨髓造血功能评价
红细胞沉降率	动态观察疾病变化
红细胞计数、血红蛋白测定和网织红细胞计数	放疗、化疗、干扰素或抗生素治疗监测

(一)红细胞计数及血红蛋白浓度

红细胞(red blood cell,RBC)计数和血红蛋白(hemoglobin,Hb)浓度是血液一般检查的基本项目。

【标本类型】

EDTA 抗凝静脉血或末梢血。

【参考区间】

1. 显微镜计数法　显微镜计数法 RBC 计数和 Hb 浓度的参考区间见表 3-9。

表 3-9　显微镜计数法 RBC 计数和 Hb 浓度的参考区间

分组	RBC/($\times 10^{12}$/L)	Hb/(g/L)
成年男性	4.0~5.5	120~160
成年女性	3.5~5.0	110~150
新生儿	6.0~7.0	170~200

2. 血细胞分析仪法　血细胞分析仪法 RBC 计数和 Hb 浓度参考区间见表 3-10、表 3-11。

表 3-10　血细胞分析仪法 RBC 计数参考区间

类别	年龄	静脉血 /（×10^{12}/L）		末梢血 /（×10^{12}/L）	
		男	女	男	女
成人※	≥18 岁	4.3~5.8	3.8~5.1		
儿童	28d~<6 个月	3.3~5.2		3.5~5.6	
	6 个月~<6 岁	4.0~5.5		4.1~5.5	
	6~<13 岁	4.2~5.7		4.3~5.7	
	13~18 岁	4.5~5.9	4.1~5.3	4.5~6.2	4.1~5.7

注：※ 只采集静脉血。

表 3-11　血细胞分析仪法 Hb 浓度参考区间

类别	年龄	静脉血 /（g/L）		末梢血 /（g/L）	
		男	女	男	女
成人※	≥18 岁	130~175	115~150		
儿童	28d~<6 个月	97~183		99~196	
	6 个月~<1 岁	97~141		103~138	
	1~<2 岁	107~141		104~143	
	2~<6 岁	112~149		115~150	
	6~<13 岁	118~156		121~158	
	13~18 岁	129~172	114~154	131~179	114~159

注：※ 只采集静脉血。

3. RBC 计数医学决定水平　RBC 计数大于 $6.8×10^{12}$/L，应采取治疗措施；低于参考区间下限，为诊断贫血的界限，应寻找病因；小于 $1.5×10^{12}$/L，应考虑输血。

【临床意义】

1. 生理性变化　RBC 计数和 Hb 浓度受多种生理因素影响。除了年龄、性别差异外，还受不同的生活环境和习惯、体力活动等因素影响。RBC 计数日内变化为 4.0%，日间变化为 5.8%，月间变化为 5.0%。此外，不同的血液标本采集部位和采集时间也可影响 RBC 计数。影响红细胞生理变化的因素及评价见表 3-12。

表 3-12　影响红细胞生理变化的因素及评价

因素	评价
年龄	新生儿 RBC 计数明显增多，较成人高 35%。6 个月~2 岁婴幼儿因生长发育过快，造血原料相对不足，RBC 计数减少。某些老年人造血功能减退，RBC 计数也减少
性别	男性 6~7 岁时 RBC 计数最低，25~30 岁达到高峰；女性 13~15 岁达到高峰，21~35 岁时维持在最低水平

续表

因素	评价
精神因素	情绪激动、兴奋、恐惧等均可使肾上腺素浓度增高,可使 RBC 计数暂时性增多
气压降低	因缺氧刺激,促红细胞生成素(erythropoietin,EPO)浓度增高,红细胞代偿性增多
妊娠中、后期	血浆量明显增多,红细胞被稀释而减少
日间变化	同一天上午 7 时 RBC 计数最高
静脉血	静脉血 RBC 计数较末梢血低 10%~15%
药物	毛果芸香碱、肾上腺素、糖皮质激素可使 RBC 计数一过性增多
剧烈运动、重体力活动	EPO 增高,可加速红细胞从骨髓释放,使 RBC 计数增多

2. 病理性变化

(1)增多:单位容积血液中 RBC 计数、Hb 浓度高于参考区间上限。病理性红细胞增多可分为相对性增多和绝对性增多,绝对性增多又可分为继发性增多和原发性增多,其临床意义见表 3-13。

表 3-13　红细胞病理性增多的临床意义

分类		临床意义
相对性增多		多见于血液浓缩,如严重呕吐、腹泻、大量出汗、大面积烧伤、慢性肾上腺皮质功能减退症、尿崩症、甲状腺功能亢进危象、糖尿病酮症酸中毒
绝对性增多		
继发性	EPO 代偿性增高	血氧饱和度降低所引起,EPO 增高的程度与缺氧程度成正比,见于阻塞性肺气肿、肺源性心脏病、发绀型先天性心脏病,以及携氧能力低的异常血红蛋白病等
	EPO 非代偿性增高	某些肿瘤或肾脏疾病引起 EPO 增高,如肾癌、肝细胞癌、卵巢癌、肾胚胎瘤、肾上腺皮质腺瘤、子宫肌瘤以及肾盂积水、多囊肾等
原发性		原因不明的骨髓增殖性疾病,如真性红细胞增多症

(2)减少:单位容积血液中 RBC 计数、Hb 浓度低于参考区间下限,见于各种原因引起的贫血。①造血物质缺乏所引起的缺铁性贫血和巨幼细胞贫血;②红细胞丢失过多所引起的失血性贫血;③红细胞破坏增多所引起的溶血性贫血;④骨髓造血功能衰竭所引起的再生障碍性贫血等。根据 Hb 浓度降低的程度可将贫血分为 4 度,见表 3-14。

(3)Hb 浓度与 RBC 计数的关系:Hb 是红细胞的主要成分,RBC 计数与 Hb 浓度呈现比例关系。但在异常情况下,两者之间的比例关系可发生明显改变。如急性失血引起的正细胞性贫血(normocytic anemia)患者 RBC 计数减少,Hb 浓度也成比例降低。但缺铁和珠蛋白生成障碍所引起的小细胞低色素性贫血(microcytic hypochromic anemia),其 Hb 浓度降低更为明显;维生素 B_{12} 和叶酸缺乏所引起的巨幼细胞贫血属于大细胞高色素性贫血(macrocytic hyperchromic anemia),其 RBC 计数减少更为明显。

表 3-14　贫血程度分度

贫血程度	Hb 浓度 /(g/L)
轻度贫血	男性: 90 ≤ Hb<120,女性: 90 ≤ Hb<110
中度贫血	60 ≤ Hb<90
重度贫血	30 ≤ Hb<60
极重度贫血	Hb<30

【评价】

1. **诊断价值**　与 Hb 浓度、血细胞比容结合,RBC 计数常作为诊断贫血、红细胞增多(如真性红细胞增多症)的主要指标之一。

(1)RBC 计数作为单一参数的诊断价值较小:鉴别红细胞减少症、红细胞增多症或正常红细胞数量时,必须结合血细胞比容。经多次检查,成年男性 RBC 计数大于 6.0×10^{12}/L,成年女性大于 5.5×10^{12}/L,称为红细胞增多;成年男性 RBC 计数小于 4.0×10^{12}/L,成年女性小于 3.5×10^{12}/L,称为红细胞减少。

(2)Hb 可用于判断贫血程度,且效果优于 RBC 计数:Hb 浓度低于参考区间下限可确定为贫血,但 Hb 浓度在参考区间内也不能排除贫血,如急性失血和慢性贫血的进展期 Hb 浓度不降低。血红蛋白浓度变化的诊断或治疗策略见表 3-15。

表 3-15　血红蛋白浓度变化的诊断或治疗策略

Hb 浓度	诊断和治疗策略
<45g/L	应根据情况给予输血或采用其他处理方法
<105g/L	①应结合其他有关检查,如网织红细胞计数、RBC 计数与形态观察、红细胞平均指数、骨髓细胞学,血清铁、维生素 B_{12} 和叶酸浓度等检查,确定贫血原因,并进行相应治疗
	②同时应动态观察 RBC 计数、Hb 浓度变化,以判断预后
大于医学决定水平	男性为 180g/L,女性为 170g/L。为明确诊断需要进一步检查白细胞计数、血小板计数、碱性磷酸酶、血清维生素 B_{12}、不饱和维生素 B_{12} 与氧分压等,并采取相应治疗措施
≥230g/L	可能为真性红细胞增多症或继发性红细胞增多症,需要进一步做相关检查,结合所有检查结果进行综合分析

2. **影响因素**

(1)血液容量改变:如大量失血早期,全身血容量减少,此时血液浓度改变很小,其 RBC、Hb 难以反映贫血的程度。

（2）全身血浆容量改变：如各种原因引起的失水或水潴留，使血浆容量减少或增多，造成血液浓缩或稀释，均可使 RBC 计数、Hb 浓度增高或降低。

（3）药物影响：某些药物也可引起 RBC 计数减少（表 3-16）。

（4）标本因素：标本因素对血细胞分析仪检查 RBC、Hb 的干扰见表 3-17。

表 3-16　药物引起 RBC 计数减少的作用机制及常见药物

作用机制	常见药物
骨髓抑制	阿司匹林、保泰松、氯霉素、链霉素、硫唑嘌呤、奎尼丁类、格鲁米特、甲基多巴、甲巯咪唑、甲苯磺丁脲、吲哚美辛、白消安、洋地黄、苯妥英钠等
维生素 B_{12}、叶酸吸收障碍	格鲁米特、苯妥英钠、巴比妥钠、氨甲蝶呤、口服避孕药、雌激素、苯乙双胍、新霉素、秋水仙碱、异烟肼等
铁吸收障碍	消胆胺、皮质类固醇、二硫化碳（妇女、儿童）
溶血	头孢类、氨基糖苷类抗生素、磺胺药、抗过敏药、维生素 A、维生素 K、奎尼丁类、水杨酸类、呋塞米、异烟肼、利福平、巯基丙醇、甲基多巴、白消安
胃肠道出血	吲哚美辛、皮质类固醇

表 3-17　标本因素对血细胞分析仪检查红细胞和血红蛋白的干扰

指标	干扰因素	可能的原因	干扰结果
RBC	冷凝集，冷球蛋白	高滴度冷凝集素会形成大的颗粒，并使红细胞聚集	RBC 计数假性减少，MCV 明显增高，Hct 明显降低，MCH 和 MCHC 明显增高
	白细胞增多	误将白细胞计数为红细胞	RBC 计数假性增多
	血小板聚集，大血小板	误将聚集的血小板及大血小板计数为红细胞	RBC 计数假性增多
Hb	脂血，胆红素血症	血清浊度增加	Hb 浓度假性增高
	白细胞增多	WBC $> 20 \times 10^9$/L，血液浊度增加	Hb 浓度假性增高
	血小板增多	PLT $> 700 \times 10^9$/L，血液浊度增加	Hb 浓度假性增高

3. 与检查相关的临床须知

（1）血液标本采集速度不应过慢，否则容易造成血液凝固，导致 RBC 计数减少。如出现凝块，则应重新采集血液标本，并充分混匀血液与抗凝剂。

（2）患者应从直立位换成坐位 15min 后再采集标本，坐位较仰卧位 15min 后采集血液标本的 RBC 计数增多 5%~10%；剧烈运动后立即采集标本，可使 RBC 计数增多约 10%。

（3）静脉采血时，静脉压迫时间超过 2min 可使 RBC 计数平均增多 10%；皮肤采血时，不能过分挤压采集部位，针刺深度必须适当，并拭去第一滴血。标本采集要顺利，标本量要准确，标本采集部位不应有水肿、发绀、冻疮、炎症等症状。

（4）Hb 浓度低于 50g/L，易发生心力衰竭或死亡；大于 200g/L，由于血液浓缩则易发生栓塞。

（二）血细胞比容

血细胞比容（hematocrit，Hct）是指一定体积的全血（末梢血或静脉血）中红细胞所占体积的相对比例。

【标本类型】

EDTA 或肝素抗凝静脉血。

【参考区间】

1. **温氏法**　成年男性：0.40~0.50；成年女性：0.37~0.48；儿童：0.33~0.42；新生儿：0.47~0.67。

2. **血细胞分析仪法**　血细胞分析仪法血细胞比容参考区间见表 3-18。

表 3-18　血细胞分析仪法血细胞比容参考区间

		静脉血 /%		末梢血 /%	
		男	女	男	女
成人※		40~50	35~45		
儿童	28d~<6 个月	28~52		29~57	
	6 个月 ~<1 岁	30~41		32~45	
	1 岁 ~<2 岁	32~42		32~43	
	2 岁 ~<6 岁	34~43		35~45	
	6 岁 ~<13 岁	36~46		37~47	
	13 岁 ~18 岁	39~51	36~47	39~53	35~48

注：※ 只采集静脉血。

【临床意义】

Hct 的临床意义与 RBC 计数相似，Hct 降低是诊断贫血的指标，Hct 增高可因 RBC 计数绝对增多或血浆量减少所致（表 3-19）。

表 3-19　Hct 增高和降低的原因

Hct	机制	原因
增高	血浆量减少	液体摄入量不足、大量出汗、腹泻、呕吐、多尿
	红细胞增多	真性红细胞增多症、缺氧、肿瘤、EPO 增多
降低	血浆量增多	竞技运动员（生理性适应）、妊娠、原发性醛固酮增多症、补液过多
	红细胞减少	各种原因的贫血、出血

1. **Hct 增高**　Hct 是判断血液稀释程度的可靠指标，常作为脱水患者的补液依据，凡能引起红细胞相对或绝对增多的原因均可导致 Hct 增高。当 Hct 大于 70%，RBC 计数为 $(7~10) \times 10^{12}$/L，Hb 浓度大于 180g/L，可诊断为真性红细胞增多症。

2. Hct 降低 见于贫血和血液稀释。由于贫血的原因不同,Hct 降低的程度与 RBC 计数、Hb 浓度不完全一致,常将三者结合起来,计算红细胞平均指数,用于贫血的形态学分类。

【评价】

1. 诊断价值 Hct 作为单一参数的诊断价值不大,Hct 变化与 RBC 计数、平均红细胞体积及血浆量有关,主要用于诊断贫血和红细胞增多(如真性红细胞增多症),了解血液稀释和浓缩的程度,计算平均红细胞体积和平均红细胞血红蛋白浓度等。

2. 影响因素

(1)体外溶血、自身凝集和小红细胞增多症等可造成 Hct 假性降低;网织红细胞或白细胞计数增多时,Hct 增高;当异常红细胞增多时,如镰状细胞、球形红细胞和大红细胞等增多,Hct 结果变化较大。

(2)以空腹采集标本为好,标本采集要顺利。静脉压迫时间过长(超过 2min)可引起血液淤积与浓缩,所以当针刺入血管出现回血后应立即松开压脉带,以防 Hct 增高。

(3)抗凝剂的用量要准确,并与血液充分混匀,特别要防止血液稀释或凝固。

3. 与检查相关的临床须知

(1)Hct 小于 20% 时,可能出现心力衰竭或死亡,应根据病情进行输血或其他治疗。

(2)Hct 小于 33% 时,需要进一步检查其他相关贫血的指标,如 RBC 计数与形态学、白细胞计数与形态学、网织红细胞、骨髓细胞学等检查,以明确诊断,并采取相应治疗措施。

(3)Hct 大于医学决定水平(男性为 56%,女性为 53%)时,且男性 Hb 浓度大于 180g/L,女性大于 170g/L,可考虑血浆容量是否发生异常改变,应进一步查明原因。

(4)Hct 大于 60% 易发生血栓。Hct ≥70% 时,无论是真性红细胞增多症或是继发性红细胞增多症,都应立即采取相应的干预措施。

(三)红细胞平均指数

红细胞平均指数包括平均红细胞体积(mean corpuscular volume,mean cell volume,MCV)、平均红细胞血红蛋白量(mean corpuscular hemoglobin,mean cell hemoglobin,MCH)和平均红细胞血红蛋白浓度(mean corpuscular hemoglobin concentration,mean cell hemoglobin concentration,MCHC),其意义与计算方法见表3-20。

表 3-20 红细胞平均指数的意义与计算方法

指数	意义	计算方法	单位
MCV	红细胞群体中单个红细胞体积的平均值	$MCV = \dfrac{Hct}{RBC(g/L)} \times 10^{15}$	飞升(fl),$1fl = 10^{-15}L$
MCH	红细胞群体中单个红细胞血红蛋白含量的平均值	$MCH = \dfrac{Hb(g/L)}{RBC(g/L)} \times 10^{12}$	皮克(pg),$1pg = 10^{-12}g$
MCHC	全部红细胞血红蛋白浓度的平均值(即1L 红细胞中血红蛋白浓度)	$MCHC = \dfrac{Hb(g/L)}{Hct}$	g/L

【参考区间】

红细胞平均指数的参考区间见表 3-21。

表 3-21 红细胞平均指数的参考区间

类别	年龄	静脉血	末梢血
MCV/fl	28d~<6 个月	73~104	73~105
	6 个月 ~<2 岁	72~86	71~86
	2 岁 ~<6 岁	76~88	76~88
	6 岁 ~<13 岁	77~92	77~92
	13 岁 ~18 岁	80~100	80~98
	>18 岁*	80~100	
MCH/pg	28d~<6 个月	24~37	24~37
	6 个月 ~<6 岁	24~30	24~30
	6 岁 ~18 岁	25~34	26~34
	>18 岁*	27~34	
MCHC（g/L）	28d~<6 个月	309~363	305~361
	6 个月 ~<18 岁	310~355	309~359
	>18 岁*	316~354	

注：*为成人（WS/T 405-2012），不检测末梢血；其他为儿童（WS/T 779-2021）。

【临床意义】

MCV、MCH 和 MCHC 主要用于贫血的细胞形态学分类,其临床意义见表 3-22。

表 3-22 贫血的形态学分类及临床意义

贫血类型	MCV	MCH	MCHC	临床意义
正细胞性贫血	正常	正常	正常	急性失血性贫血、急性溶血性贫血、再生障碍性贫血、白血病等
大细胞性贫血	增高	增高	正常	叶酸、维生素 B_{12} 缺乏或吸收障碍
单纯小细胞性贫血	降低	降低	正常	慢性炎症、尿毒症
小细胞低色素性贫血	降低	降低	降低	慢性失血性贫血、缺铁性贫血、珠蛋白生成障碍性贫血等

【评价】

1. **诊断价值** 红细胞平均指数有助于进一步了解红细胞的特征,为贫血的鉴别诊断提供线索,其主要意义在于贫血的形态学分类。

2. 影响因素

（1）红细胞平均指数仅代表红细胞群体平均情况，其局限性表现在：①溶血性贫血和急性白血病患者为正细胞性贫血（normocytic anemia），但血涂片上的红细胞可有明显的大小不均和形态异常；②对一些早期贫血（如缺铁性贫血）的诊断缺乏灵敏度，缺铁性贫血和轻型珠蛋白生成障碍性贫血都表现为小细胞低色素性贫血，但缺铁性贫血的红细胞存在明显的大小不均现象。所以对贫血患者进行红细胞形态检查十分必要。

（2）高滴度冷凝集素可形成大的颗粒，并促使红细胞聚集，使用血细胞分析仪检查的MCV、MCH 与 MCHC 可明显增高。

3. 与检查相关的临床须知　红细胞平均指数准确度依赖于 RBC、Hb 和 / 或 Hct 检查的准确度，应采用同一抗凝血液标本，且其结果要准确。任何影响 RBC 计数、Hb 浓度、Hct 检查的因素都可影响红细胞平均指数的准确度。

（四）红细胞体积分布宽度

红细胞体积分布宽度（red blood cell distribution width，RDW）是红细胞体积异质性的参数，即反映红细胞大小不均的客观指标（图 3-1）。RDW 多采用 RDW-CV 和 RDW-SD 表示。RDW-CV 是红细胞在体积分布曲线上 1SD 分布宽度与 MCV 的比值$\left(CV=\dfrac{SD}{\bar{X}}\right)$。RDW-SD 是独立于 MCV 的 RDW 表示方法，是红细胞分布的峰值相当于 100% 时的 20% 界限的分布宽度，以 fl 表示。

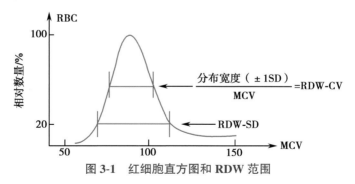

图 3-1　红细胞直方图和 RDW 范围

【参考区间】

RDW-CV 11.5%~14.5%，RDW-SD =（42 ± 5）fl。

【临床意义】

1. 用于贫血的形态学分类　不同原因贫血患者的红细胞形态学特点不同，MCV、RDW 对贫血的鉴别诊断有一定的参考价值，二者对贫血进行的形态学分类见表 3-23。

2. 用于缺铁性贫血的诊断、鉴别诊断和疗效观察　缺铁性贫血和轻型 β- 珠蛋白生成障碍性贫血患者均为小细胞低色素性贫血，缺铁性贫血患者 RDW 增高，而珠蛋白生成障碍性贫血患者 RDW 多正常。缺铁性贫血患者在缺铁潜伏期时 RDW 即有增高，治疗后贫血已得到纠正，RDW 仍未降至正常水平，可能反映体内储存铁尚未完全补足，故 RDW 对缺铁性贫血治疗的动态监测有一定的价值。

表 3-23　根据 MCV、RDW 的贫血形态学分类

MCV	RDW	贫血类型	常见疾病
增高	正常	大细胞均一性	部分再生障碍性贫血、骨髓增生异常综合征等
	增高	大细胞不均一性	巨幼细胞贫血、恶性贫血
正常	正常	正细胞均一性	再生障碍性贫血、白血病、失血性贫血、某些慢性病性贫血（如肝脏疾病、肾脏疾病）等
	增高	正细胞不均一性	早期缺铁性贫血、混合性营养性贫血等
降低	正常	小细胞均一性	轻型珠蛋白生成障碍性贫血
	增高	小细胞不均一性	缺铁性贫血

【评价】

1. **诊断价值**　RDW 对于贫血的分类、诊断、鉴别诊断和疗效观察有意义。

（1）RDW-CV 对 MCV 降低更为灵敏。小红细胞增多时 MCV 明显减小，RDW-CV 将明显增大；大红细胞性贫血时 RDW-CV 变化则不明显；RDW-CV 对球形红细胞增多症所致红细胞体积异常的诊断不灵敏。

（2）RDW-SD 所计算的是红细胞体积分布曲线的较低部分，故其对少量大细胞或小细胞的诊断均较灵敏，更能真实反映红细胞的大小不均。

2. **影响因素**　网织红细胞的 MCV 较成熟红细胞大，其数量增多可使红细胞直方图基底增宽，RDW 增大。

（五）网织红细胞

网织红细胞（reticulocyte，Ret）是介于晚幼红细胞和成熟红细胞之间的不完全成熟红细胞，其胞质中残存数量不等的嗜碱性物质 RNA，经新亚甲蓝或煌焦油蓝等碱性染料活体染色后，RNA 被染成蓝色的细网或颗粒状结构，故名网织红细胞（图 3-2）。正常情况下，外周血 Ret 发展到成熟红细胞，需要经历 1d 的时间，而贫血时其成熟时间延长，需要 2d。

根据细网状结构或颗粒的数量及聚集程度，国际血液学标准化委员会（international council for standardization in haematology，ICSH）将 Ret 分为 4 型：Ⅰ型、Ⅱ型、Ⅲ型、Ⅳ型，其分型及特征见表 3-24。

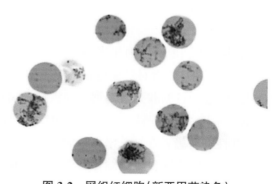

图 3-2　网织红细胞（新亚甲蓝染色）

表 3-24　网织红细胞分型及特征

分型	形态特点	正常时存在的部位
Ⅰ型（丝球型）	胞质几乎被网织物充满,聚集程度高	只存在于骨髓中
Ⅱ型（花冠型或网型）	位于胞质中央的线团样松散结构	主要存在于骨髓中,在外周血很难见到
Ⅲ型（破网型）	胞质网状结构少,呈不规则点状排列	仅有少量释放到外周血
Ⅳ型（颗粒型）	胞质中嗜碱性物少,呈分散的细颗粒、短丝状	主要存在于外周血

【标本类型】

EDTA 抗凝静脉血。

【参考区间】

成人和儿童: 0.5%~1.5%;新生儿 2.0%~6.0%。绝对值: 成人和儿童为 $(24~84) \times 10^9/L$。

【临床意义】

Ret 计数是反映骨髓造血功能的重要指标,对贫血的诊断、鉴别诊断及疗效观察等具有重要意义。

1. **评价骨髓增生能力**

(1)Ret 计数增多: 外周血 Ret 计数增多是红细胞生成增多的指标,表示骨髓造血功能旺盛,见于各种增生性贫血,溶血性贫血尤为明显。

(2)Ret 计数减少: 是无效红细胞造血的指标,见于非增生性贫血、慢性病性贫血(anemia of chronic disease,ACD)。

2. **评价疗效和作为治疗性试验的观察指标**

(1)评价疗效: 缺铁性贫血或巨幼细胞贫血患者治疗前 Ret 计数仅轻度增多或正常、减少,相应给予铁剂、维生素 B_{12} 或叶酸治疗 2~3d 后,Ret 计数开始升高,7~10d 达到高峰(约10%);2 周以后逐渐降至正常水平。此时,RBC 计数、Hb 浓度开始升高,这一现象称为网织红细胞反应(reticulocyte reaction),提示贫血得到纠正。若 Ret 计数持续增多,提示尚未达到治疗效果。

(2)治疗性试验的观察: 当怀疑为缺铁性贫血或巨幼细胞贫血时(诊断未明确),可分别给予患者铁剂或叶酸治疗,如果治疗后出现网织红细胞反应,可作为确诊的依据之一,或作为鉴别诊断的指标。

3. **观察病情变化**　在治疗过程中,对溶血性贫血和失血性贫血患者连续观察其 Ret 计数,可作为判断病情变化的参考指标。如果治疗后 Ret 计数逐渐减少,提示溶血或出血已得到控制;如果 Ret 计数持续增高,提示病情未得到控制,甚至加重。

【评价】

1. **诊断价值**　外周血 Ret 计数是反映骨髓红细胞系造血状态的灵敏指标。主要用于鉴别贫血的类型,评价骨髓的功能,观察贫血的治疗效果,评估骨髓移植后、再生障碍性贫血治疗后的骨髓造血情况等。

2. **影响因素**

（1）血液标本中存在豪 - 乔小体（Howell-Jolly body）、有核红细胞（NRBC）、镰状细胞、巨大血小板、冷凝集素、寄生虫和血小板聚集时，可造成 Ret 计数假性增多。

（2）因 Ret 在体外仍继续成熟，其数量随着保存时间的延长而递减，所以标本采集后应及时送检。

（3）许多药物可引起 Ret 变化。可导致 Ret 计数增多的药物有解热药、氯喹、左旋多巴、奎宁等；导致 Ret 计数减少的药物有硫唑嘌呤、氯霉素、甲氨蝶呤等。

3. **与检查相关的临床须知**　在临床应用中，还应考虑网织红细胞生成指数（RPI）、网织红细胞成熟指数（RMI）、未成熟网织红细胞比率（IRF）等指标的变化及其意义。

（1）网织红细胞生成指数（reticulocyte production index，RPI）：是指患者 Ret 生成数量相当于健康人的倍数。Ⅳ型 Ret 进入外周血后 24h 内其 RNA 消失，而增生性贫血患者在 EPO 的作用下，年轻的 Ret 提早进入外周血，且其 RNA 消失需要 2~3d（延长了 Ret 的成熟时间），增加了 Ret 计数结果（任何一天产生的 Ret 均能在释放后的 2d 或更长时间内被计数到）。所以，Ret 数量与贫血的严重程度、Hct 水平、Ret 成熟时间有关。当利用 Ret 计数评价红细胞生成情况时，必须依据 Hct、EPO 对 Ret 的影响来计算 RPI，以校正 Ret 计数结果。

$$RPI = \frac{病人\ Hct}{正常\ Hct(0.45)} \times \frac{病人\ Ret\% \times 100}{Ret\ 成熟时间（d）}$$

Ret 计数结果校正可应用于任何贫血患者和 Ret 计数明显增多的患者。为证实高 EPO 水平能够促使 Ret 从骨髓进入外周血，可以在染色涂片中寻找嗜多色性红细胞（polychromatic erythrocyte），如果无嗜多色性红细胞则不需要进行校正。

RPI 是评价有效红细胞生成的指标。如果贫血患者 RPI 增高至正常的 3 倍以上，说明患者的肾功能、EPO 反应、骨髓代偿能力是正常的，进一步提示贫血是由溶血或失血引起的。骨髓代偿反应良好的贫血患者，其 RPI 大于 1。如果 RPI 小于 1，即使 Ret 计数增多，也提示其骨髓的代偿功能不良。

（2）网织红细胞成熟指数（reticulocyte maturation index，RMI）：RMI 可反映贫血程度、骨髓造血功能和铁贮存状况。对评价骨髓移植后造血功能恢复情况和 EPO 的疗效，以及监测放疗、化疗对骨髓的抑制作用具有较高的灵敏度。

（3）未成熟网织红细胞比率（immature reticulocyte fraction，IRF）：IRF 的临床意义与 RMI 相同，主要用于评价骨髓功能、监测治疗过程、评价疗效与调整用药情况。

（六）红细胞沉降率

红细胞沉降率（erythrocyte sedimentation rate，ESR），简称血沉，是指在规定的条件下，离体抗凝静脉血中红细胞自然下沉的速率。

【标本类型】

109mmol/L 枸橼酸钠抗凝静脉血，抗凝剂与血液比例为 1∶4。

【参考区间】

魏氏法：男性 0~15mm/h；女性 0~20mm/h。

【临床意义】

1. 血沉加快

(1)生理性加快:血沉受年龄、月经周期、妊娠等影响,生理性血沉变化的临床意义见表 3-25。

表 3-25　生理性血沉变化的临床意义

状态	生理变化
性别	女性纤维蛋白原浓度高,血沉较男性快
新生儿	红细胞数量较高,血沉减缓
儿童(<12 岁)	红细胞数量生理性低下,血沉稍快
妊娠 3 个月～产后 3 周	因生理性贫血、胎盘剥离、产伤和纤维蛋白原浓度增高,可使血沉加快
大于 50 岁	由于纤维蛋白原浓度逐渐增高,可使血沉加快

(2)病理性加快:对于鉴别疾病和动态观察病情变化具有一定意义,病理性血沉加快的临床意义见表 3-26。

表 3-26　病理性血沉加快的临床意义

疾病	临床意义
组织损伤	严重创伤和大手术后、心肌梗死后 3~4d 血清急性时相反应蛋白迅速增高
恶性肿瘤	与肿瘤组织坏死、纤维蛋白原浓度增高、感染和贫血有关
炎症疾病	急性细菌性感染(急性时相反应蛋白迅速增高)、风湿病活动期(抗原抗体复合物增高)、结核病活动期、风湿热活动期(纤维蛋白原明显增高)、HIV 感染(血清标志物阳性伴有血沉加快是 AIDS 早期的预测指标)
自身免疫病	结缔组织疾病,血沉与 C 反应蛋白、类风湿因子、抗核抗体等具有相似的灵敏度
高球蛋白血症	多发性骨髓瘤、巨球蛋白血症、系统性红斑狼疮、肝硬化、慢性肾炎等
高胆固醇血症	动脉粥样硬化、糖尿病、黏液性水肿、原发性家族性高胆固醇血症等
其他	退行性疾病、巨细胞性动脉炎和风湿性多肌痛

2. 血沉减慢　见于真性红细胞增多症、低纤维蛋白原血症、充血性心力衰竭、红细胞形态异常等。

【评价】

1. 诊断价值　ESR 是一项常规筛查指标,很多疾病均可表现为血沉加快。因此,ESR 是一项灵敏但缺乏特异度的指标,不能用于疾病的诊断,主要用于观察病情的动态变化、区别功能性与器质性病变、鉴别良性和恶性肿瘤等。

2. 影响因素　影响血沉的因素见表 3-27。

3. 与检查相关的临床须知

(1)检查前须控制饮食,避免脂血。应用葡萄糖、聚乙烯吡咯烷酮、白明胶等药物的患者 2d 内不宜做血沉检查。

表 3-27　影响血沉的因素

变化	因素	评价
加快	血浆因素	纤维蛋白原,γ 球蛋白和异常克隆性免疫球蛋白,α、β 球蛋白,胆固醇和三酰甘油增高
	红细胞因素	大红细胞容易形成缗钱状,使 ESR 加快;各种原因的贫血
	感染因素	某些病毒、细菌、药物、代谢产物和异常抗体等中和了红细胞表面的负电荷
	药物因素	葡萄糖、聚乙烯吡咯烷酮、白明胶药物等
减慢	血浆因素	清蛋白、糖蛋白及磷脂酰胆碱等增高,抑制红细胞缗钱状形成
	红细胞因素	红细胞数量增多、红细胞大小不均或球形、镰状细胞增多时,不利于缗钱状形成
	药物因素	阿司匹林、可的松、奎宁等

(2)应严格控制采血量,使抗凝剂与血液比例为 1:4。抗凝剂增多可使血沉加快;反之,则血沉减慢。

(3)应在 30s 内完成标本采集。另外,标本中不得混入消毒剂,且不能有溶血、气泡和凝块。

(4)ESR 显著加快见于淋巴瘤、乳腺癌、骨髓瘤、风湿性关节炎等疾病。

(七) 红细胞形态学

造血系统疾病常影响红细胞的质量,特别是贫血患者,不仅 RBC 计数和 Hb 浓度降低,而且可有相应的特异性红细胞形态变化,主要表现在红细胞大小、形状、染色性质和结构的异常等。

【标本类型】

血涂片(新鲜 EDTA 抗凝静脉血或末梢血)。

【参考区间】

①正常红细胞呈双凹圆盘形(biconcave disc),大小均一,平均直径 7.5μm;② Wright-Giemsa 染色为淡橙红色,血红蛋白充盈良好,呈正常色素性(normochromia);③有过渡平滑的向心性淡染,中心部位为生理性淡染区,其大小约为红细胞直径的 1/3;④胞质内无异常结构(图 3-3、图 3-4)。除健康人以外,正常红细胞(normoerythrocyte)可见于急性失血性贫血、部分再生障碍性贫血(aplastic anemia,AA)、部分白血病(leukemia)患者。

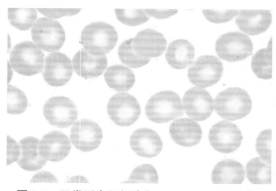

图 3-3　正常形态红细胞(Wright-Giemsa 染色)

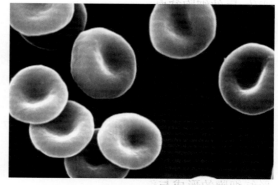

图 3-4　正常形态红细胞(扫描电镜图)

【临床意义】

1. 红细胞大小异常

(1)小红细胞(microcyte, microerythrocyte): 是指直径小于 7μm(MCV<80fl) 的红细胞, 健康人血涂片偶见小红细胞。缺铁性贫血(iron deficiency anemia, IDA)及珠蛋白生成障碍性贫血患者的小红细胞染色过浅、生理性淡染区增大, 多提示血红蛋白合成障碍。遗传性球形红细胞增多症(hereditary spherocytosis, HS)患者小红细胞的血红蛋白充盈良好, 甚至染色加深, 生理性淡染区消失(图 3-5)。继发于长期慢性感染(炎症)的单纯小细胞性贫血患者仅有胞体变小, 而无生理性淡染区增大。

(2)大红细胞(macrocyte, macroerythrocyte): 是指直径大于 8.5μm(MCV>100fl) 的红细胞(图 3-5、图 3-6), 常见于叶酸及维生素 B_{12} 缺乏所致的巨幼细胞贫血(megaloblastic anemia, MA), 也可见于溶血性贫血(hemolytic anemia, HA)、骨髓增生异常综合征(myelodysplastic syndromes, MDS)等。

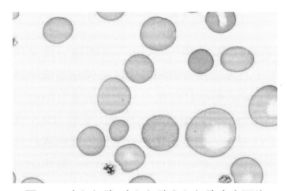 

图 3-5　小红细胞、大红细胞和红细胞大小不均　　图 3-6　大红细胞、巨红细胞和红细胞大小不均

(3)巨红细胞(megalocyte): 是指直径大于 15μm 的红细胞(图 3-6), 常见于巨幼细胞贫血和 MDS 患者。MDS 不仅能见到巨红细胞, 甚至还有直径大于 20μm 的超巨红细胞(extra megalocyte)。

(4)红细胞大小不均(anisocytosis): 是指同一患者的红细胞直径之间相差 1 倍以上(图 3-5、图 3-6)。红细胞大小不均可通过 RDW 反映出来。贫血患者常有红细胞大小不均的变化, 巨幼细胞贫血患者尤为明显, 其发生与骨髓造血功能紊乱、造血调控功能减弱有关。

2. 红细胞形状异常

(1)球形红细胞(spherocyte): 是指直径小于 6.5μm、细胞着色深、无生理性淡染区、厚度超过 2μm 的红细胞(图 3-7)。其形成与红细胞膜结构异常有关, 且其渗透脆性增高。主要见于遗传性球形红细胞增多症患者, 自身免疫性溶血性贫血、新生儿溶血病, 红细胞酶缺陷所致的溶血性贫血等患者也可见到少量球形红细胞。

(2)椭圆形红细胞(elliptocyte, oval cell): 是指呈椭圆形、杆形或卵圆形, 两端钝圆的红细胞, 椭圆形红细胞的长轴大于短轴 2 倍, 卵圆形红细胞的长轴小于短轴 2 倍(图 3-8)。椭圆形红细胞的形成与细胞膜异常有关, 将椭圆形红细胞置于高渗、等渗、低渗溶液或健康人血清内,其椭圆形保持不变。健康人血液中约有 1% 的椭圆形红细胞,遗传性椭圆形红细胞增多症患者常超过 25%。巨幼细胞贫血患者也易见椭圆形红细胞,缺铁性贫血、骨髓纤维化、镰状细胞性贫血等患者偶见椭圆形红细胞。

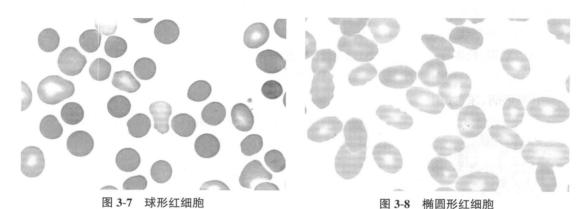

图 3-7　球形红细胞　　　　　　　　图 3-8　椭圆形红细胞

(3) 靶形红细胞(target cell):是指中心部位染色较深、外围为淡染区,而细胞边缘又深染,形如射击之靶的红细胞(图 3-9)。部分红细胞中心深染区与边缘深染区延伸相连成半岛状或柄状,称为不典型靶形红细胞(atypical target cell)。靶形红细胞直径可比正常红细胞稍大,但厚度变薄,其体积可正常。主要是由于红细胞血红蛋白组成和结构发生变异(HbA 含量降低且分布不均)所致,且其生存时间仅为正常红细胞的一半或更短。常见于低色素性贫血,尤其是珠蛋白生成障碍性贫血,其靶形红细胞常大于 20%。胆汁淤积性黄疸、脾切除术后等患者也见少量靶形红细胞。在制备血涂片时,血涂片未及时干燥固定也可能是形成靶形红细胞的原因之一。

(4) 口形红细胞(stomatocyte):是指生理性淡染区呈扁平状(裂缝样),形似张开的嘴巴或鱼口的红细胞(图 3-10)。由于口形红细胞胞膜异常,使 Na^+ 通透性增高、细胞膜变硬和脆性增高,致使细胞生存时间缩短。健康人偶见口形红细胞(<4%)。口形红细胞增多主要见于遗传性口形红细胞增多症(常大于 10%),也可见于小儿消化系统疾病引起的贫血,酒精中毒、某些溶血性贫血及肝病患者等。

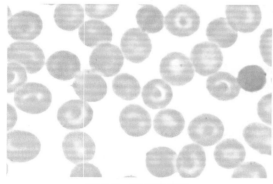
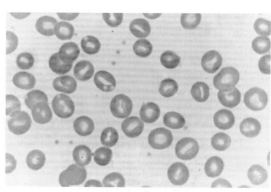

图 3-9　靶形红细胞　　　　　　　　图 3-10　口形红细胞

（5）镰状细胞（sickle cell）：是指外形呈镰刀状、线条状、月牙形的红细胞（图 3-11）。其形成机制是在缺氧的情况下，红细胞所含的异常血红蛋白 S（HbS）溶解度降低，形成长形或尖形的结晶体，导致细胞膜变形。在缺氧的条件下，镰状细胞贫血（sickle cell anemia）患者的镰状细胞明显增多。

（6）棘形红细胞（acanthocyte）：是指细胞膜表面有 2~20 个针状或指状突起的红细胞，突起的间距不等、长度和宽度不一，形态不规则，其尾端略圆（图 3-12）。遗传性或获得性 β- 脂蛋白缺乏症患者的棘形红细胞可高达 70%~80%；棘形红细胞也可见于脾切除术后、酒精中毒性肝脏疾病、尿毒症等患者。棘形红细胞应注意与锯齿状红细胞相区别。

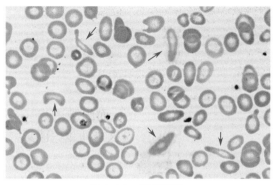

图 3-11　镰状细胞

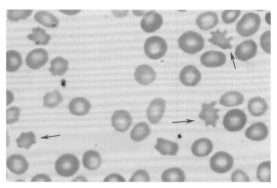

图 3-12　棘形红细胞

（7）锯齿状红细胞（echinocyte）：是指细胞膜有 10~30 个钝锯齿形突起的红细胞，突起排列均匀、大小一致、外端较尖（图 3-13），又称为皱缩红细胞（crenated erythrocyte）。锯齿状红细胞可因制备血涂片不当、高渗等原因所致，也可见于尿毒症、肝脏疾病等患者。

（8）泪滴形红细胞（dacryocyte，tear drop cell）：是指形似泪滴样或梨状的成熟红细胞（图 3-14）。泪滴形红细胞可能是由于红细胞内含有 Heinz 小体或包涵体，或红细胞膜的某一点被粘连而拉长所致，被拉长的红细胞长短不一。健康人偶见泪滴形红细胞，骨髓纤维化患者泪滴形红细胞明显增多。

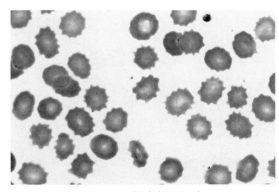

图 3-13　锯齿状红细胞

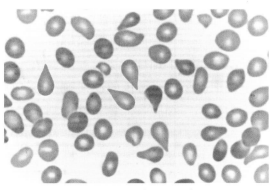

图 3-14　泪滴形红细胞

（9）破碎红细胞（schistocyte）：又称裂红细胞，为红细胞碎片或不完整的红细胞，其大小不一，外形不规则（图 3-15），是由于红细胞通过管腔狭小的微血管所致。健康人裂红细胞小于 2%，弥散性血管内凝血（disseminated intravascular coagulation，DIC）、微血管病性溶血性贫血等患者裂红细胞增多。

（10）咬痕红细胞（bite cell，degmacyte）：脾脏的巨噬细胞在去除变性的血红蛋白时，红细胞外周假性空泡破裂后，细胞膜融合而形成的一种具有外围单个或多个弧形缺失的细胞（被咬掉，呈半圆形，图 3-16），是氧化剂溶血的一个特征性表现。常见于葡萄糖 -6- 磷酸脱氢酶缺乏引起的急性溶血患者，也可见于海因茨小体贫血（Heinz body anemia）、不稳定血红蛋白病、珠蛋白生成障碍性贫血等患者。

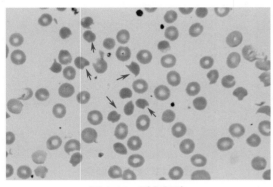

图 3-15　裂红细胞

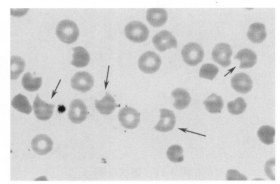

图 3-16　咬痕红细胞

（11）水泡细胞（blister cell）：是指血红蛋白收缩到细胞的半边而形成致密胞质，细胞的其余部分则仅剩空的胞膜，形态类似水泡的红细胞。常见于葡萄糖 -6- 磷酸脱氢酶缺乏引起的急性溶血患者。

（12）红细胞形态不整（poikilocytosis）：是指红细胞形态发生无规律的明显改变，出现各种不规则的奇异形状的红细胞（图 3-17），如豆状、蝌蚪状、麦粒状、梨形和棍棒形等，最常见于巨幼细胞贫血患者，其发生可能与化学因素，如磷脂酰胆碱、胆固醇和丙氨酸等有关，也可能是物理因素所致。

3. 血红蛋白充盈度与着色异常

（1）低色素性红细胞（hypochromic erythrocyte）：是指生理性淡染区扩大，染色淡，甚至仅细胞膜周边着色的红细胞（图 3-18），也称为环形红细胞。低色素性红细胞是由于红细胞内血红蛋白含量明显降低所致，常见于缺铁性贫血、珠蛋白生成障碍性贫血、铁粒幼细胞贫血、某些血红蛋白病等患者。

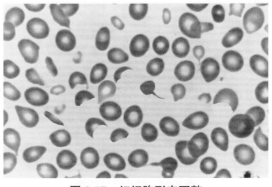

图 3-17　红细胞形态不整

（2）高色素性红细胞（hyperchromic erythrocye）：是指生理性淡染区消失，整个细胞着色较深，胞体较大的红细胞，多是由于血红蛋白浓度增高所致，其 MCH 增高，可见于巨幼细胞贫血。由于球形红细胞厚度增加，染色后也呈高色素性，但由于其直径小，MCH 不增高。

（3）嗜多色性红细胞（polychromatic erythrocyte）：在瑞特 - 吉姆萨（Wright-Giemsa）染色情况下，胞质呈淡灰蓝色或灰红色，胞体略大于正常的红细胞（图 3-19），相当于活体染色的网织红细胞。由于胞质内尚有少量嗜碱性 RNA 与血红蛋白并存，因而呈嗜多色性。健康成人外周血嗜多色性红细胞为 0.5%~1.5%。嗜多色性红细胞增多提示骨髓造血功能旺盛，主要见于溶血性贫血和急性失血性贫血患者。

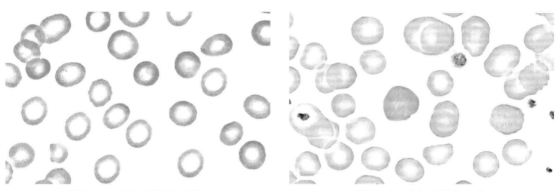

图 3-18　低色素性红细胞　　　　　　　　图 3-19　嗜多色性红细胞

（4）细胞着色不一（anisochromia）：同一血涂片的红细胞中出现染色（着色）不一致的现象，即血红蛋白充盈度偏离较大，如同时出现低色素性和正常色素性红细胞，常见于铁粒幼细胞贫血。红细胞着色不一可通过血红蛋白分布宽度（hemoglobin distribution width，HDW）反映出来。

4. 红细胞内异常结构

（1）嗜碱性点彩红细胞（basophilic stippling cell）：在 Wright-Giemsa 染色条件下，胞质内出现形态不一、大小不一、多少不等的灰蓝色颗粒状物的成熟红细胞或幼红细胞，称为嗜碱性点彩红细胞（图 3-20）。健康人的嗜碱性点彩红细胞数量极少。

嗜碱性点彩红细胞形成的原因可能是：①重金属损伤红细胞膜，使嗜碱性物质凝集；②红细胞内嗜碱性物质变性；③某些原因使血红蛋白在合成过程中原卟啉与亚铁结合受阻。铅中毒时嗜碱性点彩红细胞明显增多，因此嗜碱性点彩红细胞计数常作为铅中毒诊断的筛查指标。各类贫血患者的嗜碱性点彩红细胞增多常提示骨髓造血功能旺盛且有紊乱现象。

（2）豪 - 乔小体（Howell-Jolly body）：又称为染色质小体，是成熟红细胞或幼红细胞的胞质中 1 个或多个直径为 1~2μm 的暗紫红色圆形小体（图 3-21），是细胞核碎裂或溶解后的残余物。豪 - 乔小体可见于脾切除术后、脾萎缩、脾功能低下、红白血病和某些贫血患者，巨幼细胞贫血患者外周血更易见豪 - 乔小体。

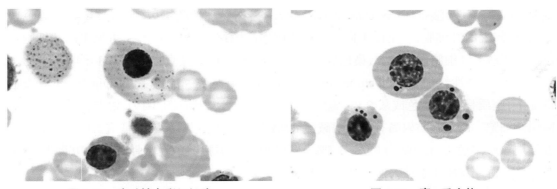

图 3-20　嗜碱性点彩红细胞　　　　　图 3-21　豪 - 乔小体

（3）卡波环（Cabot ring）：红细胞胞质中出现的环形或"8"字形的紫红色细线圈状结构（图 3-22），其产生的原因可能是：①纺锤体的残余物（电镜下可见此时形成纺锤体的微细管着色点异常）；②胞质的脂蛋白变性。卡波环常与豪 - 乔小体同时存在。卡波环可见于白血病、巨幼细胞贫血和脾切除术后等患者。

（4）有核红细胞（nucleated red blood cell，NRBC）：有核红细胞即幼稚红细胞（图 3-23）。正常情况下，出生 1 周之内的新生儿外周血涂片可见到少量有核红细胞，而健康成人外周血涂片无有核红细胞。成人外周血出现有核红细胞则为病理现象，主要见于：①增生性贫血，如溶血性贫血和其他贫血引起的骨髓代偿性释放，以溶血性贫血最常见；②造血系统恶性疾病或骨髓转移性肿瘤造成的骨髓释放功能紊乱；③骨髓纤维化的髓外造血和脾切除术后的滤血功能丧失等；④严重缺氧。

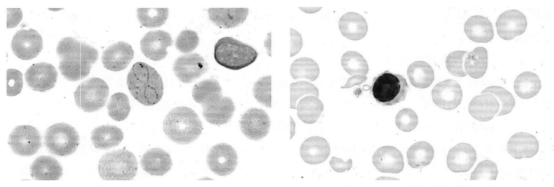

图 3-22　卡波环　　　　　　　　图 3-23　外周血的有核红细胞

5. 红细胞排列异常

（1）红细胞缗钱状形成（rouleaux formation）：由于血浆纤维蛋白原和球蛋白带正电荷，当其浓度增高时，与带负电荷的红细胞结合后，减弱了红细胞之间的排斥力，导致红细胞互相粘连形成缗钱状（图 3-24）。缗钱状形成常见于多发性骨髓瘤等患者。

（2）红细胞自凝现象（self-agglutinating）：血涂片上红细胞出现聚集、凝集成堆或成团的现象(图 3-25),多见于冷凝集素综合征和自身免疫性溶血性贫血等患者。红细胞自凝现象应与血涂片较厚引起的红细胞堆积相鉴别,红细胞自凝现象在涂片较薄处也存在。

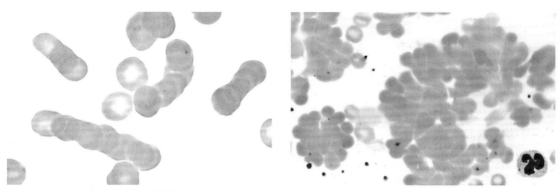

图 3-24　红细胞缗钱状形成　　　　　　　　图 3-25　红细胞自凝现象

【评价】

1. **诊断价值**　①红细胞形态学常作为寻找贫血线索的重要内容,与 Hb 浓度、RBC 计数及其他参数相结合,可以用于判断贫血的性质,对贫血的诊断和鉴别诊断有重要意义;②辅助诊断红白血病、骨髓纤维化和 MDS 等造血系统疾病;③红细胞内发现寄生虫病原体可以诊断寄生虫病。

2. **影响因素**　在制备血涂片过程中的人为因素可造成红细胞形态异常,如:①抗凝剂 EDTA 浓度过高、标本未及时送检、血液放置时间过长等;②涂片制备不当;③载玻片不符合要求等。

3. **与检查相关的临床须知**

(1)临床上主要采用血细胞分析仪进行血细胞计数,其在计数血细胞和分类白细胞方面具有较大的优势,而显微镜检查对未成熟细胞的分类具有优势。因此,血涂片显微镜复查是血液常规检查中最主要的检查方法,可作为血细胞分析仪检查的核对与补充,以提供准确的血细胞分析报告。

(2)国际血液学共识工作组(International Hematology Consensus Group,IHCG)提出了血细胞分析仪检查结果复查的 41 条建议性规则,当血细胞计数异常或可疑时,必须进行血涂片检查,以最大限度地减少漏诊或误诊。

(3)红细胞形态学检查结果应与血液学其他检查结果相结合,综合判断其临床诊断价值。

二、白细胞检查

外周血白细胞检查是血液一般检查的重要内容之一,其主要适应证有:感染、炎症、组织损伤或坏死、中毒、贫血、结缔组织病、骨髓抑制(电离辐射、细胞毒性药物、免疫抑制剂、抗甲状腺药物等)、恶性肿瘤、白血病、骨髓增殖性肿瘤和淋巴组织增殖性疾病等。

(一) 白细胞计数与白细胞分类计数

白细胞计数(white blood cell count)是测定单位体积外周血的白细胞总数。白细胞分类计数(differential leukocyte count,DLC)是分类与计数各种白细胞占总白细胞的比值(百分率)和绝对值。由于不同类型的白细胞具有不同的生理功能,不同因素可导致其数量或形态发生变化。因此,与白细胞总数相比,白细胞分类和形态变化更能反映人体的生理功能或病理状态。

【标本类型】

EDTA 抗凝静脉血或末梢血。

【参考区间】

1. 白细胞计数

(1)成人:①仪器法(静脉血),(3.5~9.5)× 10^9/L;②显微镜计数法(末梢血),(4.0~10.0)× 10^9/L。

(2)儿童:儿童白细胞计数参考区间见表 3-28。

表 3-28　儿童白细胞计数参考区间

年龄	静脉血 /(× 10^9/L)	末梢血 /(× 10^9/L)
28d~<6 个月	4.3~14.2	5.6~14.5
6 个月 ~<1 岁	4.8~14.6	5.0~14.2
1~<2 岁	5.1~14.1	5.5~13.6
2~<6 岁	4.4~11.9	4.9~12.7
6~<13 岁	4.3~11.3	4.6~11.9
13~18 岁	4.1~11.0	4.6~11.3

2. 白细胞分类计数

(1)仪器法:成人和儿童静脉血白细胞分类的参考区间分别见表 3-29、表 3-30;儿童外周血白细胞分类的参考区间见表 3-31。

表 3-29　成人白细胞分类计数的参考区间(静脉血)

细胞	比值	百分率 /%	绝对值 /(× 10^9/L)
中性粒细胞	0.40~0.75	40~75	1.8~6.3
嗜酸性粒细胞	0.004~0.08	0.4~8	0.02~0.52
嗜碱性粒细胞	0~0.01	0~1	0~0.06
淋巴细胞	0.20~0.50	20~50	1.1~3.2
单核细胞	0.03~0.10	3~10	0.1~0.6

表 3-30　儿童白细胞分类计数的参考区间（静脉血）

项目	28d~<6 个月	6 个月 ~<1 岁	1~<2 岁	2~<6 岁	6~<13 岁	13~<18 岁
Neut#	0.6~7.5	0.8~6.4	0.8~5.8	1.2~7.0	1.6~7.8	1.8~8.3
Neut%	7~56	9~57	13~55	22~65	31~70	37~77
Lymph#	2.4~9.5	2.5~9.0	2.4~8.7	1.8~6.3	1.5~4.6	1.2~3.8
Lymph%	26~83	31~81	33~77	23~69	23~59	17~54
Mono#	0.15~1.56	0.17~1.06	0.18~1.13	0.12~0.93	0.13~0.76	0.14~0.74
Mono%	3~16	2~13	2~13	2~11	2~11	2~11
Eos#	0.07~1.02	0.07~1.02	0.00~0.68	0.00~0.68	0.00~0.68	0.00~0.68
Eos%	1~10	1~10	0~9	0~9	0~9	0~9
Baso#	0.00~0.10	0.00~0.10	0.00~0.10	0.00~0.07	0.00~0.07	0.00~0.07
Baso%	0~1	0~1	0~1	0~1	0~1	0~1

注：Neut#. 中性粒细胞绝对值；Neut%. 中性粒细胞百分率；Lymph#. 淋巴细胞绝对值；Lymph%. 淋巴细胞百分率；Mono#. 单核细胞绝对值；Mono%. 单核细胞百分率；Eos#. 嗜酸性粒细胞绝对值；Eos%. 嗜酸性粒细胞百分率；Baso#. 嗜碱性粒细胞绝对值；Baso%. 嗜碱性粒细胞百分率。

表 3-31　儿童白细胞分类计数的参考区间（末梢血）

项目	28d~<6 个月	6 个月 ~<1 岁	1~<2 岁	2~<6 岁	6~<13 岁	13~<18 岁
Neut#	0.6~7.1	0.8~6.1	0.9~5.5	1.3~6.7	1.7~7.4	1.9~7.9
Neut%	7~51	9~53	13~54	23~64	32~71	33~74
Lymph#	3.2~10.7	2.8~10.0	2.7~9.1	2.0~6.5	1.7~4.7	1.5~4.2
Lymph%	34~81	37~82	35~76	26~67	22~57	20~54
Mono#	0.25~1.89	0.15~1.24	0.20~1.14	0.16~0.92	0.15~0.86	0.15~0.89
Mono%	3~18	2~14	2~14	2~11	2~11	2~11
Eos#	0.06~1.22	0.06~1.22	0.04~0.74	0.04~0.74	0.04~0.74	0.04~0.74
Eos%	0.8~11	0.8~11	0.5~9	0.5~9	0.5~9	0.5~9
Baso#	0.00~0.14	0.00~0.14	0.00~0.14	0.00~0.10	0.00~0.10	0.00~0.10
Baso%	0~1	0~1	0~1	0~1	0~1	0~1

（2）显微镜计数法：成人白细胞分类的参考区间见表 3-32。

表 3-32　成人白细胞分类计数的参考区间（末梢血,显微镜计数法）

细胞	比值	百分率 /%	绝对值 /（×10^9/L）
中性杆状核粒细胞	0.01~0.05	1~5	0.04~0.50
中性分叶核粒细胞	0.50~0.70	50~70	2.00~7.00
嗜酸性粒细胞	0.005~0.05	0.5~5	0.05~0.50
嗜碱性粒细胞	0~0.01	0~1	0~0.10
淋巴细胞	0.20~0.40	20~40	0.80~4.00
单核细胞	0.03~0.08	3~8	0.12~0.80

【临床意义】

粒细胞，尤其是中性粒细胞，是血液中数量最多的白细胞。根据细胞动力学原理，从原粒细胞到分叶核粒细胞的整个发育过程中，可将其划分为分裂池（mitotic pool）、成熟池（maturation pool）、贮存池（storage pool）、循环池（circulating pool）、边缘池（marginal pool）。贮存池的杆状核及分叶核粒细胞仅有约 1/20 释放到外周血，大部分保存在贮存池内，以便不断补充损耗及应激需要。成熟粒细胞进入血液后约 50% 运行于血循环中，构成了循环池，另外 50% 则附着于血管内壁，而形成边缘池。普通方法的白细胞计数结果仅反映循环池的粒细胞数量。边缘池及循环池的粒细胞之间保持着动态平衡，某些因素可以打破这种平衡，导致白细胞计数结果呈大幅度波动，并影响各种类型白细胞之间的比例。

1. 白细胞总数与中性粒细胞　白细胞总数与中性粒细胞（neutrophil）数量增多及减少的参考标准见表 3-33。在外周血中，由于中性粒细胞占白细胞总数的 50%~70%，故其数量的增多或减少可直接影响白细胞总数的变化。因此，白细胞总数变化与中性粒细胞数量变化的临床意义基本一致。但是淋巴细胞、嗜酸性粒细胞等数量上的改变也会引起白细胞总数的变化。因此，若出现白细胞总数与中性粒细胞数量关系不一致时，还应具体情况具体分析。

表 3-33　白细胞总数与中性粒细胞数量增多及减少的参考标准（显微镜计数法）

疾病	参考标准
白细胞增多（leukocytosis）	外周血白细胞数量 $>10 \times 10^9$/L
白细胞减少（leukopenia）	外周血白细胞数量 $<4.0 \times 10^9$/L
中性粒细胞增多症（neutrocytosis）	外周血中性粒细胞绝对值 $>7.0 \times 10^9$/L
粒细胞减少症（granulocytopenia）	成人：外周血中性粒细胞绝对值 $<2.0 \times 10^9$/L，儿童：$<1.5 \times 10^9$/L
粒细胞缺乏症（agranulocytosis）	外周血白细胞数量 $<2.0 \times 10^9$/L，中性粒细胞绝对值 $<0.5 \times 10^9$/L 或消失，起病急骤，发热、感染等症状严重

（1）生理性变化：中性粒细胞生理性增多一般为暂时性的，去除影响因素后即可恢复正常。生理性变化多与内分泌因素有关，主要是边缘池的白细胞进入循环池增多所致。增多的粒细胞大多为成熟的中性分叶核粒细胞，淋巴细胞和单核细胞也可增多。中性粒细胞生理性变化的意义见表 3-34。

表 3-34　中性粒细胞生理性变化的意义

状态	生理变化
年龄	新生儿白细胞总数为（15~20）$\times 10^9$/L，出生 6~12h 达（21~28）$\times 10^9$/L，以后逐渐下降，1 周时平均为 12×10^9/L，婴幼儿期白细胞维持在 10×10^9/L 左右。出生 6~9d 中性粒细胞与淋巴细胞大致相等，以后淋巴细胞逐渐增多，至 2~3 岁后又逐渐降低，而中性粒细胞逐渐增多，至 4~5 岁二者又基本相等，以后逐渐增多至成人水平
日间变化	安静及放松时白细胞数量较少，进餐和活动后较多；午后高于清晨；一天之间变化可相差 1 倍

续表

状态	生理变化
运动、疼痛和情绪变化	剧烈运动、剧痛和情绪激动时白细胞数量显著增多(可达 35×10^9/L),刺激停止后较快恢复到原有水平
妊娠、分娩	经期及排卵期白细胞数量可略增多;妊娠期轻度增多(可达 15×10^9/L);分娩时因疼痛、出血和产伤等刺激可达 35×10^9/L,产后 2 周内恢复正常
吸烟	吸烟者平均白细胞总数高于非吸烟者30%,可达 12×10^9/L,重度吸烟者可达 15×10^9/L

(2)病理性增多:白细胞(中性粒细胞)病理性增多的原因有很多,可分为反应性增多和异常增生性增多。

1)反应性增多:是人体对各种病理因素的刺激而产生应激反应,动员骨髓贮存池粒细胞释放及/或边缘池粒细胞进入循环池所致,以成熟的分叶核粒细胞或较为成熟的杆状核粒细胞增多为主。反应性增多的原因见表 3-35,其中急性感染及炎症是反应性白细胞(中性粒细胞)增多最常见的原因。

表 3-35　白细胞(中性粒细胞)反应性增多的原因

类别	原因
急性感染	细菌、某些病毒、真菌、螺旋体、立克次体及寄生虫感染等(白细胞增多最常见的原因)
炎症	支气管炎、肾炎、肾盂肾炎、结肠炎、风湿性关节炎、风湿热、胰腺炎、甲状腺炎等
组织损伤	严重外伤、大手术、大面积烧伤、急性心肌梗死(急性心肌梗死后1~2d白细胞常明显增多,且可持续 1 周左右,借此可与心绞痛鉴别)
红细胞破坏	严重血管内溶血(红细胞破坏产物刺激骨髓释放)
急性失血	消化道大出血、脾破裂、宫外孕破裂等(白细胞显著增多是早期诊断内出血的重要指标)
急性中毒	急性安眠药中毒、农药中毒、糖尿病酮症酸中毒及尿毒症等
恶性肿瘤	非造血系统恶性肿瘤,特别是肝癌、胃癌和肺癌等(与肿瘤的坏死性产物促使骨髓贮存池粒细胞释放、肿瘤细胞产生促粒细胞生成素有关)

某些严重感染者可出现类白血病反应(leukemoid reaction),需要与白血病相鉴别。类白血病反应是指人体对某些刺激因素所产生的类似白血病表现的血象反应。外周血白细胞数量明显增多,并可出现数量不等的幼稚细胞。当去除原因后,类白血病反应也逐渐消失。引起类白血病反应的原因很多,以感染及恶性肿瘤最多见,其次为急性中毒、外伤、休克、急性溶血或出血、大面积烧伤、过敏及电离辐射等。不同原因可引起不同细胞类型的类白血病反应,如中性粒细胞类白血病反应、嗜碱性粒细胞类白血病反应和嗜酸性粒细胞类白血病反应。中性粒细胞类白血病反应与慢性髓细胞白血病的鉴别诊断见表 3-36。

2)异常增生性增多:为造血组织中的粒细胞大量异常增生并释放到外周血所致,主要见于白血病、骨髓增殖性肿瘤(myeloproliferative neoplasms,MPN)等。

表 3-36 中性粒细胞类白血病反应与慢性髓细胞白血病的鉴别诊断

鉴别点	中性粒细胞类白血病反应	慢性髓细胞白血病
明确的病因	有原发疾病	无
临床表现	原发病症状明显	消瘦、乏力、低热、盗汗、脾大
白细胞计数及分类计数	中度增多,大多数<100×10^9/L,以分叶核及杆状核粒细胞为主,原粒细胞少见	显著增多,常>100×10^9/L,可见各发育阶段粒系细胞(与骨髓象相似)
粒细胞中毒性改变	常明显	不明显
嗜酸性及嗜碱性粒细胞	不增多	常增多
红细胞及血小板	无明显改变	早期患者轻至中度贫血,血小板可增多,晚期均减少
骨髓象	一般无明显改变	极度增生,粒系细胞常占 0.90 以上,以中幼粒、晚幼粒为主,早幼粒 + 原粒<0.10
NAP 积分	积分显著增加	积分显著减少,甚至为 0
Ph 染色体	无	可见于 90% 以上的患者

(3)病理性减少:中性粒细胞减少的临床表现随着原因(表 3-37、表 3-38)及粒细胞减少的严重程度不同而不同。当粒细胞小于 1.0×10^9/L 时,极易发生感染;当粒细胞小于 0.5×10^9/L 时,发生严重感染并且疾病复发的危险性增高,患者可出现发热、咽痛、口腔溃疡等症状,甚至引起败血症。因此,应根据病史鉴别是粒细胞缺乏引起的感染,还是严重感染所致的粒细胞缺乏。

表 3-37 中性粒细胞减少的原因

类别	原因
感染	病毒、革兰氏阴性杆菌(伤寒杆菌)、某些原虫感染,以病毒感染常见
血液病	再生障碍性贫血、阵发性睡眠性血红蛋白尿症(paroxysmal nocturnal hemoglobinuria,PNH)、骨髓转移癌、巨幼细胞贫血等
理化损伤	放射线、氯霉素、抗肿瘤药物、苯、有机磷类杀虫剂、汞、铅等
脾功能亢进	脾淋巴瘤、脾血管瘤、肝硬化、门静脉或脾静脉栓塞、心力衰竭、类脂质沉积病等
自身免疫病	ITP、自身免疫性溶血性贫血、新生儿同种免疫性粒细胞减少症、系统性红斑狼疮、类风湿性关节炎等

表 3-38 引起中性粒细胞减少的药物

类别	名称
镇痛抗炎药	氨基比林、保泰松、对乙酰氨基酚、喷他佐辛、吲哚美辛、阿司匹林、非那西丁、金盐
抗生素	氯霉素、头孢菌素、青霉素、链霉素、庆大霉素、异烟肼、利福平、对氨基水杨酸
磺胺药	磺胺、磺胺嘧啶、磺胺甲基异噁唑、磺胺 -6- 甲氧嘧啶、磺胺甲氧吡嗪、磺胺噻唑

类别	名称
抗糖尿病药	氯磺丙脲、甲苯磺丁脲
抗甲状腺药	卡比马唑、丙基硫氧嘧啶、甲巯咪唑
抗癌药	环磷酰胺、白消安、甲氨蝶呤、5-氟尿嘧啶、长春新碱、氮芥、别嘌呤醇、秋水仙素
抗疟疾药	奎宁、伯氨喹啉、朴疟喹啉
抗忧郁药	盐酸多塞平、阿米替林、丙咪嗪
镇静、催眠药	苯巴比妥、氯氮䓬、戊巴比妥钠、氯氮平
降压利尿药	依他尼酸、汞利尿剂、氢氯噻嗪、乙酰唑胺、氨苯蝶啶、甲基多巴
心血管药	卡托普利、奎尼丁、普鲁卡因胺、托卡胺、氟卡尼
其他	有机砷、安非他明、青霉胺、苯海拉明、普鲁卡因、维A酸、阿的平、甲硝唑

2. 嗜酸性粒细胞　外周血嗜酸性粒细胞占白细胞总数的 0.5%~5.0%,其主要作用是抑制嗜碱性粒细胞和肥大细胞合成与释放活性物质,吞噬其释放颗粒,分泌组胺酶,并破坏组胺,限制过敏反应,参与对蠕虫的免疫反应,其变化对于疾病的诊断有重要意义。

(1)生理性变化:糖皮质激素对嗜酸性粒细胞的影响很大,它能抑制组胺的产生,阻止骨髓释放嗜酸性粒细胞,并促使嗜酸性粒细胞向组织转移,从而导致外周血嗜酸性粒细胞减少。因此,健康人嗜酸性粒细胞数量可因肾上腺糖皮质激素分泌的变化而变化,如白天低、晚上高,上午波动较大、下午较恒定;情绪激动、运动、饥饿等可引起交感神经兴奋,通过脑垂体产生促肾上腺皮质激素(ACTH),促使肾上腺分泌糖皮质激素,引起嗜酸性粒细胞数量减少。

(2)嗜酸性粒细胞增多:是指外周血嗜酸性粒细胞数量绝对值大于 0.5×10^9/L。常见于过敏性疾病及寄生虫感染,亦常见于某些恶性肿瘤等。

(3)嗜酸性粒细胞减少:是指外周血嗜酸性粒细胞数量绝对值小于 0.05×10^9/L。主要见于:①长期使用糖皮质激素、促肾上腺皮质激素(ACTH),以及肾上腺皮质功能亢进症;②急性传染病早期、大手术及烧伤等应激状态时,因糖皮质激素分泌增高使嗜酸性粒细胞减少,但在恢复期嗜酸性粒细胞逐渐增多。故嗜酸性粒细胞持续减少,甚至消失,表示病情严重。

3. 嗜碱性粒细胞　嗜碱性粒细胞主要参与超敏反应,其胞质中含有大小不等的嗜碱性颗粒,这些颗粒中含有丰富的组胺、肝素等。组胺具有使毛细血管扩张和通透性增加的作用。嗜碱性粒细胞计数常用于慢性髓细胞白血病与类白血病反应的鉴别,以及观察变态反应等。

(1)嗜碱性粒细胞增多:是指外周血嗜碱性粒细胞数量绝对值大于 0.1×10^9/L,其临床意义见表 3-39。

(2)嗜碱性粒细胞减少:外周血嗜碱性粒细胞很少,其减少无临床意义。过敏性休克、促肾上腺皮质激素或糖皮质激素应用过量,以及应激反应等均可引起嗜碱性粒细胞减少。

表 3-39 嗜碱性粒细胞增多的临床意义

类别	临床意义
过敏性和炎症性疾病	食物、药物、吸入性过敏性反应；溃疡性结肠炎、荨麻疹、红皮病、风湿性关节炎等，可伴有白细胞或中性粒细胞增多
嗜碱性粒细胞白血病	少见类型的急性白血病。白细胞数量可正常或增多，嗜碱性粒细胞可达 30%~80%，伴有幼稚型细胞增多
骨髓增殖性肿瘤	嗜碱性粒细胞轻度增多可作为 MPN 的早期诊断指标。嗜碱性粒细胞达 10%~20% 是慢性髓性白血病的特征之一，若其突然大于 20%，预示病情恶化
内分泌疾病	糖尿病、甲状腺功能减退症、应用雌激素治疗等
其他	重金属中毒、系统性肥大细胞增多症、放射线照射等

4. 淋巴细胞 淋巴细胞是人体主要的免疫细胞，其数量变化有助于了解人体的免疫功能状态。

(1)淋巴细胞增多：是指外周血淋巴细胞绝对值增多(成人大于 $4.0 \times 10^9/L$；儿童：>4 岁大于 $7.2 \times 10^9/L$，≤4 岁大于 $9.0 \times 10^9/L$)。淋巴细胞数量受某些生理因素的影响，如午后和晚上比早晨高；出生 1 周后婴幼儿淋巴细胞可达 50% 以上，持续至 6~7 岁，然后逐渐降至成人水平。淋巴细胞病理性增多的原因及临床意义见表 3-40。

表 3-40 淋巴细胞病理性增多的原因和临床意义

原因	临床意义
感染性疾病	急性细菌感染的恢复期，某些病毒所致急性传染病，某些慢性感染如结核病恢复期或慢性期等
肿瘤性疾病	急性淋巴细胞白血病(ALL)和慢性淋巴细胞白血病(CLL)急性期以原始及幼稚淋巴细胞增多为主；CLL 和淋巴瘤等以成熟淋巴细胞增多为主
组织移植术后	排斥前期淋巴细胞绝对值增多，可作为监测组织或器官移植排斥反应的指标之一
药物	阿司匹林、氟哌啶醇、铅、左旋多巴、苯妥英钠等
其他	再生障碍性贫血、粒细胞减少症及粒细胞缺乏症患者的淋巴细胞可相对增多

(2)淋巴细胞减少：是指外周血淋巴细胞绝对值减少(成人小于 $1.0 \times 10^9/L$)。凡是导致中性粒细胞显著增多的各种原因，均可导致淋巴细胞相对减少。淋巴细胞绝对减少主要见于应用肾上腺糖皮质激素、烷化剂等治疗，以及放射线损伤、免疫缺陷性疾病、丙种球蛋白缺乏症等。

5. 单核细胞 单核细胞具有诱导免疫反应、吞噬和杀灭某些病原体、清除损伤或已死亡的细胞、抗肿瘤活性及调节白细胞生成等功能。一般单核细胞减少无临床意义。单核细胞增多是指外周血单核细胞绝对值大于 $0.8 \times 10^9/L$。婴幼儿及儿童单核细胞可增多，多属于生理性增多。单核细胞病理性增多的原因和临床意义见表 3-41。

表 3-41 单核细胞病理性增多的原因和临床意义

原因	临床意义
感染	急性感染恢复期、慢性感染,如巨细胞病毒、疱疹病毒、结核分枝杆菌、布氏杆菌等感染,亚急性细菌性心内膜炎、伤寒、严重的浸润性和粟粒性肺结核等
结缔组织病	系统性红斑狼疮、类风湿关节炎、混合性结缔组织病、多发性肌炎、结节性动脉炎等
造血系统疾病	急性、慢性单核细胞白血病或粒 - 单核细胞白血病,淋巴瘤、MM、CLL、MDS、组织细胞增多症等
恶性疾病	胃癌、肺癌、结肠癌、胰腺癌等
胃肠道疾病	酒精性肝硬化、局限性回肠炎、溃疡性结肠炎、口炎性腹泻等
其他	化疗后骨髓恢复期、骨髓移植后、粒细胞 - 单核细胞集落刺激因子治疗、药物反应、烷化剂中毒等

【评价】

1. **诊断价值**

(1)白细胞计数:白细胞总数大于 10×10^9/L 称为白细胞增多(leukocytosis);小于 4×10^9/L 称为白细胞减少(leukopenia)。白细胞计数变化的诊断策略见表 3-42。

表 3-42 白细胞计数变化的诊断策略

计数/($\times 10^9$/L)	诊断策略
<0.5	结合患者的临床表现,进一步检查血红蛋白、红细胞计数、网织红细胞、白细胞分类以及骨髓细胞学等,以便明确诊断
<3	进一步观察血细胞形态有无异常。此外,应询问患者的用药史,以了解是否有药物影响
>12	通过白细胞分类变化,了解各类白细胞比例与形态有无异常改变,并结合患者的临床表现,进一步明确诊断
>30	提示可能为白血病,应进一步检查血常规和骨髓细胞学变化,以明确诊断

(2)白细胞分类计数:主要用于观察白细胞增多症、白细胞减少症、感染、中毒、恶性肿瘤和白血病患者的白细胞形态变化。

2. **影响因素** 当白细胞发生聚集时,白细胞计数可假性减少。

3. **与检查相关的临床须知**

(1)标本采集部位局部的冻疮、发绀、水肿、感染等均可影响检查结果。

(2)采集标本要顺利,皮肤采血法要有足够的穿刺深度(2~3mm),切忌在针刺周围用力挤压,避免混入组织液。

(3)皮肤采血法所获得血液和抗凝静脉血均可用于血涂片制备,后者使用前一定要充分混匀,以防止细胞沉积。

(4)嗜酸性粒细胞计数最好固定血液标本的采集时间(上午 8 时或下午 3 时),以免其受日间生理性变化的影响。

(5)在白细胞分类计数时,还应观察红细胞和血小板的数量与形态变化等。

（二）白细胞形态学

血涂片经 Wright-Giemsa 染色后，各种白细胞呈现不同的形态学特点。在病理状态下，除了白细胞数量发生变化外，其形态有时也可发生改变。

【标本类型】

EDTA 抗凝静脉血或末梢血。

【参考区间】

外周血正常白细胞形态特点见表 3-43 和图 3-26。

表 3-43　外周血正常白细胞形态特点

细胞	直径 / μm	形态	胞质着色	胞质内颗粒	细胞核形	核染色质
杆状核中性粒细胞	10~14	圆形	粉红色	量多、细小、均匀、紫红色	弯曲呈杆状、带状、腊肠样	粗糙,深紫红色
分叶核中性粒细胞	10~14	圆形	粉红色	量多、细小、均匀、紫红色	分 2~5 叶,以 3 叶为主	粗糙,深紫红色
嗜酸性粒细胞	12~17	圆形	不清	粗大、整齐、均匀充满胞质、橘黄色	多分 2 叶,眼镜形	粗糙,深紫红色
嗜碱性粒细胞	10~16	圆形	不清	量少、排列杂乱、大小不均、紫黑色,可盖在核上	不清	粗糙,深紫红色
淋巴细胞	10~12（小）;12~16（大）	圆形或椭圆形	透明、淡蓝色	多无颗粒,大淋巴细胞可有少量粗大、不均匀的紫红色颗粒	圆形、椭圆形、肾形	深紫红色,粗糙成块,核外缘光滑
单核细胞	15~22	圆形、椭圆形或不规则	半透明、灰蓝色或灰红色	细小、尘土样、紫红色	肾形、山字形、马蹄形、面包形、扭曲折叠、不规则形	疏松网状,淡紫红色,有膨胀感和立体起伏感

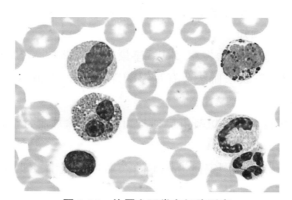

图 3-26　外周血正常白细胞形态

【临床意义】

计数各种白细胞比例及观察白细胞形态变化,对判断疾病类型和观察疗效具有重要的意义。

1. 中性粒细胞毒性变化 在严重的化脓性感染、败血症、急性中毒、恶性肿瘤和大面积烧伤等病理情况下,中性粒细胞可发生大小不均、中毒颗粒、空泡形成、杜勒(Döhle)小体和退行性变等形态改变(表3-44,图3-27~图3-29),这些形态变化对观察病情变化和判断预后有一定意义。

表3-44 中性粒细胞毒性变化及临床意义

毒性变化	形态特征	临床意义
大小不均	细胞体积大小相差悬殊,呈不均一性	常见于某些病程较长的化脓性感染,与内毒素等因素作用于骨髓内早期的中性粒细胞,使其发生顿挫性不规则分裂、增殖有关
中毒颗粒	胞质中出现比正常中性颗粒粗大、大小不等、分布不均的紫黑色或深紫褐色颗粒	常见于严重感染及大面积烧伤等。中毒颗粒越多、含有中毒颗粒的细胞越多,感染越严重
空泡形成	胞质或胞核可出现1个或数个空泡	常见于严重感染、败血症等
杜勒小体	胞质中保留的局部嗜碱性区域,呈圆形、梨形或云雾状,染天蓝色或灰蓝色,直径0.1~2μm,最大可达5μm,单个或多个,常位于细胞边缘	常见于严重感染、妊娠、MDS等
退行性变	胞体增大、结构模糊、边缘不清晰、核固缩、核肿胀和核溶解(染色质模糊、疏松)等	常见于细胞衰老和严重感染时

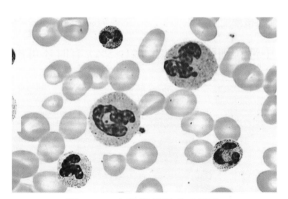

图3-27 中性粒细胞大小不均

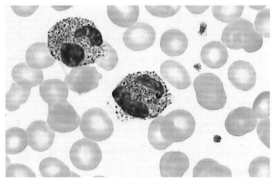

图3-28 中性粒细胞中毒颗粒

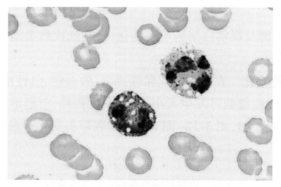

图 3-29　中性粒细胞空泡形成

2. **中性粒细胞的核象变化**　中性粒细胞核象是指外周血中性粒细胞的分叶状况。在中性粒细胞由原始细胞发育至成熟中性粒细胞的过程中,细胞核经历了由圆形到不规则形、杆状、分叶的变化。健康人外周血中性粒细胞主要以分叶核为主,杆状核小于 5%,无原始细胞和幼稚细胞。病理情况下,中性粒细胞的分叶可发生核左移和核右移的变化(图 3-30)。

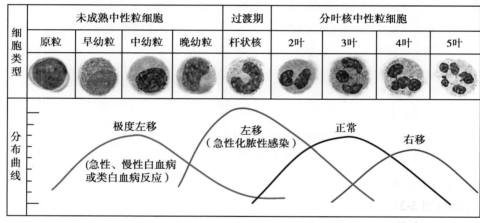

图 3-30　中性粒细胞核象变化

(1)核左移(nuclear shift to the left):外周血中性粒细胞杆状核增多(>5%),有时还可出现晚幼粒、中幼粒或早幼粒等幼稚细胞,称为核左移(图 3-31)。核左移常见于感染、急性溶血、急性中毒和白血病。

核左移可同时伴有白细胞总数增多或减少,以及中性粒细胞出现毒性变化。核左移伴有白细胞总数增多表示骨髓造血功能旺盛,释放功能好,是人体具有一定抵抗力的表现,如急性化脓性感染、急性中毒、急性溶血和急性失血。核左移伴有白细胞总数减少是抵抗力降低的表现,与骨髓功能受到一定程

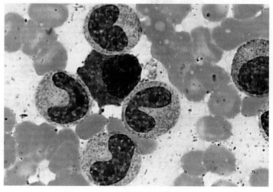

图 3-31　中性粒细胞核左移

度的抑制有关,常见于伤寒、再生障碍性贫血、粒细胞缺乏症等。根据杆状核及幼稚细胞的多少,可将核左移分为轻度、中度及重度(表 3-45)。

表 3-45　核左移类型及意义

类型	杆状核/%	细胞类型	临床意义
轻度	5~10	仅见杆状核粒细胞	感染轻,抵抗力强
中度	11~25	杆状核,少量中性晚幼粒、中幼粒细胞	感染严重,抵抗力较强
重度	>25	杆状核,更幼稚的早幼粒细胞,甚至原粒细胞	中性粒细胞类白血病反应、粒细胞白血病

(2)核右移(nuclear shift to the right):外周血 5 叶核以上的中性粒细胞大于 3% 称为核右移(图 3-32),严重核右移常伴有白细胞总数减少,是造血功能衰退的表现。核右移常见于巨幼细胞贫血、恶性贫血、感染、尿毒症或 MDS 等,应用抗代谢药物治疗肿瘤时也会出现核右移。在炎症恢复期,一过性核右移是正常现象,但在进展期突然出现核右移是预后不良的征兆。

3. **棒状小体**　急性髓系白血病(acute myeloid leukemia,AML)的早期粒细胞、早期单核细胞胞质中出现 1 个或数个紫红色细杆状物,长 1~6μm,称为奥氏小体(Auer body)(图 3-33),又称棒状小体,主要由异常的初

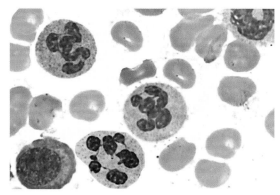

图 3-32　中性粒细胞核右移

级颗粒发育而成。若胞质中出现数个棒状小体呈束状或柴捆状排列的细胞,称为柴捆细胞(faggot cell)(图 3-34)。棒状小体对鉴别 AML 与急性淋巴细胞白血病(acute lymphoblastic leukemia,ALL)有重要意义,棒状小体主要见于 AML 中,ALL 无棒状小体。

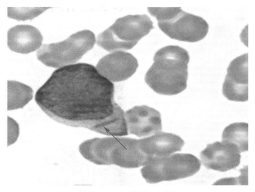

图 3-33　棒状小体

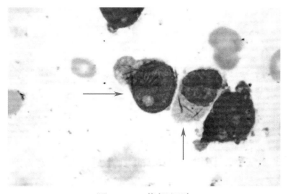

图 3-34　柴捆细胞

4. **中性粒细胞胞核形态异常**　中性粒细胞胞核形态异常的特点及临床意义见表 3-46、图 3-35~ 图 3-37。

表 3-46　中性粒细胞胞核形态异常的特点及临床意义

核形态	特点	临床意义
巨多分叶核	胞体增大,核分 5~9 叶,甚至 10 叶以上,各叶大小差异很大,核染色质疏松	巨幼细胞贫血、抗代谢药物治疗后及 MDS、白血病
巨杆状核	胞体增大,核染色质略细致,着色变浅,胞核呈肥大杆状或长带状	巨幼细胞贫血、恶性贫血、MDS、白血病
多分叶核	胞核分叶超过 5 叶	巨幼细胞贫血、恶性贫血,也可见于 MDS 和白血病
双核	中性粒细胞内出现 2 个细胞核	MDS、粒细胞白血病及巨幼细胞贫血
环形杆状核	杆状核呈环形	MDS、粒细胞白血病及巨幼细胞贫血

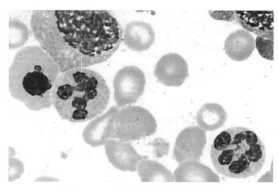

图 3-35　多分叶核中性粒细胞

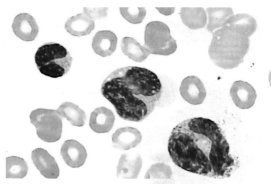

图 3-36　双核中性粒细胞

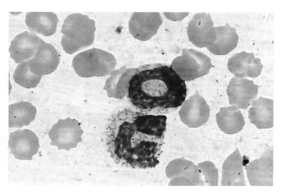

图 3-37　环形杆状核中性粒细胞

5. **遗传因素相关的中性粒细胞畸形**　遗传因素相关的中性粒细胞畸形有白细胞异常色素减退综合征(Chediak-Higashi syndrome)、奥 - 赖畸形(Alder-Reilly anomaly)、梅 - 黑异常(May-Hegglin anomaly)、佩 - 许畸形(Pelger-Huët anomaly),其形态特点和临床意义见表 3-47 和图 3-38~ 图 3-41。

表 3-47　遗传因素相关的中性粒细胞畸形的形态特点和临床意义

畸形	特点	临床意义
Chediak-Higashi 综合征	胞质含有几个至数十个直径为 2~5μm 的包涵体,呈异常巨大的紫蓝色或淡灰色块状物	常染色体隐性遗传可影响粒细胞功能,易出现严重感染
Alder-Reilly 畸形	胞质含有巨大深染嗜天青颗粒(呈深红或紫色包涵体),但不伴有白细胞增多及核左移、空泡等;有时似 Döhle 小体	为常染色体隐性遗传,但不影响粒细胞功能,常伴有骨或软骨畸形
May-Hegglin 异常	粒细胞终生含有无定形的淡蓝色包涵体,与严重感染、中毒时出现的 Döhle 小体相同,但大而圆	常染色体显性遗传,良性畸形
Pelger-Huët 畸形	成熟中性粒细胞核分叶能力减退,常呈杆状、肾形、眼镜形、哑铃形或少分叶(两大叶),但染色质致密、深染,聚集成小块或条索状,其间有空白间隙	常染色体显性遗传病,又称为家族性粒细胞异常。继发于严重感染的核分叶能力减退称为假性 Pelger-Huët 畸形

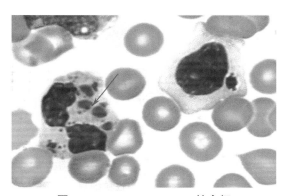

图 3-38　Chediak-Higashi 综合征

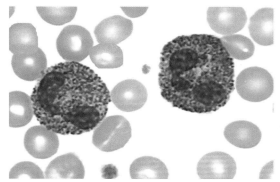

图 3-39　Alder-Reilly 畸形

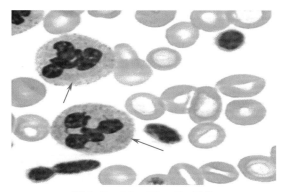

图 3-40　May-Hegglin 异常

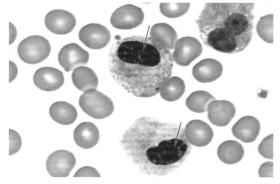

图 3-41　Pelger-Huët 畸形

6. 淋巴细胞形态异常

(1)异型淋巴细胞:在病毒或过敏原等因素刺激下,淋巴细胞增生并发生形态变化,表现为胞体增大、胞质量增多、嗜碱性增强、细胞核母细胞化,称为异型淋巴细胞(atypical lymphocyte)

或反应性淋巴细胞(reactive lymphocyte)。外周血的异型淋巴细胞主要是 T 淋巴细胞,少数为 B 淋巴细胞。异型淋巴细胞按形态特征可分为 3 型。

1) Ⅰ型(空泡型):又称为泡沫型或浆细胞型(图 3-42)。其特点为:①胞体较正常淋巴细胞稍大,多为圆形;②胞核呈圆形、椭圆形、肾形或不规则形,染色质呈粗网状或不规则聚集呈粗糙的块状;③胞质较丰富,深蓝色,无颗粒,有大小不等的空泡或呈泡沫状。

2) Ⅱ型(不规则型):又称为单核细胞型(图 3-43)。其特点为:①胞体较 Ⅰ 型细胞明显增大,外形不规则,似单核细胞;②胞核呈圆形或不规则,染色质较 Ⅰ 型细致;③胞质丰富,淡蓝或蓝色,有透明感,着色不均匀,边缘处蓝色较深,呈裙边样,可有少许嗜天青颗粒,一般无空泡。

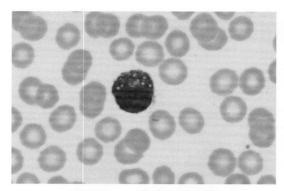

图 3-42　Ⅰ型异型淋巴细胞

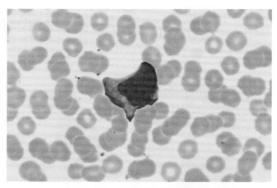

图 3-43　Ⅱ型异型淋巴细胞

3) Ⅲ型(幼稚型):又称为未成熟细胞型或幼淋巴细胞型(图 3-44)。其特点为:①胞体较大;②胞核大,呈圆形或椭圆形,染色质呈细致网状,可有 1~2 个核仁;③胞质量较少,呈深蓝色,多无颗粒,偶有小空泡。

异型淋巴细胞主要见于传染性单核细胞增多症(infectious mononucleosis,IM。因 EB 病毒感染引起的称为"传染性单个核细胞增多症")、病毒性肝炎、流行性出血热、湿疹等病毒性疾病和过敏性疾病。巨细胞病毒、艾滋病病毒、β- 链球菌、梅毒螺旋体、弓形虫等感染患者和接种疫苗,外周血也可出现异型淋巴细胞。

(2) 卫星核淋巴细胞(satellite nuclear lymphocyte):主核旁边有一个游离小核的淋巴细胞称为卫星核淋巴细胞(图 3-45),其形成是由于染色体损伤,丧失着丝点的染色单体,或其片段在有丝分裂末期未进入子代细胞遗传物质体系所致。常见于接受较大剂量的电离辐射、核辐射之后,或其他理化因素、抗癌药物等对细胞造成损伤,常作为致畸、致突变的指标之一。

【评价】

1. **诊断价值**　白细胞形态变化对疾病诊断和疗效观察具有重要的意义。白细胞形态检查可用于诊断造血系统疾病和遗传因素引起的中性粒细胞畸形;观察人体在感染、肿瘤和中毒等病理情况下白细胞形态,对判断预后有一定帮助。

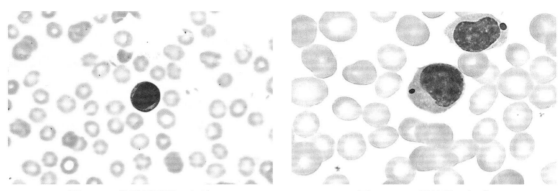

图 3-44　Ⅲ型异型淋巴细胞　　　　　　　　　图 3-45　卫星核淋巴细胞

2. **影响因素**　血细胞分析仪能提供血细胞数量和其他相关参数,但不能直接提供血细胞形态变化的确切信息,也不具备检查异常血细胞形态的功能,故血细胞分析仪对异常结果报警后,需要采用显微镜法复查血涂片。

三、血小板检查

血小板是由骨髓造血组织中巨核细胞产生的,具有维持血管内皮完整性以及黏附、聚集、释放、促凝和血块收缩等功能。血小板检查的目的是辅助诊断出血性疾病、了解骨髓增生情况和手术前准备等。

（一）血小板计数

血小板(platelet,PLT)计数是计数单位容积血液中血小板的数量。

【标本类型】

EDTA 抗凝静脉血或末梢血。

【参考区间】

1. **显微镜计数法(外周血)**　$(100\sim300) \times 10^9/L$。

2. **仪器法**　仪器法血小板计数参考区间见表 3-48。

表 3-48　仪器法血小板计数参考区间

类别	年龄	静脉血 /(10^9/L)	末梢血 /(10^9/L)
成人	≥18 岁	125~350	
儿童	28d~<6 个月	183~614	203~653
	6 个月 ~<1 岁	190~579	172~601
	1~<2 岁	190~524	191~516
	2~<6 岁	188~472	187~475
	6~<12 岁	167~543	177~446
	12~18 岁	150~407	148~399

【临床意义】

1. **生理性变化** PLT 计数随着时间和生理状态的不同而变化,午后略高于早晨;春季低于冬季;平原居民低于高原居民;月经前减少,月经后增多;妊娠中晚期增多,分娩后减少;运动、饱餐后增多,休息后恢复;静脉血比末梢血 PLT 计数增多 10%。

2. **病理性变化** PLT 计数小于 $100 \times 10^9/L$ 称为血小板减少,是引起出血的常见原因。PLT 计数大于 $400 \times 10^9/L$ 为血小板增多。病理性血小板减少和增多的原因及临床意义见表 3-49。

表 3-49 病理性血小板减少和增多的原因及临床意义

血小板	原因	临床意义
减少	生成障碍	急性白血病、再生障碍性贫血、骨髓肿瘤、放射性损伤、巨幼细胞贫血等
	破坏过多	ITP、脾功能亢进、系统性红斑狼疮等
	消耗过多	DIC、血栓性血小板减少性紫癜等
	分布异常	脾大、血液被稀释等
	先天性	新生儿血小板减少症、巨大血小板综合征等
	其他	某些细菌和病毒感染,如伤寒、败血症和麻疹等
增多	原发性	慢性髓性白血病早期、原发性血小板增多症(ET)、真性红细胞增多症等
	反应性	急性化脓性感染、大出血、急性溶血、肿瘤等
	其他	外科手术后、脾切除等

【评价】

1. **诊断价值** PLT 计数是止血、凝血检查最常用的筛查指标之一,可用于疾病诊断与疗效观察。

2. **影响因素** 某些病理情况下出现的异常血液标本和某些影响因素均可影响计数结果,可出现 PLT 计数假性减少或增多。

(1)PLT 计数假性减少:①血小板聚集或凝集、异常蛋白血症、巨大血小板、血小板卫星现象、EDTA 依赖性血小板聚集、高脂血症等可导致 PLT 计数减少;②患者有明显出血症状,同时接受大量静脉输液或血浆置换,可导致稀释性 PLT 计数减少。

(2)PLT 计数假性增多:① HbH 包涵体患者的红细胞碎片、CLL 患者的淋巴细胞核和细胞质碎片等可被误认为血小板,导致 PLT 计数假性增多;②输入脂肪乳的患者,血液中可能存在与血小板直径相近的脂肪乳颗粒,可使 PLT 计数假性增多。因此应在输入脂肪乳 6h 后进行 PLT 检查。若情况紧急,可采用血涂片间接计数法报告结果。

(3)标本采集:①标本采集不顺利、血流不畅可激活和破坏血小板,导致 PLT 计数假性减少;②应采用符合要求的聚丙烯或聚苯乙烯注射器及容器或负压采血系统,使用 EDTA-K$_2$(浓度为 1.5~2.2mg/ml)抗凝剂。

(4)其他:①在检查血小板前,嘱咐患者避免剧烈运动;②检查前 7 天停止服用阿司匹林及其他抗血小板药物,注意记录患者正在接受的治疗和服用的药物。不同的药物可通过不同原因机制导致 PLT 计数减少(表 3-50)。

表 3-50　导致 PLT 计数减少的药物

机制	药物
全血细胞减少	氯丙嗪、肼苯哒嗪、洋地黄、乙酰唑胺、维生素 K、链霉素、氯喹、奎尼丁
血小板减少	苯巴比妥、可待因、甲基多巴、氢氯噻嗪、利血平、依他尼酸、肝素、己烯雌酚、甲巯咪唑、氯苯那敏、呋喃妥因、青霉素、红霉素、林可霉素、土霉素
再生障碍性贫血	苯妥英钠、非那西丁、氨基比林、吲哚美辛、氯磺丙脲、甲苯磺丁脲、氯霉素
免疫性血小板减少	硝酸甘油、螺内酯、利福平、奎宁、硫氧嘧啶

3. 与检查相关的临床须知

(1)50% 不明原因的血小板减少患者是恶性的。当 PLT 计数小于 100×10^9/L 时,不可使用肝素。

(2)静脉采血发生 EDTA 依赖性假性 PLT 计数减少时,应重新采集标本,并采用枸橼酸钠抗凝剂复核 PLT 计数。

(3)标本采集后观察患者的采集部位有无出血症状,如患者出血严重,应采取措施控制出血。

(4)对于无任何出血症状与体征、出血和凝血时间正常,而 PLT 计数明显减少的患者,应先进行复查,而不是输注血小板,以排除假性 PLT 计数减少。

(5)PLT 计数小于 10×10^9/L 时,可发生自发性出血,如出血时间 ≥ 15min 并有出血现象,应立即给予输注血小板治疗。PLT 计数小于 50×10^9/L 时,患者有轻度出血或将进行小手术时,应先进行输注血小板治疗。PLT 计数小于 100×10^9/L,患者有出血症状或进行大手术时,必须输注血小板进行治疗,或治疗后再根据病情确定是否进行手术。

(6)PLT 计数大于 600×10^9/L 属于病理现象,若患者无失血或切除脾脏,应进一步做有关检查,排除恶性肿瘤的可能。PLT 计数大于 1 000 $\times 10^9$/L 易形成血栓,应及时给予抗血小板药物治疗。

(二)平均血小板体积

平均血小板体积(mean platelet volume,MPV)是指单个血小板的平均体积。

【标本类型】

EDTA 抗凝静脉血或末梢血。

【参考区间】

7~11fl。

【临床意义】

1. 判断血小板减少的原因　①由于破坏增多引起的 PLT 计数减少,MPV 正常或增大;②骨髓受损导致的 PLT 计数减少时,MPV 减小。

2. 评价骨髓功能的恢复情况 ①当骨髓功能衰竭时,MPV 减小早于 PLT 计数减少,骨髓抑制越严重,MPV 越小;②当骨髓功能恢复时,MPV 增大,并早于 PLT 计数的增多。

【评价】

MPV 是血细胞分析中的一个重要参数,也是血小板活化的一个重要指标。MPV 与 PLT 计数呈非线性负相关,与血小板功能呈正相关。MPV 与 PLT、PDW 等指标联合应用的临床意义更大(表 3-51)。

表 3-51　MPV、PDW 与 PLT 联合应用的临床意义

MPV	PDW	PLT	骨髓造血功能	PLT 止血功能	PLT 计数减少的原因及预后
正常	正常	减少	无影响	正常	一过性,预后好
增高	正常	减少	恢复或有代偿能力,有新生血小板	增强	外周血 PLT 破坏过多,如原发免疫性血小板减少症,预后好
降低	增高	减少	受抑制,如败血症,若持续降低则提示骨髓造血功能衰竭	因数量严重减少而降低	骨髓病变、ITP,预后差

(三)血小板体积分布宽度和血小板比容

血小板体积分布宽度(platelet distribution width,PDW)是反映血小板体积大小离散度的指标,以所检查的单个血小板体积大小的变异系数(CV%)表示。血小板比容(plateletcrit,PCT)是指血小板占全血体积的百分比,可根据 MPV 和 PLT 而得到 PCT,PCT=MPV × PLT。

【标本类型】

EDTA 抗凝静脉血或末梢血。

【参考区间】

PDW:15%~17%。PCT:成人 0.108%~0.282%;儿童 0.221%~0.406%。

【临床意义】

① AML 化疗、巨幼细胞贫血和恶性贫血等患者的 PLT、MPV 均降低,而 PDW 增高;② CML 患者 PLT、MPV、PCT、PDW 均增高;③脑血管病等患者 PDW 增高。

【评价】

PDW 是反映血小板体积大小是否均一的参数,单独分析无临床意义,必须结合血小板的其他指标进行综合分析才具有一定价值。

(四)血小板形态学

【标本类型】

EDTA 抗凝静脉血或末梢血。

【参考区间】

①在血涂片上血小板散在或成簇分布;②直径为 1.5~3.0μm,胞体呈圆形、椭圆形或不规则形;③胞质呈淡蓝色或淡红色,中央有细小的嗜天青颗粒;④新生血小板体积大,成熟血小板体积小;⑤小型血小板占 33%~47%,中型血小板占 44.3%~49%,大型血小板占

8%~16%，巨型血小板占 0.7%~2%。

【临床意义】

1. **大小异常**　大血小板直径为 3~7μm，巨型血小板直径达 10~20μm，主要见于 ITP、血小板无力症（thrombocytasthenia）、巨大血小板综合征、巨核细胞白血病、MDS 和脾切除术后等。小血小板直径小于 1.5μm，主要见于缺铁性贫血、再生障碍性贫血等。

2. **形态异常**　血小板异常形态可有杆状、逗点状、蝌蚪状、蛇形、丝状突起等，健康人偶见形态异常的血小板（少于 2%）。影响血小板形态的因素很多，各种形态异常无特异性。因此，形态异常的血小板超过 10% 才有临床意义。

3. **聚集性和分布异常**　血小板聚集、分布状态可间接反映其功能，也与其数量有一定关系。

（1）片状聚集：原发性血小板增多症（essential thrombocythemia，ET）和慢性髓性白血病（chronic myelogenous leukemia，CML）*Bcr/Abl* 阳性（CML，BCR-ABL[+]），由于 PLT 计数增多，可引起血小板片状聚集（图 3-46）。

PLT 计数明显减少的再生障碍性贫血患者和 ITP 患者血涂片中血小板聚集明显减少。

（2）血小板功能异常：血小板无力症患者的血小板无聚集功能，呈单个散在分布，无聚集成簇的现象。

（3）血小板卫星现象：血小板围绕着中性粒细胞的现象称为血小板卫星现象（platelet

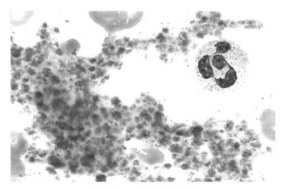

图 3-46　血小板聚集

satellite phenomenon），偶见于 EDTA 抗凝血标本，与患者血清内存在某种能与 EDTA 反应的因子有关。

（4）使用抗凝剂的血小板：用抗凝静脉血制备的血涂片，血小板不聚集，呈单个散在分布状态。因此，如果要通过血涂片了解血小板聚集功能时，应采集不抗凝的血液标本，及时制备血涂片进行检查。

【评价】

1. **诊断价值**　在了解血小板数量的同时，观察血小板形态、聚集状态和分布情况，对协助诊断出血与凝血相关疾病具有重要意义。

2. **影响因素**　采集标本不顺利或高凝状态可导致血小板聚集。

四、血细胞体积分布曲线图

血细胞体积分布曲线图横坐标表示细胞体积大小，纵坐标表示细胞的相对数量。体积数据以飞升（fl）为单位。直方图对判断血细胞检查结果的可信度及对某些疾病的诊断、疗效观察有一定意义。

(一) 白细胞体积分布曲线图

根据体积大小,白细胞可分为淋巴细胞区(小细胞群)、单个核细胞区(中间细胞群)和中性粒细胞区(大细胞群)。白细胞体积分布曲线图的图形变化无特异性(表3-52),只是根据细胞体积大小进行细胞分群。在一个群体中,可能以某种细胞为主,如小细胞区主要是淋巴细胞,大细胞区以中性粒细胞为主。由于细胞体积之间有交叉,同一细胞群中可有多种细胞,其中任何一种细胞增多,均可使曲线图发生相应的变化(图3-47~图3-50)。

表 3-52　白细胞体积分布曲线图变化的可能原因

白细胞体积分布曲线图变化	主要原因
淋巴细胞峰左侧异常	有核红细胞、血小板聚集、巨大血小板、未溶解红细胞、疟原虫、冷凝集蛋白、脂类颗粒、异型淋巴细胞
淋巴细胞峰右移,与单个核细胞峰左侧相连并抬高	ALL、CLL、异型淋巴细胞
单个核细胞峰抬高增宽	原始或幼稚细胞、浆细胞、嗜酸性粒细胞、嗜碱性粒细胞、单核细胞增多
单个核细胞峰与中性粒细胞峰之间异常	未成熟的中性粒细胞、异常细胞亚群、嗜酸性粒细胞增多
中性粒细胞峰右移、抬高、增宽	中性粒细胞绝对值增多
曲线图多区出现异常	多种原因引起

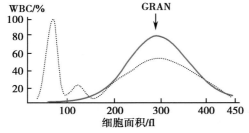

图 3-47　中性粒细胞增多和淋巴细胞减少曲线图

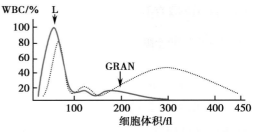

图 3-48　淋巴细胞增多和中性粒细胞减少曲线图

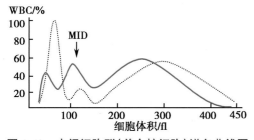

图 3-49　中间细胞群(单个核细胞)增多曲线图

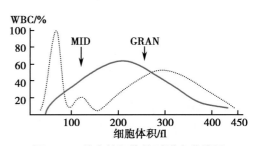

图 3-50　单个核细胞绝对增多曲线图

（二）红细胞体积分布曲线图

正常红细胞体积分布曲线图在 36~360fl 范围内分布 2 个细胞群体。从 50~125fl 区域有一个两侧对称、较狭窄的曲线，为正常大小的红细胞分布区域；从 125~200fl 区域有另一个低而宽的曲线，为大红细胞、网织红细胞分布区域。观察曲线图时应注意图形的峰位置、曲线宽度、峰顶形状、有无双峰等（表 3-53，图 3-51~ 图 3-53）。

表 3-53　血细胞分析仪红细胞体积分布曲线图的临床应用

可能原因	贫血类型	MCV	曲线宽度	RDW	血涂片
缺铁性贫血等	小细胞不均一性	降低	变宽	增大	小细胞为主，大小不一
缺铁性贫血经治疗有效时、铁粒幼细胞贫血	小细胞不均一性	降低	变宽，可有双峰	明显增大	小细胞为主，大小明显不一
轻型珠蛋白生成障碍性贫血等	小细胞均一性	降低	基本不变	正常	小细胞为主，大小较一致
溶血性贫血、白血病前期等	大细胞均一性	增高	基本不变	正常	大细胞为主，大小较一致
巨幼细胞贫血，叶酸、维生素 B_{12} 治疗初期等	大细胞不均一性	增高	变宽	增大	大细胞为主，大小不一
巨幼细胞贫血，叶酸、维生素 B_{12} 治疗有效时	大细胞不均一性	增高	变宽，可有双峰	明显增大	以大细胞为主，大小明显不一
慢性病性贫血、急性失血、再生障碍性贫血、骨髓发育不良等	正细胞均一性	不变	基本不变	正常	细胞形态正常，大小一致
血红蛋白异常、再生障碍性贫血等	正细胞不均一性	不变	变宽	增大	细胞形态正常，大小不一
早期或混合性营养不良等	正细胞不均一性	不变	明显变宽	明显增大	细胞形态正常，大小明显不一

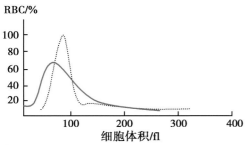

图 3-51　小红细胞且大小不均曲线图

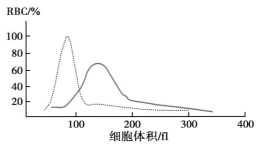

图 3-52　巨红细胞且大小不均曲线图

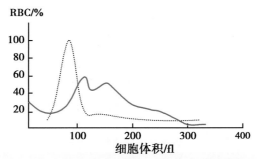

图 3-53　巨幼细胞贫血治疗有效曲线图（呈双峰）

（三）血小板体积分布曲线图

正常血小板体积分布曲线图呈峰偏向左侧的偏态曲线,分布在 2~30fl 之间,与血小板相当大小的其他颗粒也可计在其内。血小板体积分布曲线图可反映 PLT 计数、MPV、PDW 和 PCT 等参数。

【评价】

1. 诊断价值

（1）白细胞体积分布曲线图:只是粗略判断细胞比例的变化或有无明显的异常细胞,提示需要进行血涂片显微镜检查,进行细胞分类计数及形态观察。

（2）红细胞体积分布曲线图:小细胞性、正细胞性和大细胞性贫血患者都有特异的红细胞体积分布曲线图,若结合其他参数分析,对鉴别贫血的类型具有一定的价值。

（3）血小板体积分布曲线图:可反映小红细胞、细胞碎片及血小板自身的聚集等因素对血小板检查的干扰。

2. 与检查相关的临床须知

（1）溶血剂处理后的白细胞体积变化:经溶血剂处理后的中性粒细胞体积大于其他正常白细胞;白血病细胞、异型淋巴细胞、浆细胞等可出现在单个核细胞区,少数也可出现于淋巴细胞区或粒细胞区。电阻抗法白细胞体积分布曲线图异常改变缺乏特定的诊断意义,但可用于判断白细胞各群的分布情况,作为血涂片显微镜检查前的初步筛查,对病理标本必须经过显微镜复查。

（2）血细胞分析仪必须使用配套试剂:由于不同血细胞分析仪所采用的稀释液及溶血剂不相同,对白细胞膜的作用程度也不同,同一份血液标本在不同血细胞分析仪的体积分布曲线图形状也有所不同,所以不同类型血细胞分析仪确定白细胞"分群"的区分界限设置点也有所不同。

（3）必须与原有的正常曲线图作对照:不同类型血细胞分析仪的白细胞体积分布曲线图并不完全相同,但各类血细胞分析仪电阻抗法白细胞体积分布曲线图的病理变化趋势是一致的。因此,在分析各种病理变化图形时,必须掌握所拥有的血细胞分析仪正常白细胞体积分布曲线图,以便对照观察。

（张纪云）

第三节　红细胞生成与成熟障碍相关检查

贫血是最常见的红细胞疾病,实验室检查是诊断贫血的主要方法,对贫血的分型诊断和原因查找最为重要。根据贫血的原因和发生机制,贫血可分为红细胞生成减少、破坏过多和丢失增多 3 种类型。其中血液常规检查、Ret 计数和外周血红细胞形态学检查是诊断贫血最基本的检查项目。红细胞生成减少性贫血包括骨髓造血功能障碍和造血原料不足或利用障碍性疾病,其中再生障碍性贫血、单纯红细胞再生障碍性贫血等还需要进行骨髓细胞学检查,缺铁性贫血、铁粒幼细胞贫血等还需要进行铁代谢检查,巨幼细胞贫血、恶性贫血等还需要进行叶酸和维生素 B_{12} 检查。本节重点介绍红细胞铁代谢指标、叶酸和维生素 B_{12} 的检查。

一、红细胞铁代谢检查

在正常情况下,人体内的铁主要来自食物,红细胞破坏后的铁可被人体再利用。铁的摄入、利用和代谢依靠自身进行动态调节与平衡,任何因素破坏了这个动态平衡就会导致铁代谢紊乱。缺铁性贫血是最常见的一种贫血,也是最常见的慢性疾病之一。缺铁可以分为储铁缺乏、缺铁性红细胞生成、缺铁性贫血三个阶段,铁代谢检查有助于了解人体的铁代谢状况,有利于铁缺乏或铁代谢障碍性贫血、铁负荷过多的诊断和疗效观察。

(一) 血清铁

血清铁(serum iron, SI)是血清转铁蛋白结合的铁,其浓度不仅取决于血清铁的含量,还受转铁蛋白的影响。

【标本类型】

血清。

【参考区间】

成年男性 11.6~31.3μmol/L,女性 9.0~30.4μmol/L;儿童 9.0~21.5μmol/L。

【临床意义】

1. **SI 浓度减低**

(1)缺铁性贫血:SI 明显减少。其原因有:①铁需要量增加,如生长较快的婴幼儿及青少年、妊娠期及哺乳期妇女;②铁的摄入不足或吸收障碍,如胃次全切除、胃酸缺乏影响铁的吸收、营养不良、偏食,长期腹泻;③铁丢失过多,如慢性失血,尤其是胃肠道或泌尿系统出血、月经过多、长期献血等。

(2)感染或炎症:肝脏合成转铁蛋白降低,铁的转运障碍。

(3)真性红细胞增多症:造血功能增强,储存铁减少,SI 浓度降低。

2. **SI 浓度增高**　SI 浓度增高的原因与临床意义见表 3-54。

表 3-54 SI 浓度增高的原因与临床意义

原因	临床意义
红细胞生成或成熟障碍	再生障碍性贫血、巨幼细胞贫血
铁的利用降低	铅中毒、慢性酒精中毒、维生素 B_6 缺乏、铜缺乏、铁粒幼细胞贫血
红细胞破坏增多	溶血,尤其是血管内溶血
铁的吸收增多	白血病、含铁血黄素沉着症、反复输血、血色病

【评价】

1. 诊断价值

(1)SI 与转铁蛋白、总铁结合力(TIBC)结合有助于鉴别诊断不同类型的贫血,可以更全面地评估缺铁性贫血(IDA)、珠蛋白生成障碍性贫血、铁粒幼细胞贫血和血色病。其对 IDA 诊断的灵敏度、特异度均低于血清铁蛋白,反映储存铁的灵敏度也低于血清铁蛋白。

(2)SI 单项检查仅限于诊断铁中毒,对其他疾病的诊断意义不大。

2. 影响因素

(1)酒精、雌激素和口服避孕药可使 SI 浓度增高,抗生素、睾酮和阿司匹林可使 SI 浓度降低。

(2)月经可造成 SI 浓度降低,经前期铁增高。

(3)清晨 SI 浓度正常,午后降低,夜间则更低。

(4)溶血可造成血清铁假性增高。检查器材应防止铁污染,玻璃器材应用 10% 盐酸浸泡 24h 后,再用去离子水冲洗干净。

3. 与检查相关的临床须知

(1)IDA 患者 Hb 浓度大于 90g/L,则 SI 浓度和 TIBC 可能正常。

(2)如果患者接受铁剂治疗和输血,则于治疗前检查;如果已经接受了输血,则于输血后 5d 再检查 SI 浓度。

(3)避免一切可以螯合铁的药物和食物。避免睡眠时间过少和 / 或压力过大,以免造成 SI 浓度降低。

(4)儿童铁中毒量为 63~90μmol/L,中毒致命量大于 145~180μmol/L;铁中毒的表现为腹痛、呕吐、血性腹泻、发绀和抽搐等症状。

(二) 血清铁蛋白

血清铁蛋白(serum ferritin,SF)是去铁蛋白与铁核心(Fe^{3+})形成的复合物,铁蛋白的铁核心(Fe^{3+})具有强大的结合铁和储存铁的能力,以维持体内铁的供应和 Hb 浓度的相对稳定。SF 与体内储存铁有极好的相关性,1μg/L 的 SF 相当于 8~21g 的储存铁。

【标本类型】

血清。

【参考区间】

男性(20~60 岁): 30~400μg/L;女性(17~60 岁): 13~150μg/L。小儿低于成人,青春期至

中年,男性高于女性。

【临床意义】

1. **SF 浓度降低**　铁缺乏早期及储存铁缺乏时,SF 浓度常小于参考区间下限。

(1)慢性失血:月经过多、胃肠道出血、出血性疾病、血红蛋白尿等导致的缺铁性贫血,SF 浓度明显降低。

(2)慢性铁消耗:①吸收不良综合征常与潜在的胃出血有关,可导致慢性储存铁消耗,而引起缺铁;②妊娠时体内铁消耗增加可导致缺铁,SF 浓度变化有助于及时发现孕妇是否缺铁,并监测补充铁剂的疗效。

(3)营养性铁缺乏:如素食者 SF 浓度降低。

2. **SF 浓度增高**

(1)铁负荷过多:如原发性血色病、铁粒幼细胞贫血、反复输血、无效造血等患者 SF 浓度显著增高。

(2)非缺铁性贫血:如感染相关性贫血、珠蛋白生成障碍性贫血等 SF 合成增高,SF 浓度可增高或正常。

(3)恶性肿瘤:如白血病、淋巴瘤、肝癌、胰腺癌、肺癌等患者 SF 浓度可增高或正常。

(4)肝脏疾病:如病毒性肝炎、肝癌、酒精性肝病等,因组织内铁蛋白释放增加,导致 SF 增高。

3. **SF 可作为铁剂治疗的监测指标**

(1)评价铁代谢水平:口服铁剂治疗有效时,SF 浓度可逐渐升高;当 Hb 浓度恢复正常后,可用于评价储存铁水平并确定停用铁剂的时间。

(2)非肠道补铁治疗:如静脉或肌内注射铁剂,SF 浓度可恢复至参考区间或增高,但此时与储存铁量并非完全成比例,只有在治疗 2~4 周后才能恢复正常比例关系。

(3)重组人红细胞生成素(rHu-EPO)治疗:如肾性贫血经 rHu-EPO 治疗,可使红细胞系造血过度增生,导致铁缺乏性造血,即功能性缺铁,此时 SF 浓度降低,而及时补铁后 SF 浓度可恢复正常或增高。

(4)透析治疗相关的贫血:监测 SF 浓度可及时了解铁平衡,以及有无铁丢失,并可用于监测补铁治疗的效果。

【评价】

1. **诊断价值**　SF 能准确反映体内储存铁情况,并且与骨髓细胞外铁染色有良好相关性,是诊断 IDA 最灵敏、可靠的指标。SF 诊断 IDA 的灵敏度(90%)、特异度(85%)比 SI 和 TIBC 高,可作为早期单纯性铁缺乏,尤其是储存铁缺乏的诊断指标。SF 也可作为铁剂治疗的监测指标。

2. **影响因素**　轻度溶血对检查结果影响不大,但是严重溶血可使 SF 浓度增高,红细胞完全溶血可使 SF 浓度增高约 60%。

3. **与检查相关的临床须知**

(1)SF 是目前反映人体内总铁浓度最可靠的指标。但 SF 减少只发生于单纯铁缺乏症,在伴有慢性感染、活动性肝病、甲亢、恶性肿瘤、组织破坏、铁剂治疗等情况下,SF 可正常或增高。当慢性病性贫血(anemia of chronic disorders,ACD)患者 SF 和 SI 浓度降低时,需要进行骨髓铁染色检查。

(2)国内诊断缺铁的标准:一般采用 SF 小于 14μg/L,SF 小于 20μg/L 作为储铁减少的指标,小于 12μg/L 表示储铁耗尽。诊断非单纯性缺铁的标准是 SF 小于 60μg/L。

(3)IDA 患者 SF 临界值为小于 10μg/L。

(三)血清总铁结合力和血清转铁蛋白饱和度

血清未被铁结合的转铁蛋白可在体外与外来加入的铁完全结合而呈饱和状态,这种最大的铁结合量称为总铁结合力(total iron binding capacity,TIBC),反映了血清游离的转铁蛋白浓度。血清铁与总铁结合力的百分比值称为转铁蛋白饱和度(transferrin saturation,Tfs)。

【标本类型】

血清。

【参考区间】

Tfs:20%~55%。TIBC:男性 50~77μmol/L,女性 54~77μmol/L。

【临床意义】

1. Tfs 血清 Tfs 浓度小于 15%,结合病史可诊断缺铁性贫血,其准确度仅次于 SF,比 TIBC 和 SI 灵敏。感染和 ACD 患者 Tfs 浓度也可降低。Tfs 浓度增高见于血色病、铁摄入过量、珠蛋白生成障碍性贫血等。

2. TIBC

(1)TIBC 浓度降低

1)SF 浓度减少:肝硬化、血色病。

2)转铁蛋白丢失:肾病综合征等。

3)转铁蛋白合成不足:遗传性转铁蛋白缺乏症。

4)其他:肿瘤、非缺铁性贫血、珠蛋白生成障碍性贫血、慢性感染等。

(2)TIBC 浓度增高

1)转铁蛋白合成增加:缺铁性贫血、妊娠后期。

2)SF 从单核吞噬细胞系统释放入血增多:急性肝炎、肝细胞坏死等。

3)口服避孕药。

【评价】

TIBC 可用于贫血的鉴别诊断和铁负荷过重的筛查,Tfs 主要用于贫血的鉴别诊断和诊断遗传性血色病(hereditary hemochromatosis)。

3 种铁代谢指标受生理因素和病理因素影响较大,因此,联合应用更具诊断价值。不同疾病铁缺乏和铁代谢异常的变化特点见表 3-55。

表 3-55　铁缺乏和铁代谢异常时 3 种铁代谢指标的变化特点

疾病	血清铁	总铁结合力	转铁蛋白饱和度
缺铁性贫血	N/↓	↑	↓
慢性感染或炎症	N/↓	N/↓	N/↓
溶血性贫血	N/↑	N/↓	N/↑
铁粒幼细胞贫血	N/↑	↓	↑
反复输血	↑	↓	↑
血色病	↑	↓	↑

注：N.正常；↓.降低；↑.增高。

（四）血清可溶性转铁蛋白受体

转铁蛋白受体（transferrin receptor，TfR）是一种存在于所有细胞的跨膜蛋白，健康人 80% 以上的 TfR 存在于骨髓红系细胞上，红系各阶段细胞所表达的 TfR 数量各不相同。每个原红细胞膜上可有 80 万个 TfR，每个 Ret 只有 10 万个 TfR，成熟红细胞上则无 TfR。血清转铁蛋白与细胞膜 TfR 结合并将铁转运至细胞内，可溶性转铁蛋白受体（soluble transferrin receptor，sTfR）是 TfR 的碎片，sTfR 浓度与全身细胞 TfR 总量成比例，也与储存铁的量成比例。

【标本类型】

血清或血浆。

【参考区间】

血清 sTfR：1.3~3.3mg/L（酶联免疫双抗体夹心法）。

【临床意义】

1. **鉴别诊断 IDA 与 ACD**　风湿性关节炎、恶性肿瘤等所致的 ACD，其可利用铁缺乏，但总铁并不降低，甚至增高，其 SF 浓度正常或增高，sTfR 浓度正常或增高。IDA 可利用铁及储存铁绝对缺乏，SF 浓度降低，sTfR 浓度可增高 2~3 倍。

2. **其他**　①珠蛋白生成障碍性贫血、自身免疫性溶血性贫血、遗传性球形红细胞增多症等 sTfR 浓度增高；②骨髓增生低下的疾病，如再生障碍性贫血、肾功能衰竭等 sTfR 浓度降低；③观察肿瘤化疗后或骨髓移植后的骨髓受抑制或恢复重建情况，以及 EPO 疗效等。

【评价】

1. **诊断价值**　sTfR 是鉴别诊断 IDA 与 ACD 的良好指标。IDA 早期 sTfR 即可增高，sTfR>8mg/L 或>2.25mg/L 作为缺铁性红细胞生成的诊断指标。

2. **影响因素**　新生儿、儿童的 sTfR 高于成人，随年龄增长 sTfR 逐渐降低，并接近成人；随妊娠期进展，孕妇 sTfR 不断增高，于产后 5~10 周恢复正常。溶血、脂血均会干扰 sTfR 检查结果。

二、叶酸和维生素 B_{12} 检查

叶酸和 / 或维生素 B_{12} 缺乏，可使 DNA 合成障碍，导致细胞核发育障碍，而引起骨髓三

系细胞核质发育不平衡("核幼质老")及无效造血,称为 DNA 合成障碍性贫血,也称为巨幼细胞贫血(megaloblastic anemia,MA)。MA 以骨髓粒系、红系、巨核系三系细胞巨幼变为特征,外周血表现为大细胞性贫血。我国以缺乏叶酸所致的营养性巨幼细胞贫血多见,而内因子缺乏所致的恶性贫血极为罕见。

(一) 叶酸

叶酸(folacin,folic acid,FA)是一种水溶性维生素,与维生素 B_{12} 统称为红细胞成熟因子(erythrocyte maturation factor,EMF)。叶酸参与嘌呤和嘧啶的合成,促进 DNA 合成。

【标本类型】

血清,EDTA 或肝素抗凝静脉血浆。

【参考区间】

1. **血清叶酸**　成年男性 8.61~23.8nmol/L,女性 7.93~20.4nmol/L;大于 11.81nmol/L(化学发光法)。

2. **红细胞叶酸**　成人 340~1020nmol/L(放射免疫分析法);大于 537nmol/L(化学发光法)。

【临床意义】

血清叶酸浓度小于 6.91nmol/L,红细胞叶酸浓度小于 100nmol/L,提示叶酸缺乏性巨幼细胞贫血。

1. **叶酸浓度降低**　见于巨幼细胞贫血、溶血性贫血、骨髓增殖性肿瘤、叶酸吸收不良性疾病(如慢性腹泻、小肠切除、乳糜泻)。

2. **叶酸浓度增高**　与进食大量含叶酸的食物或叶酸制剂有关。维生素 B_{12} 缺乏时,叶酸无法进入细胞内贮存,表现为血清叶酸浓度增高。

【评价】

1. **诊断价值**

(1)血清和红细胞叶酸浓度能准确可靠地评估叶酸缺乏的程度,主要用于鉴别巨幼细胞贫血。

(2)红细胞叶酸浓度相对稳定,更能反映组织中叶酸的贮存情况,组织中叶酸缺乏,但尚未发生巨幼细胞贫血时,红细胞叶酸对于判断叶酸缺乏更有价值。

2. **影响因素**

(1)血清叶酸浓度随食物的摄入而改变,故应空腹采血。抗叶酸药物、叶酸盐等可影响检查结果。

(2)红细胞叶酸浓度是血清叶酸 30 倍以上,故溶血标本不宜送检。

3. **与检查相关的临床须知**

(1)叶酸缺乏可影响胎儿神经系统的发育,主要引起胎儿神经管畸形,如无脑儿、脑膨出、脊柱裂等致死性畸形,还可导致死胎、流产、早产等不良妊娠的发生,叶酸检查有利于优生优育。

(2)叶酸结合蛋白(folate binding protein,FBP)对于叶酸的吸收、转运和贮存具有重要意义,FBP 浓度增高提示体内叶酸贮存减少。对可疑恶性贫血(pernicious anemia)或巨幼细胞贫血,检查血清叶酸比检查红细胞叶酸更有意义。

(3)在叶酸、维生素 B_{12} 缺乏时,红细胞叶酸可降低。叶酸的吸收需要维生素 B_{12} 的参与,故补充叶酸时需要注意维生素 B_{12} 是否缺乏。

(4)节食者可能发展为叶酸缺乏性巨幼细胞贫血。

(5)标本采集前禁止注射维生素 B_{12},标本采集前 24h 避免接受影像学检查。

(二)维生素 B_{12}

维生素 B_{12} 在体内能促使叶酸形成四氢叶酸,后者是叶酸参加各种代谢过程的主要形式。因此,维生素 B_{12} 缺乏可间接地影响叶酸参与 DNA 合成。维生素 B_{12} 必须与胃壁细胞分泌的内因子(intrinsic factor,IF)结合成复合物才能在回肠吸收。

【标本类型】

血清。

【参考区间】

成人:148~660pmol/L;≥60 岁:81~590pmol/L。

【临床意义】

血清维生素 B_{12} 浓度为 74~103pmol/L 时可能发生维生素 B_{12} 缺乏所致的巨幼细胞贫血。

维生素 B_{12} 缺乏见于绝对素食者、胃全部切除、回肠疾病、肿瘤、炎症或手术及恶性贫血等。白血病患者血清维生素 B_{12} 浓度明显增高,真性红细胞增多症、某些恶性肿瘤和肝细胞损伤时也可增高。

【评价】

1. 诊断价值 单独一项维生素 B_{12} 的诊断价值有限,与叶酸联合检查可用于诊断巨幼细胞贫血。

2. 影响因素

(1)标本应避免溶血,红细胞内维生素 B_{12} 浓度可使检查结果偏高。

(2)妊娠、输血、老年人、摄入大剂量维生素 C 和维生素 A、吸烟等均可使维生素 B_{12} 浓度增高。

3. 与检查相关的临床须知

(1)近期接受过治疗或接触过诊断剂量放射性核素的患者,其结果不可靠。

(2)维生素 B_{12} 吸收试验可用于诊断恶性贫血,以及查找维生素 B_{12} 缺乏的原因。

第四节 溶血检查

溶血性贫血(hemolytic anemia)是由某些原因引起的红细胞寿命缩短、破坏增加,超过了骨髓造血代偿能力所致的一类贫血。由于骨髓受贫血的刺激,造血功能可代偿性增强至正常的 6~8 倍,故溶血性贫血是以红细胞破坏增加和红细胞生成活跃并存为特征的一组溶血性疾病。当有轻微溶血时,由于骨髓有强大的代偿功能,患者可不表现为贫血,为溶血性疾病(hemolytic disease)。

溶血性贫血的诊断思路一般是先寻找贫血发生的原因,再检查溶血引起贫血的证据,确定是血管内溶血或是血管外溶血,并结合病史、临床表现和病因学等综合分析作出诊断。诊断溶血性贫血较容易,但查找其原因较困难。应用多种实验室方法综合分析,有助于溶血性贫血的病因诊断。

一、溶血的一般检查

(一)血红蛋白尿

当血管内有大量红细胞破坏、血浆游离血红蛋白超过 1000mg/L 时,血红蛋白可随尿液排出,尿液中血红蛋白检查呈阳性,称为血红蛋白尿(hemoglobinuria)。其特点为尿液外观呈浓茶色或透明的酱油色,显微镜检查无红细胞,但尿隐血试验呈阳性反应。

【标本类型】

尿液。

【参考区间】

阴性。

【临床意义】

血红蛋白尿阳性见于血型不合的输血、大面积烧伤、恶性疟疾、某些传染病、遗传性或继发性溶血性贫血,如葡萄糖 -6- 磷酸脱氢酶(glucose 6-phosphate dehydrogenase,G6PD)缺乏症、阵发性寒冷性血红蛋白尿症(paroxysmal cold hemoglobinuria,PCH)、行军性血红蛋白尿症(march hemoglobinuria)及阵发性睡眠性血红蛋白尿症(paroxysmal nocturnal hemoglobinuria,PNH)等。

【评价】

1. **诊断价值**　血浆游离血红蛋白浓度增高,未超过肾小球滤过的阈值(1 000mg/L)时,血红蛋白尿可呈阴性,但不能排除有溶血的可能。

2. **影响因素**　传统的隐血试验如邻甲苯胺法、匹拉米洞法以及免疫胶体金试纸法,其试剂除了与 Hb 发生反应外,也可与完整的红细胞发生反应,所以要注意尿液内红细胞对检查结果的影响。

(二)尿含铁血黄素试验

尿含铁血黄素试验(urine hemosiderin test)又称为尿 Rous 试验。慢性血管内溶血患者尿液中的部分血红蛋白被肾小管上皮细胞吸收,并在细胞内代谢为含铁血黄素,随细胞代谢脱落至尿液中,常采用铁染色法进行检查。

【标本类型】

尿液。

【参考区间】

阴性。

【临床意义】

Rous 试验阳性见于 PNH 和其他慢性血管内溶血患者。

【评价】

1. 诊断价值　Rous 试验是诊断慢性血管内溶血常用和可靠的方法。

2. 影响因素　标本、试剂、容器容易被铁污染造成假阳性。

3. 与检查相关的临床须知　Rous 试验阴性并不能排除血管内溶血。在急性血管内溶血初期，血红蛋白尿可呈阳性，而肾小管上皮细胞尚未脱落，Rous 试验可呈阴性，可在 3~7d 后复查。但溶血停止后，其阳性会持续一段时间。

(三) 游离血红蛋白

红细胞破坏后释放入血液的血红蛋白称为游离血红蛋白。

【标本类型】

肝素或 EDTA 抗凝血浆。

【参考区间】

<40mg/L。

【临床意义】

游离血红蛋白浓度增高见于 G6PD 缺乏症、PNH、PCH 和冷凝集素综合征等患者。珠蛋白生成障碍性贫血、自身免疫性溶血性贫血、镰状细胞贫血等患者血浆游离血红蛋白常呈轻度或中度增高。

【评价】

1. 诊断价值　游离血红蛋白浓度增高是血管内溶血的直接指标。

2. 影响因素　标本采集和处理过程中红细胞破坏均可能导致假阳性。

3. 与检查相关的临床须知

(1) 血浆游离血红蛋白浓度大于 500mg/L，血浆可出现肉眼可见的淡红色。

(2) 血浆游离血红蛋白浓度达 10g/L 仅见于严重的血管内溶血。

(3) 大多数遗传性溶血性贫血患者的游离血红蛋白正常，其浓度为 100~600mg/L，可见于镰状细胞贫血和轻型珠蛋白生成障碍性贫血。

(4) 严重的获得性免疫性溶血性贫血患者的游离血红蛋白可达 1g/L。

(5) 发生急性血管内溶血后 2h，其血浆游离血红蛋白含量可减少 50%。因此，应于溶血后及时采集标本送检。

(四) 结合珠蛋白

结合珠蛋白 (haptoglobin, Hp) 的作用类似于血红蛋白的转运蛋白，能与血红蛋白结合，形成稳定的 Hb-Hp 复合物，导致血清 Hp 下降。Hb-Hp 在酸性条件下具有过氧化物酶样活性，可催化过氧化氢氧化愈创木脂而显色。

【标本类型】

血清。

【参考区间】

0.5~1.5gHb/L。

【临床意义】

1. Hp 浓度增高　见于感染、恶性肿瘤、SLE、类风湿性关节炎、胆汁淤积、激素治疗等患者。

2. Hp 浓度降低　见于各种溶血性贫血、肝脏疾病或结合珠蛋白缺乏症、巨幼细胞贫血、组织出血、输血反应、先天性无结合珠蛋白血症患者。

【评价】

1. 诊断价值　血清 Hp 浓度与溶血程度、溶血发作持续时间呈负相关。血清 Hp 明显降低提示血管内溶血,但 Hp 正常不能排除溶血,要注意排除 Hp 增高疾病的影响。

2. 影响因素

(1)出生 3 个月后的婴儿才能检查到 Hp,18 岁左右达到成人水平。

(2)雌激素和口服避孕药、经常剧烈运动可使 Hp 降低;类固醇类药物和雄激素可使 Hp 增高。

(3)Hp 浓度受内分泌影响,女性患者最好在非月经期进行检查。

3. 与检查相关的临床须知

(1)Hp 为急性时相反应蛋白,检查结果应结合临床表现进行综合分析。

(2)炎症发作期或类固醇治疗期间,Hp 正常不能排除溶血。

(3)标本采集前应避免剧烈运动,避免口服避孕药或雄激素的影响。

(五) 高铁血红素清蛋白

血液游离的血红蛋白很容易被氧化为高铁血红蛋白,随后分解为高铁血红素。高铁血红素与清蛋白结合,形成高铁血红素清蛋白(methemalbumin)。

【标本类型】

血清。

【参考区间】

阴性。

【临床意义】

高铁血红素清蛋白阳性提示存在血管内溶血,是严重血管内溶血的指标。

【评价】

1. 诊断价值　血浆高铁血红素清蛋白不是诊断溶血的灵敏指标,对轻度溶血的灵敏度较低。

2. 与检查相关的临床须知

(1)若有血管内溶血,Hp 消失时,血浆高铁血红素清蛋白呈阳性。高铁血红素清蛋白阴性不能排除血管内溶血的可能。

(2)出血性坏死性胰腺炎患者高铁血红素清蛋白也可呈阳性,但并非为溶血。

(六) ^{51}Cr 标记红细胞寿命

很多贫血,尤其是溶血性贫血患者的红细胞寿命较健康人短。检查红细胞寿命对诊断和了解各种贫血和红细胞破坏的原因很有价值。

【标本类型】

肝素抗凝静脉血。

【参考区间】

半衰期为 25~32d,轻度缩短小于 22d,明显缩短小于 17d。

【临床意义】

红细胞寿命缩短见于各种溶血性贫血。

【评价】

1. **诊断价值** 红细胞半衰期小于 15d,提示为溶血性贫血。但由于检查方法较复杂,且有放射性物质进入人体,因此,不作为常规检查,在其他方法无法确定是否有溶血时才考虑应用。

2. **影响因素**

(1)检查前 3 周及检查期间应避免输血,以保证 ^{51}Cr 标记的是自身红细胞,以及标记红细胞不被非标记细胞所稀释,否则会影响检查结果。

(2)检查前 1 周,患者要停用维生素 C,因维生素 C 可使 ^{51}Cr 从 6 价还原成 3 价而降低标记率。

(3)标记红细胞时,加入的 ^{51}Cr 浓度应小于 $2\mu g/ml$ 红细胞,其过量可影响红细胞存活。

二、红细胞膜缺陷检查

(一) 红细胞渗透脆性试验

红细胞渗透脆性试验(erythrocyte osmotic fragility test)是检查红细胞在不同浓度低渗盐水溶液中吸水膨胀能力的方法,红细胞吸水膨胀能力主要受细胞膜表面积与体积比值的影响。正常红细胞在低渗盐水中膨胀的适应性较大,当红细胞膜有缺陷时,其适应性降低,脆性增高。

【标本类型】

EDTA 抗凝静脉血。

【参考区间】

开始溶血: 4.2~4.6g/L NaCl 溶液;完全溶血: 2.8~3.2g/L NaCl 溶液。

【临床意义】

1. **红细胞渗透脆性增高** 见于遗传性球形红细胞增多症、遗传性椭圆形红细胞增多症、自身免疫性溶血性贫血、丙酮酸激酶缺乏症等患者。

2. **红细胞渗透脆性降低** 见于珠蛋白生成障碍性贫血、某些异常血红蛋白病(血红蛋白 C、D、E 病)、低色素性贫血(如缺铁性贫血)、胆汁淤积性黄疸和脾切除术后等患者。

【评价】

1. **诊断价值**

(1)红细胞渗透脆性试验不是遗传性球形红细胞增多症的诊断性试验,球形红细胞增多均可呈阳性,诊断时应结合病史、血涂片检查结果及家族史等。

(2)在 5.0~7.5g/L NaCl 溶液开始溶血时,提示为遗传性球形红细胞增多症的可能。

(3)每次检查均应有正常对照,患者与对照 NaCl 浓度相差 0.4g/L,具有诊断价值。

2. **影响因素** 不能采用枸橼酸钠抗凝,以免增加离子浓度,影响溶液渗透压。

3. **与检查相关的临床须知** 疑似遗传性球形红细胞增多症,如常温下渗透脆性试验结果正常,可进一步进行红细胞孵育渗透脆性试验。

(二)红细胞孵育渗透脆性试验

红细胞经 37℃ 孵育 24h 后,再置于不同浓度的低渗盐水中孵育一定时间,溶解 50% 红细胞的低渗盐水浓度为红细胞中间脆性(median corpuscular fragility,MCF)。

【标本类型】

EDTA 抗凝静脉血。

【参考区间】

中间脆性:4.65~5.90g/L NaCl 溶液。

【临床意义】

同红细胞渗透脆性试验。

【评价】

红细胞孵育渗透脆性试验(erythrocyte incubated osmotic fragility test)比红细胞渗透脆性试验灵敏。中间脆性在 6.0g/L NaCl 溶液以上见于遗传性球形红细胞增多症,有利于轻型遗传性球形红细胞增多症的诊断和鉴别诊断。

(三)自身溶血试验及其纠正试验

自身溶血试验及其纠正试验(autohemolysis and correction test)是检查血液在 37℃ 孵育 48h 后,自发溶血的程度。健康人红细胞可有轻微溶血,而遗传性球形红细胞增多症和非球形红细胞溶血性贫血等自身溶血呈不同程度的增强。当加入葡萄糖、ATP 后,可纠正溶血现象。

【标本类型】

EDTA 抗凝静脉血。

【参考区间】

血液在无菌条件下孵育 48h 后,溶血率小于 4.0%;加葡萄糖或 ATP 后,溶血率小于 0.6%。

【临床意义】

溶血率增高见于遗传性球形红细胞增多症、G6PD 缺乏症、丙酮酸激酶缺乏症、自身免疫性溶血性贫血、不稳定血红蛋白病等。

【评价】

1. **诊断价值** 自身溶血试验及其纠正试验可用于鉴别诊断某些溶血性贫血。

2. **影响因素** 所有试剂和器材必须灭菌,严格遵守无菌操作。

3. **与检查相关的临床须知**

(1)溶血率增高且能被葡萄糖和 ATP 明显纠正,提示为遗传性球形红细胞增多症。

（2）溶血率增高且能被葡萄糖和 ATP 部分纠正,提示为 G6PD 缺乏症。

（3）溶血率增高不能被葡萄糖纠正,但能被 ATP 明显纠正,提示为丙酮酸激酶缺乏症。

（四）酸化甘油溶解试验

在 20~28℃条件下,红细胞在酸化甘油缓冲液中可发生溶血反应,随着细胞溶解增加,红细胞悬液的光密度逐渐下降,检测光密度下降至 50% 所需时间的试验,称为酸化甘油溶解试验（acidified glycerol lysis test,$AGLT_{50}$）。正常红细胞加入酸化甘油 30min 后,光密度仅轻度下降,而遗传性球形红细胞增多症则很快降到 50% 以下。

【标本类型】

EDTA 抗凝静脉血。

【参考区间】

$AGLT_{50}$ 大于 290s。

【临床意义】

$AGLT_{50}$ 缩短见于遗传性球形红细胞增多症、自身免疫性溶血性贫血、肾衰竭、慢性白血病和妊娠等。

【评价】

1. **诊断价值** $AGLT_{50}$ 较为灵敏,可以检出红细胞渗透脆性试验正常的患者。$AGLT_{50}$ 为 25~150s,主要见于遗传性球形红细胞增多症,这与红细胞膜的脂质成分、流动性以及细胞膜电荷有关。

2. **影响因素** 标本采集后应在室温静置 4~8h,静置时间不足容易出现中间值。

三、红细胞酶缺陷检查

（一）高铁血红蛋白还原试验

高铁血红蛋白还原试验（methemoglobin reducing test）是采用亚硝酸钠,使血液亚铁血红蛋白氧化成高铁血红蛋白,当红细胞 G6PD 活性正常时,由磷酸戊糖代谢途径生成的还原型烟酰胺腺嘌呤二核苷酸磷酸（NADPH）,作为血液高铁血红蛋白还原酶的辅酶,在递氢体美蓝的参与下,使高铁血红蛋白还原为亚铁血红蛋白。通过检查高铁血红蛋白的还原率来间接反映 G6PD 活性。

【标本类型】

EDTA 抗凝静脉血。

【参考区间】

高铁血红蛋白还原率 ≥ 75%（脐带血 ≥ 77%）（比色法）。

【临床意义】

高铁血红蛋白还原率降低见于 G6PD 缺乏引起的蚕豆病和伯氨喹啉型药物溶血性贫血患者。不稳定血红蛋白病、HbH 病、高脂血症或巨球蛋白血症等患者的还原率也可降低。

【评价】

1. **诊断价值** 本试验是 G6PD 缺乏症的筛查试验,其灵敏度较高,但特异度较差。高铁血红蛋白还原率在 31%~74%（中间缺乏值）可能为杂合子患者；高铁血红蛋白还原率小于30%（严重缺乏值）可能为纯合子患者。

2. **影响因素** 标本不新鲜、不稳定血红蛋白病、血红蛋白 H 病、NADH-MHb 还原酶缺乏、巨球蛋白血症等可导致假阳性。

3. **与检查相关的临床须知** Hct 小于 30% 时，高铁血红蛋白还原率显著降低，必须调整红细胞与血浆比例。

（二）葡萄糖 -6- 磷酸脱氢酶

红细胞 G6PD 可催化葡萄糖 -6- 磷酸转化为 6- 磷酸葡萄糖酸，同时使反应体系中的 $NADP^+$ 还原成 NADPH，NADPH 在 340nm 波长处有吸收峰，检查其吸光度，通过计算单位时间生成的 NADPH 来检查 G6PD 活性。

【标本类型】

EDTA 或肝素抗凝静脉血。

【参考区间】

（12.1 ± 2.09）U/g Hb（ZinkhAm 法）；（8.34 ± 1.59）U/g Hb（37℃）（Glock 与 McLean 法，ICSH 推荐）。

【临床意义】

G6PD 活性降低见于 G6PD 缺乏症、药物性溶血性贫血（如伯氨喹啉、磺胺吡啶、乙酰苯胺）、感染等。

【评价】

1. **诊断价值** G6PD 活性对诊断 G6PD 缺乏症的特异度和灵敏度较高，是确诊试验指标，但在溶血高峰期与恢复期，G6PD 活性可接近正常。

2. **影响因素** 新生儿红细胞和 Ret 内 G6PD 活性较高，应注意鉴别。

3. **与检查相关的临床须知** G6PD 缺乏症患者红细胞普遍缺乏 G6PD，糖尿病酮症酸中毒、感染、某些氧化型药物常可导致溶血，而食用蚕豆则可发生致命性的溶血危象。

（三）丙酮酸激酶

丙酮酸激酶（pyruvate kinase，PK）是红细胞无氧糖酵解通路中的一个关键酶，缺乏 PK 可导致以慢性溶血为主要表现的疾病。

【标本类型】

EDTA 或肝素抗凝静脉血。

【参考区间】

（15.0 ± 1.99）IU/g Hb［布鲁姆法（Blume 法）］。

【临床意义】

PK 活性降低见于遗传性 PK 缺乏症、某些获得性 PK 缺乏症（如再生障碍性贫血、白血病、MDS）等。

【评价】

1. **诊断价值** PK 活性是 PK 缺乏症的确诊试验指标。PK 活性小于参考区间的 25%，提示为纯合子患者;在参考区间的 25%~50% 则提示为杂合子患者。

2. **影响因素**　白细胞 PK 活性比红细胞高 300 倍,应防止白细胞污染标本。

3. **与检查相关的临床须知**

(1)患者近期接受输血,供者正常红细胞 PK 可掩盖患者红细胞 PK 的缺陷。

(2)妊娠和口服避孕药物可增加先天性 PK 缺乏症患者血管内溶血的发生率。

(3)对于易感人群,磺胺类、镇痛类药物、大剂量维生素 K 和硝基呋喃等可干扰 Hb 的功能。

(4)PK 缺乏性溶血性贫血是红细胞糖酵解酶缺乏所致的溶血性贫血中最常见的类型。

(5)由于急性溶血期的外周血新生红细胞增多,PK 活性增高,导致 PK 活性可能减低不明显或不减低。

四、异常血红蛋白检查

(一) 血红蛋白分析

Hb 是成熟红细胞的主要蛋白质,其珠蛋白合成不足或结构异常,均可导致血红蛋白病。通过比较患者与健康人血红蛋白电泳图谱,发现异常血红蛋白区带,同时对每条区带进行电泳扫描,以测定各种血红蛋白浓度。常用的血红蛋白电泳法为乙酸纤维素膜电泳法,根据 pH 不同分为碱性电泳(pH 8.5)和酸性电泳(pH 6.5)。

【标本类型】

EDTA 抗凝静脉血。

【参考区间】

无异常 Hb 区带。成人 HbA:96%~98%;HbF:1%~2%;HbA_2:1.2%~3.5%。

【临床意义】

1. **HbA_2 增高**　见于 β 珠蛋白生成障碍性贫血、恶性贫血、叶酸缺乏所致巨幼细胞贫血、某些不稳定血红蛋白病等。

2. **HbA_2 降低**　见于 α 和 δ 珠蛋白生成障碍性贫血、缺铁性贫血及铁粒幼细胞贫血等。

【评价】

1. **诊断价值**　血红蛋白分析可用于发现 HbH、HbJ、HbD、HbE 等异常血红蛋白,以及各种血红蛋白的比例异常。

多数轻型 β 珠蛋白生成障碍性贫血患者 HbA_2 为 4%~8%,借此可与缺铁性贫血鉴别。HbF 明显增高、HbA_2 中度增高或正常是诊断重型 β 珠蛋白生成障碍性贫血的重要依据。HbA_2 大于 10% 提示为 HbE 病。出现 HbH 或 Hb Bart 有利于 α 珠蛋白生成障碍性贫血的诊断。

2. **影响因素**

(1)HbH、HbBart、HbJ 在 pH 8.5 缓冲液中电泳速度相似,在 pH 6.5 缓冲液中电泳则可加以区分,向阳极泳动者为 HbH(Hb Bart 位于膜中间点样线),向阴极泳动者为 HbJ。

(2)乙酸纤维素膜电泳法(pH 8.5)是简单易行的诊断血红蛋白病的基本方法,但该法不能分离某些异常血红蛋白。

3. 与检查相关的临床须知

(1)等电聚焦电泳法可分离出常规电泳中无法分离的血红蛋白,可将部分 HbD 和 HbG 变异体与 HbS 分离。

(2)聚丙烯酰胺凝胶电泳可检出常规电泳中与 HbA 不易区分的不稳定血红蛋白、潜在的异常血红蛋白等。

(3)毛细管电泳、高效液相色谱法也有助于异常血红蛋白的分离。

(4)基因检查有利于确诊和分型。

(二) 抗碱血红蛋白

抗碱血红蛋白(alkali-resistant hemoglobin,HbF)又称为胎儿血红蛋白,具有抗碱能力,在碱性溶液中不发生变性,而其他 Hb 则发生变性,并被加入的酸性半饱和硫酸铵沉淀而终止反应。检查其滤液中 Hb 浓度,可得出 HbF 含量。

【标本类型】

EDTA 抗凝静脉血。

【参考区间】

成人 1.0%~3.1%;新生儿为 55%~85%,2~4 个月后逐渐下降,1 岁左右接近成人水平。

【临床意义】

HbF 增高见于遗传性持续性胎儿血红蛋白综合征(hereditary persistence of fetal hemoglobin,HPFH)、β 珠蛋白生成障碍性贫血、再生障碍性贫血、白血病和某些恶性肿瘤等。孕妇和新生儿 HbF 则可生理性增高。

【评价】

1. **诊断价值**　HbF 对 β 珠蛋白生成障碍性贫血的诊断有重要价值,也可用于评价溶血性贫血、HPFH 和其他血红蛋白病。

2. 影响因素

(1)抗碱血红蛋白不能完全代表 HbF,如 Hb Bart 等亦有抵抗碱变性能力,抗碱血红蛋白亦增高,可通过电泳进行鉴别。

(2)标本采集后 2~3h 可使 HbF 假性增高。早产儿、小于胎龄儿或慢性宫内缺氧的婴儿可有 HbF 持续增高。

(3)服用抗惊厥药的患者 HbF 增高。

3. 与检查相关的临床须知

(1)检查前禁止输血。

(2)5%~10% 的轻型 β 珠蛋白生成障碍性贫血患者可持续产生 HbF,但患者多能长期生存。40%~90% 重型患者可持续产生 HbF,并导致严重的贫血。

(三)HbF 酸洗脱试验

HbF 具有抗碱和抗酸双性作用,其抗酸能力较 HbA 强。将固定后的血涂片置于酸性缓冲液中保温一定时间后,再用伊红染色而呈鲜红色(含 HbF 的红细胞不被洗脱),计算含 HbF

的着色红细胞的百分率。

【标本类型】

EDTA 抗凝静脉血。

【参考区间】

成人小于 1%；新生儿为 55%~85%，1 个月后的婴儿为 67%，4~6 个月后偶见。

【临床意义】

HbF 增高见于 β 珠蛋白生成障碍性贫血、HPFH，再生障碍性贫血和其他溶血性贫血则为轻度增高，孕妇也可轻度增高。

【评价】

1. **诊断价值**

(1) HbF 酸洗脱试验有助于某些血红蛋白病，尤其是 β 珠蛋白生成障碍性贫血的诊断，适用于基层医院对 HbF 增高疾病的筛查，但确诊应进行血红蛋白电泳分析和基因检查。

(2) β 珠蛋白生成障碍性贫血酸洗脱试验染色为红白相间异质性，而 HPFH 染色为均匀淡红色，有鉴别诊断意义。

2. **影响因素** 制片后应在 2h 内染色，否则可出现假阳性。

(四) **热不稳定试验**

不稳定血红蛋白不耐热，因而可通过加热促使其变性而产生沉淀。

【标本类型】

EDTA 抗凝静脉血。

【参考区间】

沉淀 Hb 小于 5%。

【临床意义】

沉淀率增大提示有不稳定血红蛋白。

【评价】

热不稳定试验是检查不稳定血红蛋白的常用筛查试验。

五、自身免疫性溶血检查

(一) 抗球蛋白试验

抗球蛋白试验又称为 Coombs 试验，是检查血液中不完全抗体的一种方法。抗球蛋白是完全抗体，可与多个不完全抗体的 Fc 段相结合，导致红细胞凝集。

【标本类型】

EDTA 抗凝静脉血。

【参考区间】

阴性。

【临床意义】

Coombs 试验阳性见于自身免疫病（如自身免疫性溶血性贫血、冷凝集素综合征、PCH、

SLE、结节性动脉周围炎)、药物免疫性和同种免疫性溶血性贫血等。间接法主要用于 Rh 或 ABO 血型不合妊娠的新生儿溶血病母体血清中不完全抗体的检查。

【评价】

1. **诊断价值**　Coombs 试验是诊断自身免疫性溶血性贫血(autoimmune hemolytic anemia,AIHA)常用的筛查试验,能灵敏地检查吸附在红细胞膜上的不完全抗体,为 AIHA 早期诊断、分型诊断提供可靠依据。

2. **与检查相关的临床须知**

(1)AIHA 大多为 IgG 型抗体,还有 IgG^+C3 型、C3 型、极少数 IgG 亚型、IgA、IgM 型,故应使用广谱的抗球蛋白血清进行试验,必要时要加用上述各种单价抗血清,以提高阳性检出率。

(2)对于混合型 AIHA,可能是温抗体(IgG)和冷抗体(IgM)同时存在,可应用冷凝集素试验和冷热溶血试验协助诊断。

(二) 冷凝集素试验

冷凝集素是一种可逆性抗体,在低温条件下可与自身红细胞、O 型红细胞或与患者同型红细胞发生凝集。当温度增高时,凝集的红细胞又恢复分散状态。

【标本类型】

EDTA 抗凝静脉血。

【参考区间】

冷凝集素滴度小于 1:16(4℃)。

【临床意义】

滴度增高见于冷凝集素综合征、支原体肺炎、传染性单核细胞增多症、疟疾、肝硬化、多发性骨髓瘤、淋巴瘤等。

【评价】

冷凝集素试验对诊断冷凝集素综合征有重要价值。冷凝集素滴度很高,若为 1:1 000 以上则有发生冷凝集素综合征的可能。抗体几乎均为 IgM 型,但也可能是 IgG 或 IgA。

(三) 冷热溶血试验

冷热溶血试验又称为多 - 兰(Donath-Landsteiner)试验。Donath-Landsteiner 抗体(双相溶血素)是一种特殊的冷 - 热反应抗体,在 0~4℃的条件下,与红细胞结合,并吸附抗体,但不发生溶血;当温度升高至 30~37℃时,补体激活,红细胞溶解破坏。

【标本类型】

EDTA 抗凝静脉血。

【参考区间】

阴性。

【临床意义】

冷热溶血试验阳性见于 PCH。某些病毒感染性疾病,如麻疹、流行性腮腺炎、水痘、传染性单核细胞增多症等也可呈阳性反应。

【评价】

1. **诊断价值**　冷热溶血试验主要用于检查 Donath-Landsteiner 抗体,对诊断 PCH 有重要意义。PCH 在溶血症状缓解后,Donath-Landsteiner 抗体可持续存在。

2. **与检查相关的临床须知**　患者近期正发生溶血,由于补体被消耗,可出现假阴性。急性发作期,患者红细胞抗补体直接抗球蛋白试验常呈阳性。

六、阵发性睡眠性血红蛋白尿症检查

(一)酸化血清溶血试验

酸化血清溶血试验(acidified serum lysis test),又称为 Ham 试验,主要反映红细胞对补体的敏感性。敏感性增高的红细胞在酸化的正常血清中,经 37℃孵育,易发生溶解破坏。补体被激活是 PNH 溶血的重要机制。

【标本类型】

EDTA 抗凝静脉血。

【参考区间】

阴性。

【临床意义】

Ham 试验阳性主要见于 PNH,某些 AIHA、遗传性球形红细胞增多症等也可呈阳性。

【评价】

1. **诊断价值**　Ham 试验是 PNH 的确诊试验,也适用于诊断血红蛋白尿症、骨髓发育不全和未确诊的溶血性贫血等。

2. **影响因素**

(1)遗传性球形红细胞增多症、AIHA 等 Ham 试验也可出现阳性,但 PNH 溶血度一般大于 10%。

(2)标本放置时间超过 8h 或标本溶血,Ham 试验可呈假阳性。

3. **与检查相关的临床须知**

(1)红细胞生成异常性贫血、再生障碍性贫血、白血病、MDS 等在有或无补体的酸化血清中均可发生溶血,而 PNH 只有在补体存在的酸化血清中发生溶血。

(2)应用流式细胞术检查血细胞表面 CD55/59 已成为诊断 PNH 特异度和灵敏度高,且可定量的指标。此外,嗜水气单胞菌毒素前体变异体(Flaer)检查,应用流式细胞术检查 PNH 患者的粒细胞、单核细胞、淋巴细胞,区分糖化磷脂酰肌醇锚 GPI^- 和 GPI^+ 细胞群是诊断 PNH 最特异、敏感和准确的方法。

(二)蔗糖溶血试验

蔗糖溶液离子浓度低,经 37℃孵育可加强补体与红细胞膜的结合,使对补体敏感的 PNH 患者红细胞膜形成小孔,促使蔗糖进入红细胞而导致溶血。

【标本类型】

EDTA 抗凝静脉血。

【参考区间】

阴性。

【临床意义】

蔗糖溶血试验(sucrose lysis test,sucrose hemolysis test)阳性见于 PNH、巨幼细胞贫血、再生障碍性贫血、AIHA、遗传性球形红细胞增多症等。

【评价】

蔗糖溶血试验是 PNH 的筛查试验,其灵敏度高,结果呈阴性可排除 PNH。

（林东红）

第四章　骨髓实验室检查

骨髓是人体出生后主要的造血器官,是血细胞生成的重要场所。血细胞来源于具有高度自我更新和多向分化能力的造血干细胞(hemopoietic stem cell,HSC),在神经和造血因子调控下,HSC 经祖细胞发育为各系的原始细胞、幼稚细胞,再进一步发育成熟为终末细胞。当骨髓造血异常或某些局部及全身因素影响骨髓造血时,外周血血细胞数量、形态和功能可出现异常变化。这些变化可通过血常规、血细胞形态的变化反映出来,对于某些造血系统疾病,其骨髓细胞的数量和形态异常有时更为特异或典型。

骨髓检查包括细胞形态学、细胞化学、细胞免疫学、细胞遗传学和分子生物学、骨髓组织学等检查。

第一节　骨髓标本采集

一、骨髓细胞学检查的标本采集

【采集方法】

骨髓细胞学检查通过骨髓穿刺术获取标本。

1. 选择穿刺部位

(1)首选髂后(或髂前)上棘,其次为胸骨和棘突。因胸骨较薄(约 1.0cm),且其后方为心房和大血管,应避免穿透胸骨,以免发生危险。棘突穿刺部位位于腰椎棘突突出处。

(2)2 岁以下儿童最好选择胫骨粗隆前下方。

(3)由于再生障碍性贫血患者的造血具有"向心"性分布特点,所以穿刺部位以胸骨最佳,其次是棘突,髂骨最差。

2. 选择穿刺体位　胸骨或髂前上棘穿刺时,患者取仰卧位。棘突穿刺时患者取坐位或侧卧位。髂后上棘穿刺时患者取侧卧位或俯卧位。

3. 穿刺　行常规消毒后,对局部皮肤、皮下及骨膜麻醉。固定骨髓穿刺针长度(胸骨1.0cm、髂后 1.5cm)。用左手拇指和示指固定穿刺部位,以右手持针向骨面垂直刺入(若为胸骨穿刺,则应保持针体与骨面成 30°~40° 角),当针尖接触骨质后则将穿刺针左右旋转,缓缓钻刺骨质,当感到阻力消失,且穿刺针已固定在骨内时,表示已进入骨髓腔。拔出针心,接上干燥的10ml或20ml注射器,用适当力量抽吸,随即可见少量红色骨髓液进入注射器。

4. **采集标本** 骨髓采集量以0.1~0.2ml为宜,最多不超过0.5ml(以防骨髓液被稀释,而影响检查结果的准确度)。如果需要进行骨髓液细菌培养,在完成骨髓涂片制备后,再采集1~2ml骨髓液。

5. **制备骨髓涂片** 制备6~8张骨髓涂片,同时制备2~3张血涂片一同送检。

【评价】

1. **影响因素** 骨髓穿刺的影响因素较多,包括适应证的掌握、穿刺部位的选择、穿刺过程、标本采集量以及术后处理等。

(1)取材满意的指标:①抽吸骨髓时患者会有特殊的酸痛感;②骨髓液抽吸量小于0.2ml;③骨髓液应含有骨髓小粒,再生障碍性贫血患者可能无骨髓小粒,但有脂肪滴;④骨髓涂片显微镜下可见巨核细胞、浆细胞、组织细胞、组织嗜碱细胞、成骨细胞、破骨细胞等骨髓特有细胞;⑤有大量幼稚细胞;⑥骨髓液常含有少许淡黄色脂肪小滴。

(2)干抽:是指由非技术因素,多次多部位穿刺都采集不到骨髓液的现象。常见于:①原发性和继发性骨髓纤维化;②骨髓增生极度活跃,细胞排列过于密集不易被抽吸,如白血病、真性红细胞增多症(polycythemia vera,PV)等;③骨髓增生减低,如再生障碍性贫血;④肿瘤细胞骨髓浸润,包括淋巴瘤、多发性骨髓瘤、骨髓转移癌等。

2. **与检查相关的临床须知**

(1)采集前:①先进行外周血检查(如白细胞分类计数);②骨髓细胞学检查是有创伤性检查,必须掌握其检查的适应证和禁忌证(表4-1),告知患者检查的目的、检查过程、检查的意义及风险;③与患者签署知情同意书;④加强医患沟通,为患者提供人文关怀;⑤必要时给予镇静剂和镇痛剂。

表 4-1 骨髓细胞学检查的适应证和禁忌证与评价

适应证/禁忌证	评价
适应证	①外周血血细胞成分及形态异常:如一系、二系或三系减少(或增多),出现原始细胞、幼稚细胞等
	②原因不明的发热,肝、脾、淋巴结大
	③原因不明的骨痛、骨质破坏,肾功能异常、黄疸、紫癜、ESR明显加快等
	④造血系统疾病定期复查,化疗后疗效观察
	⑤骨髓组织学检查、骨髓流式细胞免疫分型检查、造血干(祖)细胞培养、染色体核型分析、某些寄生虫检查(如疟疾、黑热病)
禁忌证	①有明显出血倾向或凝血时间明显延长患者
	②严重血友病患者
	③穿刺部位有炎症或畸形患者,应慎重和合理选择穿刺点
	④中、晚期妊娠孕妇
	⑤儿童及不合作者不宜做胸骨穿刺

（2）采集中：①继续为患者提供人文关怀；②防止发生大出血、胸骨骨折和伤及大血管等（如胸骨穿刺时）。

（3）采集后：①压迫穿刺点以防过量出血；②密切观察患者的症状与体征，观察有无休克表现及感染症状；③必要时给予镇静剂和镇痛剂。

二、骨髓组织学检查的标本采集

【适应证与禁忌证】

1. 适应证

（1）多次骨髓穿刺采集骨髓液失败。反复多部位骨髓穿刺为"干抽"，怀疑骨髓纤维化、骨髓转移癌、多发性骨髓瘤、多毛细胞白血病，以及某些急、慢性白血病以及骨髓硬化症等。

（2）为正确判断全血细胞减少症患者骨髓增生程度及其发生原因。

（3）血象显示全血细胞减少，或骨髓增生低下、病态造血，怀疑再生障碍性贫血、MDS及低增生性白血病（hypoplastic leukemia）。

（4）某些贫血、原因不明发热、脾或淋巴结大，骨髓涂片不能确诊者。

2. 禁忌证　与骨髓穿刺术相同。除了血友病以外，尚无绝对禁忌证。

【采集方法】

1. 穿刺部位　常用部位为髂后上棘或髂前上棘。

2. 穿刺体位　穿刺髂前上棘时，患者取仰卧位。穿刺髂后上棘时患者取侧卧位或俯卧位。

3. 穿刺针与取材

（1）穿刺针：通常采用专用Jamshidi穿刺针。针为空心圆柱形，前端逐渐变细，针尖为锋利斜面。针芯精确套入针尖开口端，超出针管尖端1~2mm。

（2）取材：穿刺部位局部常规消毒后，麻醉局部皮肤、皮下及骨膜。左手将穿刺部位皮肤压紧，右手持骨髓活检针垂直于穿刺点，以手腕运动进针。突破骨皮层时感到穿刺针前进的阻力降低，然后抽出针芯，在针座后端连接1.5cm或2.0cm接柱。再插入针芯，继续按顺时针方向进针，深度达1.0cm左右，再转动针管360°，针管前端的沟槽可将骨髓组织离断。顺时针方向退针至体外，取出骨髓组织，置于95%酒精或10%甲醛中固定后，及时送检。

4. 骨髓切片　骨髓组织块经包埋处理后，可制备成2~4μm厚的切片若干张，组织包埋块可长期保存备用。

【评价】

1. 影响因素

（1）骨髓组织学检查是有创检查，外周血和骨髓细胞学检查能够确诊的患者，可选择性进行骨髓组织学检查。

（2）检查方法的评价

1）取材满意良好：骨髓组织达（2~2.5）mm×（8~15）mm为取材良好。

2）包埋与切片：采用脱钙石蜡包埋和不脱钙塑料包埋方法，对获取的骨髓组织进行处理,两种方法各有长处,相互补充。①石蜡包埋切片经脱水、透明、加温浸蜡处理后,细胞严重收缩,胞核、胞质细微结构不清晰,细胞形态难辨认,但易于进行多项组织免疫化学染色;②塑料包埋切片经固定、脱水、浸透、包埋、切片、染色、封片等主要步骤制作处理后,细胞很少收缩,胞质、胞核细微结构清楚,各种造血细胞色彩层次丰富,形态较清晰。

　　3)染色方法:包括苏木素-伊红(HE)染色、Giemsa染色、铁染色、网状纤维染色和其他组织化学染色。

　　2. 与检查相关的临床须知

　　(1)骨髓组织学检查包括组织学检查的整体性、骨组织、造血系统等(表4-2)。

表 4-2　骨髓组织学检查的内容与评价

内容	评价
组织整体性	骨髓组织切片的质量、骨皮质和松质的结构、脂肪组织、细胞结构变化、浸润等
骨组织	骨小梁结构、类骨质、骨细胞等
造血组织	红细胞系、粒细胞系、巨核细胞系造血情况,血细胞分布、原始细胞浸润和分布情况等
骨髓基质	血管结构、巨噬细胞、肥大细胞、纤维含量、淋巴细胞和淋巴细胞浸润、铁含量、储存铁类型等
肿瘤细胞浸润	增生的细胞系统,侵犯的细胞系、肿瘤细胞生长和分布类型

　　(2)骨髓组织学检查能全面地评价造血细胞的增生程度,以及造血组织、脂肪组织或纤维组织所占容积比例,对再生障碍性贫血、MPN的诊断有重要意义。

　　(3)骨髓组织学检查不存在"干抽"和"混血"所造成的诊断困难,不论是高增生性或低增生性骨髓,还是骨髓纤维化或骨髓增生硬化均可获得满意的标本与明确的诊断。

　　(4)骨髓组织学检查比骨髓细胞学检查能更早地发现幼稚细胞增多、判断CML急性变和白血病治疗缓解后复发。如MDS、毛细胞白血病(hairy cell leukemia,HCL)、淋巴瘤累及骨髓时,通过骨髓组织学检查能更准确地做出诊断。

　　(5)骨髓组织学检查对观察骨髓组织学变化,如骨小梁变化、血管变化、骨髓坏死、纤维组织增生、淀粉样变性、胶样变性、肉芽肿病变等有特殊意义,对判断储存铁增多或减少也有重要作用。

第二节　骨髓细胞形态学检查

　　骨髓细胞形态学检查是传统骨髓检查的最重要项目,是白细胞疾病(尤其恶性疾病)诊断的经典方法,是造血系统及相关疾病诊断、鉴别诊断和疗效观察的重要手段之一。

　　【标本类型】

　　骨髓涂片。

【参考区间】

骨髓象参考区间见表 4-3。

表 4-3 骨髓象参考区间

项目	特征
骨髓增生程度	增生活跃,粒红比值(G∶E)为(2~4)∶1
粒细胞系统	占有核细胞 40%~60%,其中原粒细胞<2%,早幼粒细胞<5%,中性中、晚幼粒细胞约各占 10%,杆状核粒细胞明显多于分叶核粒细胞,嗜酸性粒细胞<5%,嗜碱性粒细胞<1%。各阶段细胞形态无明显异常
红细胞系统	占有核细胞 20% 左右。其中原红细胞<2%,早幼红细胞<5%,中、晚幼红细胞约各占 10%。各阶段细胞形态无明显异常
巨核细胞系统	巨核细胞 7~35 个 / 片(1.5cm×3cm)。其中原始巨核细胞 0~5%,幼巨核细胞 0~10%,主要是颗粒型和产板型巨核细胞,血小板散在或成簇分布。细胞形态无明显异常
淋巴细胞系统	占有核细胞 20%,均为成熟淋巴细胞
单核细胞	单核细胞<4%,大多为成熟阶段细胞,且细胞形态无明显异常
浆细胞	浆细胞<2%,大多为成熟阶段细胞,且细胞形态无明显异常
其他细胞	可见少量内皮细胞、成骨细胞、吞噬细胞、组织嗜碱细胞等,分裂象细胞少见,无其他异常细胞及寄生虫

【临床意义】

1. 骨髓增生程度 骨髓增生程度(degree of myeloproliferative)是指骨髓有核细胞与成熟红细胞之间的比例关系,常用有核细胞与成熟红细胞比值来估计骨髓有核细胞绝对或相对数量,以判断其骨髓增生程度。骨髓增生程度分 5 级,分别是增生极度活跃(marked hypercellularity)、增生明显活跃(moderate hypercelluarity)、增生活跃(hypercellularity)、增生减低(hypocellularity)、增生极度减低(marked hypocellularity),其临床意义见表 4-4。

表 4-4 骨髓增生程度分级及其临床意义

骨髓增生程度	有核细胞与成熟红细胞比值	有核细胞均数 /HPF	临床意义
增生极度活跃	1∶1	>100	各型白血病
增生明显活跃	1∶10	50~100	各型白血病、增生性贫血
增生活跃	1∶20	20~50	正常骨髓象、某些贫血
增生减低	1∶50	5~10	造血功能低下、再生障碍性贫血(慢性型)、部分稀释
增生极度减低	1∶200	<5	再生障碍性贫血(急性型)、完全稀释

由于骨髓穿刺抽吸骨髓液,骨髓液只有稀释的可能,而绝无浓缩的机会,所以,当增生程度介于两者之间时,应上提一级。这种方法的精度差,目前临床实际应用时,通常是观察骨

髓小粒中有核细胞的多少,并结合不同造血系统疾病中有核细胞多少的比对和经验,大致判断骨髓细胞的增生情况。当骨髓取材良好时,比较有临床诊断意义的是细胞明显增多和明显减少(图4-1~图4-5),可以客观地反映造血系统疾病骨髓细胞的数量或形态变化。

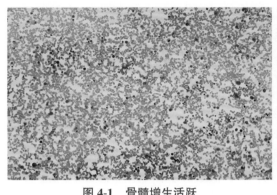

图 4-1 骨髓增生活跃

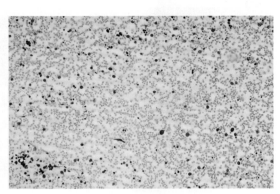

图 4-2 骨髓增生明显活跃

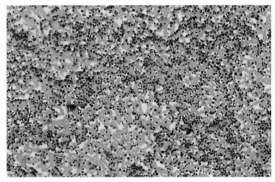

图 4-3 骨髓增生极度活跃

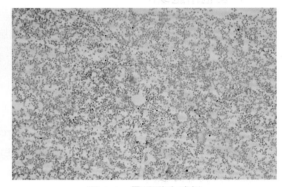

图 4-4 骨髓增生减低

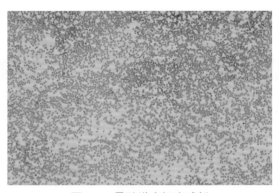

图 4-5 骨髓增生极度减低

2. **粒红比值** 粒红比值(granulocyte/erythrocyte,G∶E)是指各阶段粒细胞百分率总和与各阶段有核红细胞百分率总和之比,参考区间为(2~4)∶1。粒红比值变化的临床意义见表4-5。

表 4-5　粒红比值变化的临床意义

粒红比值	临床意义
正常	①正常骨髓象
	②粒、红两系细胞平行增多(红白血病)或减少(再生障碍性贫血)
	③未累及粒、红两系细胞的疾病,如多发性骨髓瘤、ITP、骨髓转移癌等
增高	可由粒系细胞增多或红系细胞减少所致
	①急性粒细胞白血病或慢性髓系白血病
	②急性化脓性感染、中性粒细胞性类白血病反应
	③纯红细胞再生障碍性贫血(pure red cell aplasia,PRCA)
降低	可由粒系细胞减少或红系细胞增多所致
	①粒系细胞减少,如粒细胞减少(或缺乏)症
	②红系细胞增多,如多种增生性贫血

3. **其他细胞或结构**　巨核细胞因其体积大或巨大,容易分布在骨髓涂片的尾部和边缘,如果仅需要了解其数量,在低倍视野下计数即可;如果需要细致判断其产板能力或产板颗粒多少,则需要在油镜下进行观察。特殊异常细胞是指骨髓转移癌细胞、某些淋巴瘤细胞、戈谢细胞、尼曼 - 匹克细胞、海蓝组织细胞等,由于其体积大或巨大、形态怪异或特征显著、成堆分布等,在低倍镜宽视野范围下,更易于检查。

4. **骨髓象分析**　根据骨髓象特点,结合外周血血细胞变化和临床资料,提出临床诊断意见或给出供临床参考的意见,必要时提出下一步应进行检查的建议。对于诊断已明确的疾病,经治疗后再进行骨髓细胞学检查时,可将其与治疗前的骨髓细胞学检查结果进行比较,提出疾病部分缓解、完全缓解、复发等意见。骨髓象分析的诊断意见及特点见表 4-6。

表 4-6　骨髓象分析的诊断意见及特点

诊断意见	特点
肯定性诊断	骨髓细胞学特征与临床表现均典型,如各型白血病、巨幼细胞贫血、多发性骨髓瘤、骨髓转移癌、戈谢病、尼曼 - 匹克病等
支持性诊断	骨髓象、血象的形态改变可以解释临床表现,如支持 IDA、再生障碍性贫血、溶血性贫血等,同时可建议进一步做相应的检查
符合性诊断	骨髓呈非特异性改变,但结合其他检查可解释临床表现,如溶血性贫血、ITP、ET、脾功能亢进等,同时可建议做进一步检查
可疑性诊断	骨髓象有部分变化或出现少量异常细胞,临床表现不典型,可能为某种疾病的早期、前期或不典型者,要结合临床表现进一步做相应的检查,并动态观察其变化
排除性诊断	怀疑某种血液疾病,但骨髓象不支持者,应注意是否为疾病早期,如疑诊 ITP,而其骨髓中易见血小板和产板型巨核细胞、巨核细胞无成熟障碍,即可做出排除诊断
形态学描述	骨髓象确有某些改变,但对临床诊断提不出支持或否定性意见,可以简述其形态学特点,并建议动态观察,尽可能提出进一步检查的建议

【评价】

1. **诊断价值** 骨髓细胞学检查是造血系统肿瘤诊断的基本方法之一,高质量的外周血涂片和骨髓涂片检查,特别适用于白血病的形态学诊断。骨髓细胞学和骨髓组织学联合检查能更好地发挥骨髓细胞学和组织学检查的优点,同时,两种检查方法联合应用对造血系统疾病治疗效果的观察也有重要意义。骨髓细胞学检查对某些造血系统疾病的诊断有决定性价值,其临床应用及评价见表4-7。

当骨髓形态出现特征性变化,临床表现又典型时,可以做出肯定性诊断,如白血病、巨幼细胞贫血等;当骨髓有较特异改变可以给出提示性诊断,如缺铁性贫血、再生障碍性贫血等;当骨髓呈非特异性改变,通过细胞数量和形态特点,可给出符合性诊断、可疑性诊断或排除性诊断;若无特别改变,则可客观地描述形态学变化,或提出进一步检查的建议。

表 4-7 骨髓细胞学检查的临床应用及评价

应用	评价
诊断造血系统疾病	对巨幼细胞贫血、白血病、类脂质沉积病、多发性骨髓瘤、海蓝组织细胞增生症有决定性诊断价值
协助诊断某些疾病	①造血系统疾病:再生障碍性贫血、溶血性贫血、IDA、粒细胞缺乏症、ITP 等
	②某些感染性疾病:疟疾、黑热病、弓形体病等
	③恶性肿瘤的骨髓转移:肺癌、乳腺癌、前列腺癌、胃癌等发生骨髓转移

2. **影响因素**

(1)在检查前,要掌握患者的临床信息,明确检查目的与拟解决诊断的问题。

(2)骨髓小粒有无或多少、油滴多少、涂片厚薄、细胞染色状况等是判断骨髓涂片质量的客观依据。良好的骨髓涂片应含多颗骨髓小粒、油滴较少(再生障碍性贫血患者多)、厚薄适中,染色后的细胞呈现各自特有的颜色和形态特征。

3. **与检查相关的临床须知**

(1)骨髓检查的内容

1)低倍镜观察:其主要目的是判断骨髓涂片质量、骨髓增生程度、计数巨核细胞数量和观察有无体积大/巨大或特殊异常细胞。

2)油镜检查:在低倍镜下全面观察骨髓涂片后,根据细胞分布和染色后颜色情况,确定观察部位,再换成油镜观察和计数200~500个有核细胞,根据细胞的形态学特点,分类各系统、各阶段细胞,并计算其百分率,以了解各系增生程度和各阶段细胞数量/质量的变化。同时,要注意是否有异常细胞及寄生虫等。计数的细胞包括粒细胞、红细胞、淋巴细胞、浆细胞、单核细胞等。

(2)血细胞发育过程中形态变化的一般规律:血细胞从原始阶段到成熟阶段的发育过程是连续的,其形态学变化有一定的规律性,掌握其规律性对认识细胞有极大帮助。各系血细胞的发育可分为原始、幼稚和成熟三个阶段,红系和粒系的幼稚阶段又可分为早幼、中幼和晚幼三个时期。血细胞发育过程中形态变化的一般规律见表4-8。

表 4-8 血细胞发育过程中形态变化的一般规律(Wright 染色)

项目	要点	一般规律
体积和形状		由大变小,但巨核细胞系由小变大,早幼粒细胞比原粒细胞略大。在胞体大小变化的同时常发生形态变化,如巨核细胞、浆细胞和单核细胞从圆形、椭圆形变成不规则形
细胞质	含量	由少变多,淋巴细胞变化不明显
	颜色	由深蓝变为浅蓝或淡红
	颗粒	从无到有,从非特异性到特异性。红细胞系始终无颗粒
细胞核	大小和形态	由大变小,由圆形至不规则形或分叶状。巨核细胞由小变大。红细胞系胞核始终是圆形的,直至脱核
	染色质	由细致、疏松至粗糙、致密或凝集成块,着色由浅到深(随 DNA 含量增多而加深)
	核仁	从有到无,从清晰、模糊不清至消失(核仁是原始细胞的标志,但有核仁的细胞不一定是原始细胞)
	核膜	从不明显变为明显
核质比		由大变小,巨核细胞系则由小变大

(3)血细胞正常形态学特征:在光学显微镜下,经 Wright 或 Giemsa 染色的血细胞形态学特征见表 4-9~ 表 4-15。浆细胞是小 B 淋巴细胞在抗原刺激后和 T 淋巴细胞辅助下发育而成的。骨髓中还可以见到网状细胞、内皮细胞、纤维细胞、组织嗜碱细胞(即肥大细胞)、成骨细胞、破骨细胞及一些退化的细胞等。

表 4-9 红细胞系形态学特征

细胞	特征
原红细胞	体积与形状:直径 15~22μm,呈圆形或类圆形,细胞边缘常有瘤状突起
	胞核:呈圆形,居中或稍偏位,约占细胞直径的 4/5。染色质呈颗粒状(较粗),核仁 1~3 个,呈暗蓝色,界限不甚清晰
	胞质:量较多,深蓝色,不透明,有时核周围着色浅形成淡染区,胞质内不含颗粒
早幼红细胞	体积与形状:直径 11~20μm,呈圆形或类圆形,少见瘤状突起
	胞核:呈圆形,占细胞 2/3 以上,居中或稍偏位。染色质开始凝集成小块状,核仁消失
	胞质:量稍多,不透明深蓝色,有时较原红细胞更深,可见核周淡染区,不含颗粒
中幼红细胞	体积与形状:直径 8~18μm,呈圆形
	胞核:呈圆形,约占细胞 1/2。染色质成团块状或粗索状,似车轮状排列
	胞质:量较多,因血红蛋白合成逐渐增多,呈现不同程度且不均匀的嗜多色性
晚幼红细胞	体积与形状:直径 7~12μm,呈圆形
	胞核:呈圆形,居中,占细胞 1/2 以下。染色质呈大块状或固缩成团,呈紫褐色或紫黑色
	胞质:量多,呈均匀的淡红色或浅灰蓝色

表 4-10　粒细胞系形态学特征

细胞	特征
原粒细胞	体积与形状:直径 11~20μm,呈圆形或类圆形
	胞核:较大,占细胞 2/3 以上,圆形或类圆形,居中或略偏位。染色质呈淡紫红色,细颗粒状,排列均匀平坦如薄纱。核仁较小 2~5 个,呈淡蓝色或无色
	胞质:量少,呈淡蓝色,绕于核周,颗粒无或含少许
早幼粒细胞	体积与形状:胞体较原粒细胞大,直径 12~22μm,呈圆形或类圆形
	胞核:大,呈圆形或类圆形,居中或偏位。染色质开始聚集,较原粒细胞粗,核仁可见或消失
	胞质:量较多,呈淡蓝色或蓝色,核周的一侧可出现淡染区。胞质内有嗜天青颗粒
中性中幼粒细胞	体积与形状:直径 10~18μm,呈圆形
	胞核:开始变扁平或稍凹陷,占细胞 1/2~2/3。染色质凝聚成粗索状或小块状,核仁消失
	胞质:量多,淡红色,内含细小、分布均匀、淡紫红色的特异性中性颗粒
嗜酸性中幼粒细胞	体积与形状:直径 15~20μm,呈圆形或类圆形
	胞核:与中性中幼粒细胞相似
	胞质:充满粗大、均匀、排列紧密、有折光感的橘红色特异性嗜酸性颗粒
嗜碱性中幼粒细胞	体积与形状:直径 10~15μm,呈圆形或类圆形
	胞核:与中性中幼粒细胞相似,但轮廓不清,染色质结构模糊
	胞质:含有数量不多、大小不一、粗大、分布散乱的紫黑色特异性嗜碱性颗粒,颗粒可覆盖在细胞核上
晚幼粒细胞	体积与形状:直径 10~16μm,呈圆形或类圆形
	胞核:明显凹陷呈肾形,但其凹陷程度一般不超过假设核直径的一半。核染色质粗糙呈粗块状,排列紧密
	胞质:量多,呈淡红色,内含不同的特异性颗粒(中性颗粒、嗜酸性颗粒和嗜碱性颗粒)
杆状核粒细胞	体积与形状:相同阶段细胞体积嗜酸性略大于中性,嗜碱性最小。嗜酸性直径 11~16μm,中性 10~15μm,嗜碱性 10~12μm,呈圆形或类圆形
	胞核:核弯曲呈粗细均匀的带状,核染色质粗呈块状
	胞质:丰富,呈淡蓝色。胞质中充满不同的特异性颗粒(中性颗粒、嗜酸性颗粒、嗜碱性颗粒)
分叶核粒细胞	体积与形状:相同阶段细胞体积嗜酸性略大于中性,嗜碱性最小。嗜酸性直径 11~16μm,中性 10~14μm,嗜碱性 10~12μm,呈圆形或类圆形
	胞核:呈分叶状,常 2~5 叶,叶与叶之间可有细丝相连,若分叶重叠则可见明显切痕
	胞质:同杆状核粒细胞

表 4-11　淋巴细胞系形态学特征

细胞	特征
原始淋巴细胞	体积与形状：直径 10~18μm，呈圆形或类圆形
	胞核：大，呈圆或类圆形，稍偏位。核染色质呈细颗粒状。核仁多为 1~2 个，小而清楚
	胞质：量少，呈透明天蓝色，不含颗粒
幼淋巴细胞	体积与形状：直径 10~16μm，呈圆形或类圆形
	胞核：呈圆形或类圆形，有时可有浅的切迹。染色质较致密粗糙，核仁模糊或消失
	胞质：量较少，淡蓝色，一般无颗粒，或可有数颗深紫红色嗜天青颗粒
大淋巴细胞	体积与形状：直径 12~15μm，呈圆形
	胞核：呈圆形或类圆形，偏于一侧或紧贴边缘。染色质常致密呈块状，深染呈深紫红色
	胞质：丰富，呈透明天蓝色，可有少量大而稀疏的嗜天青颗粒
小淋巴细胞	体积与形状：直径 6~10μm，呈圆形或类圆形
	胞核：呈圆形或类圆形，或有切迹，核着边，染色质粗糙致密呈大块状，染深紫红色
	胞质：量极少，仅在核的一侧见到少量淡蓝色胞质，或似裸核，常无颗粒

表 4-12　浆细胞系形态学特征

细胞	特征
原始浆细胞	体积与形状：直径 15~25μm，呈圆形或类圆形
	胞核：呈圆形，占细胞 2/3 以上，常偏位。染色质呈粗颗粒状，核仁 1~2 个
	胞质：量多，呈深蓝色，不透明，胞核一侧可有半圆形淡染区，无颗粒，可有空泡
幼浆细胞	体积与形状：直径 12~16μm，多呈类圆形
	胞核：呈圆形，占细胞 1/2，偏位。染色质开始聚集，较原始浆细胞粗，核仁模糊或消失
	胞质：量多，呈不透明深蓝色，近核处有淡染区，可见空泡，偶有少数嗜天青颗粒
浆细胞	体积与形状：直径 8~15μm，呈圆形或类圆形
	胞核：呈圆形，偏位。染色质凝聚成块，深染
	胞质：丰富，呈不透明深蓝色或蓝紫色，胞核一侧常有明显的淡染区。常见小空泡

表 4-13　单核细胞系形态学特征

细胞	特征
原单核细胞	体积与形状：直径 15~25μm，呈圆形或类圆形，边缘常不整齐，可有伪足状突起
	胞核：较大，呈圆形、类圆形或不规则，可有折叠、扭曲。染色质纤细疏松呈网状，淡紫红色。核仁大而清楚，常为 1 个
	胞质：丰富，呈浅灰蓝色，半透明如毛玻璃样，可有空泡，有少许颗粒或无颗粒

续表

细胞	特征
幼单核细胞	体积与形状：直径 15~25μm，呈圆形或不规则形，边缘可有伪足状突起
	胞核：呈圆形或不规则形，可有凹陷、切迹、扭曲或折叠。染色质开始聚集呈丝网状。核仁模糊或消失
	胞质：量多，呈灰蓝色、不透明，胞质内可见细小、均匀淡紫红色嗜天青颗粒，可见空泡
单核细胞	体积与形状：直径 12~20μm，呈圆形或不规则形，边缘常见伪足状突起
	胞核：呈不规则形，常扭曲、折叠，呈肾形、马蹄形、笔架形、"S"形等。染色质疏松细致，呈条索状、小块状
	胞质：丰富，呈淡灰蓝色或淡粉红色，半透明如毛玻璃样，可见细小、分布均匀、细尘样淡紫红色颗粒，常有空泡

表 4-14　巨核细胞系形态学特征

细胞	特征
原巨核细胞	体积与形状：直径 15~30μm，呈圆形或不规则形，胞体较大
	胞核：大，占细胞的极大部分，呈圆形、类圆形或不规则形。染色质呈深紫红色，粗颗粒状，排列紧密。可见 2~3 个核仁
	胞质：量较少，周边深染，呈不透明深蓝色，边缘常有不规则突起
幼巨核细胞	体积与形状：直径 30~50μm，呈圆形或不规则形，胞体明显增大
	胞核：开始分叶，呈不规则形。染色质凝聚呈粗颗粒状或小块状。核仁模糊或消失
	胞质：量多，深蓝色或蓝色，近核处可见淡蓝色或淡红色区
颗粒型巨核细胞	体积与形状：直径 40~70μm，甚至达 100μm，呈不规则形，体积明显增大
	胞核：明显巨大，呈不规则形，高度分叶，分叶常层叠呈堆积状。染色质粗糙，排列致密呈团块状或条索状，呈深紫红色
	胞质：极丰富，呈淡紫红色，充满大量细小紫红色颗粒，可见边缘处颗粒聚集成簇，但无血小板形成
产板型巨核细胞	体积与形状：胞体大，直径 40~70μm，有时达 100μm 胞核：巨大，呈不规则形，核分叶后常重叠，核染色质呈条索状或块状 胞质：丰富，淡蓝色，颗粒明显聚集成簇，有血小板形成，胞质边缘常有释放的血小板
裸核型巨核细胞	胞核同产板型巨核细胞，无胞质或仅有少许

表 4-15　其他细胞形态学特征

细胞	特征
组织嗜碱细胞	体积与形状：直径为 12~20μm，呈蝌蚪形、梭形、圆形、椭圆形、多角形等
	胞核：较小，呈圆形，常被颗粒遮盖，核染色质模糊
	胞质：较丰富，充满粗大、排列紧密、大小一致的深紫蓝色嗜碱性颗粒，边缘常见突出的颗粒，也可覆盖核上，若染色时颗粒被溶解则呈现出空泡
组织细胞	体积与形状：大小不一，呈长椭圆形或不规则形，长轴可达 20~50μm 以上
	胞核：呈圆形或类圆形，染色质呈粗网状，核仁较清晰，呈蓝色，1~2 个
	胞质：较丰富，淡蓝色，有少许嗜天青颗粒，可见吞噬的颗粒、脂肪滴、血细胞、细菌等
吞噬细胞	体积与形状：直径 15~50μm，有时可至 80μm。呈圆形、类圆形或不规则形
	胞核：呈圆形、类圆形、肾形或不规则形，偏位。染色质较粗、深染，或疏松、淡染，呈网状结构。可见核仁或无核仁
	胞质：丰富，呈不透明灰蓝色或蓝色，不含颗粒或有少量嗜天青颗粒，常见小空泡
成骨细胞	体积与形状：较大，直径 20~40μm，呈长椭圆形或不规则形，常多个成簇分布，胞体边缘清楚或呈模糊云雾状
	胞核：呈椭圆形或圆形，常偏于细胞一侧，呈粗网状，核仁 1~3 个，清晰、蓝色
	胞质：丰富，深或浅蓝色，常有空泡，远核处常有椭圆形淡染区，偶见少许嗜天青颗粒
破骨细胞	体积与形状：胞体巨大，直径 60~100μm，呈不规则形，边缘清楚或呈撕纸状
	胞核：较多，1~100 个，呈圆形或椭圆形，彼此孤立，无核丝相连；染色质呈粗网状，较清晰蓝色核仁 1~2 个
	胞质：极丰富，呈淡蓝色、淡红色或红蓝相间，可见大量粗细不一的紫红色颗粒
内皮细胞	体积与形状：直径 25~30μm，极不规则，多呈长尾形、梭形
	胞核：呈圆形、椭圆形或不规则，染色质呈网状，多无核仁
	胞质：较少，淡蓝色或淡红色，可有细小紫红色颗粒
成纤维细胞	体积与形状：呈扁平星状或梭形，处于不活跃状态时称纤维细胞。纤维细胞非常黏稠，涂片时常被拉成一长条状，长轴直径可达 200μm 以上
	胞核：呈卵圆形，核仁 1~2 个
	胞质：较多，微嗜碱性

(4)细胞形态关注的重点：对白细胞疾病，尤其对恶性疾病的诊断，在形态学方面有几点值得特别关注。

1)有核细胞增生程度。

2)白血病细胞比例：当白血病细胞 ≥20% 即可诊断为急性白血病（AML 或 ALL），除外有重现性染色体异位或基因重排的白血病（其原始细胞可以小于 20%），如 AML 伴 t(8；21) （q22；q22）*RUNX1-RUNX1T1*，inv（16）（p13；q22）或 t（16；16）（p13；q22）；*CBFβ-MYH11*，*PML-RARα* 等。WHO 分型所指的白血病细胞（Blast）包括髓系原粒细胞（Ⅰ型和Ⅱ型）、急性早幼粒细胞白血病（acute promyelocytic leukemia，APL）的异常早幼粒细胞、原单核细胞合并幼单核细胞、原始巨核细胞、纯红白血病的原红细胞；淋系的原始淋巴细胞合并幼稚淋巴细胞。

3）Auer 小体：是髓系白血病形态学最具辨识度的特征之一，早幼粒细胞白血病患者血涂片或骨髓涂片上白血病细胞胞质中有 Auer 小体或出现柴捆细胞。

4）病态细胞：是指对粒细胞、红细胞、巨核细胞三系有核细胞特定的异常形态的描述，其评价见表 4-16。

表 4-16　病态细胞与评价

病态细胞	评价
病态粒细胞	胞质颗粒稀少或缺如，中性粒细胞少分叶核（Pelger-Hüet 异常）、多分叶核（核叶 ≥ 6 叶）、环杆状核、胞质过度红染（嗜苯胺蓝颗粒缺失）、双核幼稚粒细胞，以及其他不易归类的畸形
病态有核红细胞	类巨变、双核、多核、核碎裂、豪 - 乔小体（染色质小体）、嗜碱性点彩红细胞、胞质空泡及其他畸形
病态巨核细胞	微巨核细胞、小巨核细胞、单圆核巨核细胞、双圆核巨核细胞、多圆核巨核细胞等

第三节　血细胞化学染色检查

血细胞化学染色（hemocytochemical staining）是细胞学与化学相结合的一门技术，是以细胞形态学为基础，运用化学反应对血细胞的各种化学物质（酶类、脂类、糖类、铁、蛋白质、核酸等）在细胞原位进行定性、半定量分析的方法。血细胞化学染色检查目的是帮助确定形态学不典型的白血病细胞，以辅助诊断白血病，同时对造血系统其他疾病进行诊断与鉴别诊断。

一、白血病细胞化学染色

国际血液学标准化委员会（international council for standardization in haematology，ICSH）推荐的急性白血病血细胞化学染色有髓过氧化物酶（myeloperoxidase，MPO）染色、氯乙酸酯酶（chloroacetate esterase，CE）染色和 α- 乙酸萘酯酶（α-naphthyl acetate esterase，NAE）染色，其诊断价值见表 4-17。

表 4-17　ICSH 推荐的急性白血病血细胞化学染色的诊断价值

MPO	CE	NAE	诊断	说明
+	−	−	AML-M$_1$	
+	+	−	AML-M$_2$ 或 APL	包括 NAE$^-$ 的 AML-M$_5$
+	−	+	AML-M$_4$ 或 AML-M$_5$	
+	+	+	AML-M$_4$	CE$^+$ 和 NAE$^-$ 的混合
−	−	+	AML-M$_5$*	
−	+	−	AML**	免疫表型
−	−	−	分类不明**	免疫表型

注：*AML-M$_5$ 的 MPO 常为阴性而 SBB 阳性；**MPO 阴性应做 SBB 染色。SBB 为苏丹黑 B 染色。

（一）髓过氧化物酶染色

髓过氧化物酶（myeloperoxidase，MPO）是髓系细胞成熟的特异性酶。

【标本类型】

骨髓涂片。

【参考区间】

原粒细胞呈颗粒状阳性，原单核细胞呈阴性或呈分散的颗粒状阳性，原始淋巴细胞和原始巨核细胞呈阴性。

【临床意义】

MPO 染色主要用于急性髓系白血病（acute myeloid leukemia，AML）的鉴别诊断。APL 呈强阳性，AML 部分分化型（AML-M$_2$）和急性粒 - 单核细胞白血病（AMML）呈阳性，AML 未分化型（AML-M$_1$）呈阳性或阴性，急性单核细胞白血病（acute monocytie leukemia，AMOL）呈弱阳性或阴性。AML 微分化型（AML-M$_0$）、急性淋巴细胞白血病（acute lymphoblastic leukemia，ALL）、急性巨核细胞白血病（acute megakaryoblastic leukemia，AMKL）呈阴性。

【评价】

①在一般情况下，MPO 染色阳性有诊断意义，而阴性则需要结合其他检查方法进行分析；②当 MPO 染色阴性时，应加做苏丹黑 B（Sudan black B，SBB）试验，因 SBB 反应物较恒定，灵敏度高于 MPO。MPO 和 / 或 SBB 染色原始细胞阳性率 ≥3% 为阳性。

（二）酯酶染色

氯乙酸酯酶（chloroacetate esterase，CE）几乎仅存在于粒细胞中，其特异度高，又称为粒细胞酯酶或特异性酯酶。α- 丁酸萘酯酶（α-naphthyl butyrate esterase，NBE）主要存在于单核细胞中，又称为单核细胞酯酶。α- 乙酸萘酯酶（α-naphthyl acetate esterase，NAE）存在于多种细胞中，又称为非特异性酯酶。

【标本类型】

骨髓涂片。

【参考区间】

酯酶染色参考区间见表 4-18。

【临床意义】

酯酶染色主要用于急性白血病的鉴别,其临床意义见表 4-18。

表 4-18 酯酶染色参考区间

细胞	CE	NAE	NBE
原粒细胞	−/+	−/±	−
早幼粒细胞	++/+++	−/−	−
中性粒细胞	+/++	−/±	−
原单核细胞	+/±	+/++	+/++
幼单核细胞	−/±	+++	+++
淋巴细胞	−	−/±	−/±
幼红细胞		−/±	
巨核细胞与血小板	−	+++	±

【评价】

CE、NBE 和 NAE 是最常用的三种酯酶,由于其存在于不同的血细胞中,所以酯酶染色用于辅助鉴别急性白血病的类型。

二、其他常用细胞化学染色

(一) 铁染色

骨髓的铁分为细胞外铁和细胞内铁,细胞外铁反映体内储存铁,一般以含铁血黄素的形式存在于单核吞噬细胞胞质中,多见于骨髓小粒中。幼稚红细胞和成熟红细胞中储存的铁称为细胞内铁,可通过普鲁士蓝染色(Prussian blue stain)方法检查细胞内铁和细胞外铁。铁染色主要用于 IDA、铁粒幼细胞贫血(sideroblastic anemia,SA)、MDS、感染性贫血的诊断与鉴别诊断。

细胞外铁阳性反应为骨髓小粒上有浅蓝绿色均匀无形物质,或呈蓝色或深蓝色的小珠状、粗颗粒状或蓝黑色的小块状物质,根据阳性反应可将细胞外铁分为 5 级(表 4-19)。胞质内含铁颗粒的幼稚红细胞称为铁粒幼细胞(sideroblast);若铁颗粒 ≥5 颗,并绕核 ≥1/3 周,则称为环形铁粒幼细胞(ring sideroblast);含有铁颗粒的成熟红细胞称为铁粒红细胞。

【标本类型】

骨髓涂片。

【参考区间】

细胞外铁:+~++。细胞内铁:铁粒幼细胞阳性率在 12%~44%。无环形铁粒幼细胞及铁粒红细胞。

表 4-19　细胞外铁强度分级及评价

分级	评价
−	骨髓小粒无蓝色显现(提示骨髓储存铁缺乏)
+	有少量铁颗粒,或偶见少量铁小珠
++	有较多的铁颗粒和铁小珠
+++	有很多铁颗粒、小珠和少数蓝黑色小块
++++	有极多的铁颗粒和小珠,并有很多密集成堆的小块

【临床意义】

铁染色是诊断 SA 和 MDS 的诊断试验,是评价人体储存铁的"金标准"。

1. **鉴别 IDA 和非缺铁性贫血**　IDA 患者骨髓细胞外铁减少或消失(阴性),细胞内铁阳性率降低或消失,铁剂有效治疗后,细胞内铁、细胞外铁均增多。非缺铁性贫血患者,如巨幼细胞贫血、溶血性贫血、再生障碍性贫血等细胞外铁和细胞内铁正常或增高;感染、肝硬化、慢性肾炎、尿毒症等患者细胞外铁显著增高,但铁粒幼细胞减少,提示可能存在铁的利用障碍。

2. **诊断 SA**　SA 患者细胞外铁显著增高,铁粒幼细胞、环形铁粒幼细胞增多。

3. **协助诊断 MDS**　环形铁粒幼细胞性难治性贫血(refractory anemia with ring sideroblasts,MDS-RARS)患者铁粒幼细胞和铁粒红细胞明显增高,环形铁粒幼细胞大于 15%。

【评价】

1. **诊断价值**　铁染色是诊断铁缺乏的"金标准",骨髓铁染色阳性可排除铁缺乏。

2. **影响因素**　患者服用右旋糖酐铁以后,虽然还有 IDA 的表现,但其骨髓铁可恢复正常。

(二)中性粒细胞碱性磷酸酶染色

血细胞的碱性磷酸酶(alkaline phosphatase,ALP)主要存在于成熟的中性粒细胞胞质中。细菌感染和某些造血系统疾病患者的中性粒细胞碱性磷酸酶(neutrophil alkaline phosphatase,NAP)活性常发生显著变化。成熟中性粒细胞呈阳性反应,阳性反应为胞质中出现灰色到棕黑色颗粒,其反应强度分为 5 级(表 4-20),阳性结果以阳性百分率和阳性积分值表示。

表 4-20　中性粒细胞碱性磷酸酶染色强度分级

强度	染色结果
−	胞质呈淡红色
+	胞质呈淡灰色,无颗粒或有少量细小灰黑色颗粒
++	胞质呈均匀一致的灰黑色或出现较粗的棕黑色颗粒
+++	胞质中充满棕黑色颗粒,但密度较低
++++	胞质中充满粗大的棕黑色颗粒,致使全部胞质呈深黑色,可遮盖胞核

【标本类型】

骨髓涂片。

【参考区间】

NAP 阳性率小于 40%，NAP 积分值为 30~130 分。

【临床意义】

NAP 活性变化的临床意义见表 4-21。

表 4-21　NAP 活性变化的临床意义

NAP 活性增高	NAP 活性降低
严重的化脓性感染	病毒性感染
类白血病反应	慢性髓性白血病慢性期（chronic phase，CP）
再生障碍性贫血	阵发性睡眠性血红蛋白尿症（PNH）
真性红细胞增多症	继发性红细胞增多症
急性淋巴细胞白血病	急性粒细胞白血病

【评价】

1. **诊断价值**　NAP 染色的临床价值主要在于：①细菌性和病毒性感染的鉴别；②慢性髓性白血病与中性粒细胞型类白血病反应的鉴别；③真性红细胞增多症与继发性红细胞增多症的鉴别；④再生障碍性贫血与 PNH 的鉴别。

2. **与检查相关的临床须知**　若外周血白细胞总数较多，也可采用外周血涂片，但标本一定要新鲜，并及时固定后送检。

（三）过碘酸雪夫反应

过碘酸雪夫（periodic acid-Schiff，PAS）反应也称为糖原染色，是以过碘酸为氧化剂，使含有乙二醇基的多糖类物质发生氧化，形成二醛基，二醛基再与雪夫试剂反应生成紫红色沉淀化合物，定位于多糖类细胞内的一种检查方法。

【标本类型】

骨髓涂片。

【参考区间】

1. **阳性反应**　自分化好的原粒细胞至中性分叶核粒细胞，且细胞越成熟，阳性程度越强；也见于少数淋巴细胞、分化好的原单核细胞、幼稚单核细胞、单核细胞、巨核细胞和血小板。

2. **阴性反应**　红细胞、分化差的原粒细胞及原单核细胞。

【临床意义】

1. **红细胞疾病的鉴别诊断**　恶性红细胞疾病，如红血病、红白血病、MDS 患者有核红细胞呈强阳性（粗颗粒状），而再生障碍性贫血、巨幼细胞贫血患者有核红细胞则呈阴性，个别细胞呈弱阳性。

2. 急性白血病类型的鉴别诊断 ① ALL 患者原始及幼稚淋巴细胞呈团块状或粗颗粒状阳性;② AMOL 患者原单核细胞、幼稚单核细胞呈细颗粒状阳性;③ AMKL 患者原始巨核细胞呈粗颗粒状阳性。

【评价】

1. 诊断价值 PAS 对恶性红细胞疾病诊断有重要价值,对急性白血病的分型诊断也有一定的辅助作用。PAS 阳性类型,即呈团块状阳性或粗颗粒状阳性比阳性本身更有价值。

2. 影响因素 由于检查方法的局限性,PAS 染色结果常不典型,使其临床应用价值不大。阴性结果并不能完全排除恶性红细胞疾病。

第四节 骨髓组织学检查

骨髓细胞学可反映细胞数量、形态和比例的变化,可观察到细胞质内的细微结构,但不能反映骨髓组织结构及间质成分的变化。在组织结构和造血细胞检查方面,骨髓组织学检查较骨髓细胞学检查有着明显的优势。

【标本类型】

骨髓组织切片。

【参考区间】

1. 组织形态结构 正常骨髓组织切片内包含造血组织、骨质及间质等组织。

(1)造血组织:造血组织由网状-巨噬细胞、形成网眼的网状纤维支架和脂肪组织共同构成,造血细胞散布于网眼及血管外间隙内。①幼红细胞岛或簇定位于小梁间区内静脉窦窦壁四周;②粒系细胞位于远离静脉窦的造血索状组织深部,原粒细胞或早幼粒细胞常单个分布,形成粒系细胞的生发区;③巨核细胞是最大的细胞,伴特异的多叶核,聚集于静脉窦窦壁外。

(2)骨质:有骨皮质和网状骨质。成熟骨小梁是一种复层结构,其骨质由骨细胞、胶原纤维和骨间质等组分构成。成骨细胞排列成行,位于骨小梁四周,而破骨细胞常定位于骨小梁表面。

(3)间质:脂肪细胞、血管系统、神经纤维、结缔组织、间充质、网状纤维支架以及网状-巨噬细胞等共同构成造血组织周围的间质。它不仅发挥着骨髓造血细胞支架的作用,且在造血的调控、造血诱导微环境,以及血细胞从组织穿入外周血(即骨髓-血液屏障)的控制中均发挥重要作用。

2. 骨髓增生程度 骨髓组织切片内的细胞成分有 2 大类。①红髓:即造血细胞成分,是由红系细胞、粒系细胞和巨核细胞,以及淋巴细胞、浆细胞、单核细胞、肥大细胞和网状-巨噬细胞组成的混合体组成;②黄髓:即脂肪组织。通常所说的骨髓增生程度是指造血细胞(粒细胞、红细胞、巨核细胞)成分的增生程度。

正常骨髓的造血组织增生活跃,网状纤维细胞构成的网眼和网状支架间充满了处于不同分化发育阶段的各类造血细胞,可包含少量巨噬细胞、肥大细胞等基质细胞。在骨髓造血组织增生减低时,红髓和造血细胞减少,黄髓和非造血细胞增多,均有助于判断造血功能。

根据骨髓组织切片内造血组织与脂肪组织所占体积的比例,可将骨髓增生程度分为4级(表4-22)。

表 4-22　骨髓增生程度分级

级别	增生程度	造血组织所占体积 /%
Ⅳ	增生极度活跃	>90
Ⅲ	增生明显活跃	50~89
Ⅱ	增生活跃	35~49
Ⅰ	增生减低	<34

【临床意义】

1. **有核细胞数量**　骨髓组织学检查能为以细胞数量为主要评价标准的疾病,如 MPN、MDS-MPN、脾功能亢进、类白血病反应、低增生性白血病与 MDS,提供更为可靠的诊断依据。

2. **幼稚前体细胞异常定位**　正常分布区域的幼稚前体细胞移位于其他部位增殖时称为移位性或错位性(组织)结构。幼稚前体细胞异常定位(abnormal localisation of immature precursor,ALIP)是常见移位性结构之一,是指 3 个以上原粒细胞或早幼粒细胞(或原始、幼稚单核细胞)聚集成簇,位于骨小梁区或旁区。3~5 个为小簇,大于 5 个为大簇,主要见于 MDS,也见于急性白血病缓解期(微小残留)和复发早期,以及 MPN 和 MDS-MPN 进展时,其意义高于骨髓细胞学检查。

3. **巨核细胞异形性**　骨髓组织切片对于巨核细胞异形性(大小和形态变异)的检查具有独特性,对某些疾病的诊断与鉴别诊断有帮助。如 ET、PV 早中期,巨核细胞增多而无异形性改变,若在疾病过程中出现巨核细胞的多形性改变,则可以判断为疾病进展期。原发性骨髓纤维化(PMF)及其他 MPN 和 MDS-MPN 晚期,可见巨核细胞显著增多和异形性改变。脾功能亢进和继发性血小板增多症患者的巨核细胞增多,而无异形性变化。

4. **纤维组织增生性**　骨髓组织学是检查纤维组织有无增生和诊断 PMF 最直接、可靠的指标,也是评估白血病、MDS、MPN 等疾病进展或预后的指标之一。骨髓纤维化患者的纤维细胞呈逗点状、梭状,常伴有巨核细胞的异形性,网状纤维呈流线状分布。PMF 患者的纤维组织弥散性增生,替代了造血组织,造血细胞少量残留。骨髓纤维化也常是 ET、PV 中晚期的共同病理过程。

5. **病态造血细胞**　骨髓组织学较骨髓细胞学更易观察巨核细胞的体积大小和核叶情况,容易辨认双核或多核的病态巨核细胞。这种异常可用于评估 MDS、MPN、MDS-MPN 等病态造血及疾病进展,但组织切片中病态粒细胞和病态幼红细胞形态均不及骨髓涂片明显,如果结合骨髓细胞学检查,则更有意义。

【评价】

1. **取材情况** 骨髓组织大小应为(2~2.5)mm × (8~15)mm,主要了解和描述骨髓组织整体性,如人为因素的影响、骨皮质和松质结构、脂肪组织、细胞结构的变化、浸润情况。

2. **判断增生程度** 低倍镜下观察切片,按造血组织所占体积(%)进行判断。

3. **观察造血细胞分布** 低倍镜下观察切片内粒系、红系、巨核三系造血细胞的分布和定位,估算粒红比值。如果怀疑 MDS 或 AML,应在油镜下进行计数。

4. **计数巨核细胞** 通常在低倍镜下计数适宜大小[(2.0~2.5)cm × (3.0~3.5)cm]的全片巨核细胞数量,或计数"标准"涂片面积(1.5cm × 3.0cm)中的巨核细胞数量。全片巨核细胞为 10~120 个,"标准"涂片面积巨核细胞为 7~35 个。

5. **观察其他细胞** 了解淋巴细胞、浆细胞的形态和增生性,如伴浆细胞增生等,注意其有无成簇、成团现象,以及位置是否异常。

6. **特殊染色** 如经网状纤维染色后,应观察有无网状纤维增多,如伴有网状纤维,还应描述是局灶性还是弥漫性。

如有必要,应提出进一步检查的建议,如免疫表型检查等以协助诊断。

(粟 军)

第五节 血细胞免疫表型检查

在造血细胞正常分化成熟的过程中,分化抗原是不同系列、不同分化阶段及活化过程中出现或消失的细胞表面标志。人类白细胞分化抗原工作组(Human Leukocyte Differentiation Antigen Workshops,HLDA)对人类白细胞分化抗原(leukocyte differentiation antigen,LDA)进行整理编号,以单克隆抗体鉴定方法,将抗体识别的同一种分化抗原归为同一个分化群(cluster of differentiation,CD)。血细胞免疫表型检查主要是检查分化群。

【标本类型】

肝素抗凝的骨髓液、EDTA 或枸橼酸葡萄糖抗凝的静脉血、体液、穿刺液、淋巴结或其他淋巴瘤浸润组织等。

【参考区间】

1. **粒细胞分化抗原变化规律** 粒细胞起源于骨髓造血干细胞,首先分化成髓系造血干细胞,再进一步分化成原粒细胞、早幼粒细胞、中幼粒细胞、晚幼粒细胞、杆状核粒细胞及分叶核粒细胞。中性粒细胞表型分化特征见表 4-23。

表 4-23 中性粒细胞表型分化特征

抗原	原粒细胞	早幼粒细胞	中幼粒细胞	晚幼粒细胞	成熟粒细胞
CD34	+	–	–	–	–
HLA-DR	+	–	–	–	–
CD38	+	+	–	–	–
CD117	+	+	–	–	–
CD45	+	+	+	++	++
CD13	+	+	dim	+	++
CD33	dim	+	+	+	+
MPO	+/–	+	+	+	+
CD15	–	+/–	+	+	+
CD11b	–	–	+/–	+	++
CD16	–	–	–	+	++
CD10	–	–	–	–	+

注：–. 阴性；dim. 弱阳性；+. 阳性；++. 强阳性。

2. 单核细胞分化抗原变化规律 与粒细胞一样，单核细胞也来自造血干细胞，包括原单核细胞、幼稚单核细胞和单核细胞。单核吞噬细胞表型分化特征见表 4-24。

表 4-24 单核吞噬细胞表型分化特征

抗原	原单核细胞	幼稚单核细胞	单核细胞	吞噬细胞
CD34	+	–	–	–
HLA-DR	++	+	+/++	+
CD38	+	+	+	–
CD117	+	+/–	–	–
CD45	+	++	++	++
MPO	–/+	–/+	–/+	–/+
CD13	+	++/+	++	+
CD33	++	++	++	++
CD4	dim	dim	dim	dim
CD64	dim	+	+	+
CD11c	+	+	++	++
CD11b	–	+	++	++
CD14	–	+	++	++
CD15	–	+	+	+
CD36	–	+	+	+
CD68	–	–	+	+
CD16	–	–	–	+

注：–. 阴性；dim. 弱阳性；+. 阳性；++. 强阳性。

3. **淋巴细胞分化抗原变化规律**　淋巴细胞由造血干细胞分化成为淋巴系祖细胞,进入中枢淋巴器官(胸腺或骨髓),分别在该器官内进行增殖、分化,发育成 T 淋巴细胞和 B 淋巴细胞。其中 B 淋巴细胞受抗原刺激后转化成为浆细胞。

(1)T 淋巴细胞表型分化特征:T 淋巴细胞抗原表达特点见表 4-25。

表 4-25　T 淋巴细胞抗原表达特点

抗原	T 祖细胞	被膜下 T 淋巴细胞	皮质 T 淋巴细胞	髓质 T 淋巴细胞
CD34	−/+	−	−	−
TdT	+	+	+	−
CD45	dim	+	+	++
cyCD3	+	+	+	+
CD7	+	+	+	+
CD2	−	+	+	+
CD5	−	+	+	+
CD4/CD8	−	双阳性	双阳性	单阳性
CD3	−	−	−/+	+
CD1a	−	−	+	−

注:−. 阴性;dim. 弱阳性;+. 阳性;++. 强阳性。

(2)B 淋巴细胞表型分化特征:B 淋巴细胞抗原表达特点见表 4-26。

(3)浆细胞表型分化特征:正常浆细胞的免疫学表型为 $CD45^{+/-}CD38^+CD138^+CD19^+CD20^-$。

表 4-26　B 淋巴细胞抗原表达特点

抗原	早前 B 淋巴细胞	前 B 淋巴细胞	过渡期 B 淋巴细胞	成熟 B 淋巴细胞	浆细胞
CD34	+	−	−	−	−
TdT	+	−	−	−	−
HLA-DR	+	+	+	+	+
CD38	+	+	+	−	++
CD45	dim	+	+	++	+/-
CD19	dim	+	+	+	+
CD79a	+	+	+	+	−
CD22	+(胞内)	+(胞内)	+	++	−
CD10	++	+	+/−	−	−
CD20	−	+/−	+	++	−

续表

抗原	早前 B 淋巴细胞	前 B 淋巴细胞	过渡期 B 淋巴细胞	成熟 B 淋巴细胞	浆细胞
cμ	−	+/−	+	+/−	−
sIg	−	−	+/−	+	−
FMC7	−	−	+	+	−
CD5	−	−	+	−	−
CD23	−	−	−	+	−
CD138	−	−	−	−	+

注：−. 阴性；dim. 弱阳性；+. 阳性；++. 强阳性。

4. 红细胞分化抗原变化规律 红细胞起源于骨髓造血干细胞，在 EPO 等作用下，经红系祖细胞阶段分化成为原红细胞、早幼红细胞、中幼红细胞、晚幼红细胞，最后晚幼红细胞通过脱核成为网织红细胞。红细胞抗原表达特点见表 4-27。

表 4-27 红细胞抗原表达特点

抗原	原红细胞	早幼红细胞	中幼红细胞	晚幼红细胞
CD34	偶尔 +	dim	−	−
CD38	+	dim	−	−
HLA-DR	+	dim	−	−
CD117	+	+	−	−
CD45	+	dim	−	−
CD33	−	−	−	−
CD13	dim	−	−	−
CD36	++	++	++	++
CD71	dim/+	++	++	++
Gly-A（CD235a）	dim	+	++	++

注：−. 阴性；dim. 弱阳性；+. 阳性；++. 强阳性。

5. 巨核细胞分化抗原变化规律 造血干细胞分化生成巨核系祖细胞，由 2 倍体或 4 倍体进一步分化成熟为 8~128 倍体的多倍体巨核细胞，可分为原始巨核细胞、幼稚巨核细胞、颗粒型巨核细胞、产板型巨核细胞以及裸核型巨核细胞。颗粒型巨核细胞的胞质被膜性物质分隔成许多小区，这些被完全隔开的小区即为血小板。各期巨核细胞抗原表达特点见表 4-28。

表 4-28　各期巨核细胞抗原表达特点

抗原	原始巨核细胞	幼稚巨核细胞	成熟巨核细胞（颗粒型、产板型）	血小板
CD34	+/-	-	-	-
HLA-DR	dim	-		
CD38	+/-	+	++	-
CD117	+/-	-		
CD45	+	+/-	-	-
CD41		+	++	++
CD42		+/-	+	+
CD61	+	+	++	++

注：-. 阴性；dim. 弱阳性；+. 阳性；++. 强阳性。

【临床意义】

目前，血细胞免疫表型检查已被作为疾病诊断的常规检查项目。例如白血病细胞的免疫表型特征是白血病定义的重要组成部分，如淋巴系肿瘤中需要鉴定细胞的系列（B、T 或 NK 细胞）及其克隆性；在髓系肿瘤中，较多的是作为诊断的一部分，同时为判断预后、靶向治疗（如 B 淋巴细胞肿瘤中用利妥昔单抗有效）、诊断微量残留病（minimal residual disease，MRD）提供信息。

1. 髓系肿瘤细胞免疫表型分析　流式细胞术（flow cytometry，FCM）检查髓系肿瘤细胞免疫学表型是诊断造血系统肿瘤的重要内容之一。

（1）原始细胞（病理细胞）表型确定：髓系肿瘤细胞各种类型、分化阶段的抗原表达谱不同，表型分析可用于确定 AML、MPN、MDS 患者原始细胞（病理细胞）的类型、阶段和病理性质。

（2）预后价值：CD7、CD9、CD11b、CD14、CD56 表达可能与预后较差的 AML 相关。约有 75%AML 患者有不规则或不常见的免疫表型，例如交叉系列抗原表达、抗原不同步表达、抗原过表达、抗原缺失或低表达等。

2. 淋巴系肿瘤细胞免疫表型分析　淋巴系肿瘤主要包括前体淋巴系肿瘤和成熟淋巴系肿瘤，按系别分为 B 淋巴细胞、T 淋巴细胞和 NK 细胞肿瘤。由于 T 淋巴细胞和 NK 细胞共有一些免疫表型和功能特性，这两类又被归为 NK/T 一大类。按其发生的部位不同，淋巴系肿瘤表型特征也有差别，中心淋巴组织（骨髓或胸腺）主要为前体 B 或 T 淋巴细胞肿瘤，外周淋巴组织主要为成熟 B 淋巴细胞、T 淋巴细胞或 NK 细胞淋巴瘤 / 白血病。

（1）成熟 B 淋巴细胞肿瘤：主要通过免疫球蛋白轻链的限制性和抗原缺失，或错表达的异常来区分肿瘤性 B 淋巴细胞。轻链的限制性是指与正常和反应性增多的 B 淋巴细胞群体相比，肿瘤性成熟 B 淋巴细胞免疫球蛋白轻链（κ 或 λ）呈单克隆性，κ/λ 比值明显异常。

（2）成熟 T 淋巴细胞和 NK 细胞肿瘤：T 淋巴细胞和 NK 细胞肿瘤经常发生相关抗原表达的紊乱，例如 T 淋巴细胞肿瘤 CD5 和 CD7 常缺失，CD3 和 CD5 表达强度（荧光强度）减弱。NK 细胞 CD2、CD7、CD56、CD57 表达强度减弱,CD8 和 CD16 表达强度增高,也可通过表达异常系列抗原,识别异常 T 淋巴细胞和 NK 细胞,如某些成熟 T 淋巴细胞肿瘤可有表达髓系抗原 CD15、CD13 和 CD33。

(3)浆细胞肿瘤:通过 CD138 或 CD38/CD45 可识别浆细胞。浆细胞 CD38 呈明显高强度表达,具有特征性;CD138 不如 CD38 灵敏,两者结合可提高诊断的灵敏度和特异度。骨髓瘤来源的浆细胞可异常表达 CD56、丢失 CD19。

(4)前体淋巴细胞肿瘤:原始淋巴细胞与成熟淋巴细胞表达的标志物不同,CD45 和侧向散射光(side scatter,SSC)散点图有助于识别原始细胞。例如,不成熟 B 淋巴细胞表达 CD34、TdT、CD10,缺乏或低强度表达 CD20 和膜免疫球蛋白,可与成熟 B 淋巴细胞相区分。不成熟 T 淋巴细胞可借助 CD34、TdT、CD1a、CD10 及缺乏 CD3,与成熟 T 淋巴细胞相区分。白血病前体 B 淋巴细胞和 / 或 T 淋巴细胞还可出现 CD45 表达强度减弱,或表达正常细胞所不表达的抗原,如 CD13、CD33 或 CD117。

3. **MRD 细胞计数**　MRD 是指白血病或其他血液肿瘤,经诱导化疗或骨髓移植达到临床和血液学完全缓解,而体内仍残存有微量肿瘤细胞的状态。血液肿瘤 MRD 的检查意义在于:

(1)指导化疗:根据治疗期间患者白血病细胞 MRD 动态变化,制订个体化疗方案。不同患者在化疗剂量、用药时间和多药联用等方面均有所不同。

(2)监测复发:如果患者有 MRD 相关细胞数量逐步增多的趋势,不排除有复发的可能。

(3)缓解和治愈标准的依据:光学显微镜检查 MRD 的灵敏度很低,且特异度很低,其检查效率也较低。采用 FCM 检查血细胞免疫表型可明显提高检查 MRD 细胞的灵敏度,可达到 10^{-5}~10^{-4}。白血病细胞大于 10^{-2} 为未缓解,10^{-4}~10^{-2} 为部分缓解,小于 10^{-4} 为完全缓解。

4. **造血干细胞计数**　借助 FCM 进行细胞免疫学表型分析,是鉴别和计数造血干细胞的重要方法。造血干细胞是表型为 CD34$^+$、CD38$^-$ 及系列分化抗原均为阴性的细胞。在造血干细胞移植前,采用动员剂把造血干细胞(包含造血干细胞的髓系单个核细胞)动员至外周血,然后采集外周血进行 CD34$^+$ 细胞计数,作为造血干细胞的定量。造血干细胞计数还可以判断外周血造血干细胞的动员效果、采集时机以及干细胞采集量是否足够等。

5. **PNH 的血细胞分析**　PNH 是一种获得性克隆性溶血病,其主要是由于细胞膜的衰变加速因子(decay-accelerating factor,DAF)和同种限制因子(homologous restriction factor,HRF)缺陷所致,这种缺陷以红细胞更明显,因而红细胞对血浆的补体异常敏感,而发生血管内溶血。FCM 辅助诊断 PNH 有 2 种方法。

(1)红细胞表型 CD59/CD55 流式细胞术分析:PNH 患者不表达或部分表达 CD55、CD59 的异常红细胞克隆增多,部分红细胞有 CD55、CD59 缺失。检查红细胞 CD55、CD59 的目的是明确和定量糖基磷脂酰肌醇锚蛋白(glycosyl phosphatidyl inositol anchored protein,GPI-AP)缺失(Ⅲ型细胞)、部分缺失(Ⅱ型细胞)和正常(Ⅰ型细胞)细胞的数量,以确定 PNH 克隆的大小。但单纯检查红细胞不能对 PNH 做出准确判断,因为溶血发作和输血会改变正常、异常红细胞的构成,所以还需要检查白细胞。

(2)白细胞表型荧光标记的嗜水气单胞菌溶素变异体(Flaer)流式细胞术分析:正常血

细胞表面的 GPI 可与标记荧光素的 Flaer 特异性结合。PNH 患者部分血细胞缺乏 GPI,与 Flaer 无法结合而呈阴性。白细胞基本不受溶血和输血的影响,适合微小 PNH 克隆的检出。单核细胞和粒细胞是合适的检查细胞,淋巴细胞不适合作为 Flaer 检查的目标细胞。Flaer 检查阴性细胞大于 1%,应考虑可能存在异常克隆。

【评价】

1. **诊断价值**　对造血系统疾病的诊断、分型、治疗及预后评估具有重要作用。

2. **影响因素**

(1)标本中细胞数量少,不易检出髓系肿瘤细胞。

(2)造血干细胞计数使用的 FCM 两步法,因涉及环节较多,系统误差和人为因素对结果影响很大。

(3)PNH 患者开始溶血后,原有的异常红细胞被破坏、开始输血治疗后新输入的正常红细胞寿命较长,此时 PNH 细胞所占比例低,不易被检出。

(4)PNH 病程中发生再障危象,而导致增生低下时,补体敏感的红细胞减少,可出现假阴性结果。

3. **与检查相关的临床须知**　要做好标本的信息标记;骨髓穿刺时骨髓液不能被血液稀释;骨髓液移入抗凝管中要颠倒混匀,以免出现凝块;标本要及时送检。

第六节　血细胞遗传学检查

染色体异常是染色体数量和结构发生的变异(染色体畸变),而基因可随着染色体的异常而发生改变,由基因控制的遗传性状也发生相应变化。因此,细胞遗传学检查可为恶性白细胞疾病诊断、预后判断和检查 MRD 提供依据。

细胞遗传学检查,先要制备染色体,骨髓细胞常规染色体制备方法有直接法和培养法。细胞经过培养后作染色体分析,分析方法包括非显带技术、显带技术、高分辨技术、姐妹染色单体互换技术等。

【标本类型】

肝素抗凝的骨髓液、静脉血,体液。初诊患者应在使用细胞毒性药物之前留取标本。CML 患者应在医生指导下,停止使用羟基脲 1 周后再采集标本。

【参考区间】

未见克隆性染色体结果及数目异常。

【临床意义】

1. **诊断伴重现性细胞遗传学异常的造血系统肿瘤**

(1)AML:伴重现性细胞遗传学异常的 AML(表 4-29)需要细胞遗传学检查提供诊断依据。

表 4-29　伴重现性细胞遗传学异常的 AML

细胞遗传学	涉及基因	白血病类型
伴 t(8；21)(q22；q22)	*RUNX1-RUNX1T1*	AML
伴 inv(16)(p13.1q22) 或 t(16；16)(p13.1；q22)	*CBFB-MYH11*	AML
伴 t(15；17)(q22；q12)	*PML-RARA*	APL
伴 t(9；11)(p22；q23)	*MLLT3-MLL*	AML
伴 t(6；9)(p23；q34)	*DEK-NUP214*	AML
伴 inv(3)(q21；q26.2) 或 t(3；3)(q21；q26.2)	*RPN1-EVI1*	AML
伴 t(1；22)(p13；q13)	*RBM15-MKL1*	AML（原始巨核细胞）
AML 伴 *NPM1* 基因突变	*NPM1*	AML
AML 伴 *CEBPA* 双等位基因突变	*CEBPA*	AML

（2）淋巴母细胞白血病/淋巴瘤（ALL/LBL）：60%~85% 的 ALL/LBL 患者有克隆性染色体异常。

1）B-ALL 中的 t(4；11)(q21；q23)、t(1；19)(q23；p13)、t(9；22)(q34；q11)、t(12；21)(p13；q22)、染色体数大于 50 的超二倍体、亚二倍体/近二倍体等。

2）T-ALL 中的 t(11；14)(p13；q11)、t(10；14)(q24；q11)、t(1；14)(p32；q11)、t(8；14)(q24；q11) 和 t(11；14)(p15；q11)等。

（3）90%~95% CML 患者可被检出 Ph 染色体，其中绝大多数为 t(9；22)(q34；q11)，少数患者可有变异易位。

2. **辅助诊断 MDS**　40%~70% MDS 患者有克隆性染色体畸变，主要表现为染色体整条增加或丢失和部分缺失，其中 −5/5q−、−7/7q−、+8 和 20q− 最为多见。其他异常还包括 1q 三体、t(1；7)(q10；p10)、idic(X)(q13)、t(3；5)(q25；q34) 和复杂核型异常等。单纯 5q− 综合征患者的感染或出血少见，转化为白血病的风险低，预后较好；而 −7 及复杂染色体异常患者常预示疾病的转化及预后不良。

3. **诊断淋巴瘤**　90% 淋巴瘤患者有克隆性染色体异常，其中许多异常与淋巴瘤的组织学及免疫学亚型相关。如 Burkitt 淋巴瘤的 t(8；14)(q24；q32)、滤泡性淋巴瘤的 t(14；18)(q32；q21)、套细胞淋巴瘤的 t(11；14)(q13；q32)、黏膜相关淋巴瘤的 t(11；18)(q21；q21)等。

4. **诊断 MPN**　与 CML 相比，其他慢性 MPN 缺乏特异性细胞遗传学异常，具体异常见表 4-30。

5. **监测造血干细胞移植和 MRD**　在造血干细胞移植中，性染色体常作为遗传标记，其检查方法稳定而简便。由于荧光原位杂交（FISH）技术不断改进和完善，其灵敏度和特异度进一步提高，假阳性率和假阴性率则大为降低，使其在检查 MRD 中得到广泛应用。因此，细胞遗传学检查可为监测伴有 t(15；17) 的 APL、伴有 t(8；21) 的 AML、伴有 inv(16)(p13；q22) 或 t(16；16)(p13；q11) 的 AML-M₄Eo、伴有 t(9；22) 的 CML，以及伴有其他特异性染色体异常的白血病患者 MRD，提供直观、灵敏和特异的指标。另外，细胞遗传学还可用于观察骨髓移植后的治疗效果、检查早期复发等。

表 4-30 MPN 的细胞遗传学异常

疾病	再现性、非特异性细胞遗传学异常
慢性粒-单核细胞白血病(CMML)	+8、-7/7q-、涉及 12p 的异常、i(17q)、t(5；12)(q31；p12)
慢性中性粒细胞白血病(CNL)	+8、+9、del(20q)、del(11q14)
慢性嗜酸性粒细胞白血病(CEL)	+8、t(5；12)(q33；p13)(TEL/PDGFBR)、dic(1；7)、8p11 综合征(FGFR1)
真性红细胞增多症(PV)	+8、+9、del(20q)、del(13q)、del(1p11)
原发性骨髓纤维化(PMF)	+8、del(20q)、-7/del(7q)、del(11q)、del(13q)
原发性血小板增多症(ET)	+8、del(13q)

6. **诊断遗传性造血系统疾病** 常染色体显性遗传的范科尼贫血(Fanconi anemia)患者外周血染色体分析,可见染色体断裂、三倍体和环状染色体等改变。施-戴综合征(Shwachman-Diamond syndrome,SDS)为常染色体隐性遗传病,部分患者具有 i(7)(q10)染色体异常,该异常可能是 SDS 的特征性克隆标志,具有该异常的患者不易发展为 MDS 或急性白血病,其预后较好。

7. **预后判断** 血细胞遗传学检查可用于预后判断及临床危险度分层,有利于个体化治疗。

(1)儿童 ALL 不利的细胞及分子遗传学特征:染色体数目小于 45 条的低二倍体(或 DNA 指数<0.8);t(9；22)(q34；q11.2)/*Bcr/Abl*;t(4；11)(q21；q23)/MLL-AF4 或其他 MLL 基因重排;t(1；19)(q23；p13)/*E2A-PBX1*(*TCF3-PBX1*),Ph 样、*iAMP21*、*IKZF* 缺失、*TCF3-HLF* 及 *MEF2D* 重排。

(2)成人 AML 预后良好的细胞遗传学特征:inv(16)(p13q22)或 t(16；16)(p13；q22),t(8；21)(q22；q22)。

(3)成人 AML 预后中等的细胞遗传学特征:正常核型、t(9；11)(p22；q23)。

(4)成人 AML 预后不良的细胞遗传学特征:单体核型、复杂核型(>3 种)不伴有 t(8；21)(q22；q22)、inv(16)(p13；q22)或 t(16；16)(p13；q22)或 t(15；17)(q22；q12)、-5、-7、5q-、-17 或 abn(17p)、11q23 染色体易位除外 t(9；11)、inv(3)(q21；q26.2)或 t(3；3)(q21；q26.2)、t(6；9)(p23；q34)、t(9；22)(q34.1；q11.2)。

【评价】

1. **诊断价值** 血细胞遗传学检查对于造血系统疾病的诊断、分型、危险度分层、预后判断和随访具有重要意义。如 CML 患者 Ph 染色体阳性,而其他 MPN 均为阴性。

2. **影响因素** 标本采集量太少或因骨髓增生减低可导致分裂象罕见;接种细胞数量过多,分裂象少见;化疗中或化疗刚结束时采集的标本,由于骨髓中化疗药物浓度较高,可抑制细胞的有丝分裂。

3. **与检查相关的临床须知** 标本量要足够;根据有核细胞计数结果进行接种;新鲜标本应于室温下尽快(24h 内)送检。

第七节　造血系统疾病的基因诊断

基因诊断即分子诊断,通过分子诊断技术可发现染色体畸变所累及的基因位置及其表达产物,发现细胞遗传学检查方法所不能发现的异常,还可发现(尤其是核型正常者)癌基因突变、抑癌基因失活、凋亡基因受抑与 DNA-染色质空间构型改变等。常用的分子诊断技术有 PCR、FISH、基因表达谱分析、比较基因组杂交和光谱核型分析等。

基因异常的特征是造血系统和淋巴组织肿瘤定义的重要组成部分,基因诊断可用于特定类型或用分子学定义类型等的诊断,其目的是更好地治疗、判断预后、监测病情进展和缓解与复发。另外,基因诊断也可用于进一步了解发病机制和早期诊断(如伴 *Bcr/Abl* 和 *BCL2-IHG* 小克隆细胞群)。

【标本类型】

初诊患者在治疗前采集标本;外周血白细胞计数正常的患者采集 2~4ml 骨髓液或 5~8ml 外周血。若白细胞计数增多或减少,相应调整标本量(有核细胞总数要达到 5×10^6 以上);首选的抗凝剂为 EDTA 或枸橼酸钠。

【临床意义】

1. 诊断伴重现性分子异常的造血系统肿瘤

(1)AML:通过确认特定的融合基因(包括基因重排后癌基因异位高表达)和染色体异常,为诊断 AML 提供依据。如常见的有 *RUNX1-RUNX1T1*(FAB 分类的 M_2,少数为 M_4、M_1)、*CBFB-MYH11*(M_4,少数为 M_2 等)、*PML-RARA*(APL)、*MLLT3-MLL*(M_5,少数为 M_4)、*RBM15-MKL1*(M_7)、*DEK-NUP214*(M_2、M_4)。

某些急性白血病患者的核型正常,部分患者的融合基因也正常,但与细胞行为和预后相关的基因发生突变。与髓系肿瘤(主要见于 AML)有关的突变有 *RUNX1*、*NPM1*、*FLT3*、*KIT*、*CEBPA*、*RAS*、*DNMT3A*、*TET2* 和 *IDH1* 与 *IDH2* 等。

1)*FLT3* 基因突变多见于 1/3 核型正常的 AML 患者,提示预后不良。

2)*NPM1* 基因突变见于 50% 正常核型 AML(核型异常者中只占 10%~15%),FAB 类型的 M_4(77%)、M_{5a}(71%)、M_{5b}(90%)都有高突变率,APL、M_4E_O 和 M_7 则尚未检出突变。

3)*AML1*(*runt* 结构域)点突变见于 M_0 和 M_7 等。

4)*CEBPA* 基因突变见于 9% 的 AML 患者,但其中 70% 患者为正常核型,预后良好。

(2)ALL/LBL:ALL 的 *Bcr/Abl* 融合基因、*MLL* 重排、*ETV6-RUNX1*、超二倍体(特定的染色体异常类型)、低二倍体(特定的染色体异常类型)、IL3-IGH(癌基因异位高表达)、*TCF3-PBX1* 等。因此,评估中还需要考虑分子标记与某些疾病的交叉现象。

(3)CML:*Bcr/Abl* 融合基因主要见于 CML,表达一个具有高酪氨酸激酶活性的 BCR/ABL 融合蛋白,这是 CML 发病的分子基础。该融合基因表达水平与临床疗效具有良好的相关性,主要用于诊断(检查阳性,对于形态学疑难患者有独特价值)、排除诊断(检查阴性)和作为治疗监测指标。

2. **诊断 MDS**　MDS 常见的突变基因包括 *TET2*、*RUNX1*、*ASXL1*、*DNMT3A*、*EZH2*、*N-RAS/K-RAS*、*SF3B1*。*SF3B1* 基因突变见于大多数 MDS-RARS,因此 *SF3B1* 成为重现性遗传学异常。

RPS14、*CNK1A1* 基因突变见于单纯 5q– 的 MDS。另外,*p53* 基因突变见于 70% 的复杂核型 MDS/AML 患者、80% 单体核型 MDS/AML 患者。

3. **免疫球蛋白重链(*IgH*)基因和 T 淋巴细胞受体(*TCR*)基因重排**　*IgH* 和 *TCR* 编码基因具有多态性,其基因重排分别发生在 B 淋巴细胞、T 淋巴细胞的分化早期,产生的 DNA 为单克隆特性。因此,在正常淋巴细胞中无法检出单克隆的 *IgH* 或 *TCR* 基因重排,仅在细胞恶变时才可出现特异性重排产物,故重排的 *IgH*、*TCR* 基因可作为 B 淋巴细胞和 T 淋巴细胞的克隆性标志,有助于 ALL 的分型、淋巴瘤的诊断以及 MRD 的检查。

AML 患者也可表达 *IgH* 和 *TCR* 基因重排,其重排阳性患者的治疗效果显著低于重排阴性患者,提示 *IgH* 和 *TCR* 基因重排对 AML 患者疗效判断和预后评估具有指导意义。

4. **检查预后相关基因**

(1)扩增(高表达)基因:白血病患者基因产物高表达是分子病理的一种形式,对于预后和诊断也有意义。常见的扩增基因有 *MYC*、*BAALC*、*MN1*、*ERG*、*WT1*、*TAL*、*TTG*、*TAN*、*LYL*等。APL、ALL 和 CML 急变等都可见 *MYC* 基因扩增。

(2)抑癌基因失活:抑癌基因失活是肿瘤的特征之一,其主要原因是抑癌基因的缺失、点突变、磷酸化及其产物被癌基因蛋白结合。急性白血病、CML 急变和 MDS 等可见 *P53*、*P16* 和 *RB* 失活。最有意义的是用于 CML 急变及其演变类型的预测,急粒变常与 *P53*、急淋变常与 *P16*、巨核细胞变与 *RB* 失活或缺失有关,而 *N-RAS* 突变则是不典型慢性髓细胞白血病(atypical chronic myelogenous leukemia,aCML)急变的特点。FAB 分类中 AML-M$_5$ 和 AML-M$_4$ 的 *RB* 基因表达低而预后差。

(3)凋亡基因受抑:原癌基因如 *ABL*、*BCL-2*、*KIT*、*RAS* 和 *MYC* 是促进增殖和 / 或抑制凋亡的细胞生存基因。凋亡基因与之相反,主要有 *BCL-2* 家族、*P53*、*MYC*、*WT-1*、*BAX*、*ICE*、*TRPM-2*、*FAS*(*APO-1*)、*REL* 和某些融合基因(如 *Bcr/Abl*)等。CLL 等 B 淋巴细胞肿瘤常见 BCL-2 蛋白高表达以及 CML 的 BCR/ABL,被认为是细胞蓄积性增加的一个因素;AML 的 M$_1$ 和 M$_2$ 患者 *BCL-2* 表达高于 APL、M$_4$ 和 M$_5$,且其生存期短、化疗效果差。

5. **检查细胞表观遗传学异常**　DNA-染色质结构改变与基因调控有关。如 DNA-染色质结构中 CpG 序列胞嘧啶的甲基化与脱甲基化;染色质主要成分组蛋白的乙酰化与脱乙酰化。通过检查 DNA 甲基化、组蛋白共价修饰(包括乙酰化、甲基化和磷酸化)、核小体重塑和 microRNA,可以为诊断和预后判断提供信息。

6. **诊断遗传性血液疾病**　遗传性血液疾病的发病机制为基因发生缺失、点突变、插入和倒位等基因缺陷。遗传性珠蛋白生成障碍性贫血、Hb 病和 G6PD 缺乏症等是常见的遗传性溶血性疾病,而血友病则是常见的遗传性出血性疾病。目前 PCR 技术和基因芯片诊断技术已成为最常用的检查技术,为血小板疾病、遗传性静脉血栓、凝血因子分子缺陷性遗传性出血性疾病和遗传性红细胞疾病等的基因诊断,提供了高效的检查方法,适用于大规模人群筛查。

【评价】

1. **诊断价值**

(1)基因诊断可为恶性白细胞疾病,尤其是白血病的诊断、预后评估和指导治疗提供较为准确的依据。

(2)融合基因作为疾病的特异性分子标志物,已被列入恶性血液病的分型标准,对协助疾病的诊断、分型诊断、治疗方案的选择、评估疗效及 MRD 检查都有重要意义。

2. **影响因素**　标本凝固或细胞数量少可影响检查结果,标本的保存和运送不当也会导致检查失败。

3. **与检查相关的临床须知**

(1)申请单的基本信息一定要清楚,并标注完整。

(2)提取 RNA 的标本,要在 24h 内分离出有核细胞,并加入 RNA 抽提试剂(如 TRIzol)中,并置于 –20℃保存,尽快送检。

(3)EDTA 抗凝的静脉血和骨髓液混匀后于 4℃保存和运送,骨髓细胞也可放于 RPMI1640 培养基中。

(岳保红)

第五章 止血与凝血功能检查

在生理情况下,人体的凝血、抗凝血与纤维蛋白溶解(纤溶)系统相互作用、相互制约,并在神经-体液因素调节下,保持血液既不溢出血管壁而出血,也不在血管内发生凝固而导致血栓形成。在病理情况下,凝血活性增强、抗凝血或纤溶功能减弱,可导致血栓前状态或血栓性疾病;反之,就会使人体处于低凝状态而引起出血性疾病。止血与凝血功能检查能够为出血性与血栓性疾病诊断和治疗提供重要依据。

第一节 筛 查 试 验

出血性与血栓性疾病的发病机制较为复杂,有时需要反复检查、连续监测某些指标的动态变化,才能明确诊断。切不可根据某一指标的检查结果或某一次的检查结果就做出诊断。多数指标的检查结果容易受到药物等因素的干扰,诊断时需要认真谨慎地分析。选择筛查试验的原则为:①密切结合病史和临床表现,有目的地选择筛查试验;②先选择简便、快速、成本低,并具有较高灵敏度的指标;③遵循临床诊断路径进行检查,最终做出正确的诊断。

一、出血时间

出血时间(bleeding time,BT)是指在特定条件下,将皮肤毛细血管刺破后,血液自然流出到自然停止所需要的时间。BT 与血小板数量与功能、血管壁完整性、血浆血管性血友病因子(von Willebrand factor,vWF)等因素有关。

【标本类型】

体内试验,无需采集标本。

【参考区间】

(6.9 ± 2.1) min(出血时间测定器法),超过 9min 为异常。

【临床意义】

1. **BT 延长** 见于血管壁和血小板异常:①血小板数量异常,如 ITP 或继发性血小板减少症、原发性血小板增多症(essential thrombocytosis,ET);②血小板功能缺陷,如血小板无力症、巨大血小板综合征;③血管异常,如遗传性出血性毛细血管扩张症(hereditary hemorrhagic

telangiectasia，HHT）；④某些凝血因子缺乏，见于 vWD、血友病、低（无）纤维蛋白原血症、DIC；⑤肾衰竭、严重肝脏疾病、白血病、骨髓增殖性肿瘤（myeloproliferative neoplasms，MPN）及维生素 C 缺乏症。

2. BT 缩短 ①见于某些严重的血栓性疾病，如脑血管病变（脑梗死、颅内静脉窦或静脉血栓等）、心肌梗死、妊娠高血压综合征、DIC 高凝期等；②药物影响，如服用去氨加压素、EPO 等。

【评价】

1. 诊断价值

（1）BT 主要用于一期止血缺陷的筛查，主要反映了血小板的数量和功能、血管壁的结构与功能，以及血小板和血管壁间的相互作用，可用于出血性疾病的辅助诊断，并有助于轻型血友病与 vWD 的鉴别，以及抗血小板药物治疗的监测。

（2）BT 检查结果受诸多因素影响，不能作为高凝状态、术前出血风险和术后出血的评估指标，其临床应用较为局限。

2. 影响因素

（1）因 BT 检查方法难以标准化，年龄、性别、血型、Hct、温度、皮肤水肿和瘢痕等因素均可对检查造成不同程度的影响。

（2）药物影响，如服用抗凝药、溶栓药、抗血小板药物等。

3. 与检查相关的临床须知

（1）应选择皮肤完整部位作为穿刺部位，避开浅表静脉、瘢痕、水肿和溃疡等。

（2）检查时室温应保持在 22~25℃。

（3）穿刺后让血液自然流出，不得挤压伤口。如果刺穿较大血管，则应在身体对侧相应部位重新检查，结果取 2 次的平均值。

（4）嘱咐患者检查前 1 周停用口服抗凝药、抗炎药、阿司匹林、某些抗生素（如青霉素、头孢菌素类抗生素），检查前禁酒，以免影响检查结果。

（5）提醒患者在针刺点处有形成瘢痕的可能，若患者有感染性皮肤病不宜检查。

二、血小板计数

血小板计数详见第三章血液实验室检查。

三、凝血酶原时间

血浆凝血酶原时间（prothrombin time，PT）是指在体外模拟外源性凝血过程的全部条件，在被检查的血浆中加入组织凝血活酶（tissue thromboplastin）和 Ca^{2+}，检查血浆凝固所需要的时间。PT 是外源性凝血途径和共同凝血途径最为基本和常用的筛查指标。PT 检查的适应证：①筛查外源性凝血因子缺陷；②监测和调节维生素 K 拮抗剂，如香豆素类抗凝药物的治疗；③筛查维生素 K 缺乏症和肝脏疾病；④手术前出血倾向的评价；⑤筛查 DIC。

【标本类型】

109mmol/L 枸橼酸钠抗凝静脉血（1:9）分离的乏血小板血浆。

【参考区间】

在报告 PT 的同时,根据需要可报告凝血酶原比率(prothrombin ratio,PTR)、国际标准化比值(international normalized ratio,INR)。PT 的参考区间见表 5-1。

表 5-1 PT 的参考区间

指标	参考区间
PT	11~13s,超过正常对照值 3s 为异常
PTR	受检者 PT(s)/ 正常对照 PT(s),1.0 ± 0.05
INR	INR=PTR^{ISI}。监测口服抗凝剂治疗时,必须使用 INR。INR=2~3.5

【临床意义】

1. PT 延长 ①先天性 FⅠ、FⅡ、FⅤ、FⅦ、FX 缺乏症和低纤维蛋白原血症;②获得性凝血因子缺乏,如严重肝脏疾病、维生素 K 缺乏症、原发性纤溶亢进、DIC 等;③血液抗凝物质增多,如肝素、FDP 和抗 FⅡ、FⅤ、FⅦ、FX 的自身抗体等。

2. PT 缩短 ①血栓前状态或血栓性疾病,如 DIC 早期、心肌梗死、脑梗死、深静脉血栓、多发性骨髓瘤等;②先天性 FⅤ增多;③药物影响,如长期服用避孕药。

3. 口服抗凝剂的监测 WHO 推荐使用 INR 作为监测口服抗凝剂的首选指标,一般以 INR 为 2~4 作为口服抗凝剂治疗时抗凝浓度的选用范围。INR 监测结果及其治疗评价见表 5-2。

表 5-2 口服抗凝剂抗凝治疗的 INR 监测结果及其治疗评价

INR	评价
>4.5	如果 Fg 和 PLT 计数正常,则提示抗凝过度,应减少或停止用药
≤4.5	同时伴有 Fg 降低和 / 或 PLT 计数减少时,则见于 DIC 或肝脏疾病等,应减少或停止口服抗凝剂
1.5~2.0	预防深静脉血栓形成,口服抗凝剂达到有效剂量的结果
2.0~3.0	治疗静脉血栓栓塞、肺梗死、心脏瓣膜病,口服抗凝剂达到有效剂量的结果
3.0~4.5	治疗动脉血栓栓塞、心脏瓣膜置换术、复发性系统性栓塞症,口服抗凝剂达到有效剂量的结果

【评价】

1. 诊断价值

(1)PT 是检查外源性凝血系统有无缺陷的较灵敏的筛查试验,是检查维生素 K 依赖性因子(FⅡ、FⅤ、FⅦ、FX)的指标,也适用于口服抗凝剂治疗剂量的监测。

(2)PT 缩短的特异度和灵敏度较差,若检查结果低于参考区间的下限,患者可能只是处于高凝状态,不能提示一定有血栓形成。

2. 影响因素 PT 检查时对患者准备、血液标本采集、运送和处理等的要求见表 5-3。

(1)摄入过量的维生素 K 可导致凝血异常,过度饮酒可导致 PT 延长。

(2)严重呕吐和腹泻可造成患者脱水,使 PT 缩短。

(3)穿刺损伤可导致组织因子进入血液,可使 PT 缩短。

表 5-3 PT 检查对患者准备、标本采集和转运的要求

项目	要求
患者准备	停用影响止凝血功能的药物至少 1 周
容器	负压采血管、硅化玻璃管或塑料管
抗凝剂	ICSH 推荐的抗凝剂为 109mmol/L 枸橼酸钠,其与血液的容积比为 1∶9
标本采集	压脉带使用时间不超过 60s,标本采集要顺利,加血液至抗凝管后,应立即轻轻地颠倒混匀 8 次,避免标本溶血和凝固
运送标本	及时送检,因为血液离体后,凝血因子逐渐消耗,随着标本存放时间延长,其消耗加快
不合格标本	创伤性或留置导管的血液标本、溶血或凝血标本、输液时同侧采集的血液标本均不宜做 PT 等止凝血试验
离心标本	按规定的离心力与离心时间要求及时分离标本,获得乏血小板血浆

(4)标本在 4℃保存时间过长可激活 FⅦ,导致 PT 缩短。

3. 与检查相关的临床须知

(1)嘱咐患者避免服用阿司匹林、对乙酰氨基酚及泻药(病情需要的患者除外),明确患者正在服用的所有药物。避免剧烈运动。

(2)患者接受抗凝剂治疗期间应避免肌内注射,注射点可能出现水肿。患者 PT 延长大于 30s 时,应评估患者不同部位的出血倾向和情况,指导患者观察身体各部位有无出血症状,学习如何避免活动时的意外伤害。

(3)在患者使用抗凝剂治疗过程中,若 PT 不稳定或未调整至预期范围,可能存在药物的相互作用,需要进一步检查。

四、活化部分凝血活酶时间

活化部分凝血活酶时间(activated partial thromboplastin time,APTT)是在体外模拟内源性凝血过程的全部条件,在被检查的血浆中加入 APTT 试剂(接触因子激活剂和磷脂)和 Ca^{2+} 后,观察血浆凝固所需要的时间。APTT 检查的适应证:①筛查有出血倾向或潜在的出血性疾病;②疑诊的血友病或 vWD;③手术前出血风险评价;④监测与调整肝素治疗;⑤监测可疑的病理性抗凝物质,如狼疮抗凝物质等。

【标本类型】

109mmol/L 枸橼酸钠抗凝静脉血(1∶9)分离的乏血小板血浆。

【参考区间】

25~35s,超过正常对照值 10s 为异常。

【临床意义】

1. APTT 延长　①血友病 A,血友病 B,FⅪ缺乏症,部分 vWD;②严重的 FⅠ、FⅡ、FⅤ、FⅩ缺乏,如严重肝脏疾病、维生素 K 缺乏症等;③原发性或继发性纤溶亢进;④口服抗凝剂、应用肝素等;⑤血液存在病理性抗凝物质,如抗 FⅧ抗体或抗 FⅨ抗体、狼疮抗凝物

质等。

2. **APTT 缩短**　高凝状态和血栓性疾病,如 DIC 高凝期、心肌梗死、深静脉血栓等。

【评价】

1. **诊断价值**

(1) APTT 是检查内源性凝血系统较为灵敏的试验,可检出 FⅧ活性(Ⅷ:C)小于 25% 的轻型血友病患者。

(2) APTT 对普通肝素较为灵敏,是普通肝素治疗的首选监测指标。

2. **影响因素**

(1) 标本溶血可导致健康人 APTT 缩短,但不会导致某些患者(肝素化)的 APTT 缩短。

(2) 标本量不足可使抗凝剂与血液的比例增高,可导致 APTT 延长。

(3) 标本待检时间过长、标本中有血凝块或受到肝素污染可导致 APTT 延长。

(4) 激活剂白陶土对检查凝血因子灵敏;硅藻土对检查肝素灵敏;鞣花酸对检查狼疮抗凝物质灵敏,因此不同的检查目的应选用不同的激活剂。

3. **与检查相关的临床须知**

(1) 观察患者有无自发性出血症状,并指导患者观察身体各部位有无出血症状。APTT 大于 70s 提示患者有自发性出血。

(2) 嘱咐患者除非特殊情况,应避免服用阿司匹林及阿司匹林类药物。

五、凝血酶时间

凝血酶时间(thrombin time,TT)是指在被检查的血浆中加入标准化的凝血酶溶液,凝血酶使纤维蛋白原转变为纤维蛋白,测定血浆开始凝固所需要的时间。TT 主要检查共同凝血途径中纤维蛋白原转变为纤维蛋白的过程,以反映纤维蛋白原浓度或功能有无异常,以及血液是否存在相关的抗凝物质(肝素、类肝素等)。TT 检查的适应证:①监测溶栓治疗;②监测肝素治疗;③纤溶亢进的诊断。

【标本类型】

109mmol/L 枸橼酸钠抗凝静脉血(1:9)分离的乏血小板血浆。

【参考区间】

16~18s,超过正常对照值 3s 为异常。

【临床意义】

1. **TT 延长**　①低(无)纤维蛋白原血症、异常纤维蛋白原血症等;②血液纤维蛋白降解产物(FDP)增多,如 DIC;③血液存在肝素或类肝素抗凝物质;④严重肝脏疾病。

2. **TT 缩短**　高纤维蛋白原血症;Hct 增高(>55%)。

【评价】

1. **诊断价值**

(1) TT 对普通肝素和类肝素物质最为灵敏,结合甲苯胺蓝/硫酸鱼精蛋白纠正试验,可以准确筛查普通肝素和类肝素物质。

(2)TT 对于纤维蛋白原减少和异常纤维蛋白原也较灵敏,结合正常血浆纠正试验或检查纤维蛋白原,可以准确诊断低(无)纤维蛋白原血症。

(3)TT 检查不能区别原发性纤溶和继发性纤溶,不能对低相对分子质量的肝素进行监测。

2. 与检查相关的临床须知 新生儿的 TT 较成人长,不能用成人的 TT 参考区间作为新生儿的对照。

六、游离肝素时间

游离肝素时间(free heparin time)又称为甲苯胺蓝纠正试验(toluidine blue correction test)。甲苯胺蓝呈碱性,可中和肝素或类肝素物质的抗凝作用。

【标本类型】

109mmol/L 枸橼酸钠抗凝静脉血(1:9)分离的乏血小板血浆。

【参考区间】

在 TT 延长的被检查血浆中加入甲苯胺蓝之后,若 TT 缩短 5s 以上,提示被检查的血浆有肝素或类肝素物质;若 TT 不缩短,TT 延长则由其他原因所致。

【临床意义】

血液类肝素物质增多见于:①过敏性休克、严重肝脏疾病、肝叶切除、肝移植、DIC、SLE、流行性出血热等。使用氮芥及放疗的患者肝脏严重损坏,肝脏降解肝素功能减弱,可导致类肝素物质增多。②某些肿瘤,如多发性骨髓瘤、肾上腺皮质肿瘤等可分泌类肝素物质。

【评价】

1. 诊断价值 游离肝素时间是检查血浆是否存在肝素或类肝素抗凝物质的常用试验。

2. 影响因素 不宜采用 EDTA 和肝素作为抗凝剂,否则可影响结果。在纤维蛋白原浓度过低时,判断结果较困难。

七、纤维蛋白原

血浆纤维蛋白原(fibrinogen,Fg)是凝血酶和纤溶酶的底物,Fg 浓度降低或功能异常均可导致凝血障碍。同时,Fg 又是一种与凝血相关的急性时相反应蛋白(acute phase reactants,APR),在血栓性疾病的发生与发展中具有重要意义。

【标本类型】

109mmol/L 枸橼酸钠抗凝静脉血(1:9)分离的乏血小板血浆。

【参考区间】

成人:2~4g/L。新生儿:1.25~3g/L。

【临床意义】

1. Fg 浓度增高 Fg 是一种急性时相反应蛋白,其增高是一种非特异性反应。

(1)感染:脓毒血症、败血症、肺炎、亚急性细菌性心内膜炎等。

(2)无菌性炎症:肾病综合征、风湿热、风湿性关节炎等。

（3）血栓前状态与血栓性疾病：糖尿病、急性心肌梗死、动脉粥样硬化、冠心病、肺心病等。

（4）其他：①恶性肿瘤；②外伤、烧伤、外科手术后、放射治疗后；③妊娠晚期、妊娠高血压综合征、部分老年人等。

2. Fg 浓度降低

（1）原发性纤维蛋白原减少或结构异常：低（无）纤维蛋白原血症、异常纤维蛋白原血症（PT 演算法结果正常或增高）。

（2）继发性纤维蛋白原减少：DIC 晚期、纤溶亢进、重症肝炎和肝硬化等。

3. 溶栓治疗的监测　使用链激酶、尿激酶等溶栓治疗时，Fg 浓度维持在 1.2~1.5g/L 为宜，若低于 1.0g/L，则有出血的可能。

【评价】

1. 诊断价值　Fg 是出血性疾病与血栓性疾病常用的筛查指标之一，并可作为 DIC 和纤维蛋白 - 纤维蛋白原溶解的筛查试验。Fg ≤ 0.5g/L 可诊断为无纤维蛋白原血症（afibrinogenemia），Fg ≤ 0.9g/L 可诊断为低纤维蛋白原血症（hypofibrinogenemia）。

2. 影响因素

（1）当被检查的血浆中含有高浓度肝素或 FDP 时，可造成 Fg 浓度假性降低，可加入硫酸鱼精蛋白予以消除。尤其是 Fg 浓度小于 1.5g/L 时，应同时检查 FDP；当 Fg 小于 0.75g/L 时，应结合 APTT、PT、TT 等结果进行分析。

（2）口服避孕药可导致 Fg 浓度增高。

（3）抗凝血酶Ⅲ活性增高可导致 Fg 浓度降低。

3. 与检查相关的临床须知

（1）嘱咐患者检查前避免剧烈运动。

（2）分析检查结果后，适当检查 DIC 患者的治疗效果。如果患者 Fg 浓度低，替代治疗优选冷沉淀物。

（3）急慢性炎症和组织损伤坏死患者 Fg 浓度可增高。Fg 浓度增高是冠状动脉粥样硬化性心脏病和脑血管病发病的独立危险因素之一。

（4）Fg 小于 0.5g/L 可导致创伤性术后出血，大于 7.0g/L 则发生血管疾病的危险性增大。

八、D- 二聚体

血浆 D- 二聚体（D-dimer）是纤溶酶分解铰链纤维蛋白的产物，而不是纤溶酶降解纤维蛋白原或 FDP 的产物。因此，D- 二聚体对检查纤维蛋白具有特异性。D- 二聚体提示凝血酶和纤溶酶均早已存在，是体内血栓形成和继发性纤溶亢进的重要分子标志物。

【标本类型】

109mmol/L 枸橼酸钠抗凝静脉血（1∶9）分离的乏血小板血浆。

【参考区间】

<0.256mg/L。

【临床意义】

1. D- 二聚体浓度增高

(1)血栓性疾病:如脑梗死、深静脉血栓、肺梗死、动脉血栓等。D- 二聚体结合临床危险度评估可用于排除中低临床危险度的静脉血栓。当怀疑静脉血栓栓塞时,若血浆 D- 二聚体浓度小于 0.5mg/L(临界值),则发生急性或活动性血栓的可能性较小。若患者已有明显的血栓形成症状与体征时,D- 二聚体浓度仍小于 0.5mg/L,应考虑有无纤溶活性低下的可能。当静脉血栓机化后,血浆 D- 二聚体浓度可不增高。

(2)继发性纤溶亢进:DIC 患者血浆 D- 二聚体浓度可显著增高,常大于 2~3mg/L。

(3)其他:伴随血液高凝状态的情况,如妊娠、感染、炎症、恶性肿瘤、外科手术、外伤、大面积烧伤等患者血浆 D- 二聚体浓度可增高,但增高幅度一般较小。

2. 原发性与继发性纤溶亢进的鉴别诊断 原发性纤溶亢进患者由于无血栓形成,纤溶酶仅降解纤维蛋白原,只有血浆 FDP 浓度增高,而 D- 二聚体浓度一般不增高。继发性纤溶亢进患者由于先有微血栓的形成,即有铰链纤维蛋白的存在,纤溶酶降解铰链纤维蛋白可使 D- 二聚体浓度增高。

3. 监测溶栓治疗 使用尿激酶进行溶栓治疗时,尿激酶激活纤溶酶可使 D- 二聚体浓度增高,用药后 6h 达到峰值,24h 后恢复至用药前水平。

【评价】

1. 诊断价值

(1)D- 二聚体是针对纤维蛋白的特殊检查,用于诊断 DIC 比 FDP 更特异。因此,D- 二聚体常用于诊断 DIC、筛查静脉血栓和 AMI。

(2)由于 D- 二聚体只是铰链纤维蛋白的产物,而不是纤维蛋白原和 FDP 的产物。因此,D- 二聚体能够证实存在纤溶。D- 二聚体阳性只能推断而不能确诊发生了 DIC。

(3)临床上疑为血栓性疾病的患者均有必要检查 D- 二聚体。凡有血栓形成的疾病,D- 二聚体浓度均增高,故其灵敏度高、特异度低。但在陈旧性血栓存在时,D- 二聚体浓度可不增高。

2. 影响因素

(1)不同检查方法对血浆 D- 二聚体浓度有影响。

(2)某些生理因素和药物可使血浆 D- 二聚体呈假阳性,如老龄、妊娠、雌激素治疗、溶栓药等。

(3)血浆 D- 二聚体易受 Hb、胆红素、肝素、血脂、类风湿因子(rheumatoid factor,RF)等因素的影响,可出现假阳性或假阴性。卵巢癌患者 CA125 浓度增高时,可使 D- 二聚体呈假阳性。

3. 与检查相关的临床须知 嘱咐患者检查前避免剧烈运动。分析检查结果后,对于 DIC 和血栓性疾病患者应给予适当的监测。

九、纤维蛋白(原)降解产物

纤溶酶降解纤维蛋白原、可溶性纤维蛋白、纤维蛋白多聚体和铰链纤维蛋白后,生成纤维蛋白或纤维蛋白原降解产物〔fibrin（ogen）degradation product，FDP〕。FDP 是纤维蛋白（原）降解产物的总称，是纤溶亢进的标志之一。

【标本类型】

109mmol/L 枸橼酸钠抗凝静脉血（1∶9）分离的乏血小板血浆。

【参考区间】

<5mg/L。

【临床意义】

FDP 浓度增高见于：①DIC 患者血浆 FDP 浓度显著增高，常大于 20mg/L；②深静脉血栓、肺梗死、急性早幼粒细胞白血病、原发性纤溶亢进和溶栓治疗的患者 FDP 浓度显著增高，可大于 40mg/L；③外伤及外科手术后、某些急性感染、肝脏疾病、肾脏疾病、恶性肿瘤、器官移植后的排斥反应，以及冠心病患者 FDP 浓度可轻度增高，一般为 20~40mg/L；④尿液 FDP 显著增高可见于肾小球肾炎或膀胱肿瘤；若肾移植后尿液 FDP 增高超过 2 周，提示有并发症。

【评价】

1. **诊断价值**　FDP 浓度增高可间接反映纤溶活性亢进，可作为纤溶活性亢进的筛查指标，对 DIC 诊断的灵敏度和特异度为 95%。

2. **影响因素**

（1）检查 FDP 的所有方法对 FDP 与纤维蛋白原一样灵敏，因此标本采集时，若血浆中残留纤维蛋白原可造成假阳性结果。

（2）肝素和 RF 可使 FDP 呈假阳性。一些药物也可对检查结果造成影响。

3. **与检查相关的临床须知**　嘱咐患者检查前避免剧烈运动。分析检查结果后，对于 DIC 和血栓性疾病患者应给予适当的监测。

十、血浆鱼精蛋白副凝试验

若血浆中同时存在可溶性纤维蛋白单体（soluble fibrin monomer，sFM）与 FDP，二者可结合形成可溶性纤维蛋白单体复合物（soluble fibrin monomer complex，sFMC）。sFMC 不能被凝血酶所凝固，但可被适当浓度的硫酸鱼精蛋白沉淀，而形成凝胶状，这种不需要凝血酶的"凝固"现象，称为"副凝"，也称为血浆鱼精蛋白副凝试验（plasma protamine paracoagulation test，3P test），简称为 3P 试验。3P 试验主用于检查 sFMC，但因纤溶初期的 FDP（X 或 Y 片段）在本反应中也呈阳性，所以 3P 试验也能检出血浆 FDP。

【标本类型】

109mmol/L 枸橼酸钠抗凝静脉血（1∶9）分离的乏血小板血浆。

【参考区间】

阴性。

【临床意义】

1. **3P 试验阳性**　①DIC 早期、中期；②严重感染、脓毒血症、败血症、多发性外伤、烧伤、急性溶血、休克、恶性肿瘤、上消化道出血、外科大手术后、肾小球疾病、严重肝脏疾病、人工流产、分娩等；③静脉血栓、肺梗死患者 3P 试验偶尔可呈阳性。

2. 3P 试验阴性　见于健康人、DIC 晚期、原发性纤溶亢进症等。

【评价】

1. 诊断价值

（1）3P 试验阳性提示凝血酶活化，有助于诊断血管内凝血；是继发性纤溶亢进的指标之一，可用于鉴别原发性纤溶和继发性纤溶（如 DIC）。

（2）3P 试验检查 FDP 的灵敏度大于 50mg/L，主要反映了血浆 sFM 和 FDP 中较大的片段（X 片段）增多，只有两者同时存在时 3P 试验才呈阳性。如果已经进行抗纤溶治疗或补充足量的纤维蛋白原，则 3P 试验对诊断 DIC 和判断预后价值不大。与血浆 FDP 和 D- 二聚体相比，3P 试验的灵敏度和特异度均较低。

2. 影响因素

（1）接受溶栓治疗可使 3P 试验呈假阳性。

（2）标本采集时应避免压脉带压迫时间过长。

（3）应选择枸橼酸钠抗凝，不得选用肝素、草酸盐和 EDTA 等作为抗凝剂。

（4）标本采集不顺利、抗凝不均匀、导管内采集标本、标本反复冻融等均可导致 3P 试验呈假阳性。

（5）观察结果要及时，冷却后出现的沉淀不能作为判断依据。

3. 与检查相关的临床须知　尽可能在患者接受肝素治疗前检查。对 3P 试验结果分析后，对于 DIC 和血栓性疾病患者应给予适当的监测。

第二节　血管壁检查

血管内皮细胞能合成和表达多种促凝物质和抗凝物质，如血管性血友病因子（von Willebrand factor，vWF）和凝血酶调节蛋白（thrombomodulin，TM）等，它们参与了初期止血过程，对止血与凝血系统的平衡具有重要意义。血管壁的检查包括血管性血友病相关指标、血管性血友病因子裂解酶、TM 等相关项目。

一、血管性血友病相关指标

血管性血友病（von Willebrand disease，vWD）是一种常见的遗传性出血性疾病，它是 vWF 基因缺陷而引起血浆 vWF 浓度或功能异常所致。vWF 主要是由血管内皮细胞和巨核细胞合成，储藏于血浆、内皮细胞怀布尔 - 帕拉德小体（Weibel-Palade body）和血小板 α 颗粒内，当血管壁受损时，vWF 可以分泌到血液中。

【标本类型】

109mmol/L 枸橼酸钠抗凝静脉血（1∶9）分离的乏血小板血浆。

【参考区间】

血管性血友病相关检查指标的参考区间见表5-4。

表5-4　血管性血友病相关检查指标的参考区间

分类	项目	参考区间
vWD 诊断试验	vWF 抗原（vWF：Ag）	Laurell RIE 法：(94.1 ± 32.5)% ELISA 法：70%~150%
	vWF 瑞斯托霉素辅因子活性（vWF：Rcof）	500~1 500U/L
	FⅧ促凝活性（FⅧ：C）	54.29%~168.51%
vWD 分型试验	vWF 多聚体	阴性
	瑞斯托霉素诱导的血小板聚集试验（RIPA）	反应正常
	vWF 与胶原结合试验（vWF：CBA）	反应正常
	vWF 与 FⅧ结合试验（FⅧBC）	FⅧBC 为 (924 ± 216U/L) FⅧBC/vWF：Ag 比值为 1.10 ± 0.24

【临床意义】

常以 PLT 计数、BT 和 APTT 作为 vDW 的筛查试验，以 vWF：Ag、FⅧ：C、vWF：Rcof 和 vWF 多聚体作为确诊试验。vWD 各相关指标检查结果与分型结果见表5-5。

表5-5　vWD 各指标检查结果与分型结果

项目	1 型	2A 型	2B 型	2M 型	2N 型	3 型
FⅧ：C	↓/N	↓/N	↓/N	↓/N	↓↓	↓↓
vWF：Ag	↓	↓/N	↓/N	↓/N	↓/N	缺如
vWF：Rcof	↓	↓	↓	↓/N	↓/N	缺如
RIPA	↓/N	↓↓	↑	↓	N	无
vWF 多聚体	N	缺乏大/中多聚体	缺乏大多聚体	N	N	缺如
FⅧBC					↓	

注：↑延长，↑↑显著延长，↓降低，↓↓显著降低，N 正常。

【评价】

1. **诊断价值**

（1）BT 灵敏度较低，轻症患者可能正常或轻度延长，不作为筛查指标，但对综合判断止血状态有价值。

（2）vWF：Ag 和 vWF：Rcof 是诊断 vWD 的重要指标，但是 2 型 vWD 可降低或正常，对确定 1 型（降低）和 3 型（缺如）vWD 有较大的意义。

（3）瑞斯托霉素诱导的血小板聚集（ristocetin induced platelet aggregation，RIPA）试验使用的瑞斯托霉素浓度至少有 0.5mg/L 和 1.25mg/L 两种，其对诊断 2 型 vWD 最有价值（除外

2N 型),对 3 型也有价值。

(4)vWF 多聚体有助于 vWD 诊断,对诊断 1 型(正常)、2N 型(正常)和 2A 型(大中多聚体缺乏)、2B 型(大多聚体缺乏)、3 型(缺如)最有价值。

(5)vWF:Rcof 的参考区间随血型不同而异,其中 AB 血型的含量最高,其次为 B 型、A 型,最低为 O 型。同时做 vWF:Rcof 与 vWF-FⅧ结合试验以确定 vWF 活性可提高对 2 型 vWD 的诊断能力,并确定 1 型 vWD。

2. 与检查相关的临床须知

(1)轻症 vWD 患者各指标的变化不典型,常需要结合病史与临床表现综合判断。

(2)vWD 患者 vWF 浓度的调整,有出血时调整为正常的 20%~30%,严重出血时调整为正常的 30%~50%,大手术时调整为正常的 50%~70%。vWF 的半衰期为 12~18h,故对手术或严重出血的患者应每 12 小时输注 1 次。

(3)嘱咐患者尽量避免创伤与手术,避免使用影响血小板功能的药物,如阿司匹林、吲哚美辛、低分子右旋糖酐等。

(4)女性 vWD 患者因月经、妊娠与分娩等特殊情况,发生出血的机会较多,故对于不明原因月经过多的女性患者提示有 vWD 的可能。

二、血管性血友病因子裂解酶

血管性血友病因子裂解酶(vWF cleaving protease,vWF:Cp)是一种金属蛋白酶,也称为 ADAMTS13,主要是由肝脏星状细胞合成的,血管内皮细胞和巨核细胞也可少量合成,以活性酶的形式发挥作用。vWF:Cp 可介导血小板黏附、白细胞黏附和炎症细胞聚集,以防止血栓形成。

【标本类型】

109mmol/L 枸橼酸钠抗凝静脉血(1∶9)分离的乏血小板血浆。

【参考区间】

0.5~1.0g/L。

【临床意义】

结合高 vWF:Ag、高 vWF:Ag/vWF:Cp 比值和低 vWF:Cp,对预测血栓事件有重要意义。

1. vWF:Cp 降低 ①血栓性疾病,如血栓性血小板减少性紫癜(thrombotic thrombocytopenic purpura,TTP)、心肌梗死、不稳定心绞痛(unstable angina pectoris,UAP)、脑血栓、高血压、糖尿病等患者 vWF:Ag 增高,vWF:Cp 降低,vWF:Ag/vWF:Cp 比值增高;②炎症性疾病,如脓毒血症、败血症、急性胰腺炎等;③恶性肿瘤;④肝脏疾病,如肝炎、肝硬化等;⑤自身免疫病,如 SLE、抗磷脂综合征等;⑥新生儿、老年人 vWF:Cp 也降低。

2. vWF:Cp 增高 多见于 ITP。

【评价】

1. 诊断价值 vWF:Cp 是诊断 TTP 重要的指标,与临床"三联症"(血小板减少、微血管病性贫血和神经系统改变)或"五联症"(三联症及发热、肾损伤)比较,vWF:Cp 更为准确和特异。

2. **影响因素**　除了新生儿和老年人外,不同年龄和性别对 vWF：Cp 的检查结果影响较小。

3. **与检查相关的临床须知**　低 vWF：Cp 是心肌梗死的独立危险因子,每降低 1 个标准差,心肌梗死危险度可增加 27%。

三、凝血酶调节蛋白

凝血酶调节蛋白(thrombomodulin,TM)又称为血栓调节蛋白,是一种存在于内皮细胞表面的蛋白聚糖。TM 能与凝血酶形成复合物,特异性地使蛋白 C(protein C,PC)转变为活化蛋白 C(activated protein C,APC),APC 灭活 FⅧa、FⅤa,并增强纤溶活性。因此,TM 是使凝血酶由促凝转向抗凝的重要的血管内凝血抑制因子。

【标本类型】

109mmol/L 枸橼酸钠抗凝静脉血(1：9)分离的乏血小板血浆。

【参考区间】

ELISA 法：TM：Ag 20~50μg/L；发色底物法(S2366)：TM 活性(100 ± 13)%。

【临床意义】

血浆 TM 与内皮细胞损伤和血栓形成有关。

1. **TM 增高**　见于多种血管内皮损伤的疾病,如 SLE、动脉粥样硬化、糖尿病、肾小球疾病、风湿性关节炎、系统性硬化病、DIC、心肌梗死、脑梗死、肺梗死、闭塞性脉管炎、白血病、恶性肿瘤和严重肝脏疾病等。糖尿病酮症酸中毒患者血浆 TM 明显增高。除了血管内皮损伤外,TM 增高还与肾功能异常、中性粒细胞增高及其释放产物影响内皮细胞有关。

2. **TM 降低**　可能与内皮松弛因子(endothelium derived relaxing factor,EDRF)有关,一般无临床意义。

【评价】

1. **诊断价值**　TM 作为血管内皮细胞损伤的标志物,在伴有内皮细胞损伤的血管疾病中,TM 可作为诊断与评价治疗的指标。

2. **与检查相关的临床须知**

(1)血浆 TM 增高反映了血管壁损伤的程度,但在 TM 增高的同时,血管内皮细胞分泌的内皮素 -1 和 vWF 也增高,它们共同参与血栓形成。

(2)一般情况下首选 TM：Ag,但同时检查 TM 活性有助于 TM 缺乏症的诊断与治疗。

第三节　血小板功能检查

血小板具有黏附、聚集、释放、促凝和血块收缩等功能,在血栓形成、止血的病理生理过程中发挥着十分重要的作用。血小板功能检查主要包括血小板膜糖蛋白特异性自身抗体、血小板聚集试验、P-选择素等检查。

一、血小板膜糖蛋白特异性自身抗体

血小板膜糖蛋白（platelet membrane glycoprotein，GP）是血小板膜内、膜表面及血浆中特定的血小板糖蛋白成分，在最初的止血、血小板黏附及血小板聚集过程中发挥作用。GP分为质膜糖蛋白和颗粒膜糖蛋白，主要有 GP I b/IX、GP II b/III a、GP I a/II a、GPIV等。

【标本类型】

血清。

【参考区间】

阴性。

【临床意义】

GP特异性自身抗体阳性见于ITP、SLE、类风湿性关节炎及长期输血的患者。

【评价】

1. 诊断价值

（1）GP特异性自身抗体可以鉴别免疫性和非免疫性血小板减少症，对ITP的诊断具有重要价值；但对排除ITP诊断价值较小，也不能确定免疫性血小板减少的原因。

（2）抗 GP I b/IX、抗 GP II b/III a、抗 GP I a/II a、抗 GPIV和抗 HLA-ABC 抗体对诊断ITP的阳性率分别为20%~40%、15%~30%、10%~25%、20%和10%。联合应用的总阳性率为60%~75%，特异度为80%~90%。

2. 影响因素 血小板相关免疫球蛋白（platelet associated immunoglobulins，PAIg）与GP特异性自身抗体之间存在一定的关系，可先进行PAIg筛查，阳性者再检查GP特异性自身抗体，以明确诊断。

二、血小板聚集率

血小板聚集是指血小板与血小板之间黏附后再发生的聚集反应，是形成血小板血栓的基础，也是血小板进一步活化、促进血液凝固的条件。检查血小板聚集率（platelet aggregation rate，PAR）的试验称为血小板聚集试验（platelet aggregation test，PAgT），可通过计算PAR了解血小板聚集功能。

【标本类型】

109mmol/L 枸橼酸钠抗凝静脉血（1：9）分离的富血小板血浆。

【参考区间】

各实验室应根据使用的检查方法和诱聚剂建立相应的参考区间。

【临床意义】

1. PAR增高 反映血小板聚集功能增强，见于：①血栓前状态和血栓性疾病，如高血压、糖尿病、高脂血症、心肌梗死、心绞痛、脑血栓、静脉血栓、肺梗死、人工瓣膜、口服避孕药、晚期妊娠、雌激素治疗、抗原抗体复合物反应等；②原发性和继发性雷诺综合征（Raynaud syndrome）；③吸烟、应激状态等。

2. **PAR 降低** 反映血小板聚集功能减弱，见于：①血小板无力症、贮存池病［血小板的致密颗粒缺乏或 / 和 α- 颗粒缺乏（storage pool disease，SPD）］、环氧化酶缺陷、珠蛋白生成障碍性贫血、威斯科特 - 奥尔德里奇综合征（Wiskott-Aldrich syndrome）、心肺旁路、巨球蛋白血症、PV、尿毒症、肝硬化、MPN、ITP、vWD、急性白血病、梅 - 黑异常（May-Hegglin anomaly）、白化病、服用抗血小板药、低(无)纤维蛋白原血症、各种结缔组织病（如 Marfan 综合征）等；②应用阿司匹林、抗生素、消炎药、精神类药物等。

【评价】

1. **诊断价值** PAR 主要用于评估患者有无血小板先天性黏附、聚集和释放功能障碍，但很少用于评估获得性出血性疾病。

2. **影响因素**

(1)抑制血小板聚集的药物可使检查结果假性降低。溶血、凝血和血脂对检查结果均可产生影响。

(2)不同诱聚剂对于检查结果有很大的影响，应根据不同的目的选择不同种类及浓度的诱聚剂。血小板聚集功能亢进时宜选用低浓度（2~3μmol/L）的 ADP；血小板聚集功能缺陷时应选用高浓度（5~10μmol/L）的 ADP，并用多种诱聚剂进行重复检查，才能确定血小板聚集功能缺陷。

(3)当 PLT 计数小于 $50 \times 10^9/L$ 时，PAgT 不能真实反映血小板的功能。

3. **与检查相关的临床须知** 嘱咐患者检查前禁止饮食牛奶、豆浆类食物和含咖啡因的饮料，检查前 10 天禁服阿司匹林、双嘧达莫、肝素、双香豆素等抑制血小板聚集的药物以及抗生素。

三、P- 选择素

P- 选择素（P-selectin）是存在于血管内皮细胞 Weibel-Palade 小体及血小板 α 颗粒膜上的糖蛋白，又称为血小板 α- 颗粒膜蛋白 -140（granular membrane protein-140，GMP-140）。血小板被激活后，P- 选择素进入血浆内或融合到血小板膜表面上，介导粒细胞和单核细胞在内皮细胞表面滚动以及粒细胞和单核细胞与血小板的黏附。P- 选择素浓度可反映体内血小板激活的程度。

【标本类型】

109mmol/L 枸橼酸钠抗凝静脉血（1∶9）。

【参考区间】

9.4~20.8μg/L。

【临床意义】

血小板激活时血浆和血小板表面 P- 选择素增高，是血小板活化的分子标志物之一。其增高见于 AMI、动脉粥样硬化、心绞痛、糖尿病伴血管病变、深静脉血栓（DVT）、脑血管病变、

SLE、ITP、妊娠高血压综合征、DIC、ET、肾病综合征、恶性肿瘤等。

【评价】

1. 诊断价值

(1)P- 选择素增高反映了病理状态下血小板被激活和破坏的程度,可用于评价某些免疫反应、药物、生物因素等对血小板的活化作用。

(2)P- 选择素的灵敏度较高,但特异度较低,检查 P- 选择素的同时还应考虑是否存在 E- 选择素。应用 FCM 检查血小板膜 P- 选择素较检查血浆 P- 选择素更特异。

2. 影响因素

(1)除了 EDTA 以外的抗凝剂均能使血小板激活,引起 P- 选择素假性增高。

(2)采集血液标本时必须使用硅化处理的玻璃制品或塑料制品,其他材料可导致血小板激活。

第四节　凝血因子检查

凝血因子是凝血系统的重要组成部分。除了 FⅣ(Ca^{2+})外,其他凝血因子都是蛋白质。临床常用的凝血因子检查主要包括组织因子和凝血因子促凝活性,还有一些反映凝血活化的分子标志物,如凝血酶原片段 1+2、纤维蛋白肽 A/B(FPA/B)、sFMC 等,对血栓前状态和血栓性疾病的诊断均具有辅助作用。

一、组织因子

组织因子(tissue factor,TF)是凝血过程的启动因子。血管损伤后,细胞表面的 TF 暴露,并在局部激活凝血系统而发生凝血。

【标本类型】

109mmol/L 枸橼酸钠抗凝静脉血(1:9)分离的乏血小板血浆。

【参考区间】

ELISA 法:(0.21 ± 0.11)ng/L。

【临床意义】

TF 浓度增高见于严重感染所致脓毒血症、糖尿病肾病及微血管病变、严重创伤、休克、急性呼吸窘迫综合征、DIC、深静脉血栓、羊水栓塞、急性早幼粒细胞白血病、移植排斥反应、恶性肿瘤等患者。

【评价】

血浆 TF 浓度可用于评价在含有 TF 组织中出现的内皮损伤及细胞坏死程度,其灵敏度和特异度均较高。

二、凝血因子促凝活性

当 PT 或 APTT 延长时,需要明确是哪种凝血因子异常,或疑为凝血因子缺陷的患者,可直接检查其相应凝血因子的促凝活性。结果以相当于对照血浆凝血因子的促凝活性百分率表示。FⅡ、FⅤ、FⅦ、FⅩ以 PT 法检查,FⅧ、FⅨ、FⅪ、FⅫ以 APTT 法检查。

【标本类型】

109mmol/L 枸橼酸钠抗凝静脉血(1:9)分离的乏血小板血浆。

【参考区间】

凝血因子促凝活性见表 5-6。

表 5-6　凝血因子促凝活性

因子	活性 /%
FⅡ:C	97.75 ± 16.7
FⅤ:C	102.4 ± 30.9
FⅦ:C	103.0 ± 17.3
FⅩ:C	103.0 ± 19.0
FⅧ:C	103.0 ± 25.7
FⅨ:C	98.1 ± 30.4
FⅪ:C	100.0 ± 18.4
FⅫ:C	92.4 ± 20.7

【临床意义】

1. **外源性凝血因子**

(1)活性增高:见于血栓前状态和血栓性疾病,以及口服避孕药、妊娠高血压综合征和某些肿瘤等患者。

(2)活性降低:①先天性降低见于先天性 FⅡ、FⅤ、FⅦ、FⅩ缺乏症;②获得性降低见于肝脏疾病、维生素 K 缺乏症、DIC 和口服抗凝药等。

2. **内源性凝血因子**

(1)活性增高:见于血栓前状态和血栓性疾病,如静脉血栓、肺梗死、妊娠高血压综合征、晚期妊娠、口服避孕药、肾病综合征、恶性肿瘤患者。

(2)活性降低:①FⅧ:C 降低见于血友病 A、vWD、血液中存在 FⅧ抗体、DIC 等;②FⅨ:C 降低见于血友病 B、肝脏疾病、维生素 K 缺乏症、DIC、口服抗凝药、血中存在 FⅨ抗体等;③FⅪ:C 降低见于 FⅪ缺乏症、肝脏疾病、DIC、血中存在 FⅪ抗体等;④FⅫ:C 降低见于 FⅫ缺乏症、肝脏疾病、DIC、某些血栓疾病、血液中存在 FⅫ抗体等。

【评价】

1. **诊断价值**

(1)当促凝活性降低时,必须确定是否存在凝血因子抑制物。虽然促凝活性增高是高凝状态的一个指标,但其影响因素很多,不能以单独促凝活性增高来确定高凝状态或血栓前状态,应该同时检查生理抗凝蛋白和某些分子标志物。

(2)需要同时检查凝血因子促凝活性(F：C)和抗原浓度(F：Ag),以鉴别其促凝活性降低或结构异常。若 F：C 降低而 F：Ag 正常,多为促凝活性降低,若 F：C 与 F：Ag 均降低则可能为凝血因子结构异常。

(3)需要进行 APTT 延长的纠正试验,以鉴别凝血因子缺乏或存在抗凝物质。若延长的 APTT 能被正常血浆纠正,提示 FⅧ、FⅨ、FⅪ、FⅫ缺乏;若延长的 APTT 不能被正常血浆纠正,提示存在抗凝物质,如狼疮抗凝物质或凝血因子抑制物。

2. 影响因素

(1)血液标本采集不当(如血液内混有组织液)和保存不当(低温保存引起冷激活)等可使凝血因子活性呈假性增高。

(2)凝血因子促凝活性受肝素、口服抗凝药、FDP、凝血因子抑制物(自身抗体)等的影响,可使其检查结果降低。

3. 与检查相关的临床须知

(1)凝血因子促凝活性常用于监测浓缩凝血因子制品的治疗效果。

(2)常用 FⅧ：C 或 FⅨ：C 监测浓缩 FⅧ和 FⅨ制品治疗血友病的效果,当 FⅧ：C 或 FⅨ：C 活性大于 5% 可明显减少出血的风险,大于 25% 可进行小型手术,大于 50% 可进行中型手术,大于 80% 可进行大型手术。

三、凝血酶原片段 1+2

凝血酶原被活化的 FⅩ激活后转化为凝血酶的同时,释放出大小不等的 3 个肽段,分别为片段 1(fragment 1,F1)、片段 2(fragment 2,F2)和片段 1+2(fragment 1+2,F1+2),统称为 F1+2,它的半衰期只有 1.5h,为凝血酶原被裂解的灵敏标志物。F1+2 可以反映凝血系统在血栓形成前是否被激活。

【标本类型】

109mmol/L 枸橼酸钠抗凝静脉血(1：9)分离的乏血小板血浆。

【参考区间】

0.25~1.05nmol/L。

【临床意义】

1. F1+2 浓度增高

(1)大约 90% 的 DIC 早期患者在临床症状出现前 F1+2 浓度即显著增高,因此 F1+2 对于 DIC 的早期诊断有意义。

(2)心肌梗死患者 F1+2 浓度仅轻度增高。在溶栓治疗后,由于溶栓介导的凝血酶形成增加,F1+2 浓度可进一步增高。若溶栓治疗有效,缺血的心肌成功实现再灌注,F1+2 浓度可降低。

(3)深静脉血栓、肺梗死、先天性抗凝血酶Ⅲ缺乏、先天性蛋白 C 和蛋白 S 缺乏、白血病、严重肝脏疾病、急性脑梗死、老年性高血压、溃疡性结肠炎、雌激素替代治疗的患者,以及口服避孕药等 F1+2 浓度也可增高。

2. **F1+2 浓度降低**　见于口服抗凝剂患者,F1+2 浓度可作为口服抗凝剂的监测指标之一。如果接受抗凝剂治疗时即使 PT 延长,而 F1+2 浓度未降低,也提示抗凝不充分。

【评价】

1. **诊断价值**　血浆 F1+2 是凝血酶生成的标志,可直接反映凝血酶原的活性,因此它是凝血活化的分子标志物之一。F1+2 可辅助诊断 DIC 等血栓性疾病和血栓前状态,还可用来评价口服抗凝剂的疗效。

2. **影响因素**　患者年龄超过 45 岁或接受抗凝血酶治疗均可使 F1+2 浓度增高。

3. **与检查相关的临床须知**　①标本采集过程中避免压脉带压迫时间过长;②对检查结果进行分析后,应对 DIC 和血栓性疾病进行适当的监测。

四、纤维蛋白肽 A/B

在凝血酶作用下,纤维蛋白原 α(A)链的精氨酸 -16 和甘氨酸 -17 之间的肽键裂解释放出纤维蛋白肽 A(fibrinopeptide-A,FPA),β(B)链中的精氨酸 -14 和甘氨酸 -15 间的肽键断裂,释放出纤维蛋白肽 B(fibrinopeptide-B,FPB)。它们是反映凝血酶已经开始作用于纤维蛋白原的可靠指标,是血液处于高凝状态的较灵敏的早期标志物。

【标本类型】

109mmol/L 枸橼酸钠抗凝静脉血(1∶9)分离的乏血小板血浆。

【参考区间】

男性不吸烟者 FPA 为 1.22~2.44μg/L;女性不吸烟、未服避孕药者 FPA 为 1.20~3.28μg/L。FPB 为 0.72~2.24nmol/L。

【临床意义】

1. **FPA/B 浓度增高**　①DIC;②白血病,尤其是急性早幼粒细胞白血病;③AMI 和 UAP;④深静脉血栓、脑血栓、肺梗死;⑤肾小球肾炎、肾病综合征、尿毒症;⑥大面积烧伤、术后患者;⑦恶性肿瘤;⑧急性感染、蜂窝织炎、SLE、妊娠高血压综合征、妊娠晚期。

2. **FPA/B 浓度降低**　见于肝素治疗和白血病化疗后缓解患者。

【评价】

1. **诊断价值**　FPA/B 浓度增高提示凝血酶活性增高,是检查凝血酶开始发挥作用的最灵敏试验之一,尤其对 DIC 的诊断有较高的灵敏度,对血液高凝状态的诊断有重要意义。但由于检查方法较为烦琐且耗时较长,临床应用受到一定的限制。

2. **影响因素**　①创伤性穿刺可导致检查结果假性增高;②由于 FPA/B 的半衰期短(仅有 2h),检查时有可能呈阴性结果。

3. **与检查相关的临床须知**　①嘱咐患者检查前避免剧烈运动;②标本采集时避免压脉带压迫时间过长;③对检查结果进行分析后,应对 DIC 和血栓性疾病进行适当的监测。

五、可溶性纤维蛋白单体复合物

在凝血酶的作用下,纤维蛋白原释放出 FPA/B 的同时,产生了较多的纤维蛋白单体(FM),FM 可自行聚合成复合物,溶解于 5mol/L 尿素溶液,称为可溶性纤维蛋白单体复合物(soluble fibrin monomer complex,sFMC)。各种因素引起凝血功能增强时,均可导致血浆 sFMC 浓度增高。

【标本类型】

109mmol/L 枸橼酸钠抗凝静脉血(1∶9)分离的乏血小板血浆。

【参考区间】

(48.5 ± 15.6)mg/L。

【临床意义】

sFMC 浓度增高见于 DIC、急性早幼粒细胞白血病、肝硬化失代偿、恶性肿瘤、心肌梗死、脑血栓、糖尿病、严重感染、严重创伤、外科大手术等。sFMC 浓度降低一般无临床意义。

【评价】

1. **诊断价值**　sFMC 是反映体内凝血酶活性的灵敏指标,是间接反映凝血酶生成和活性的分子标志物,对诊断高凝状态和血栓形成有重要价值,但由于检查耗费时间较长,临床应用受到了一定的限制。

2. **影响因素**　创伤性穿刺可导致检查结果假性增高。

3. **与检查相关的临床须知**　①嘱咐患者检查前避免剧烈运动;②标本采集时避免压脉带压迫时间过长;③对检查结果进行分析后,应对 DIC 和血栓性疾病进行适当的监测。

第五节　抗凝物质检查

抗凝物质包括天然抗凝蛋白(抗凝血酶、蛋白 C、蛋白 S 等)和病理抗凝物质(狼疮抗凝物质、肝素、类肝素抗凝物、凝血因子抑制物等)。

一、抗凝血酶

抗凝血酶(antithrombin,AT)活性占血浆总抗凝血酶活性的 50%~70%,当 AT 与肝素结合后能迅速灭活凝血酶 FⅡa、FXa、FⅦa、FⅨa、FⅪa、FⅫa 等;当 AT 活性缺陷或降低时,可导致凝血活性增强,易形成静脉血栓。

【标本类型】

109mmol/L 枸橼酸钠抗凝静脉血(1∶9)分离的乏血小板血浆。

【参考区间】

AT 活性(AT∶A)80.0%~120.0%;AT 抗原浓度(AT∶Ag)(0.29 ± 0.03)g/L。

【临床意义】

1. **遗传性 AT 缺乏**　①交叉反应物质阴性型（CRM⁻），即抗原浓度与活性均下降；②CRM⁺型，抗原浓度正常、活性下降。遗传性 AT 缺乏是一种常染色体显性遗传病，多在10~25 岁发病，患者常在手术、创伤、感染、妊娠或产后发生静脉血栓，并可在多处反复发生血栓。其共同表现是对肝素的亲和力降低，从而对丝氨酸蛋白酶的灭活能力明显减弱。

2. **获得性 AT 缺乏**　获得性 AT 缺乏的原因与临床意义见表 5-7。

表 5-7　获得性 AT 缺乏的原因与临床意义

原因	临床意义
合成降低	肝硬化、重症肝炎、肝癌晚期等,常与疾病严重程度相关,可伴有血栓形成
丢失增加	肾病综合征
消耗增加	血栓前期和血栓性疾病,如心绞痛、心肌梗死、脑血管疾病、DIC、外科手术后、深部静脉血栓、肺梗死、妊娠高血压综合征等

3. **AT 活性增高**　见于血友病、白血病和再生障碍性贫血等疾病的急性出血期,以及口服抗凝药的患者等。

【评价】

1. **诊断价值**　AT 是抗凝血酶替代疗法的首选监测指标。

2. **影响因素**　肝素对 AT 影响较大,因此,检查 AT 抗原时应停用肝素 2 周以上。

3. **与检查相关的临床须知**　在抗凝治疗过程中,如果怀疑为肝素治疗抵抗,可检查 AT以明确诊断。

二、蛋白 C 和蛋白 S

凝血酶可与血管内皮细胞表面上的 TM 结合形成 1∶1 的复合物,后者使 PC 转变为APC;APC 在蛋白 S（protein S,PS）的辅助下,灭活 FⅧa 和 FⅤa 的作用增强。血浆 60% 的PS 与补体 4（C4）结合蛋白（C4BP）结合,仅有 40%PS 呈游离状态,只有游离状态的 PS（free protein S,FPS）才能作为 PC 的辅助蛋白,而发挥抗凝作用。当 PC 和 PS 缺陷时,血栓形成的风险明显增高。

【标本类型】

109mmol/L 枸橼酸钠抗凝静脉血（1∶9）分离的乏血小板血浆。

【参考区间】

PC∶A∶70.0%~140.0%; PC∶Ag∶80.0%~120.0%。FPS∶A∶60.0%~130.0%; FPS∶Ag∶78.0%~124.0%。

【临床意义】

1. **先天性 PC 缺陷**　表现为反复的无明显原因的血栓形成,Ⅰ型患者 PC∶Ag 浓度与活性均降低,Ⅱ型患者 PC∶Ag 浓度正常而活性降低。先天性 PS 缺乏患者常伴发严重的深静脉血栓,由单纯 PS 或 PC 缺乏引起的血栓性疾病并不多见,所以常联合检查 PS 和 PC。另外,单纯 PS 缺乏作为诊断高凝状态的价值比单纯 PC 缺乏更低。

2. 获得性 PC、PS 缺陷　DIC、急性呼吸窘迫综合征、肝衰竭、口服双香豆素类抗凝剂患者的 PC 和 PS 均降低。

3. 药物影响　口服华法林的患者 PC 快速降低 40%~50%;若患者存在 PC 缺陷,则易发生血栓栓塞症或口服华法林所致的皮肤坏死;口服雌激素或避孕药时 PS 明显降低。

【评价】

1. 诊断价值　PC 和 PS 主要用于评价患者是否有严重血栓或是否易形成血栓,也可用于遗传性 PC 和 PS 缺陷的分型。

2. 影响因素　凝固法检查 PC 时,当 FⅧ:C 大于 150% 或狼疮抗凝物质阳性时,PC 可假性降低。发色底物法检查 PC:A 和 PS:A 较为准确,为首选的检查方法。

3. 与检查相关的临床须知

(1)纯合子蛋白 C 缺乏患者 PC:Ag 缺乏或极度降低,婴儿期可发生暴发性紫癜,表现为下肢皮肤瘀斑、贫血、发热以及休克。

(2)PC/PS 降低时,应考虑维生素 K 缺乏或口服抗凝剂的影响,此时应停用口服抗凝剂 2 周以上或 6 周再次检查。

三、狼疮抗凝物质

狼疮抗凝物质(lupus anticoagulation,LAC)是一组抗磷脂或磷脂与蛋白复合物的抗体,它可使依赖磷脂的凝血时间(如 APTT)延长。

【标本类型】

109mmol/L 枸橼酸钠抗凝静脉血(1:9)分离的乏血小板血浆。

【参考区间】

阴性。

【临床意义】

LAC 阳性见于有狼疮抗凝物质的患者,如 SLE、自发性流产、病毒感染、MPN 和某些血栓性疾病。

【评价】

一般根据 APTT 延长,排除凝血因子缺乏后,提示存在 LAC,应进一步作 LAC 的筛查或确诊试验。

四、凝血因子抑制物

由于多种生理因素和病理原因,人体可以产生凝血因子抑制物(如 FⅧ抑制物),以灭活 50% 某种凝血因子的活性(如 FⅧ:C 降低 50%)作为 1 个 Bethesda 抑制单位,表示血浆凝血因子抑制物的含量。

【标本类型】

109mmol/L 枸橼酸钠抗凝静脉血(1:9)分离的乏血小板血浆。

【参考区间】

阴性。

【临床意义】

FⅧ抑制物（FⅧ抗体）阳性见于反复接受输血和输入 FⅧ浓缩制品的血友病 A 患者,也见于一些老年人、自身免疫病和妊娠期妇女。

【评价】

不同检查方法的灵敏度不同,目前多采用较为简单、快速和灵敏的自动凝血分析仪检查。

五、肝素

普通肝素,又称为未分级肝素（unfractionated heparin,UFH）,健康人血浆 UFH 浓度极低。病理情况下,患者体内肝素样物质浓度可增高;在 UFH 治疗中,患者体内 UFH 浓度可明显增高。通过 APTT、TT 和甲苯胺蓝纠正试验可以筛查 UFH 或肝素样物质。

【标本类型】

109mmol/L 枸橼酸钠抗凝静脉血（1∶9）分离的乏血小板血浆。

【参考区间】

1~9IU/L。

【临床意义】

肝脏疾病、肾上腺皮质肿瘤、多发性骨髓瘤、器官移植、药物不良反应、过敏性疾病、自身免疫病、放射病、肾病综合征、出血热等患者的肝素样物质增多,可有明显的出血倾向。

【评价】

1. **诊断价值**　采用 APTT 监测 UFH 较为灵敏、简便,但缺乏定量 UFH 的作用。UFH 浓度变化是监测 UFH 剂量的最佳指标,UFH 浓度维持在 200~400IU/L 最适宜。

2. **与检查相关的临床须知**　UFH 浓度大于 500IU/L,患者的出血风险增大。

第六节　纤溶活性检查

除了常用的 FDP、D- 二聚体等筛查指标外,纤溶活性检查还包括纤溶酶原激活物（如组织型纤溶酶原激活物、尿激酶型纤溶酶原激活物、纤溶酶原）和纤维蛋白溶解抑制物（如组织型纤溶酶原激活抑制物、α_2- 抗纤溶酶）等指标。

一、组织型纤溶酶原激活物

组织型纤溶酶原激活物（tissue type plasminogen activator,t-PA）是由血管内皮细胞合成的单链糖蛋白,存在于各种组织和体液中。t-PA 可被纤溶酶、激肽释放酶或 FⅫa 激活。

【标本类型】

109mmol/L 枸橼酸钠抗凝静脉血（1∶9）分离的乏血小板血浆。

【参考区间】

t-PA∶A：300~600U/L；t-PA∶Ag：1.5~10.5μg/L。

【临床意义】

1. t-PA 抗原浓度或活性增高 表明纤溶活性亢进，见于原发性和继发性纤溶，如 DIC；也见于应用纤溶酶原激活物类药物。

2. t-PA 抗原浓度或活性降低 表示纤溶活性减弱，见于高凝状态和血栓性疾病。

【评价】

1. 诊断价值 t-PA 是反映纤溶活性的指标之一，但特异性较低。

2. 影响因素

(1)检查 t-PA 的方法较多，但缺乏标准化和质量控制。

(2)采集标本前，患者需要休息 20min 以上；压脉带结扎不宜过紧，且时间不超过 1min，以尽量减少人为因素对 t-PA 的影响。

3. 与检查相关的临床须知 t-PA 释放具有昼夜节律性，上午最高，下午最低；上午 8~10 时检查为宜。

二、纤溶酶原

纤溶酶原（plasminogen，PLG）是一种主要由肝脏、肾脏合成的单链无活性的丝氨酸蛋白酶原。

【标本类型】

109mmol/L 枸橼酸钠抗凝静脉血（1∶9）分离的乏血小板血浆。

【参考区间】

PLG∶A：73.0%~127.0%；PLG∶Ag：0.16~0.28g/L。

【临床意义】

1. 反映纤溶活性

(1)PLG 增高：表示纤溶活性降低，见于血栓前状态、血栓性疾病、恶性肿瘤和糖尿病等。

(2)PLG 降低：表示纤溶活性增高，常见于 DIC、严重感染或脓毒血症、溶栓治疗、大手术或严重创伤、原发性纤溶亢进。由于纤溶亢进，PLG 因消耗增多而降低。另外，重症肝炎、肝硬化和肝移植等，因肝脏合成 PLG 减少而使其降低。

2. 异常纤溶酶原血症 一般情况下，PLG∶Ag 正常，PLG∶A 降低。杂合子型 PLG∶A 为 40%~50%，纯合子型 PLG∶A<5%。

3. 遗传性纤溶酶原缺乏症 极少见。①CRM⁻ 型的抗原浓度与活性均下降；②CRM⁺ 型的抗原浓度正常，其活性下降。

【评价】

1. 诊断价值 PLG 是检查纤溶活性的指标，但灵敏度较 α_2- 抗纤溶酶低。

2. 影响因素　由于血浆 PLG 受多种因素的影响,PLG 降低可能是由于其消耗增多所致,也可能由于其合成减少所致。

三、组织型纤溶酶原激活抑制物 -1

组织型纤溶酶原激活抑制物(plasminogen activator inhibitor,PAI)主要由血管内皮细胞合成,属于一种急性时相反应蛋白,主要包括 PAI-1 和 PAI-2,前者浓度较高。PAI-1 释放至血液后迅速与 t-PA 以 1∶1 结合形成复合物,导致 t-PA 失活,少量 PAI-1 呈游离状态。

【标本类型】

109mmol/L 枸橼酸钠抗凝静脉血(1∶9)分离的乏血小板血浆。

【参考区间】

PAI-1∶A: 100~1 000IU/L;PAI-1∶Ag: <1 000IU/L。

【临床意义】

1. 判断出血与血栓风险　PAI-1 浓度降低患者的纤溶呈亢进状态,出血风险增高。PAI-1 浓度增高的患者纤溶活性降低,血栓风险增高。30%~40% 的深静脉血栓(deep vein thrombosis,DVT)患者血浆 PAI-1 增高;PAI-1 浓度增高可增加心肌梗死或再梗死的风险;UAP 患者 PAI-1 浓度增高。

2. 其他　急性感染、炎症、脓毒血症、恶性肿瘤、手术或创伤、肝脏疾病、吸烟、肥胖、高血脂、高血压等患者血浆 PAI-1 浓度可增高。

【评价】

1. 诊断价值　PAI-1 是反映纤溶活性的指标,PAI-1 与 t-PA 同时检查可更好地反映纤溶系统的平衡状态。

2. 影响因素　PAI-1 释放与 t-PA 相同,有昼夜规律性,上午最高,下午最低。

四、α_2- 抗纤溶酶

PLG 激活后生成纤溶酶(plasmin,PL),PL 能快速与 α_2- 抗纤溶酶(α_2-antiplasmin,α_2-AP)呈 1∶1 结合而形成复合物,α_2-AP 灭活 PL,使 PL 失去活性。

【标本类型】

109mmol/L 枸橼酸钠抗凝静脉血(1∶9)分离的乏血小板血浆。

【参考区间】

α_2-AP∶A: 80%~120%;α_2-AP∶Ag: 60~100mg/L。

【临床意义】

1. α_2-AP 降低　①肝脏疾病患者 α_2-AP 合成减少;②DIC、大手术或创伤时,α_2-AP 与 PL 结合形成复合物而导致其消耗增多;③感染性疾病患者白细胞酶类物质可水解 α_2-AP,而使其降低;④全身性淀粉样变患者因其尿激酶活性增高,导致了 α_2-AP 消耗增多;⑤溶栓治疗时大量 PLG 转变为 PL,可导致 α_2-AP 消耗增多;⑥遗传性 α_2-AP 缺乏症为常染色体隐性遗传病,纯合子型的出血风险增加,杂合子型(α_2-AP 活性常为 35%~70%)的出血症状不

明显。

2. **α_2-AP 增高** 导致纤溶活性降低,有血栓形成的倾向。

【评价】

1. **诊断价值** 血浆 α_2-AP 较为稳定,可作为反映纤溶亢进的灵敏指标。

2. **影响因素** 对于一些创口愈合缓慢、BT 延长,而 PT、APTT 正常的患者,其原因可能是 α_2-AP 缺乏。

第七节 检查项目的选择与应用

血栓与止血的检查主要用于有出血倾向、出血性疾病以及血栓前状态、血栓性疾病的诊断、鉴别诊断、疗效观察和预后判断,也用于抗血栓和溶栓药物治疗效果的监测等。因此,需要根据患者情况,合理选择检查项目。

一、筛查项目的选择与应用

(一)一期止血缺陷筛查项目的选择与应用

一期止血缺陷(disorders of primary hemostasis)是指血管壁和血小板缺陷所致的出血性疾病,常用筛查项目有 BT 和 PLT,其临床应用见表 5-8。

表 5-8 一期止血缺陷筛查项目及其临床应用

筛查项目结果	临床应用
BT 延长,PLT 计数减少	PLT 计数减少所致的 ITP 或继发性血小板减少症
BT 延长,PLT 计数增多	PLT 计数增多引起的 ET 或反应性血小板增多症
BT 延长,PLT 计数正常	血小板功能异常或某些凝血因子缺陷引起的出血性疾病。血小板无力症、贮存池病(致密颗粒缺陷症、α 颗粒缺陷症)和 PF3 缺陷症等,vWD、低(无)纤维蛋白原血症和异常纤维蛋白原血症等
BT 正常,PLT 计数正常	由单纯血管壁通透性和 / 或脆性增加所致的血管性紫癜,如过敏性紫癜、单纯性紫癜、异常蛋白血症所致血管性紫癜等

(二)二期止血缺陷筛查项目的选择与应用

二期止血缺陷(disorders of secondary hemostasis)是凝血因子缺陷或存在病理性抗凝物质所致的出血性疾病,常用筛查项目有 PT、APTT,其临床应用见表 5-9。

(三)纤溶亢进筛查项目的选择与应用

纤溶亢进性出血是指纤维蛋白(原)等被纤溶酶降解所引起的出血,常用筛查项目有 FDP、D- 二聚体,其临床应用见表 5-10。

表 5-9 二期止血缺陷的筛查项目及其临床应用

筛查项目结果	临床应用
APTT 延长,PT 正常	内源性凝血途径缺陷,如血友病 A、B,FXI 缺乏症;血液中有狼疮抗凝物、抗 FⅧ 或抗 FIX 抗体;DIC 时 FⅧ、FIX、FXI 降低;肝脏疾病时 FIX、FXI 减少;口服抗凝剂时 FIX 降低等
APTT 正常,PT 延长	外源性凝血途径缺陷,如遗传性和获得性 FⅦ 缺乏症;获得性常见于肝脏疾病、DIC、血循环中有抗 FⅦ 抗体存在和口服抗凝剂等
APTT 延长,PT 延长	共同凝血途径缺陷,如遗传性和获得性 FX、FV、FⅡ 和 FⅠ 缺乏症;获得性主要见于肝脏疾病和 DIC 等
APTT 正常,PT 正常	遗传性或获得性 FⅩⅢ 缺乏症,获得性见于严重肝脏疾病、淋巴瘤、白血病、抗 FⅩⅢ 抗体、AIHA 和恶性贫血等

表 5-10 纤溶亢进性出血筛查项目及其临床应用

筛查项目结果	临床应用
FDP 正常,D- 二聚体正常	无纤溶亢进,即出血症状可能与纤溶无关
FDP 阳性,D- 二聚体正常	多为 FDP 假阳性,或原发性纤溶症
FDP 正常,D- 二聚体阳性	多为 FDP 假阴性,或继发性纤溶症
FDP 阳性,D- 二聚体阳性	多为继发性纤溶症,如 DIC、溶栓治疗后

二、诊断出血性疾病的筛查项目选择与应用

出血性疾病主要是由于血小板数量和功能异常、遗传性和获得性凝血因子缺陷或减少所致,其诊断主要依靠血栓与止血检查所提供的确诊证据。常用的筛查项目有 BT、PLT 计数及其形态学检查、PT、APTT、Fg、FDP、D- 二聚体等。可根据患者临床表现、家族史,在筛查项目基础上,选择相关确诊筛查项目。

(一)血小板数量和功能异常的项目选择与应用

血小板数量和功能异常的筛查项目选择与应用见表 5-11。

表 5-11 血小板数量和功能异常的筛查项目选择与应用

分类	项目与应用
免疫性血小板减少症	①PLT 计数减少、形态无异常 ②骨髓细胞学检查巨核细胞增多或正常、有成熟障碍 ③抗血小板 GPⅡb/Ⅲa、GPⅠb/Ⅸ特异性抗体,能鉴别免疫性和非免疫性血小板减少
继发性血小板减少症	除 BT 延长、PLT 计数减少外,一般伴有相关检查指标的改变。如重症肝炎、肾衰竭引起的 PLT 计数减少,有相关肝功能、肾功能生化指标异常

续表

分类	项目与应用
获得性血小板功能异常	免疫性血小板功能异常多由慢性型 ITP、淋巴瘤和 CLL 患者体内产生抗血小板 GPⅡb/Ⅲa、GPⅠb/Ⅸ 的自身抗体所致；异常球蛋白血症、药物、尿毒症和肝脏疾病等也有血小板功能障碍
遗传性血小板功能异常	①主要有血小板无力症、巨血小板综合征、贮存池病等，其 PAR 均降低 ②PLT 形态检查，血小板无力症有血小板不聚集、分散存在。巨血小板综合征见巨大血小板 ③使用流式细胞术检查血小板膜糖蛋白分子标志物，血小板无力症 CD41 或 CD61 降低，巨血小板综合征 CD42b 或 CD42a 降低

（二）遗传性凝血因子缺乏的筛查项目选择与应用

在二期止血缺陷筛查项目的基础上，针对常见的血友病和 vWD 等进行项目选择，主要选择 FⅧ：C、FⅨ：C、FⅪ：C、vWF：Ag、FⅦ：C 和 Fg 等项目。

（三）获得性凝血因子缺乏的筛查项目选择与应用

获得性凝血因子缺乏所引起的出血性疾病最常见，主要见于严重肝脏疾病、依赖维生素 K 凝血因子缺乏症、原发性和继发性纤溶、肝素样抗凝物质增多和存在狼疮抗凝物质等。在 PT、APTT、TT 和 Fg 筛查项目的基础上，有针对性地选择 PLG、AT：C、D- 二聚体、FDP、LA 和 F：C（如Ⅱ、Ⅴ、Ⅶ、Ⅷ）等项目。

三、诊断血栓性疾病的项目选择与应用

（一）血栓前状态检查的项目选择与应用

血栓前状态（prethrombotic state）是指血液有形成分、生物化学和流变学发生某些病理变化，在这一状态下，有可能形成血栓或血栓栓塞性疾病。血栓前状态涉及的因素较多，至今尚缺乏公认的定义和诊断标准，可从筛查试验、常用试验和特殊试验 3 个方面选择检查项目（表 5-12）。

表 5-12　血栓前状态检查的项目选择与临床意义

分组	项目	临床意义
筛查试验	APTT 和 / 或 PT	可能缩短
	Fg 浓度	可能增高
	PAR	可能增高
常用试验	vWF：Ag	增高反映血管内皮细胞损伤
	β 血小板球蛋白（β-TG）	增高反映血小板被激活
	sFMC	增高反映凝血酶生成增多
	AT：A	降低反映凝血酶的活性增强
	FDP 和 D- 二聚体	增高反映纤溶亢进

续表

分组	项目	临床意义
特殊试验	TM 和 / 或内皮素 -1（ET-1）	增高反映血管内皮细胞受损
	P- 选择素（P-selectin）	增高反映血小板被激活
	F1+2 和 / 或纤维蛋白肽 A（FPA）	增高反映凝血酶的活性增强
	凝血酶抗凝血酶复合物（TAT）	增高反映凝血酶的活性增强
	组织因子（TF）	增高反映外源凝血系统凝血活性增强
	纤溶酶抗纤溶酶复合物（PAP）	减少反映纤溶酶活性降低

（二）易栓症检查的项目选择与应用

易栓症（thrombophilia）包括易引起血栓栓塞的抗凝因子缺陷、凝血因子缺陷、纤溶因子缺陷以及代谢障碍等疾病，主要选择 PC：A、PS：A、AT：A、AT：Ag、FⅫ：C 和 LAC 等项目。

（三）动 / 静脉血栓检查的项目选择与应用

动脉血栓（如 ACS、脑梗死）、静脉血栓（如 DVT、肺栓塞）项目选择与应用，通常与血栓前状态检查的项目相同。

四、诊断 DIC 的项目选择与应用

弥散性血管内凝血（disseminated intravascular coagulation，DIC）是指不同病因导致局部损伤而出现以血管内凝血为特征的一种继发性综合征，它既可由微血管受损引起，又可导致微血管的损伤，严重损伤可导致多脏器功能衰竭（multiple organ failure，MOF）。由于 DIC 病因复杂，病情变化快且危重，目前的诊断并无"金标准"。对 DIC 的诊断既要寻找病因与观察临床症状，又要进行凝血、纤溶等相关实验室项目检查。

（一）DIC 检查的项目选择

诊断 DIC 时，必须充分考虑患者的基础疾病，并综合临床表现和多项实验室检查结果。目前，DIC 诊断常用的检查组合项目有 PT、APTT、Fg、PLT、D- 二聚体。对于疑难患者，可选择增加抗凝血酶（antithrombin，AT）、凝血酶抗凝血酶复合物（thrombin-antithrombin complex，TAT）、血栓调节蛋白（thrombomodulin，TM）、组织型纤溶酶原激活物 - 纤溶酶原激活抑制物 -1 复合物（tissue plasminogen activator-plasminogen activator inhibitor-1 complex，tPAI-C）、纤溶酶抗纤溶酶复合物（plasmin antiplasmin complex，PIC）等项目。

（二）DIC 的诊断标准

国际血栓与止血学会（International Society on Thrombosis and Haemostasis，ISTH）科学标准化分会（Scientific and Standardization Committee，SSC）提出了 DIC 诊断计分标准——ISTH 积分法，对显性 DIC 的诊断简单易行。

1. 显性 DIC 的诊断

（1）危险性评估：患者存在任何一项基础性疾病，如败血症或严重感染（任何微生物）、创伤（多发性创伤、神经损伤、栓塞）、器官损伤、恶性肿瘤、病理产科（羊水栓塞、胎盘早剥）、严重

肝衰竭、严重中毒或免疫反应(蛇咬伤、药物、输血反应、移植排斥等)等,可认为存在 DIC 的危险性,再按照表 5-13 进行检查并计分。

(2)基本检查项目:PLT、PT、Fg、D- 二聚体、FDP。

(3)ISTH 积分法:积分大于 5 符合显性 DIC,积分 2~5 可能为非显性 DIC。显性 DIC 计分诊断方案见表 5-13。

表 5-13　显性 DIC 计分诊断方案

项目	方案
1. 危险性评估	有无导致显性 DIC 的基础疾病,有则按此表进行评价,无则弃去此方案
2. 基本检查项目	PLT、PT、Fg、D- 二聚体、FDP
3. 计分	
PLT 计数 /($\times 10^9$/L)	>100(=0),≤ 100(=1),≤ 50(=2)
纤溶标志物(D- 二聚体或 FDP)	不升高(=0),中度升高(=2),明显升高(=3)
PT 延长 /s	<3(=0),3~5(=1),≥ 6(=2)
Fg 浓度 /(g/L)	>1.0(=0),≤ 1.0(=1)
4. 总计分	如 ≥ 5 为显性 DIC,每天重复计分 1 次
	如<5 为提示非显性 DIC,每天动态观察并重复计分 1 次

2. 非显性 DIC 的诊断

(1)危险性评估:有与 DIC 发生相关的原发病,一般不包含在显性 DIC 的因素之内,有则计 2 分,无则为 0 分。

(2)基本检查项目:计分,依据动态变化增减。

(3)特殊检查项目:基本检查项目对非显性 DIC 缺乏灵敏度,必须采用更灵敏的分子标志物来协助诊断。具体项目可根据实验室的条件而定,常用项目为 AT、PC、TAT、F1+2 等。

(4)ISTH 积分法:每 1~2 天重复 1 次,非显性 DIC 计分诊断方案见表 5-14。

表 5-14　非显性 DIC 计分诊断方案

项目	计分
1. 危险性评估	患者有无导致 DIC 的基本疾病,有 =2　无 =0
2. 基本检查项目	
PLT 计数 /($\times 10^9$/L)	≥ 100(=0),<100(=1)　+ 稳定(=0),下降(=1)
PT/s	≤ 3(=0),>3(=1)　+ 稳定(=0),延长(=1)
sFg/FDP	正常(=0),增高(=1)　+ 稳定(=0),增高(=1)
3. 特殊检查项目	
AT	正常(= −1),降低(=1)
PC	正常(= −1),降低(=1)
TAT	正常(= −1),降低(=1)
其他	
4. 总分	

五、抗血栓和溶栓治疗监测的项目选择与应用

临床常用抗血栓药预防血栓形成,但用量过大可造成出血,用量不足则达不到预期效果。所以应用抗血栓药物时,必须选择相应的实验室检查项目进行监测。

(一)普通肝素和低相对分子质量肝素治疗的监测

应用普通肝素(UFH)出血发生率为 7%~10%,PLT 计数减少发生率为 0%~5%;较大剂量的低相对分子质量肝素(lower molecular weight heparin,LMWH)同样存在出血的可能。其监测项目的选择与应用见表 5-15。

表 5-15　UFH 和低相对分子质量肝素治疗监测的项目选择与应用

项目	应用
APTT	UFH 的首选监测指标,APTT 维持在正常对照的 1.5~2.0 倍为宜 UFH 血浆浓度维持在 200~400IU/L 为宜
活化凝血时间(ACT)	体外循环应用 UFH 抗凝的监测指标,ACT 参考区间为 60~120s,维持在 250~360s 为宜
FXa 抑制试验 (抗 FXa 活性)	LMWH 常规剂量无需监测,较大剂量时选用 FXa 抑制试验,维持在 500~700AFXa IU/L 为宜
PLT 计数	使其维持在参考区间内,当 PLT 计数 $<50 \times 10^9/L$ 时,暂停用药并检查血小板减少的原因
AT : A	使其维持在 80%~120%,因为 AT:A<70% 时肝素效果降低,<50% 时肝素效果明显降低,<30% 时肝素效果失效

(二)口服抗凝剂治疗的监测

目前,口服抗凝剂主要以维生素 K 拮抗剂华法林为代表,由于食物、药物和个体差异等原因,口服抗凝剂的出血发生率为 7.0%~20.0%。WHO 推荐 INR 作为口服抗凝剂监测的首选项目,中国人的 INR 以维持在 2.0~2.5 为宜。

(三)溶栓治疗的监测

溶栓治疗的主要并发症是出血,轻度出血的发生率为 5%~30%,重度出血的发生率为 1%~2%,因此,需要进行治疗的监测,其主要监测项目有:①Fg 维持在 1.2~1.5g/L 为宜;②TT 维持在正常对照值的 1.5~2.5 倍为宜;③FDP 维持在 300~400mg/L 为宜。

(四)抗血小板治疗的监测

临床上常用阿司匹林(aspirin)、氯吡格雷(clopidogrel)或阿昔单抗(abciximab)等作为血小板功能的抑制剂,抗栓治疗的主要监测项目有:①BT 维持在治疗前的 1~2 倍为宜;②PLT 计数不低于 $60 \times 10^9/L$ 为宜;③检查血小板聚集功能时,阿司匹林须选用花生四烯酸或胶原为诱导剂,氯吡格雷须选用 ADP 为诱导剂,使血小板最大聚集率降至患者基础对照值的 50% 为宜。

（五）降纤药治疗的监测

临床上常用的降纤药有克栓酶和蝮蛇抗栓酶等，其主要监测项目有：①Fg 维持在 1.0~1.5g/L 为宜；②PLT 计数不低于 60×10^9/L 为宜。

（林发全）

第六章　血型与器官移植实验室检查

血型(blood type)是人类血液的主要特征之一,是血液成分(红细胞、白细胞和血小板)表面的抗原类型,是各种血液成分的遗传多态性标记。根据人体各种细胞和各种体液成分的抗原性不同,血型可分为红细胞血型系统、白细胞血型系统、血小板血型系统及血清型。通常所说的血型是指红细胞上特异性抗原类型。到目前为止,红细胞血型系统有 ABO、MNS、P、Rh 等 30 个,表达近 300 种抗原。随着新抗原发现及对已存在抗原的进一步认识,血型抗原的数量、分类都可能发生变化。

目前,我国组织器官移植的数量正在逐年增加,等待移植的患者数量增加更明显。供者和受者需要进行诊断性检查的数量正在同步增加。检查供者的目的是防止细菌、病毒的传播和是否存在遗传病,以提供适宜的器官或组织。检查受者的目的是寻找完全相合的供者,防止排异反应和识别急性排异反应。

第一节　血　型　检　查

一、ABO 血型鉴定

(一) ABO 血型系统

1. ABO 血型系统分型　ABO 血型是由红细胞抗原和血清抗体共同决定的,根据红细胞是否存在 A、B 抗原,以及血清是否存在抗 A、抗 B 抗体,ABO 血型系统可分为 A、B、O 及 AB 四种血型(表 6-1)。

表 6-1　ABO 血型分型

血型(表现型)	红细胞表面抗原	血清抗体	基因型
A	A	抗 B	*AA*,*AO*
B	B	抗 A	*BB*,*BO*
AB	A、B	—	*AB*
O	—	抗 A、抗 B 和 / 或抗 AB	*OO*

2. ABO 血型系统遗传 1924 年,Bernstein 提出 ABO 血型遗传的基因座上有 *A*、*B*、*O* 三个等位基因,*A* 和 *B* 基因对于 *O* 基因而言为显性基因,*O* 基因为隐性基因。ABO 血型系统有 4 种表现型和 6 种基因型(表 6-1)。由于血型具有遗传特性,故以父母的血型可以大致推测子代的血型。

3. ABO 血型系统抗原

(1)ABO 血型系统抗原及存在部位:37d 的胎儿就可以产生 A 抗原、B 抗原及 H 抗原,5~6 周胎儿红细胞已可检出抗原,出生时红细胞所带的抗原数量为成人的 25%~50%,以后不断增多,到 20 岁左右达到高峰,大多数人体的每个红细胞有 200 多万个抗原。A、B 和 H 抗原的表达比较稳定,但老年人的抗原表达可能减弱。

A 抗原、B 抗原和 H 抗原广泛存在于多种细胞的胞膜上,以及 *SESE* 显性基因人的体液和分泌物中。体液和分泌物出现的这些物质多为半抗原,称为血型物质(blood group substance)。血型物质以唾液最丰富,其次是血清、尿液、精液、胃液、羊水、汗液、泪液、胆汁、乳汁和腹膜腔液等。凡体液含有 A、B、H 血型物质者称为分泌型个体;不含血型物质者为非分泌型个体,其基因型为 *sese*。汉族人分泌型占 80%,非分泌型占 20%。血型物质也具有与相应抗体发生反应的性质。

(2)ABO 血型系统抗原结构:ABO 血型抗原属于完全抗原,是由多肽和糖链组成的糖蛋白,多肽部分决定血型的抗原性,糖链决定血型的特异性,其抗原主要有 A、B 和 H,分别受 *A*、*B* 和 *H* 基因间接控制。H 抗原的糖链结构是形成 A、B 抗原的结构基础,H 抗原存在于 ABO 各型红细胞上,称为 H 物质,其中以 O 型红细胞最多。

4. ABO 血型系统抗体

(1)ABO 血型系统抗体的产生:新生儿通常无抗 A 和抗 B 抗体,出生后自然界中的一些抗原刺激物(如细菌表面上具有的类似于 A、B 和 H 结构的抗原),不断地免疫人体,逐渐产生针对自己所缺乏抗原的抗体,一般在出生 3~6 个月后才开始出现抗体,5~10 岁时抗体的效价较高,一直持续到成年,老年人抗体水平一般低于年轻人。由于自然环境中的 A 型物质较多,B 型人血清中抗 A 的效价高于 A 型人血清中抗 B 的效价。

(2)天然抗体与免疫抗体:ABO 血型抗体为免疫球蛋白,按其产生的原因不同,分为天然抗体和免疫抗体。①天然抗体:主要是由自然界中与 A、B 抗原类似的物质刺激产生,以 IgM 为主,为完全抗体;②免疫抗体:主要由母婴血型不合的妊娠及反复同型异体输血后产生,以 IgG 为主,为不完全抗体。2 种抗体的主要特点见表 6-2。

表 6-2 天然抗体(IgM)和免疫抗体(IgG)主要特点

特点	IgM	IgG
存在的主要血型系统	主要存在于 ABO、MNS、P 等	主要存在于 Rh、Kell、Kidd 等
可察觉的抗原刺激	无	有(妊娠、输血等)
相对分子质量 /kD	1 000	160
通过胎盘	不能	能

续表

特点	IgM	IgG
耐热性（70℃）	不耐热	耐热
被血型物质中和	能	不能
被 2-ME 或 DDT 破坏	能	不能
与红细胞反应最佳温度 /℃	4~25	37
在盐水介质中与红细胞反应情况	出现可见的红细胞凝集	不出现可见的红细胞凝集

正常情况下，ABO 血型抗体为天然抗体，以 IgM 为主，但血液中也有少量的 IgG 和 IgA 类抗体。O 型人血液中含抗 A、抗 B 和 / 或抗 AB 抗体，以 IgM 型抗 A 和抗 B 抗体为主。其中抗 AB 不是抗 A 和抗 B 的混合物，它所识别的是 A 抗原和 B 抗原上共同的结构部位，以 IgG 为主，效价较高，可以通过胎盘。因此，当 O 型的母亲孕育 A 型、B 型胎儿时，第一胎易发生新生儿溶血病。利用 O 型血中的抗 AB 抗体可检出较弱的 A、B 抗原，以鉴定 ABO 亚型。

（3）不规则抗体（irregular antibody）：也称为意外抗体，是指血清中抗 A、抗 B 或抗 AB 抗体以外的其他血型抗体。

5. ABO 血型系统亚型　亚型是指虽属同一血型抗原，但抗原结构、性质或抗原表位数有一定差异的血型。常见的 A 亚型有 A_1、A_2、A_3、A_x、A_m 和 A_y 等。而 B 亚型一般比较少见，包括 B_3、B_x、B_m 和 B_{el} 等。AB 亚型常见的有 A_1B、A_2B、A_3B、A_xB、AB_2、AB_3 和 cisAB 等。

A_1、A_2 亚型占全部 A 型血的 99.9%，白种人 A_2 亚型约占 20%，亚洲人主要是 A_1 亚型，A_2 亚型少见（或罕见）。A_1 亚型人红细胞表面含有 A、A_1、H 抗原，血清含有抗 B 抗体；A_2 亚型人红细胞表面含有 A、H 抗原，血清含有抗 B、抗 A_1 抗体（1%~8%）。

（二）ABO 血型鉴定方法

ABO 血型鉴定主要是利用抗原抗体之间的反应来完成的，包括正向定型（direct typing）与反向定型（indirect typing）。正向定型是用已知的特异性抗体（标准血清）检查受血者红细胞胞膜的未知抗原，反向定型是利用已知血型的标准红细胞检查受血者血清的未知抗体。目前常用的方法是盐水介质法、微柱凝胶介质血型卡法。微柱凝胶介质血型卡的类型、成分及用途见表 6-3。

表 6-3　微柱凝胶介质血型卡类型、成分及用途

类型	成分	用途
中性凝胶介质血型卡	不含特异性抗体及抗球蛋白试剂	检查 IgM 抗体与红细胞反应，如 ABO 血型正向定型和反向定型、交叉配血
特异性凝胶介质血型卡	含有特异抗体	检查红细胞抗原
抗球蛋白凝胶介质血型卡	含有抗球蛋白试剂	检查 IgM、IgG 不完全抗体和相应抗原反应，如交叉配血、不规则抗体筛查和鉴定等

【标本类型】

EDTA 抗凝静脉血。

【参考区间】

正向定型、反向定型血型鉴定及结果判断见表 6-4。

表 6-4　ABO 血型正向定型、反向定型鉴定及结果判断

正向定型（标准血清 + 被检者红细胞）			反向定型（标准红细胞 + 被检者血清）			结果判断
抗 A	抗 B	抗 AB（O 型血清）	A 型红细胞	B 型红细胞	O 型红细胞	
+	−	+	−	+	−	A 型
−	+	+	+	−	−	B 型
+	+	+	−	−	−	AB 型
−	−	−	+	+	−	O 型

【临床意义】

1. **输血**　血型鉴定是实施输血治疗的首要步骤,输血前必须准确鉴定,并严格核对供血者与受血者的血型,选择同型的血液,交叉配血相符后才能输血。

2. **器官移植**　ABO 抗原是一种强移植抗原,受血者与供血者 ABO 血型尽量相合,血型不合极易引起急性排异反应,而导致移植失败。

3. **诊断胎儿 / 新生儿溶血性疾病**　胎儿 / 新生儿溶血性疾病(haemolytic disease of the fetus and newborn,HDFN)是指母婴血型不合引起的胎儿 / 新生儿的溶血性疾病,在我国最多见的是 ABO 血型系统引起的溶血病。

4. **其他**　ABO 血型检查还可用于法医学鉴定,以及某些疾病的调查等。

【评价】

1. **诊断价值**　判定受血者 ABO 血型。ABO 血型是临床输血中最重要的血型,必须对供血者与受血者的 ABO 血型进行鉴定确认。

2. **影响因素**

(1)弱抗原亚型和获得性抗原(如类 B 抗原)可以出现假阴性或假阳性结果。

(2)玻片法不适用于检查血清或血浆 ABO 抗体,不适用于反向定型。试管法和微孔板法进行 ABO 血型鉴定时,必须做正向定型、反向定型,两者一致才能报告结果。

(3)鉴定年龄小于 6 个月婴儿的 ABO 血型时,只进行正向定型,并用生理盐水洗涤红细胞 3 次,以洗去可溶性抗原及血浆蛋白等成分。

3. **与检查相关的临床须知**

(1)反向定型可复检正向定型结果的准确度,纠正漏检、误报;可发现正向定型难以发现的弱抗原亚型,如 AB₂ 型,在正向定型中因其 B 抗原较弱而常被误定为 A 型;纠正某些患者因疾病原因造成的红细胞抗原减弱所致血型判定错误;排除获得性抗原(如类 B 抗原)和冷

凝集现象对红细胞定型的干扰;发现一些亚型中的不规则抗体。

(2)观察结果要认真仔细,一定要注意红细胞呈特异性凝集、继发性凝固以及缗钱状排列的区别,弱凝集要采用显微镜检查法进行证实。玻片法观察凝集结果时,应以白色为背景。试管法观察凝集时,从离心机取出试管开始到观察结果前,不要摇动或震动试管。观察结果时要以白色光为背景,先观察上层液有无溶血(溶血与凝集的意义相同),再边观察边轻侧试管,仔细观察有无凝块。

(3)输血反应是严重的、可致命的并发症,输血前必须在体外先进行血型鉴定和交叉配血试验。

(4)肿瘤、白血病、感染、异基因骨髓移植可改变或抑制患者的血型抗原/抗体表达。短时间大量输血也会影响血型的判断。

二、Rh 血型鉴定

(一)Rh 血型系统

1940 年,Landsteiner 和 Wiener 发现了红细胞 Rh 血型,Rh 血型系统的国际输血协会(The International Society of Blood Transfusion,ISBT)命名字母符号是 RH,数字序号是 004。

1. **Rh 命名**　Rh 血型系统的命名较为复杂,主要有 Fisher-Race 命名法、Wiener 命名法和数字命名法,Fisher-Race 命名法简单明了,易于解释,临床上最为常用。

Fisher-Race 命名法又称为 CDE 命名法,*Rh* 基因是 3 种基因的复合物,每条染色体上有 3 个基因位点,相互连锁,每种基因决定 1 个抗原。这 3 个基因是以 1 个复合体的形式遗传,如 *CDe/cDe* 只能以 *CDe* 或 *cDe* 遗传给子代。3 个连锁基因有 8 种基因组合,2 个染色体上的基因可形成 36 种遗传型。

Rh 抗原命名为 C、D、E、c、d、e,但从未发现过 d 抗原,因而认为 d 抗原实际是不存在的,但仍保留"d"符号,以相对于 D。

2. *Rh* **基因**　*Rh* 基因位于第 1 号染色体,由 2 个紧密连锁的双结构基因构成,即 *RHD* 及 *RHCE* 基因,*RHD* 基因编码 D 抗原,*RHCE* 基因编码 C 和 / 或 c 及 E 和 / 或 e 抗原。

3. **Rh 血型抗原**　Rh 血型抗原在人出生时已发育成熟,Rh 血型抗原系统非常复杂,目前已经发现 50 个 Rh 抗原,其中 D、C、c、E、e 是 Rh 系统最常见的抗原,并与血清学获得的表现型完全一致。免疫原性最强的是 D 抗原,其后依次为 E、C、c、e。Rh 表现型出现的频率各不相同,CcDee(35%)、CCDee(18.5%)、CcDEe(15.5%)、ccDEe(11.7%)、ccdDEE(2.3%)、ccddee(15.1%)、ccddEe(0.9%)、Ccddee(0.8%)。

D 抗原为多肽类抗原,只存在于人类的红细胞膜上,体液和分泌液中无游离的 D 抗原。D 抗原的表达包括量和质的变化,抗原数量越多,抗原性越强。D 抗原质的变化主要指 D 抗原的表位数量减少(完整的 D 抗原有 30 多个抗原决定簇)。根据 D 抗原的量和质的不同,将 D 抗原分为以下几种:

(1)D:正常 D 抗原,红细胞表面 D 抗原数量一般为 10 000~30 000,抗原表位数量正常。

(2)弱 D(weak D):抗原表位数量正常,D 抗原数量减少。红细胞可不被 IgM 类抗 D 抗体所凝集,但与 IgG 类抗 D 抗体发生反应,抗球蛋白试验检查时可出现凝集,故称为弱 D。弱 D 个体的红细胞上 D 抗原数量为 200~10 000。弱 D 供血者的红细胞应视为 Rh 阳性,弱 D 受血者的红细胞应视为 Rh 阴性。

(3)部分 D(partial D):D 抗原数量基本正常或增多,但是缺失正常 D 抗原上的部分抗原表位,血清中可因免疫而产生抗 D 抗体者称为部分 D。

(4)放散 D(Del):D 抗原在红细胞上表达极弱,即 Del 表型,用常规的血清学方法容易鉴定成为 Rh 阴性。但通过吸收放散试验可证明红细胞有极少量的 D 抗原。

(5)D 抗原阴性:红细胞表面有 D 抗原称为 Rh 阳性,红细胞表面不含 D 抗原称为 Rh 阴性。中国人约有 0.3% 为 Rh 阴性,某些少数民族 Rh 阴性率稍高,可达 15.8%。

4. Rh 血型抗体

(1)抗体性质:Rh 抗体一般不是天然抗体,主要是后天通过输血、妊娠等免疫而产生。绝大多数抗体是 IgG,极少是 IgM。

(2)抗体种类:Rh 血型比较常见的抗体是抗 D、抗 E、抗 C、抗 c 和抗 e 等 5 种抗体。复合抗原的存在可刺激机体产生相应的抗体。大多数的抗 c 抗体和抗 e 抗体血清中,也含有抗 f(ce)抗体。抗 C 抗体常与抗 Ce 抗体一起产生。抗 CE 抗体有时与抗 D 抗体同时形成。

(二) Rh 血型鉴定方法

虽然 Rh 血型系统中有 50 多种抗原,但临床上通常只检查 D 抗原,采用人源抗 D 盐水介质法或间接抗球蛋白微柱凝胶法进行鉴定。特殊需要(如家系调查、亲子鉴定、配血不合等)时才使用抗 C、抗 c、抗 E、抗 e 等抗体标准血清进行表型鉴定。

【标本类型】

EDTA 抗凝血。

【参考区间】

盐水介质法凝集为 RhD 阳性,不凝集为 RhD 阴性。

【临床意义】

1. 输血前检查 Rh 血型系统是红细胞血型中最复杂的系统,其引起输血型溶血反应的危害仅次于 ABO 血型系统,因此输血前也应做 Rh 血型鉴定。健康人血清一般不存在 Rh 抗体,故在第 1 次输血时往往不会发生 Rh 血型不合。Rh 阴性患者在第 2 次接受 Rh 阳性血液时,可出现溶血性输血反应。若将含 Rh 抗体的血液输给 Rh 阳性患者,也可因致敏红细胞而发生溶血。因此,采用抗球蛋白凝胶法进行交叉配血更为安全。

2. 诊断 HDFN 由于 IgG 类的 Rh 抗体易通过胎盘,从而破坏胎儿相应抗原红细胞,引起严重的 HDFN,故发生 HDFN 时,应检查新生儿及母亲 Rh 血型及 Rh 不完全抗体。

3. 协助治疗 当证实有少量 Rh 阳性的红细胞进入 Rh 阴性的血液循环时,可用大剂量 Rh 免疫球蛋白来阻断 Rh 阳性红细胞的免疫作用。

【评价】

1. 诊断价值 ①保证输血安全;②预测 HDFN 的可能性。

2. **影响因素**

(1)如果受血者红细胞只与抗 D 血清凝集,不与抗 E、抗 C、抗 c、抗 e 抗体凝集,则血型判定为 Rh 缺失型,以"-D-"表示。

(2)Rh 血型鉴定方法有玻片法、试管法、微量板法和微柱凝胶法等,其中试管法最常用。

(3)无论哪一种方法,如果是采用盐水介质检查,则标准血清必须为 IgM 型。

3. **与检查相关的临床须知**

(1)在一般检查中,仅进行 RhD 定型,只有在家系调查、亲子鉴定和产前检查时,需要确定是纯合子或杂合子,以及配型试验中发现不规则抗体时,才需要进行 Rh 全部表型定型。

(2)若疑为 RhD 阴性,应进一步按照 Rh 阴性确认试验进行鉴定。

三、血小板血型鉴定

血小板表面不仅有组织相容性抗原 HLA、红细胞血型抗原,以及其他组织细胞共有的抗原,即血小板相关性共同抗原,而且还有血小板特异性抗原(human platelet alloantigens,HPA)。HPA 构成了血小板膜结构的一部分,并只表达于血小板和巨核细胞表面,即血小板血型。

(一) 血清学方法

致敏红细胞血小板血清学试验(sensitized erythrocyte platelet serology assay,SEPSA)、微柱凝胶血小板定型试验和血小板免疫荧光试验是血小板血清学检查的常用试验。

【标本类型】

血清,血小板。

【参考区间】

1. SEPSA　①阳性:指示红细胞平铺在反应孔底部表面;②弱阳性:指示红细胞只结合到部分孔底,并且结合的区域比阴性对照大;③阴性:指示红细胞在反应孔底部中央形成红细胞聚集。

2. **微柱凝胶血小板定型试验**　①阳性:离心后红细胞滞留在凝胶表面或凝胶中;②阴性:离心后指示红细胞完全沉降于凝胶管底部。

3. **血小板免疫荧光试验**　血小板抗原鉴定是根据特异性抗体与血小板的反应情况,以判断血小板抗原的特异性;血小板抗体检查是根据血清和血小板谱的反应情况,鉴定血清抗体的特异性;血小板交叉配型试验是根据反应结果选择交叉反应阴性血小板。

【临床意义】

1. SEPSA

(1)阳性(含弱阳性):提示患者血清或血浆含有血小板抗体,如进行血小板抗原鉴定,则该血小板表面含有该抗原;如进行血小板交叉配型,则血小板交叉配型不合。

(2)阴性:提示患者血清或血浆不含血小板抗体,如进行血小板抗原鉴定,则该血小板表面不含有该抗原;如进行血小板交叉配型,则血小板交叉配型相合。

2. **微柱凝胶血小板定型试验**　阳性结果提示受血者的血清中存在与供血者血小板反

应的抗体,血小板交叉配型不合;阴性结果提示受血者的血清未检出与供血者血小板反应的抗体,血小板交叉配型相合。

3. **血小板免疫荧光试验** 用于鉴定血小板抗原,检查血小板抗体和筛查配型相符的供体血小板。

【评价】

1. **诊断价值** 选择血小板交叉配血相合的供血者血小板,是血小板有效输注的保证。微柱凝胶血小板定型试验操作简便快速、灵敏度高,结果易于观察。而 SEPSA 灵敏度低,且要放置过夜,耗时长,实际应用价值不大。

2. **影响因素**

(1) SEPSA:①检查前将受血者血清离心 10min(2 800r/min),以去除沉淀;②受血者的血浆不能作为检查标本;受血者血清不需要进行补体灭活;③为了防止静电干扰,宜在室温湿润的状态下进行检查。

(2) 血小板免疫荧光试验:显微镜下只观察荧光标记的血小板,可以避免由于细胞碎片引起的非特异性反应。

3. **与检查相关的临床须知** 特异性抗血清的缺失是导致血小板免疫荧光试验不能常规普及的重要原因。

(二) 基因分型方法

目前所知的大部分 HPA 等位基因多态性皆为单核苷酸多态性(single nucleotide polymorphisms,SNP),血小板基因分型方法与 SNP 检查方法类似。

【标本类型】

EDTA 抗凝血液,标本避免溶血。

【临床意义】

确定血小板的基因型。

【评价】

1. **影响因素** 血清学方法简单快速、成本低,血型抗原的血清学定型是基因分型的前提,分子生物学方法结果准确可靠、样本要求低,但目前尚无合适的分子生物学方法,用于检查血小板抗体和血小板交叉配血试验。目前,血小板血型抗原分型主要运用分子生物学技术,而血小板抗体检查和交叉试验主要运用血清学技术。

2. **与检查相关的临床须知** 由于 HPA 血清学分型法受到许多限制,如人源抗血清稀少、新生儿同种免疫性血小板减少性紫癜(neonatal alloimmune thrombocytopenic purpure,NAITP)、输血后紫癜(post-transfusion purpura,PTP)、血小板输注无效(platelet transfusion refractoriness,PTR)患者较难获取足够的血小板等,故血清学方法可被基因分型方法取代。

四、交叉配血试验

交叉配血试验(cross-match test)也称为血液配合性试验,目的是检查输入的血液与患者血液是否相合。交叉配血试验阴性表明患者与供血者血液之间无不相配合的抗原、抗体成分,配血无禁忌,可以输血。患者血清与供血者红细胞反应,检查患者体内是否存在针对供血者红细胞的抗体,称为主侧配血(major cross matching);患者红细胞与供血者血清反应,检查供血者血液内是否存在针对患者红细胞的抗体,称为次侧配血(minor cross matching)。

【标本类型】

供血者、受血者 ABO 同型的 EDTA 抗凝静脉血。

【参考区间】

阴性。

【临床意义】

交叉配血试验是输血前必须进行的红细胞系统的配合性试验,是输血安全的关键措施和根本保证。

1. 验证血型　进一步验证供血者血型鉴定是否正确,以避免血型鉴定错误而导致的输血后严重溶血反应。

2. 发现 ABO 血型系统抗体　含有抗 A_1 抗体的血清,与 A_1 型红细胞配血时,可出现凝集。

3. 发现 ABO 血型以外的不规则抗体　虽然 ABO 血型相同,但 Rh 或其他血型不同,同样可引起严重溶血性输血反应。

【评价】

1. 诊断价值　交叉配血试验的目的是进一步验证供血者与受血者的 ABO 血型,以及检查是否含有不相配合的抗原或抗体成分。

2. 影响因素

(1)仔细核对标本上的标签和申请单的有关内容,防止配血错误。

(2)试剂质量应符合要求,在有效期内使用,严防细菌污染,试验结束后应放冰箱保存,注意保存温度。

(3)近期或反复多次输血或妊娠可以产生意外抗体,若对患者输血史或妊娠史不明,应在 48h 内采集标本。

3. 与检查相关的临床须知

(1)为确保输血安全,应同型输血、交叉配血相合才可以输血。在患者输血过程中要主动与输血科保持联系,观察有无输血反应。如发生输血反应,应立即停止输血,查找原因。

(2)48h 内需要输入多名供血者的血液时,除了进行受血者与各供血者的交叉配血试验外,还应进行各供血者之间的交叉配血试验,以避免供血者之间存在输血禁忌。

五、胎儿/新生儿溶血性疾病的实验诊断

胎儿/新生儿溶血性疾病(HDFN)是由母体产生的、与胎儿/新生儿红细胞抗原相对应的有溶血活性的同种异体抗体,所致的同种被动免疫性溶血病,是一种发生于胎儿或新生儿早期的自限性免疫性溶血的综合征,又称为"胎儿有核红细胞增多症(fetal nucleated erythrocytosis)"。

在我国发生于 ABO 血型系统的母胎 / 婴儿血型不合性溶血多于 Rh 血型系统。新生儿常出现严重黄疸、进行性贫血、髓外造血所致的肝脾大,甚至出现胎儿水肿等症状,疑为母婴血型不合时,通常进行以下检查:

(1)检查外周血球形红细胞。

(2)检查亲子及生父的血型。

(3)Coombs 试验:直接试验验证新生儿红细胞表面的血型致敏抗原,间接试验检查母亲血清的免疫抗体,如抗原抗体一致,且抗体效价分别为抗 A 是 1:128,或抗 B 是 1:64,或抗 D 是 1:64,均可初步确定为母亲体内产生了针对新生儿红细胞的免疫抗体,且新生儿红细胞已致敏。

(4)新生儿体内游离抗体及效价检查:如与母亲体内免疫抗体及效价一致,可进一步明确患儿溶血的原因是母亲免疫抗体所致。

(5)热放散法处理新生儿红细胞:如放散液能致敏正常同型人红细胞,导致间接法抗球蛋白试验阳性,则可明确诊断 HDFN。

【评价】

1. **诊断价值** 红细胞抗体释放试验(热放散试验)是诊断 HDFN 的主要依据,ABO 血型不合溶血性疾病行 56℃热放散法检查,Rh 血型不合溶血性疾病行乙醚或磷酸氯喹放散法检查。

2. **与检查相关的临床须知**

(1)直接 Coombs 试验阴性不能排除 HDFN。

(2)出生 48h 后、3~7d 内,直接进行 Coombs 试验、免疫抗体检查,诊断的阳性率较高。

(3)对所有孕妇在妊娠的最初 3 个月内进行血型测定和抗体筛查,疑为血型不合者,可在妊娠后 6 个月内每月检查抗体效价 1 次;7~8 个月时每 2 周检查 1 次;8 个月以后每周检查 1 次或根据需要检查。

(4)对 Rh 阴性和有输血史的孕妇,可在妊娠第 24~27 周重复进行抗体筛查。

(5)HDFN 的严重程度与抗体效价成正比,抗体效价由低到高的大幅度变化,或突然明显下降,提示病情不稳定或加重;效价维持低水平则多提示病情稳定或母婴血型相合。

第二节 器官移植的相关检查

移植(transplantation)是指应用异体(或自体)正常细胞、组织或器官置换病变或功能缺损的细胞、组织或器官,用以替代或补偿人体所丧失的结构和功能,借以维持和重建人体生理功能的医疗方法。接受移植物的个体称为受者或宿主(recipient,host),提供移植物的个体称为供者(donor),被移植的细胞、组织或器官等称为移植物(graft)。

根据移植物来源及其遗传背景不同,可将移植分为自体移植、同系移植、同种(异体 / 异基因)移植、异种移植。所植入的移植物能否被宿主接受,与供者、受者的遗传背景有密切关系。若二者遗传背景存在差异,移植物通常会发生炎症反应和坏死,则称为移植排异反应(graft rejection)。移植排异反应有宿主抗移植物反应(host versus graft rejection,HVGR)和移植物抗宿主反应(graft versus host rejection,GVHR)。根据排异反应发生的时间、免疫损伤机制和组织病理改变等,排异反应可分为超急性排异反应、急性排异反应和慢性排异反应。

移植排异反应的本质是宿主与移植物之间发生了免疫应答,与排异反应相关的抗原主要是组织相容性复合体(major histocompatibility complex,MHC)编码的人类白细胞抗原(human leukocyte antigen,HLA),因此,HLA 型别匹配程度是决定供者、受者之间组织相容性的关键因素。

一、HLA 分型检查

HLA 基因具有多基因性、多态性和连锁不平衡等遗传特点,能够反映接受器官移植的受者和提供移植器官的供者之间的组织相容性程度,与器官移植术后的排异反应密切相关,故 HLA 又称为移植抗原(transplantation antigen)。

目前,已知与器官移植排异反应密切相关的是 HLA Ⅰ 类抗原的 HLA-A、HLA-B、HLA-C 位点,和 HLA Ⅱ 类抗原的 HLA-DR、HLA-DP、HLA-DQ 位点。由于人类 HLA 系统的基因多态性,一般很难找到与受者 HLA 完全相同的供者。因此,在移植前,必须检查受者和供者外周血单个核细胞膜上的 HLA 抗原,根据检查结果,选择 HLA 最相匹配的受者与供者。HLA 分型方法包括血清学分型、细胞学分型和基因分型。

(一) HLA 血清学分型

血清学分型是将一系列已知抗 HLA 的特异性标准分型血清(抗体)与待检淋巴细胞混合,在补体作用下导致细胞膜损伤,引起细胞死亡,故称为补体依赖性细胞毒(complement-dependent cytotoxicity,CDC)试验。通过台盼蓝或伊红染色,观察死亡细胞的比例而进行分型。由于分型板中抗血清特异性是已知的,故可推断待检淋巴细胞表达的 HLA 抗原。HLA-A、HLA-B 及 HLA-DR 位点的抗原可用血清学方法进行检查。

【标本类型】

EDTA 抗凝血液,采用淋巴细胞分离液分离的淋巴细胞。

【参考区间】

CDC 试验阳性对照孔死亡细胞大于 80%,阴性对照孔死亡细胞小于 2%。计数试验孔死亡细胞占全部细胞的百分比,以反映抗原与抗体反应的强度。国际通用的判读记分标准见表 6-5。

【临床意义】

CDC 试验可用于组织器官移植配型、移植后急性排异反应的监测指标,和 HLA-Ⅰ、HLA-Ⅱ类抗原的分型等研究。CDC 试验阳性提示被检查细胞的 HLA 型与所加抗体的型别一致。

表 6-5 HLA 血清学分型判读记分标准

死亡细胞 /%	记分	意义
0	0	因沉渣过多或试验失败
1~10	1	阴性
11~20	2	可疑阴性
21~40	4	弱阳性
41~80	6	阳性
>80	8	强阳性

【评价】

1. **诊断价值** HLA 血清学分型方法仍然是对 HLA-A、HLA-B 位点进行分型的主要技术,也是 HLA-DR 位点分型的主要方法,广泛应用于实体器官移植的 HLA 分型。

2. **影响因素**

(1)血清学方法已经无法获得能够分辨出所有特异性的标准抗血清。

(2)由于 HLA 等位基因序列的高度同源性,使血清学出现较多、较强的交叉反应,影响了分型结果的准确度,并为进一步确定亚型带来困难;HLA-C 抗原血清学分型,至今缺乏理想的单特异性的抗血清。

(3)Ⅱ类分型血清一般比较弱,容易出现假阴性反应。

(4)相当多的Ⅱ类分型血清是采用血小板吸收去除Ⅰ类抗体的方法获得的,可能造成抗体效价下降,同时残留的Ⅰ类抗体也可以干扰分型结果。

(5)淋巴细胞膜抗原的表达受多种因素的影响与干扰,膜上 HLA 抗原有可能被遮盖或表达能力下降。

(6)HLA-Ⅱ类抗原主要在 B 淋巴细胞表达,血清学分型较Ⅰ类 A、B 抗原误差率更高。

3. **与检查相关的临床须知**

(1)用于血清学分型的抗血清或单克隆抗体,主要依据白种人群的 HLA 背景与频率分布特点而定,中国人的标准抗血清很少。因此,源于白种人群的血清学分型用于非白种人群的检查,存在一定的误差。

(2)标准抗血清或单克隆抗体的筛查技术复杂、难度大,试剂来源受限;血清学分型需要活的淋巴细胞,对于特定条件下的实体移植,样本的来源受到一定的限制。

(二) HLA 细胞学分型

细胞学分型法是以混合淋巴细胞培养(mixed lymphocyte culture,MLC)或混合淋巴细胞反应(mixed lymphocyte reaction,MLR)为基本技术的 HLA 分型方法。HLA-D、HLA-DP 抗原须用细胞分型法进行鉴定。MLC 分为单向 MLC 和双向 MLC。

【参考区间】

单向 MLC 以刺激指数(SI)作为判断淋巴细胞反应强度的指标。

【临床意义】

HLA-D 抗原检查可采用阴性和阳性分型法。HLA-DP 抗原只采用阳性分型法检查。选择相同的 HLA-D、HLA-DP 抗原的供者是器官移植成功的关键。

【评价】

由于细胞分型法的分型细胞来源困难、制备烦琐、操作复杂,且细胞培养周期长,不适于临床常规检查,已逐步被分子生物学分型法取代。

(三) HLA 基因分型方法

HLA 基因分型技术常用的方法主要包括:①以 PCR 技术为基础的顺序特异引物聚合酶链反应(PCR-SSP)、序列特异性寡核苷酸探针聚合酶链反应(PCR-SSOP)、限制性片段长度多态性聚合酶链反应(PCR-RFLP)等;②以测序技术为基础的直接测序法(sequencing based typing,SBT)和单核苷酸多态性(single nucleotide polymorphisms,SNP)分析等。

【标本类型】

EDTA 抗凝静脉血。

【临床意义】

确定 HLA 的基因型。PCR-SSOP 适用于大批量标本的 HLA 分型。

【评价】

1. 诊断价值

(1)在输血医学和器官移植中,用于选择合适的血液或供体。PCR-SSOP 是目前骨髓库的 HLA 分型最好的方法之一。PCR-SBT 是 WHO 推荐的 HLA 分型方法的"金标准"。

(2) HLA 基因分型法与血清学及细胞学分型方法比较,具有分辨率高、错误率少、样本需要量少、样本可长期保存、分型试剂可大量制备且来源不受限制、检查结果精确可靠和重复性好等优点。

2. 影响因素　由于 HLA 基因分型方法的检查原理、试剂生产厂家的不同,其操作步骤差别较大。

(1)PCR-SSP 稳定性较差,多种因素可影响结果,如电泳条件、凝胶浓度等,不易自动化,不能识别非经典的 HLA 基因和假基因。

(2)PCR-SSOP 涉及 PCR、探针合成与标记、分子杂交等技术,影响因素较多,操作时需要反复探索、优化反应条件。

(3)PCR-SBT 分辨率高,结果准确,可以大批量分析,但是由于杂合子的存在,无法分辨单元型。

3. 与检查相关的临床须知

(1)在器官移植中,供者和受者 HLA-A、HLA-B、HLA-C、HLA-DR、HLA-DQ、HLA-DP 基因位点可能全部匹配,也可能部分匹配。但在造血干细胞移植中,对上述基因位点的匹配程度要求最为严格,一般首选 HLA 基因位点全部匹配的同胞供者或非血缘关系的供者。

(2)影响肾移植的主要位点有 HLA-A、HLA-B 和 HLA-DR 位点,肝移植中尚未完全要求 HLA 基因位点匹配移植。

（3）在输血医学中，HLA 抗原可引起非溶血性发热反应、输血相关性急性肺损伤（transfusion-related acute lung injury, TRALI）、血小板输注无效（PTR）等。因此，对于需要反复输血的患者，应注意选择 HLA 抗原相同的血液，以避免发生急慢性输血反应。

（4）在法医学中，*HLA* 基因分型主要用于个体识别和亲子鉴定等。

二、群体反应性抗体检查

群体反应性抗体（panel reactive antibody, PRA）是指群体反应性抗 HLA 抗体，是各种组织器官移植术前筛查致敏受者的重要指标，与移植排异反应和存活率密切相关。

（一）补体依赖的微量细胞毒 PRA 试验

【标本类型】

血清。

【参考区间】

PRA<10%。

【临床意义】

判断移植前受者血清是否存在 PRA 及其致敏程度。PRA 小于 10% 为未致敏，PRA 10%~50% 为轻度致敏，PRA 50%~80% 为中度致敏，PRA 大于 80% 为高度致敏。PRA 越高，被移植器官的存活率越低。

【评价】

1. **诊断价值** PRA 检查的目的是了解受者移植前体内预存的抗淋巴细胞抗体水平，预测移植后急性排异反应的发生率和器官存活率。由于受者 PRA 水平可随着血液透析的频率、输血的次数、妊娠的次数等的变化而变化，因此对受者进行连续监测十分重要。

2. **影响因素** PRA 应该考虑在不同 HLA 上可能出现的共同表位，或公共抗原与受者血清发生交叉反应的可能性，故可能出现 PRA 增高。

（二）酶联免疫吸附法 PRA 试验

【标本类型】

血清。

【参考区间】

PRA<10%。

【临床意义】

判断移植前受者血清是否存在 PRA 及其致敏程度。PRA 小于 10% 为未致敏，PRA 10%~50% 为轻度致敏，PRA 50%~80% 为中度致敏，PRA 大于 80% 为高度致敏。PRA 越高，被移植器官的存活率越低。

【评价】

酶联免疫吸附法 PRA 试验所采用的 HLA-Ⅰ类、Ⅱ类重组抗原的纯度高，因此检查的特异度和灵敏度高，该法无需分离细胞，还可用于检查非补体结合性抗体。检查时间约为 2h，结果准确，易于判断，但试剂昂贵。

三、造血干细胞移植检查

造血干细胞(hemopoietic stem cell, HSC)是血液和免疫系统的起始细胞,造血干细胞移植(hemopoietic stem cell transplantation, HSCT)是指将健康人的 HSC 通过静脉输注到经过预处理(化疗/放疗)的受者体内,重建受者的造血功能和免疫功能,以治疗某些疾病的方法。目前,HSCT 已广泛应用于恶性血液病、非恶性难治性血液病、遗传病和某些实体肿瘤的治疗,并取得了较好的疗效。

根据 HSC 来源不同,HSCT 可分为骨髓移植(bone marrow transplantation, BMT)、外周血干细胞移植(peripheral blood stem cell transplantation, PBSCT)、脐带血干细胞移植(cord blood stem cell transplantation, CBSCT)。根据供者与受者的关系,HSCT 可分为自体造血干细胞移植、同卵双生间的同基因造血干细胞移植和异基因造血干细胞移植。

HSCT 成败的关键之一是 HLA 配型,其精细程度要求比其他种类的器官移植更高,除了 HLA-A、HLA-B、HLA-DR 等位点的抗原外,也要关注 HLA-C 抗原、HLA-DP 抗原的影响。如果供者与受者 HLA 不相合,便可能发生严重的移植物抗宿主病(graft versus host disease, GVHD),而危及生命。

【标本类型】

1. 骨髓移植

(1)选择 HLA 相配的健康供者,以年轻男性、未曾受孕的女性和红细胞血型相合者为好。

(2)采集供者骨髓 HSC 前 14 天,先进行自体循环采血,保存供者自身血 1 000ml,供采集骨髓时回输给供者,以补充血容量。

(3)采集骨髓与血液混合物 1 000ml,其中单个核细胞(mononuclear cell, MNC)要达到 $(2\sim4)\times10^8$/kg(受者体重),在采集骨髓的同时回输保存的自身血液 1 000ml。

2. 外周血干细胞移植 异基因外周血干细胞移植(Allo-PBSCT)是目前比较常用的方法,但由于外周血 HSC 含量很少,必须使用适当技术以增加外周血 HSC 含量。目前常用的方法是给供者注射粒细胞集落刺激因子(G-CSF)或粒细胞-巨噬细胞集落刺激因子(GM-CSF),以动员 HSC 进入外周血,并可使 CD34$^+$ 细胞达 1%~2%。异基因供者皮下注射 $5\mu g/kg\times(4\sim6)d$,然后采用血细胞分离机采集标本,一般连续采集 2d,要求采集的 CD34$^+$HSC 数量达到 2×10^6/kg(受者体重),外周血 MNC 达到 5×10^8/kg(受者体重)。

3. 脐带血干细胞移植 脐带血含有大量 HSC 和造血祖细胞,脐带血干细胞移植是干细胞移植的一种新途径。脐带血的采集应在分娩时结扎脐带移去胎儿后、胎盘娩出前,在无菌条件下直接从脐静脉采血,每份脐带血量为 60~100ml。由于脐带血的造血细胞和免疫细胞相对不成熟,脐带血干细胞移植后 GVHD 的危险性较低。但脐带血血量有限,细胞总数相对较少,对体重较大的儿童和成人不适用。

【参考区间】

1. 骨髓移植 骨髓移植后中性粒细胞数量一般在 4 周内大于 0.5×10^9/L,PLT 计

数 $\geqslant 50 \times 10^9/L$ 的时间一般大于 4 周。

2. **外周血 HSCT**　外周血 HSCT 后造血重建较快,中性粒细胞数量回升至大于 $0.5 \times 10^9/L$ 为移植后 8~10d;PLT 计数恢复到 $\geqslant 50 \times 10^9/L$ 为移植后 10~12d。

3. **脐带血 HSCT**　脐带血 HSCT 后,受者外周血中性粒细胞数量恢复到 $\geqslant 0.5 \times 10^9/L$ 所需要的时间平均为 22d(范围 14~37d),PLT 计数恢复到 $\geqslant 20 \times 10^9/L$ 所需要的时间平均为 56d。

【临床意义】

HSC 既是造血组织,也是免疫系统的起源细胞,因此,HSCT 应用十分广泛。

1. **治疗造血系统恶性肿瘤**　白血病、淋巴瘤、多发性骨髓瘤等。

2. **治疗造血系统非恶性肿瘤**　重型再生障碍性贫血、重型珠蛋白生成障碍性贫血、镰状细胞贫血、范科尼贫血、重型 PNH 等。

3. **治疗免疫系统疾病**　重症联合免疫缺陷症、严重自身免疫病等。

4. **治疗实体肿瘤**　对化疗、放疗敏感的实体肿瘤患者,可以考虑进行自体造血干细胞移植。

【评价】

HSCT 是一项花费巨大、风险较高的治疗方法,由于移植存在合并症,如急性 GVHD,因而目前主要用于造血系统的 HSC 疾病治疗。随着外周血 HSCT 技术的迅速发展,我国骨髓库的 HSC 来源范围不断扩大,HSCT 应用前景将更加广阔。

四、移植器官的功能监测

移植器官的功能监测与移植的器官相关,移植的器官不同,实验室监测的项目也不完全相同。

(一) 移植肾功能的监测

1. **血清肌酐和肌酐清除率**　是移植肾功能监测的主要指标,若血清肌酐比原测定值增高超过 $40\mu mol/L$ 以上,或超过 25% 以上则提示有急性排异反应的可能性。

2. **尿量和尿蛋白**　肾移植后患者可因肾小管缺血损害而出现不同程度的蛋白尿,一般在术后 2 周尿蛋白降至 10mg 以下。发生急性排异反应后,患者尿量明显减少,尿蛋白增多,尿液红细胞增多。

3. **血液和尿液 β_2-MG**　54% 的急性排异反应患者 β_2-MG 先于血清肌酐增高。

(二) 移植肝功能的监测

在手术期间,可通过观察肝脏恢复灌注后的颜色来判断移植肝的功能。手术后可通过肝功能,了解肝细胞的损害程度。

1. **转氨酶**　AST 和 ALT 是观察肝细胞损害的重要指标,而 AST 变化比 ALT 更早。AST 和 ALT 低于 1 000U/L,并逐渐下降是肝功能恢复的表现;若 AST 和 ALT 高于 5 000U/L 时则可能为急性排异反应。

2. **凝血功能**　在移植后,受者的凝血功能应迅速恢复,PT 为 15~20s。

3. **胆红素、GGT 和 ALP**　是反映胆道受损的主要指标,在术后早期的急性细胞性排异反应时,胆红素和 GGT、ALP 常同时增高,但在无并发症的移植物保存期损伤时,GGT 增高,而胆红素不增高。

(三) HSC 功能的监测

1. **全血细胞计数** 在受者造血重建前,需要输成分血以支持 HSCT。若移植后 21d 全血细胞仍然减少,中性粒细胞小于 $0.1 \times 10^9/L$,则视为移植失败。

2. **骨髓细胞学检查** HSCT 后应定期进行骨髓象监测,移植后 40d 的有核细胞增生活跃;粒 / 红比值基本正常;红系以中幼、晚幼红细胞为主,红细胞形态和大小正常;巨核细胞通常为 3 个左右,血小板少。若移植后 1 个月,骨髓空虚或增生减低则视为移植失败。

3. **移植后嵌合状态检查** HSCT 后供者和受者嵌合状态检查是评价移植是否成功的有效指标。红细胞血型不同的供者、受者在移植后,如血型变为供者的血型,表明移植成功。但此方法不灵敏,一般要在移植后 4~6 个月才会发生转换。性别不同的供者、受者最灵敏的检查方法是检查受者细胞中是否有 X 和 Y 染色体嵌合。目前判断移植成功的最好方法是检查 DNA 的短串联重复序列的变异数量、限制性片段长度多态性分析、可变串联重复序列分析等,这些方法灵敏而且有效。

五、移植排异反应监测

器官或组织细胞移植后,由于 HLA 的差异,免疫活性细胞可对靶抗原进行攻击,产生 HVGR。判断移植排异反应主要依靠临床症状、体征、移植物功能状态和实验室检查等综合指标。当发生排异反应时,受者体内的免疫应答可发生变化。在排异反应发生前后,检查受者体内的免疫细胞及某些免疫成分的变化,对判断受者是否发生排异反应具有重要意义。

(一) T 淋巴细胞及其亚群

【标本类型】

肝素抗凝血液。

【参考区间】

在急性排异的临床症状出现前 1~5d,T 淋巴细胞总数和 CD4/CD8 比值增高,比值在 1.2 预示急性排异反应即将发生,比值达 1.7 可作为急性排异反应的诊断依据;CD4/CD8 比值降低则为巨细胞病毒感染的可能性大。如果能进行动态监测,则对急性排异反应和感染的鉴别诊断有重要价值。

【临床意义】

T 淋巴细胞亚群主要用于监测器官移植患者的免疫状态。

【评价】

T 淋巴细胞亚群检查的主要内容为总 T 淋巴细胞(CD3⁺)及其亚群的数量和比例,常用免疫荧光法或流式细胞仪检查 T 淋巴细胞及其亚群。

(二) 细胞因子

【标本类型】

肝素抗凝静脉血。

【临床意义】

IL-2 在免疫应答中起重要作用,T 淋巴细胞激活后可表达和释放出 IL-2 和 IL-2R,在器官移植后发生急性排异反应时 IL-2 和 IL-2R 含量可增高。肾移植后发生急性排异反应时血浆和尿液 IL-2 和 IL-2R 均明显增高,但个体间的含量差别显著,无统一的诊断标准,故限制了其临床应用。

(三) 移植物抗宿主病

GVHD 是由供者免疫细胞攻击受者同种异型抗原所引起的疾病,是异基因 HSCT 后最主要的并发症和死亡原因。

1. 急性 GVHD 发生于移植后的 100d 内,典型症状发生在移植后 2~4 周,累及的靶器官主要是皮肤、肠道和肝脏,表现为皮疹、厌食、呕吐、腹痛、腹泻、血便、肝功能异常、全血细胞减少等。严重者可发生皮肤和肠黏膜剥落,导致患者死亡。

2. 慢性 GVHD 发生于移植的 100d 后,出现 1 个或多个器官组织纤维化和萎缩,导致器官功能进行性下降,甚至丧失。有眼、口干燥等类似于自身免疫病的临床表现,如干燥综合征、系统性硬化病、皮肌炎、胆管变性和胆汁淤积等。

实验室检查包括肝功能、肾功能、电解质、血常规、粪便检查、皮肤活检、胃肠镜检查及活检等,HSCT 后除了要进行器官移植的常规检查外,还需要检查供者、受者的嵌合状态,以及对 GVHD 进行监测,并监测受者的骨髓象。

(四) C 反应蛋白

C 反应蛋白(C-reactive protein,CRP)是在机体受到感染或组织损伤时血浆中急剧上升的蛋白质,是一种非特异性免疫反应指标,对急性排异反应有一定的预测价值。血清 CRP 在移植术后第 4 天达到峰值,然后逐渐下降,如继发性增高预示着可能发生急性排异反应。由于 CRP 缺少特异度,因此,不能仅依据 CRP 增高而诊断为排异反应。

(五) 补体

补体活性的变化与急性移植排异反应的发生有关,这是因为在急性排异反应中,抗体发挥着重要作用,且补体是参与抗体生物学效应的重要活性分子。在移植物遭受排异时,补体成分消耗增多,血清总补体和单个补体成分及其裂解产物,如 CH50、C3、C3a、C3b、C4 等均可降低,对于监测移植排异反应的发生有一定的价值。

六、免疫抑制剂的药物浓度监测

移植术后的受者常规应用环孢素 A、他克莫司或吗替麦考酚酸酯等免疫抑制剂,由于这些药物的治疗窗窄、个体差异大,因此对受者需要常规进行血药浓度监测,调整给药剂量,以达到有效的治疗浓度。免疫抑制剂用于移植排异反应的防治,必将对受者的正常免疫功能造成影响,同时也会对其肝脏和肾脏产生一定的损伤。因此,在应用免疫抑制剂时,要观察受者的血药浓度变化,掌握其药代动力学,以达到充分发挥其抗排异作用、减少毒副作用的目的。

（一）环孢素 A

环孢素 A（Cyclosporine A，CsA）是器官移植后首选的免疫抑制剂。

【标本类型】

服药后 2h 肝素抗凝血液 1ml。

【参考区间】

服药后 2h 峰值（C_2）：800~2 000μg/L（肾移植后），600~1 000μg/L（肝移植后）。

【临床意义】

CsA 的不良反应呈剂量依赖性，浓度过高可导致肝、肾毒性和心血管并发症等发生。夏璐生等推荐我国成年肾移植患者的 C_2 靶目标水平是：移植后第 1 个月为 1 500~2 000μg/L，第 2 个月为 1 500μg/L，第 3 个月为 1 300μg/L，第 4~6 个月为 1 100μg/L，第 7~12 个月为 900μg/L，大于 12 个月为 800μg/L。成年肝移植患者 C_2 靶目标水平是：移植后 0~3 个月为 1 000μg/L，4~6 个月为 800μg/L，大于 6 个月为 600μg/L。

【评价】

CsA 浓度 - 时间曲线下面积（AUC）是预测急性排异反应和术后 1 年移植物存活率的灵敏指标，因为实际工作中需要多个时间点采集血液标本，且费用昂贵，故难以实施 AUC 检查。

（二）他克莫司

他克莫司（Tacrolimus，FK506）属大环内酯类抗生素。尽管 FK506 与 CsA 在结构上差异明显，但 FK506 的免疫抑制作用机制与 CsA 相似，通过抑制多种相关细胞因子的产生和表达，抑制 T 淋巴细胞活化，其对 T 淋巴细胞的抑制作用比 CsA 大 10~100 倍。

【标本类型】

次日早晨服药前，EDTA 抗凝静脉血。

【参考区间】

微粒子酶联免疫法（MEIA）：全血谷浓度（C_0）5~15μg/L。

【临床意义】

FK506 治疗窗口窄，浓度过高可导致神经毒性和肾毒性。FK506 理想的全血谷浓度范围（C_0），手术后第 1 个月为 11~15μg/L，术后第 2~3 个月为 8~11μg/L，术后第 3 个月以后为 5~8μg/L。

【评价】

他克莫司浓度监测的常用方法有免疫荧光偏振法（FPIA）、高效液相色谱法、放射免疫法等。FK506 个体吸收率和清除率差别很大，药物剂量和血药浓度相关性较差。因此，在临床用药时一定要多次监测血中浓度。

（三）吗替麦考酚酯

吗替麦考酚酯（Mycophenolate mofetil，MMF）在体内脱酯化后，形成具有免疫抑制活性的霉酚酸（Mycophenolic acid，MPA）。MMF 口服后迅速吸收入血，并被水解为 MPA，它与血浆蛋白的结合率为 97.5%，只有少量游离的 MPA 具有药理活性。一般在用药第 7 天时

MPA 达到稳态血清浓度,半衰期平均为 16h。

【标本类型】

血清或血浆,服药前采集静脉血。

【参考区间】

总 MPA 浓度:2~12mg/L,最小中毒浓度:12mg/L。

【临床意义】

MMF 相对硫唑嘌呤的毒性较低,是其首选替代药,但对有高危因素、易发生排异反应的受者,特别是在移植后的早期要进行监测,移植后第 30 天,MPA-AUC 为 30~60(mg·h)/L。肾移植后与 CsA 合用的 MPA $C_0 \geqslant 1.3mg/L$,与 FK506 合用的 MPA $C_0 \geqslant 1.9mg/L$。

【评价】

采用高效液相色谱法(high performance liquid chromatography,HPLC)检查血药浓度,也可采用酶倍增免疫测定技术(enzyme-multiplied immunoassay technique,EMIT)检查 MPA 浓度。

七、感染监测

器官移植后为防止排异反应的发生,需要长期使用免疫抑制剂,从而导致受者免疫功能低下,易发生各种感染。

(一)病毒感染

移植后发生病毒感染的常见病毒是巨细胞病毒(CMV)、单纯疱疹病毒(HSV)、EB 病毒、带状疱疹病毒(VZV)等,其中 CMV 最常见。

【标本类型】

血液、尿液、痰液、分泌液、引流液、病理组织等。

【参考区间】

CMV-DNA 阴性。

【临床意义】

CMV 感染是最严重的移植后并发症,它可上调主要组织相容性复合体(MHC)分子和多种黏附分子,导致或参与急性和慢性排异反应。

【评价】

移植后继发性粒细胞缺乏期间可采用 PCR 进行检查。建议移植后晚期对高危患者,进行持续监测,每周 1 次。CMV 具有免疫抑制作用,可引起细菌和真菌的继发感染。

(二)细菌和真菌感染

移植后 1 个月,大多数感染是细菌和真菌感染,细菌主要为革兰氏阴性杆菌;真菌主要为假丝酵母菌、曲霉菌、隐球菌等。

【标本类型】

血液、尿液、粪便、痰液、分泌液、引流液等。

【参考区间】

阴性。

【临床意义】

肾移植后1个月内易发生泌尿系统感染、肺部感染和败血症；肝移植后第1个月易发生肺部和腹腔感染。由于受者长期使用免疫抑制剂和广谱抗生素，所以容易发生机会性真菌感染，但症状常不典型。

【评价】

由于病原学培养阳性率低，且具有不确定性，导致培养结果滞后，因此可先进行经验性治疗。真菌感染的早期诊断较困难，易发生全身感染，甚至发生真菌性败血症，其病死率较高，肝移植术后早期感染中最常见的真菌是白假丝酵母菌。

八、器官移植相关检查项目的选择与应用

移植成功与否不仅取决于外科技术，在很大的程度上还取决于是否发生移植排异反应以及移植后感染的控制。

(一) HLA 配型

用于 HLA 配型的方法包括血清学分型法、细胞学分型法和基因分型法。

1. **血清学分型法**　采用国际标准的微量淋巴细胞毒试验，进行 HLA Ⅰ 类抗原分型，临床应用广泛，操作简单，成本低，准确度较高。

2. **细胞学分型法**　因难以获得分型的细胞和操作烦琐，逐渐被淘汰。

3. **基因分型法**　是目前国内外逐渐采用的方法，主要进行 HLA Ⅱ 类抗原分型。基因分型法的特异度高、灵敏度好、技术成熟、操作简捷，标本需要量少，结果稳定可靠，除了用于各种 HLA 型别的检查外，还可发现新的等位基因。其中 PCR-SSP 分型方法主要用于实验室的 HLA 配型；PCR-SSOP 分型法主要用于骨髓库的 HLA 分型。

(二) 群体反应性抗体监测

群体反应性抗体（PRA）是各种组织器官移植术前筛查致敏受者的重要指标，可了解受者体内预存抗体的水平、性质及特异性，判断受者的预致敏状态，有助于选择合适的供体器官。如果受者曾经在输血、妊娠或器官移植中接触过他人的 HLA，则可导致 PRA 增高，引起急性排异反应。PRA 也可作为移植后排异反应的指标，如果移植后 PRA 显著增高，提示有发生急性排异的可能。

(三) 免疫抑制剂的药物浓度监测

CsA 监测常用的方法是荧光偏振免疫法（FPIA），其优点是快速、准确、稳定性好、自动化程度高。CsA 浓度的监测以服药后 2h 峰值（C_2）为好，从药代动力学角度出发，此监测点能较好地反映 CsA 的吸收状况，更能体现个体化治疗。

FK506 监测常采用微粒子酶联免疫法（MEIA），通过全自动免疫分析仪进行检查，1h 即可获得结果。FK506 在服药后 3d 达到稳定的血药浓度，监测以全血谷浓度（C_0）为好，一般在次日服药前采集标本进行检查。

MMF 是一种新型抗代谢类免疫抑制剂，EMIT 和 HPLC 是检查血浆 MPA 的常用方法，EMIT 检查 MPA 浓度比 HPLC 高。

（四）移植物功能的监测

肝移植主要监测肝功能，肾移植主要监测肾功能和尿液成分。HSCT 主要监测全血细胞和骨髓象，以及移植后的嵌合状态等。

（五）移植后的感染监测

移植后第 1 个月，感染大多数是由细菌和真菌引起的；术后第 2~6 个月患者主要是机会性感染，如 MCV 感染等；移植第 6 个月后感染的类型取决于免疫抑制剂的使用方案。

（郑文芝）

第七章 排泄物、分泌物及体液实验室检查

排泄物、分泌物与体液实验室检查是临床常用的检查之一,包括尿液、粪便、精液、阴道分泌物、前列腺液、痰液、浆膜腔积液、关节腔积液等的检查等。尿液检查结果可为疾病诊断、药物治疗监测以及预后判断提供依据。粪便检查可用于判断胃肠道、胰腺和肝胆系统功能状态和疾病情况,也是消化道感染病原生物学、胃肠道肿瘤普查和寄生虫病防治工作中必不可少的检查项目。精子功能、精浆化学和免疫学成分以及遗传基因的检查为男性不育症的诊断提供了新的方法。阴道分泌物检查是妇科最基本的实验室检查项目,对诊断生殖系统感染、肿瘤等有一定应用价值。痰液理学检查和显微镜检查对某些呼吸系统疾病的诊断具有重要价值。脑脊液检查结果不仅对中枢神经系统感染性疾病、脑血管病有诊断价值,而且对脱髓鞘病和脑肿瘤的辅助诊断有一定的价值。浆膜腔积液和关节腔积液的检查可为渗出液和漏出液的鉴别提供依据。

第一节 尿 液 检 查

尿液(urine)是血液经过肾小球滤过、肾小管和集合管重吸收和排泌所产生的终末代谢产物,其变化可以反映泌尿系统、造血系统、内分泌系统、循环系统等的生理或病理变化,可为临床诊断、疗效观察及预后判断提供重要信息。

尿液检查主要用于:①协助泌尿系统疾病的诊断、病情和疗效观察;②协助其他系统疾病的诊断;③职业病防治;④安全用药监护;⑤健康人群的普查。尿液检查也有一定的局限性:①检查结果易受饮食影响;②尿液各种成分的变异和波动范围大;③易被污染;④与其他成分相互干扰。

一、尿液标本采集

【采集方法】

尿液标本采集和处理是否规范可直接影响检查结果的准确度。根据检查目的的不同,尿液标本可分为晨尿、随机尿、计时尿和特殊尿等。临床常用尿液标本的采集方法、特点及用途见表 7-1。

表 7-1　临床常用尿液标本的采集方法、特点及用途

种类	采集方法	特点	用途
晨尿	采集新鲜尿液,以清晨第一次尿液为宜	浓缩、酸化,有形成分、化学成分浓度高	适用于有形成分、化学成分和早孕检查
随机尿	随时采集的尿液标本	采集方便,标本易得;但影响因素多	适合于门诊、急诊
3h 尿	采集上午 6~9 时内的尿液	有形成分相对固定	尿液有形成分排泄率检查,如白细胞排泄率等
12h 尿	晚 8 时排空膀胱并弃去此次尿液,采集至次日晨 8 时最后一次排出的全部尿液	有形成分相对固定	其检查结果变化较大,已较少应用
24h 尿	晨 8 时排空膀胱并弃去此次尿液,采集此后直至次日晨 8 时的全部尿液	化学成分相对固定	化学成分定量检查
餐后尿	午餐后 2~4 时的尿液标本	蛋白质、葡萄糖、尿胆原成分高	检查病理性尿蛋白、尿糖和尿胆原
清洁中段尿	清洗外阴后,不间断排尿,弃去前、后时段的尿液,用无菌容器采集中间时段的尿液	相对无菌	微生物培养

尿液标本采集后应及时送检,并在 1h 内完成检查(最好在 30min 内)。如有特殊情况不能及时检查或需要进行特殊检查时,可将尿液标本冷藏保存或在尿液标本中加入防腐剂。

1. **冷藏**　如果尿液标本采集后 2h 不能完成检查,则将其避光加盖保存于 2~8℃条件下,但不能超过 6h(检查微生物学的标本在 24h 内仍可进行培养)。应注意有些尿液标本冷藏后有盐类析出,影响其显微镜检查。

2. **化学防腐**　防腐剂可抑制细菌生长,维持尿液的弱酸性。可根据不同的检查目的选择合适的防腐剂。当有多种防腐剂适用于尿液检查时,应选择危害性最小的防腐剂。常用的尿液化学防腐剂、用量及用途见表 7-2。

表 7-2　常用的尿液化学防腐剂、用量及用途

防腐剂	用量	用途
甲醛	100ml 尿液加入 400g/L 甲醛 0.5ml	用于管型、细胞检查;甲醛具有还原性,不适于尿糖等化学成分检查,过量可干扰显微镜检查
硼酸	1 000ml 尿液加入约 10g 硼酸	在 24h 内可抑制细菌生长,但有尿酸盐沉淀。用于蛋白质、尿酸、5- 羟吲哚乙酸、羟脯氨酸、皮质醇、雌激素、类固醇等检查;不适于 pH 检查
甲苯	100ml 尿液加入 0.5ml 甲苯	用于尿糖、尿蛋白检查
盐酸	1 000ml 尿液加入 10ml 浓盐酸	用于钙、磷酸盐、草酸盐、尿 17-OHCS、17-KS、肾上腺素、儿茶酚胺等检查;因可破坏有形成分、沉淀溶质及杀菌,故不能用于常规筛查

续表

防腐剂	用量	用途
碳酸钠	24h 尿液中加入约 4g 碳酸钠	用于卟啉、尿胆原检查;不能用于常规筛查
麝香草酚	100ml 尿液加入 0.1g 麝香草酚	用于有形成分和结核分枝杆菌检查,过量可使尿蛋白呈假阳性,并干扰胆色素检查

【评价】

1. **诊断价值**　标本采集时间可以影响检查结果,晨尿标本的价值最大。

2. **影响因素**

(1)粪便、精液、阴道分泌物和月经血可污染标本。

(2)患者或陪伴者未按标准程序采集标本。

(3)尿液标本放置时间过长,可造成盐类结晶析出、尿素分解产氨、细菌繁殖、尿胆原和尿胆红素的转化等,均可影响检查结果;陈旧性标本可因尿液 CO_2 挥发或细菌生长而使 pH 增高;细菌可使尿液葡萄糖降解为酸和乙醇,使 pH 降低。

3. **与检查相关的临床须知**

(1)采集尿液标本之前,医护人员须对患者进行指导,患者务必用肥皂洗手、清洁尿道口及其周围皮肤。

(2)向患者解释采集计时尿标本(尤其是 24h 尿液标本)的意义,确保患者理解,并指导患者尽可能在接近采集时间点的终点排尿。

(3)如果标本不能在 1h 内送达实验室或检查,应冷藏保存或加入适当的防腐剂。

二、尿液理学检查

【标本类型】

新鲜尿液标本。

【参考区间】

尿液理学检查的指标与参考区间见表 7-3。

表 7-3　尿液理学检查的指标与参考区间

指标	参考区间
尿量	成人:1 000~2 000ml/24h,即 1ml/(h·kg)。儿童:按体重(kg)计算排尿量,为成年人的 3~4 倍
颜色与透明度	新鲜尿液呈淡黄色、清澈透明
比重	成人:1.015~1.025,晨尿最高,一般大于 1.020;新生儿:1.002~1.004
气味	挥发性酸的气味

【临床意义】

1. **尿量**　尿量(urine volume)是指 24h 内人体排出体外的尿液总量。尿量主要取决于肾脏功能,但也受精神、饮水量、活动量、年龄、药物应用和环境温度等因素的影响。

（1）多尿：成人 24h 尿量大于 2 500ml，儿童 24h 尿量大于 3 000ml 称为多尿（polyuria）。①生理性多尿：当肾脏功能正常时，由于外源性或生理性因素所致的尿量增多，可见于饮水过多、食用含水量多的食物、静脉输液、精神紧张和癔症等，也可见于服用利尿剂、咖啡因、脱水剂等药物的患者；②病理性多尿：见于内分泌疾病、肾脏疾病和代谢性疾病等患者（表 7-4）。

表 7-4　病理性多尿的原因及发病机制

分类	原因	发病机制
内分泌疾病	中枢性尿崩症	ADH 缺乏或分泌减少
	原发性甲状旁腺功能亢进症	高血钙影响肾小管浓缩功能
	原发性醛固酮增多症	大量失钾，肾小管浓缩功能减退
肾脏疾病	肾源性尿崩症	肾小管上皮细胞对 ADH 灵敏度降低
	慢性肾盂肾炎	肾间质受损，影响肾小管重吸收
	慢性肾炎后期	肾小管浓缩功能障碍
	急性肾衰竭	肾小管重吸收及浓缩功能障碍
	高血压性肾损害	肾小管缺血导致其功能障碍
	失钾性肾病	肾小管空泡形成，浓缩功能减退
代谢性疾病	糖尿病	尿液葡萄糖增多导致溶质性利尿

（2）少尿与无尿：成人 24h 尿量少于 400ml，或少于 17ml/h，学龄前儿童尿量少于 300ml/24h，婴幼儿尿量少于 200ml/24h，称为少尿（oliguria）；成人 24h 尿量少于 100ml 或 12h 无尿，小儿少于 30~50ml，称为无尿（anuria）。少尿与无尿主要由于肾前性、肾性和肾后性等因素所致（表 7-5）。

表 7-5　少尿与无尿常见的原因与发病机制

分类	原因	发病机制
肾前性	休克、严重脱水、电解质紊乱、失血过多、大面积烧伤、高热、心力衰竭、肝硬化腹腔积液、严重创伤、感染、肾动脉栓塞及肿瘤压迫等	肾缺血、血液浓缩、血容量降低、ADH 分泌增多
肾性	急性肾小球肾炎、慢性肾炎急性发作、急性肾衰竭少尿期及各种慢性疾病所致的肾衰竭、急性间质性肾炎、急性肾小管坏死、肾移植术后排斥反应等	肾小球滤过率（GFR）降低
肾后性	输尿管结石、损伤、肿瘤、前列腺增生、膀胱功能障碍等	尿路梗阻

2. 颜色与透明度　因含有尿色素、尿胆素、尿胆原及尿卟啉等物质，肉眼观察健康人的尿液多呈淡黄色或橘黄色。在病理情况下尿液可呈不同的颜色，尿液颜色的改变也受食物、药物和尿量的影响。常见的病理尿液颜色变化有红色、深黄色、白色等。

（1）红色：红色是最常见的尿液颜色变化（表 7-6），其中以血尿最常见。含有一定量红细胞的尿液称为血尿（hematuria）。1 000ml 尿液所含血量超过 1ml，外观可见尿液呈淡红色，这种尿液称为肉眼血尿（macroscopic hematuria）。

表7-6　红色尿液的种类、颜色变化及临床意义

种类	尿液颜色	临床意义
血尿	淡红色云雾状、洗肉水样或混有血凝块	①泌尿生殖系统疾病：如炎症、损伤、结石、出血或肿瘤等 ②出血性疾病：如血小板减少症、血友病等 ③其他：如感染性疾病、结缔组织疾病、心血管疾病、内分泌代谢疾病、某些健康人剧烈运动后的一过性血尿等
血红蛋白尿	暗红色、棕红色甚至酱油色	蚕豆病、PNH及血型不合的输血反应、PCH、行军性血红蛋白尿、免疫性溶血性贫血等
肌红蛋白尿	粉红色或暗红色	肌肉组织广泛损伤、变性，如AMI、大面积烧伤、创伤等
卟啉尿	红葡萄酒色	常见于先天性卟啉代谢异常等

(2)深黄色：最常见于胆红素尿。含有大量结合胆红素的尿液称为胆红素尿(bilirubinuria)。尿液外观呈深黄色豆油样改变，振荡尿液后泡沫仍呈黄色，胆红素定性检查呈阳性。常见于胆汁淤积性黄疸及肝细胞性黄疸。但尿液放置过久，胆红素被氧化为胆绿素，而使尿液外观呈棕绿色。另外，某些食物和药物也可使尿液外观呈黄色或深黄色，但振荡尿液后泡沫呈乳白色。

(3)白色：白色尿液的种类、颜色变化及临床意义表7-7。

表7-7　白色尿液的种类、外观及临床意义

种类	外观	临床意义
乳糜尿和脂肪尿	乳白色、乳状混浊或脂肪小滴	常见于丝虫病及肾周围淋巴管梗阻；脂肪挤压损伤、骨折和肾病综合征等
脓尿和菌尿	白色、黄色或云雾状	泌尿系统化脓性感染，如肾盂肾炎、膀胱炎、尿道炎等
结晶尿	黄白色、灰白色或淡粉红色	由尿液含有高浓度的盐类结晶所致，以磷酸盐和碳酸盐最常见，还可见尿酸盐、草酸盐结晶

(4)黑褐色：见于重症血尿、变性血红蛋白尿，也可见于酪氨酸病、酚中毒、尿黑尿酸症或黑色素瘤等。

(5)蓝色：主要见于尿布蓝染综合征(blue diaper syndrome)，也可见于尿蓝母、靛青生成过多的某些胃肠疾病等，以及某些药物或食物的影响。

(6)淡绿色：见于铜绿假单胞菌感染，以及服用某些药物后。

(7)紫色：比较少见。多见于长期留置导尿管或留置耻骨上膀胱造瘘管的患者。由于长期留置管道，局部感染或定植菌感染，尿液中含有大量的细菌。当患者摄入富含色氨酸的食物时，色氨酸在肝脏内分解为吲哚酚硫酸铵，经尿排出。被尿液中的肺炎克雷伯菌分解为靛蓝和靛玉红，混合后产生紫色，这种现象称为紫色尿袋综合征(purple urine bag syndrome)。因此，对长期留置导尿管或留置耻骨上膀胱造瘘管的患者，需要定时更换引流管和引流袋。

3. 比重

(1)比重增高：比重大于1.025的尿液称为高渗尿(hypertonic urine)或高比重尿，常见于

血容量不足导致的肾前性少尿（prerenal oliguria）、糖尿病、急性肾小球肾炎、肾病综合征等。

（2）比重降低：比重小于1.015的尿液称为低渗尿（hypotonic urine）或低比重尿。常见于大量饮水、慢性肾小球肾炎、肾小管间质性疾病、慢性肾衰竭、尿崩症等，尿比重固定于1.010±0.003的尿液称为等渗尿（isosthenuria），提示肾脏浓缩稀释功能丧失。可见于急性肾衰竭多尿期、慢性肾衰竭、肾小管间质疾病、急性肾小管坏死等。

【评价】

1. **诊断价值** 尿液理学检查简便、安全、无创伤，对泌尿系统疾病、肝脏疾病、代谢性疾病（如糖尿病）的诊断、治疗及疗效观察有重要价值。

2. **影响因素**

（1）尿液标本应新鲜，放置时间过长、细菌污染等因素可使尿液颜色加深、混浊度增高。采集尿液标本前3天应禁服碘化物、溴化物等，以免引起颜色或透明度变化。

（2）被粪便污染、混有精液或阴道分泌物的尿液，表现为外观混浊；有些食物或药物可使尿液发生颜色变化。

（3）检查前静脉输入葡萄糖和盐可影响尿量。

（4）适量的蛋白质（1.0~4.5g/L）或输入清蛋白、利尿剂和抗生素可使尿液比重增高。

3. **与检查相关的临床须知**

（1）采集定量尿液标本必须准确。

（2）检查前3天停用利尿剂；避免过多饮水和摄入过多的盐，以及酒精和咖啡的摄入。

（3）检查期间确保患者平时摄入和要求摄入的流质不超过每天的量，检查后恢复正常流质、饮食或药物。

（4）正常尿液放置一段时间后，由于尿胆原变为尿胆素，可使尿液颜色变深。

三、尿液化学检查

【标本类型】

新鲜尿液标本。

【参考区间】

尿液化学检查的指标与参考区间见表7-8。

表7-8 尿液化学检查的指标与参考区间

指标	参考区间
酸碱度（pH）	新鲜尿液多呈弱酸性，随机尿 pH 4.5~8.0，晨尿 pH 5.5~6.5，平均约 6.0
蛋白质	定性：阴性；定量：0~80mg/24h
葡萄糖	定性：阴性；定量：0.56~5.0mmol/24h
酮体	阴性
胆红素	定性：阴性；定量：≤2mg/L
尿胆原	定性：阴性或弱阳性；定量：≤10mg/L

【临床意义】

1. **酸碱度（pH）**　尿液酸碱度受食物、药物和多种疾病的影响。尿液 pH 可作为用药的一个观察指标，用氯化铵酸化尿液，可促使碱性药物从尿液中排出；而用碳酸氢钠碱化尿液，可促使酸性药物从尿液中排出。尿液酸碱度的变化与临床意义见表 7-9。

表 7-9　尿液酸碱度的变化与临床意义

变化	临床意义
pH 降低	进食肉类（含硫、磷）及混合性食物等，服用氯化铵、维生素 C 等酸性药物，酸中毒、高热、糖尿病、痛风等，低钾性代谢性碱中毒排酸性尿为其特征之一
pH 增高	进食蔬菜、水果（含钾、钠），服用噻嗪类利尿剂、碳酸氢钠等碱性药物，碱中毒、膀胱炎及肾小管性酸中毒等。另外，尿液放置过久因尿素分解释放氨，可使尿液呈碱性

2. **蛋白质**　正常情况下，肾小球滤过膜能够有效阻止相对分子质量在 40kD 以上的蛋白质通过。虽然相对分子质量小于 40kD 的蛋白质能够通过肾小球滤过膜，但又可被近曲小管重吸收。所以，健康成人每天通过尿液排出的蛋白质极少（30~130mg），一般常规定性方法检查呈阴性。当蛋白质浓度大于 100mg/L 或 150mg/24h 尿液，蛋白质定性检查呈阳性的尿液，称为蛋白尿（proteinuria）。

（1）生理性蛋白尿：

1）功能性蛋白尿（functional proteinuria）：是指因剧烈运动（或劳累）、受寒、发热、精神紧张、交感神经兴奋等所致的暂时性蛋白尿，与肾血管痉挛或充血导致的肾小球毛细血管壁通透性增高有关。多见于青少年，尿蛋白定性多为弱阳性，定量不超过 500mg/24h。

2）体位性蛋白尿（postural proteinuria）：又称为直立性蛋白尿（orthostatic proteinuria），可能是直立时前突的脊柱压迫左肾静脉，导致局部静脉压增高而引起，也可能与直立位的肾脏向下移动、肾静脉被动扭曲，而使肾脏处于暂时淤血状态有关。其特点为夜间尿蛋白定性为阴性，起床活动或久立后出现蛋白尿，卧位休息后蛋白尿又消失。此种蛋白尿多发生于瘦高体型的青少年。

（2）病理性蛋白尿：见于各种肾脏及肾脏以外疾病所致的蛋白尿，多为持续性蛋白尿（表 7-10）。蛋白尿几乎是任何肾脏疾病的标志。

表 7-10　病理性蛋白尿的分类与临床意义

分类	标志性蛋白	临床意义
肾小球性蛋白尿	清蛋白或抗凝血酶、转铁蛋白、前清蛋白、IgG、IgA、IgM 和补体 C_3 等	急性肾炎、肾缺血和糖尿病肾病
肾小管性蛋白尿	α_1-MG、β_2-MG、视黄醇结合蛋白、胱抑素 C、β-NAG	肾盂肾炎、间质性肾炎、重金属中毒、药物损害及肾移植术后等
混合性蛋白尿	清蛋白、α_1-MG、总蛋白	糖尿病、系统性红斑狼疮等
溢出性蛋白尿	血红蛋白、肌红蛋白、本周蛋白	溶血性贫血、挤压综合征、多发性骨髓瘤、浆细胞病、轻链病等

续表

分类	标志性蛋白	临床意义
组织性蛋白尿	T-H 蛋白（Tamm-Horsfall protein）	肾小管受炎症或药物刺激等
假性蛋白尿	血、脓、黏液等	肾脏以下的泌尿道疾病如膀胱炎、尿道炎、尿道出血及尿液内混入阴道分泌物等

3. **尿糖**　尿糖一般是指尿液中的葡萄糖,也有微量的乳糖、半乳糖、果糖、核糖、戊糖和蔗糖等。健康人尿液中有微量葡萄糖,定性检查为阴性。尿糖定性检查呈阳性的尿液称为糖尿（glucosuria）。当血糖浓度超过 8.88mmol/L 时,尿液中开始出现葡萄糖,这时的血浆葡萄糖浓度称为肾糖阈（renal threshold sugar）。肾糖阈可随肾小球滤过率和肾小管葡萄糖重吸收率的变化而变化。肾小球滤过率降低可导致肾糖阈增高,而肾小管重吸收率降低则可引起肾糖阈降低。肾小管重吸收能力降低也可引起糖尿,但血糖浓度正常。尿糖是糖尿病筛查的指标,但还应同时检查血糖,以诊断糖尿病。

（1）血糖增高性糖尿:血糖增高性糖尿的临床意义见表 7-11。

表 7-11　血糖增高性糖尿的临床意义

糖尿	临床意义
代谢性	由于糖代谢紊乱引起高血糖所致,典型的是糖尿病
应激性	在颅脑外伤、脑血管意外、情绪激动等情况下,延髓血糖中枢受刺激,导致肾上腺素、胰高血糖素大量释放,出现暂时性高血糖和糖尿
摄入性	短时间内摄入大量糖类或输注高渗葡萄糖溶液,引起血糖暂时性增高而产生的糖尿
内分泌性	内分泌激素中,除胰岛素使血糖浓度降低外,生长激素、肾上腺素、糖皮质激素等分泌过多,都可使血糖增高

（2）血糖正常性糖尿:血糖浓度正常,但由于肾小管病变导致其重吸收葡萄糖的能力降低,即肾糖阈下降而出现的糖尿,又称为肾性糖尿（renal glycosuria）,见于慢性肾炎、肾病综合征、间质性肾炎、家族性糖尿病等。

（3）暂时性糖尿:可见于饮食性糖尿、精神性糖尿、妊娠期糖尿（gestational glucosuria）、应激性糖尿、新生儿糖尿和药物性糖尿等。

（4）其他糖尿:进食乳糖、半乳糖、果糖、甘露糖及一些戊糖等过多或体内代谢失调,使血液浓度增高时,可出现相应的糖尿。

（5）假性糖尿:尿液中含有的某些还原性物质,如维生素 C、尿酸、葡萄糖醛酸,以及一些随尿液排出的药物,如异烟肼、链霉素、水杨酸、阿司匹林等,可使本尼迪特（Benedict）试剂定性检查出现假阳性反应。

4. **酮体**　酮体（ketone bodies）是脂肪氧化代谢过程中的中间代谢产物,包括乙酰乙酸、β- 羟丁酸和丙酮。健康人血液中有少量的酮体,其中 β- 羟丁酸占 78%、乙酰乙酸占 20%、丙酮占 2%。当肝脏内酮体产生的速度超过肝外组织利用的速度时,血液酮体浓度增高,称为酮血症（ketonemia）,过多的酮体从尿液排出形成酮尿（ketonuria）。

尿酮体检查主要用于糖代谢障碍和脂肪不完全氧化的判断与评价。

(1)糖尿病酮症酸中毒:由于糖利用减少,分解脂肪而使酮体产生增加,糖尿病酮症酸中毒患者酮体呈阳性。尿酮体对诊断糖尿病酮症酸中毒或昏迷有极高的价值,并能与低血糖、心脑血管病的酸中毒或高血糖渗透性糖尿病昏迷相鉴别(尿酮体阴性)。但应注意糖尿病酮症患者伴有严重肾功能障碍时,肾阈值增高,尿酮体亦可减少,甚至完全消失。

(2)非糖尿病性酮症:如感染性疾病(肺炎、伤寒、败血症、结核等)、严重呕吐、剧烈运动、腹泻、长期饥饿、禁食、全身麻醉后等患者均可出现酮尿。

(3)中毒:如氯仿、乙醚麻醉后和磷中毒等,尿酮体也可呈阳性。

(4)药物影响:服用降糖药的患者,由于药物具有抑制细胞呼吸的作用,也可出现尿酮体阳性的现象。

5. 尿液胆红素与尿胆原 尿液胆红素、尿胆原检查主要用于黄疸的鉴别,其变化特点见表 7-12。

表 7-12 不同类型黄疸患者尿胆原和尿液胆红素的变化特点

指标	健康人	溶血性黄疸	肝细胞性黄疸	胆汁淤积性黄疸
尿液颜色	浅黄	深黄	深黄	深黄
尿胆原	弱阳性/阴性	强阳性	阳性	阴性
尿胆素	阴性	阳性	阳性	阴性
尿液胆红素	阴性	阴性	阳性	强阳性

【评价】

1. **诊断价值** 尿液化学检查是一项简便、安全、无创伤的检查项目,对泌尿系统疾病、肝脏疾病、代谢性疾病(如糖尿病)的诊断及疗效观察有重要价值。尿液化学成分已成为尿液检查的重要内容和诊断疾病的重要指标,由于尿液化学分析仪的广泛应用,目前已成为常规检查项目。

2. **影响因素**

(1)剧烈运动、严重的情绪压力、癫痫发作、冷水浴和暴露在极冷环境下,均可造成肾脏血管收缩,引起轻微或短暂的蛋白尿。

(2)尿液中混入尿道或生殖道分泌物,可造成尿蛋白呈假阳性。

(3)发热、脱水、应用水杨酸治疗、经前期或分娩后,均可造成尿蛋白增高。

(4)应用大剂量青霉素或尿液含碘造影剂时,可引起尿蛋白假阴性。

(5)尿液标本不宜长时间存放,以免细菌繁殖而消耗尿液葡萄糖,造成尿糖呈假阴性。尿液标本放置时间过久,由于酮体挥发而导致酮体呈假阴性。

(6)无论在生理还是病理状态下,尿液 pH 都不会达到 9。因此,如果新鲜尿液 pH 为 9,需要确保尿液检查的有效性,并注意复查。

3. **与检查相关的临床须知**

(1)向患者解释检查的目的,并告知可能需要的后续检查项目及意义。

(2)成人尿蛋白大于 2g/24h,儿童≥40mg/24h 提示肾小球病变。成人尿蛋白大于 3.5g/24h 提示为肾病综合征。

(3)尿糖大于 10g/L(55mmol/L)(++++)是一个危险的临界值,需要检查血糖,并需要采取干预措施。

(4)对于任何糖尿病或非糖尿病患者均需要注意酮尿,糖尿病患者尿酮体阳性提示病情控制不良,应尽快进行药物治疗或饮食调整。

(5)对于非糖尿病患者尿酮体阳性,提示糖类代谢减少,脂肪代谢过多。

(6)小于 2 岁的幼儿出现尿酮体阳性是一个危险的信号。

(7)在糖尿病酮症酸中毒早期,酮体的主要成分是 β- 羟丁酸,乙酰乙酸很少或缺如,此时检查可导致对总酮体量估计不足。在糖尿病酮症酸中毒症状缓解后,乙酰乙酸浓度反而较急性期的早期浓度还高。因此,必须注意病情发展,并及时分析检查结果的可靠性。

四、尿液有形成分检查

尿液有形成分(urine formed elements,visible components of urine)是指尿液在显微镜下观察到的成分,如来自肾脏或尿道脱落、渗出的细胞,肾脏发生病理改变而形成的各种管型、结晶,以及感染的微生物、寄生虫等。

【标本类型】

新鲜尿液标本。

【参考区间】

尿液有形成分检查的指标与参考区间见表 7-13。

表 7-13 尿液有形成分检查的指标与参考区间

方法	红细胞	白细胞	透明管型	上皮细胞	结晶	细菌和真菌
非离心尿液有形成分直接涂片镜检法	0~ 偶见 /HPF	0~3/HPF	0~ 偶见 /LPF	少见	少见	—
离心尿液有形成分直接涂片镜检法	0~3/HPF	0~5/HPF	0~ 偶见 /LPF	少见	少见	—
标准化尿液有形成分定量分析板计数法	男 0~5/μl,女 0~24/μl	男 0~12/μl,女 0~26/μl	0~1/μl(不分性别)	少见	少见	极少见
尿液有形成分定量计数仪法	男 0~4/μl,女 0~5/μl	男 0~5/μl,女 0~10/μl	0~1/μl(不分性别)	难于检出	难于检出	难于检出

【临床意义】

1. 细胞

(1)红细胞:离心尿液中红细胞增多,超过 3 个 /HPF,且外观无血色的尿液称为镜下血尿(microscopic hematuria)。根据尿液红细胞的形态,可将异常红细胞分为 3 种,其特点与临床意义见表 7-14。尿液均一性红细胞与非均一性红细胞的鉴别见表 7-15、图 7-1、图 7-2。

表 7-14 尿液异常红细胞的类型及特点与临床意义

类型	特点与临床意义
均一性红细胞	肾小球以外部位的泌尿系统的出血,如尿路结石、损伤、出血性膀胱炎、血友病、剧烈活动等
非均一性红细胞	见于肾小球肾炎、肾盂肾炎、肾结核、肾病综合征,此时多伴有蛋白尿和管型
混合性红细胞	以上 2 种红细胞混合存在

表 7-15 均一性红细胞与非均一性红细胞的鉴别

指标	均一性红细胞	非均一性红细胞
多形性红细胞	<50%	≥80%
棘红细胞	<5%	≥5%
红细胞来源	非肾小球性血尿	肾小球性血尿

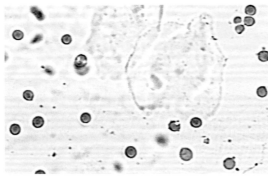

图 7-1 均一性红细胞(未染色)

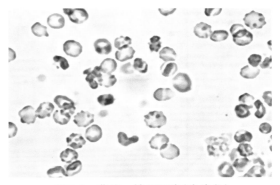

图 7-2 非均一性红细胞(未染色)

(2)白细胞和脓细胞:尿液中的白细胞主要是中性粒细胞(小吞噬细胞)和单核细胞(大吞噬细胞)(图 7-3),在新鲜尿液中其形态与血液白细胞一致;在泌尿系统发生炎症时,中性粒细胞变性坏死,形态多不规则,结构模糊,胞质呈明胶样,充满粗大颗粒,核不清楚,细胞常成团分布,且界线不清,称为脓细胞(pus cell)。在低渗尿液中,中性粒细胞吸水肿胀,胞质内的颗粒呈布朗分子运动,由于光的折射,在油镜下可见灰蓝色发光现象,这种中性粒细胞称为闪光细胞(glitter cell)。

白细胞检查主要用于泌尿系统感染的诊断,离心的新鲜尿液经显微镜检查白细胞大于 5 个 /HPF,称为白细胞尿(leukocyturia),又称为镜下脓尿(microscopic pyuria)。白细胞增多主要见于肾盂肾炎、膀胱炎、肾移植排

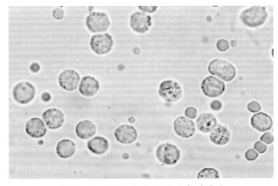

图 7-3 尿液中白细胞(未染色)

185

斥反应、急性药物性小管间质性肾炎、急进性肾小球肾炎、阴道炎和宫颈炎等。

(3)上皮细胞：尿液中的上皮细胞来源于肾小管、肾盂、肾盏、输尿管、膀胱和尿道等，包括肾小管上皮细胞、移行上皮细胞（尿路上皮细胞）、鳞状上皮细胞（图7-4~图7-7）。

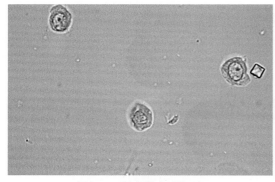

图 7-4 肾小管上皮细胞

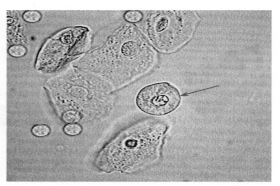

图 7-5 表层移行上皮细胞

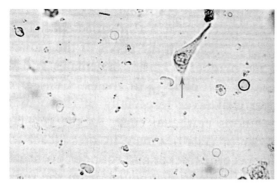

图 7-6 中层移行上皮细胞

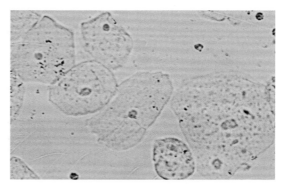

图 7-7 鳞状上皮细胞（未染色）

上皮细胞检查对泌尿系统疾病有定位诊断的价值。①肾小管上皮细胞增多提示肾小管有病变，见于急性肾小球肾炎、急进性肾小球肾炎、急性肾小管坏死患者；②移行上皮细胞增多提示膀胱炎、肾盂肾炎，并伴有白细胞增多；③鳞状上皮细胞增多主要见于尿道炎患者，并伴有白细胞或脓细胞增多。

2. **管型** 管型（cast）是蛋白质、细胞及其崩解产物在肾小管、集合管内凝固而成的圆柱形蛋白聚体，是尿沉渣中最有诊断价值的成分。构成管型的主要成分有由肾小管分泌的Tamm-Horsfall蛋白（T-H蛋白）、血浆蛋白、各种细胞及其变性的产物等。管型的形成条件与评价见表7-16。

管型的类型和性质对各种肾炎的诊断具有重要的意义。管型体积越大、越宽，表明肾脏损伤越严重。但是，当肾脏疾病发展到后期，可交替使用的肾单位减少、肾小管和集合管浓缩稀释功能完全丧失后，则不能形成管型。所以，管型的消失究竟是病情好转还是恶化，应结合临床进行综合分析。由于组成管型的成分不同，尿液中可见到各种管型（图7-8~图7-14）。尿液常见管型的组成成分及意义见表7-17。

表 7-16　管型的形成条件与评价

条件	评价
原尿中有清蛋白、T-H 蛋白	管型的基质
肾小管有浓缩和酸化尿液能力	浓缩可使形成管型的蛋白质浓度增高,酸化则促进蛋白质进一步变性凝聚
尿流缓慢,有局部性尿液淤积	有足够的停留时间使各种成分凝聚
具有可供交替使用的肾单位	有利于管型的形成与排泄,即处于休息状态肾单位的尿液淤积,有足够的时间形成管型,当该肾单位重新排尿时,已形成的管型可随尿液排出

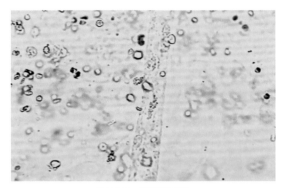

图 7-8　透明管型

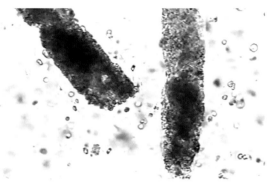

图 7-9　粗颗粒管型

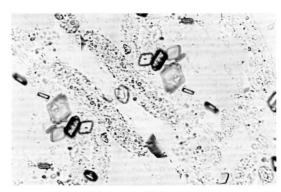

图 7-10　细颗粒管型

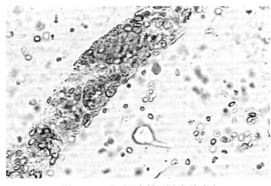

图 7-11　红细胞管型(未染色)

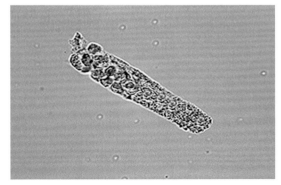

图 7-12　白细胞管型

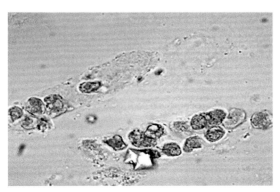

图 7-13　肾小管上皮细胞管型

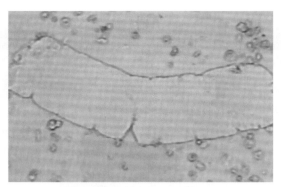

图 7-14　蜡样管型（未染色）

表 7-17　常见管型的组成成分及意义

管型	组成成分	临床意义
透明管型	T-H 蛋白、清蛋白、少量氯化物	健康人偶见，肾实质性病变时增多
红细胞管型	管型基质 + 红细胞	急性肾小球病变、肾小球出血
白细胞管型	管型基质 + 白细胞	肾脏感染性病变或免疫性反应
上皮细胞管型	管型基质 + 肾小管上皮细胞	肾小管坏死
颗粒管型	管型基质 + 变性细胞分解产物	肾实质性病变伴有肾单位淤滞
蜡样管型	细颗粒管型衍化而来	肾单位长期淤滞、肾小管有严重病变、预后差
脂肪管型	管型基质 + 脂肪滴	肾小管损伤、肾小管上皮细胞脂肪变性
肾衰管型	颗粒管型、蜡样管型演变而来	急性肾衰竭多尿期，出现于慢性肾衰竭提示预后不良
血红蛋白管型	管型基质 + 血红蛋白	血型不符的输血反应、溶血反应、急性肾小管坏死、肾移植术后排斥反应
草酸钙结晶管型	管型基质 + 草酸钙	急性肾损伤，预示可能患草酸盐肾病
细菌 / 真菌管型	管型基质 + 细菌或真菌	肾盂肾炎、肾脓肿

3. **结晶**　尿液的结晶（crystal）多来自食物或盐类代谢。尿液盐类结晶的析出取决于该物质的饱和度及尿液的 pH、温度和胶体物质（主要指黏液蛋白）的浓度等因素。

（1）生理性结晶：生理性结晶多来自食物及人体正常的代谢，如草酸钙结晶、磷酸盐结晶、马尿酸结晶、尿酸结晶及非结晶型尿酸盐等（图 7-15、图 7-16），一般无临床意义。

（2）病理性结晶：尿液中病理性结晶可由疾病因素或药物代谢异常所致，如胆红素结晶、胱氨酸结晶、亮氨酸结晶、酪氨酸结晶、胆固醇结晶和药物结晶等（图 7-17~图 7-20）。尿液中常见的病理性结晶及其临床意义见表 7-18。

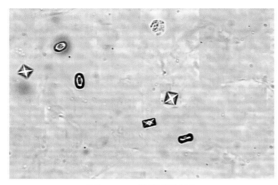

图 7-15　草酸钙结晶

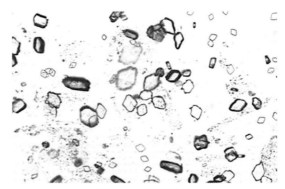

图 7-16　尿酸结晶

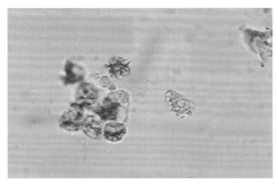

图 7-17　胆红素结晶

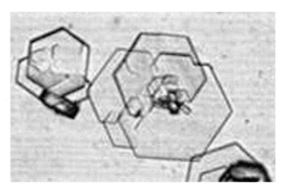

图 7-18　胱氨酸结晶

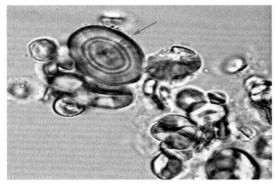

图 7-19　亮氨酸结晶

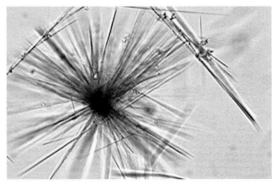

图 7-20　酪氨酸结晶

表 7-18　尿液中常见的病理性结晶及其临床意义

结晶	形态特征	临床意义
胆红素结晶	黄红色成束的针状或小块状	胆汁淤积性黄疸、肝硬化、肝癌、急性肝坏死、急性磷中毒
胱氨酸结晶	无色的片状六边形,常重叠排列	肾结石、膀胱结石
亮氨酸结晶	黄褐色小球状,具同心纹	急性磷中毒、氯仿中毒、急性肝坏死、肝硬化
酪氨酸结晶	略黑色,细针状,束状或羽毛状排列	急性磷中毒、氯仿中毒、急性肝坏死、肝硬化

续表

结晶	形态特征	临床意义
胆固醇结晶	无色缺角的方形薄片状	肾盂肾炎、膀胱炎、肾淀粉样变性或脂肪变性
磺胺嘧啶结晶	棕黄色不对称秸束状或球状	同时伴有红细胞，提示药物性损伤
磺胺甲噁唑结晶	无色透明的长方形六面体	同时伴有红细胞，提示药物性损伤

（3）药物性结晶：药物性结晶通常指患者大量服用某些药物后，有可能形成的结晶。最常见的有磺胺类药物结晶、青霉素类药物结晶、抗病毒类药物结晶、抗菌药物结晶等。尿液中常见的药物性结晶的形态特点及其临床意义见表 7-19。

表 7-19　尿液中常见的药物性结晶的形态特点及其临床意义

结晶	形态特点	临床意义
青霉素类结晶（阿莫西林、氨苄西林、阿莫西林/克拉维酸结晶）	无色，聚集成堆后可呈暗色；棱柱状或针状、粗细不同、两端尖锐或平整。单体可随机分布，也可交叉重叠，也可聚集成束或扫帚样。当大量增多时，其外观可呈白色混浊状	急性肾损伤、血尿和泌尿系统结石
抗病毒类结晶（阿昔洛韦结晶）	无色透明，针状、两端尖锐或钝挫状，也可呈窄板状；可单个出现，也可聚集成束、成堆分布；当大量增多时，其外观可呈丝滑样和乳白色改变	肾小管堵塞或间质性炎症。血尿和急性肾损伤为其严重的不良反应
抗病毒类结晶（茚地那韦结晶）	无色，细长针状、棱柱状或窄板条状，当聚集成束、成翼、呈麦穗状和/或十字形时，可为灰色到棕色细长晶体	导致间质性肾炎、血尿和急性肾损伤等不良反应
抗菌药物结晶（头孢曲松结晶）	多为黑色、单个呈针状、长度为 5~100μm 的晶体；多聚集呈束状、星状或不规则板状（直径 40~200μm）	多见于药物相关性尿路结石症，也可导致急性肾损伤
磺胺类结晶（磺胺嘧啶、乙酰基磺胺嘧啶）	棕黄色，不对称的麦捆状或束状，束中心常偏于一侧，两端不对称，还可呈球状、扇状或贝壳状	造成肾损害

4. 其他　除上述的有形成分外，尿液中还可见到细菌、真菌、寄生虫、精子等。

（1）细菌：健康人新鲜尿液中无细菌存在和生长，当标本采集过程中尿液被污染时，可检出少量细菌。因此，非经无菌手段采集到的新鲜尿液中检查到细菌无临床意义。如按无菌要求采集的尿液标本，见到较多量的细菌，同时见到大量白细胞、上皮细胞及红细胞，多提示尿路感染。可进行革兰氏染色后的尿液涂片检查，必要时还应进行细菌培养。

（2）真菌：多为白假丝酵母菌，常见于糖尿病患者、女性尿液或碱性尿液。

（3）寄生虫：尿液中的寄生虫及虫卵多由标本被污染所致。如阴道毛滴虫多来自女性阴道分泌物，乳糜尿中可检查出微丝蚴。

【评价】

1. **诊断价值**　尿液有形成分检查是尿液检查的重要内容,可发现在理学或化学检查中不能发现的病理变化,对泌尿系统疾病的定位诊断、鉴别诊断及预后判断等有重要意义。

2. **影响因素**

(1)冷藏、低温可改变结晶的溶解度,可使尿液中结晶增多。尿液在室温放置过久可导致结晶增多或溶解。

(2)尿液呈碱性或被稀释,其中的管型可能被溶解,此时即使有明显的蛋白尿,也难检出管型。

(3)阴道分泌物可造成尿液标本被白细胞污染,因此应采集中段尿、导尿标本进行检查。

(4)剧烈运动可使尿液红细胞和红细胞管型呈阳性。

3. **与检查相关的临床须知**

(1)CLSI 规定,凡有下述情况的应进行显微镜检查:①医生提出显微镜检查要求的;②泌尿外科患者、肾病科患者、糖尿病患者、应用免疫抑制剂患者及妊娠妇女等;③任何一项理学、化学检查结果异常的患者。

(2)中华人民共和国卫生行业标准(WS/T 229-2002)《尿液物理学、化学及沉渣分析》也作了明确的规定:在临床医生没有要求尿液显微镜检查,且尿液外观、混浊度正常的情况下,如试带法检查结果同时满足:①白细胞结果为阴性;②亚硝酸盐结果为阴性;③尿蛋白结果为阴性;④红细胞结果为阴性,其中的白细胞、红细胞检查结果,等效于尿液白细胞、红细胞的显微镜检查结果,可不进行尿液显微镜检查,如以上任何一项结果阳性则必须进行显微镜检查。

(3)在正常情况下,尿液中可偶见红细胞,如果持续出现红细胞,即使少量也应彻底检查,首先要复查新鲜尿液标本。对于女性患者要排除月经血的影响。

(4)如果尿液中白细胞增多,应进行尿液培养。肾盂肾炎患者在疾病进展期可能完全无症状,检查尿沉渣中的白细胞管型对诊断更有意义。

五、尿液其他检查

(一)人绒毛膜促性腺激素

人绒毛膜促性腺激素(human chorionic gonadotropin,hCG)是受孕女性胎盘滋养层细胞分泌产生的,可促进性腺发育的一种糖蛋白激素,有 α 和 β 两种亚基,β 亚基为 hCG 所特有的,故临床上常通过检查 β-hCG 来反映 hCG 变化。hCG 可通过孕妇血循环排泄到尿液中,血清 hCG 浓度略高于尿液,且呈平行关系。尿液 hCG 检查的目的是:①诊断早孕;②监测孕早期反应(异位妊娠、流产);③监测滋养层肿瘤;④作为唐氏综合征(Down syndrome,DS)三联试验的诊断指标之一。

【标本采集】

晨尿(定性)标本。

【参考区间】

①定性(用于常规妊娠检查):阴性;②定量(用于 hCG 非常规检查):男性、女性(未妊娠)<5U/L。

【临床意义】

1. 早期妊娠诊断 受孕 1 周后,血清 hCG 浓度约为 50U/L,受孕 7~10d 的尿液,即可通过单克隆抗体胶体金标记免疫层析法检出 hCG。妊娠 22~24d 尿液 hCG 浓度大于 1 000U/L;60~70d 达最高峰(8 000~320 000U/L);120d 时降为 5 000~20 000U/L。双胎妊娠的孕妇血清 hCG 比单胎增加 1 倍以上。正常妊娠期间尿液 hCG 定性检查持续阳性,分娩 5~6d 后变为阴性。

2. 异位妊娠诊断 正常妊娠时血清 hCG 浓度随着不同孕周的变化呈规律性变化,而异位妊娠时血清 hCG 浓度增高不如正常妊娠,但只有 60%~80% 的异位妊娠孕妇 hCG 呈阳性,因此,应选择特异度强、灵敏度高的方法检查 hCG,宫外孕流产或破裂后的大部分患者 hCG 转阴,有助于与其他急腹症相鉴别。

3. 流产的诊断和监测 不完全流产孕妇的子宫内尚有胎盘组织残留,hCG 仍可为阳性。完全流产或死胎时,则 hCG 由阳性转为阴性。在保胎治疗过程中,如果 hCG 不断增高,说明保胎有效,反之则说明保胎无效。

4. 妊娠滋养细胞疾病的诊断与监测 葡萄胎、侵蚀性葡萄胎、绒毛膜上皮细胞癌及男性睾丸畸胎瘤等患者尿液 hCG 明显高于正常孕妇,可用于妊娠滋养细胞疾病的辅助诊断。妊娠滋养细胞肿瘤患者术后 3 周,hCG 浓度降低,8~12 周呈阴性,如果 hCG 浓度不降低或不转阴性,提示可能有残留病灶。

5. 其他疾病 如脑垂体疾病、甲状腺功能亢进症、卵巢囊肿、子宫内膜增生或宫颈癌等患者 hCG 浓度也可以增高。

【评价】

1. 诊断价值

(1)hCG 是早期妊娠诊断、推算孕龄、诊断异位妊娠和先兆流产的灵敏度和特异度最高的方法,但尿液 hCG 的灵敏度和特异度较血清低。

(2)有助于睾丸癌患者的病情监测。

2. 影响因素

(1)对于早期妊娠诊断可选用一般灵敏度和准确度的方法。但对于人工授精或药物促排卵的患者,则需要选择灵敏度、准确度和特异度更高的方法,以便早期做出妊娠诊断。

(2)标本要新鲜,标本采集前患者不要大量饮水,以免标本被稀释,以晨尿最好。若为蛋白尿、血红蛋白尿,应加热煮沸 3min,再经离心后采集上清液检查。不宜使用严重的血尿、菌尿标本检查 hCG。

(3)hCGα 亚基的氨基酸数量及其排列顺序与促卵泡激素(follicle-stimulating hormone,FSH)、黄体生成激素(luteotropic hormone,LH)、促甲状腺素(thyroid-stimulating hormone,TSH)的亚基几乎相同,hCGα 亚基抗体能与这些激素的 α 亚基发生交叉反应,即 hCG 增高可能为非特异性增高。hCGβ 亚基结构特异,采用 β 亚基的特异性抗体或单克隆抗体制备的试剂检查 hCG,有较高的特异度及灵敏度。

(4)氯丙嗪、吩噻嗪、异丙嗪和美沙酮等可导致尿液 hCG 呈假阳性,细菌污染和蛋白尿、血尿也可导致 hCG 呈假阳性。稀释后的尿液可致 hCG 呈假阴性。

(5)脂血、溶血标本、在检查前 1 周内接触放射性物质、嗜异性抗体(heterophile antibody,HA)均可影响检查结果。

(6)完全流产后 1 周内 hCG 可呈阳性。

3. 与检查相关的临床须知

(1)hCG 是唯一不随胎盘重量增加而分泌增多的胎盘激素,分泌后直接进入母体血液,几乎不进入胎血循环。

(2)β-hCG 主要用于胚胎细胞肿瘤的诊断、随访和疗效观察,也适合于罹患胚胎细胞瘤风险增高患者的筛查。

(3)诊断妊娠时,应在检查申请单上注明停经时间。不同妊娠女性 hCG 的个体差异较大,单次检查结果不能准确推算孕龄。当怀疑异常妊娠时,应连续检查 hCG。

(4)为了避免假阳性,可采取以下措施:①尽量采用单克隆抗体二点酶免疫法,以减少交叉反应;②由于排卵期 LH 浓度增高只有 3d,育龄期妇女应避开排卵期或排卵后 3d 采集标本检查;③对双侧卵巢切除的患者,可每天肌内注射丙酸睾丸酮 50mg,连续 3d,可使 LH 浓度至 4ng/L 以下,再采集标本检查可排除 LH 的影响。

(二)本周蛋白

本周蛋白(Bence-Jones protein,BJP)又称为凝溶蛋白,有 κ 和 λ 两种,是一类能通过肾小球滤过膜的免疫球蛋白轻链或其聚合体。血液中免疫球蛋白轻链浓度增高,超过肾近曲小管重吸收阈值时,可自尿液排出,即称为本周蛋白尿(Bence-Jones proteinuria)或轻链尿。BJP 在 pH 4.9 ± 0.1 条件下,加热至 40~60℃时可发生凝固,温度升至 90~100℃时又可溶解,而温度降低至 56℃左右又重新凝固,故又称为凝溶蛋白。

【标本采集】

新鲜尿液标本。

【参考区间】

阴性。

【临床意义】

1. 多发性骨髓瘤　多发性骨髓瘤(multiple myeloma,MM)是浆细胞异常增生的恶性肿瘤,血液中可出现大量单克隆免疫球蛋白或其轻链、重链。游离的轻链是 λ 或 κ 型,当血液 BJP 浓度超过近曲小管重吸收的阈值时自尿液排出。超过 90%MM 患者有蛋白尿,半数以上患者尿液本周蛋白呈阳性。

2. 轻链病　突变的单克隆浆细胞产生大量轻链,增加的轻链从肾脏排出,根据轻链类型可分为 λ 或 κ 型轻链病(light chain disease,LCD)。轻链蛋白是 LCD 患者肾功能损害的重要致病因素,检查血清、尿液免疫球蛋白和轻链浓度,并计算 κ/λ 比值,是诊断 LCD 和判断预后的重要依据。

3. **肾小管损伤** 肾盂肾炎、慢性肾炎、肾癌、肾病综合征等患者尿液中偶可检出 BJP，且 κ、λ 轻链浓度与肾小管损伤程度有关，可作为疗效观察指标。

4. **其他** 50% 以上巨球蛋白血症、重链病（heavy chain disease，HCD）患者尿液中可出现 BJP。良性单克隆丙种球蛋白血症患者尿液中亦可出现 BJP。

【评价】

1. **诊断价值** 轻链型、IgD 型 MM 患者因肾功能易受损，尿液异常可以是首发的、甚至唯一的临床表现，60%~80%MM 患者尿液 BJP 呈阳性。

2. **影响因素**

（1）采集新鲜尿液，否则其他蛋白分解变性易导致假阳性，最好选用晨尿，尿量不少于 15ml，必须及时送检。

（2）热沉淀法要求标本量大。混浊尿液标本不能用于热沉淀法，应离心取上清液。

（3）若为蛋白尿，应先用加热乙酸法沉淀普通蛋白质，趁热过滤后再检查。

3. **与检查相关的临床须知**

（1）凝溶法应严格控制 pH 在 4.5~5.5，最适宜 pH 为 4.9 ± 0.1。电泳法则需要同时检查患者及健康人，以正确判断区带位置。

（2）肌红蛋白、溶菌酶、游离重链、转铁蛋白、脂蛋白或多量细菌沉淀物等也可出现类似于 M 区带，因此，当乙酸纤维素膜上出现波峰或怀疑有相关疾病时，应进行免疫电泳。

（三）苯丙酮酸

苯丙酮酸（phenylpyruvic acid）是苯丙氨酸的代谢产物，当肝脏苯丙氨酸羟化酶（phenylalanine hydroxylase，PAH）缺乏或不足时，苯丙氨酸不能完全氧化为酪氨酸，只能变成苯丙酮酸。大量的苯丙氨酸及苯丙酮酸积聚在血液和脑脊液中，可对神经系统造成损害，并影响体内色素代谢。苯丙酮酸随尿液排出，有特殊的鼠尿味，称为苯丙酮尿症（phenyl ketonuria，PKU），是先天性氨基酸代谢紊乱的常见疾病之一。

【标本采集】

新鲜尿液标本。

【参考区间】

阴性。

【临床意义】

50% 以上 PKU 患儿的尿液苯丙酮酸呈阳性。

【评价】

1. **诊断价值** 根据典型的临床表现（智力落后、头发由黑变黄，特殊鼠尿味），结合尿液苯丙酮酸阳性结果，即可确诊 PKU。

2. **影响因素** ①磷酸盐对检查有干扰；②酚类药物（如水杨酸制剂）及氯丙嗪等可与氯化铁结合显色，使检查出现假阳性。

3. **与检查相关的临床须知** 采集标本前停用含酚类药物（如水杨酸制剂）及氯丙嗪等。

苯丙酮酸在室温下不稳定,故采集新鲜尿液标本后应立即检查。

六、尿液检查项目的选择与应用

尿液检查是临床最常用的检查之一,也是泌尿系统疾病诊断、疗效观察及预后判断的首选项目。

1. **常规检查或健康体检**　可选用尿液自动分析仪对尿液理学进行检查。对怀疑或已确诊泌尿系统疾病的患者,必须进行尿沉渣检查,以准确了解病变程度,并避免发生漏诊。

2. **尿蛋白定性检查方法选择**　初次就诊患者、现场快速检查、健康体检、疾病筛查等,可采用干化学试带法或磺基水杨酸法。当进行疗效观察或预后判断时,还需要进行尿蛋白定量和特定蛋白质的分析。

3. **联合检查肾功能**　对已确诊患有糖尿病、高血压、SLE 等可能导致肾脏病变的全身性疾病患者,为尽早发现肾损害,宜选择和应用较灵敏的尿液微量清蛋白、α_1- 微球蛋白、β_2-微球蛋白等指标。

第二节　粪　便　检　查

粪便(feces)是食物在体内被消化吸收营养成分后剩余的产物。粪便成分主要有:①未被消化的食物残渣,如淀粉颗粒、肉类纤维、植物细胞、植物纤维等;②已被消化但未被吸收的食糜;③消化道分泌物,如胆色素、酶、黏液和无机盐等;④分解产物,如靛基质、粪臭素、脂肪酸等;⑤肠壁脱落的上皮细胞;⑥细菌,如大肠埃希菌和肠球菌等。

在病理情况下,粪便中可见血液、脓液、寄生虫及其虫卵、包囊、致病菌、胆石或胰石等。粪便检查对了解消化道及通向肠道的肝、胆、胰腺等器官有无病变,间接判断胃肠、胰腺、肝胆系统的功能状况等有重要价值。

一、粪便标本采集

【采集方法】
粪便标本采集的质量可直接影响检查结果的准确度和可靠程度。常见粪便标本的采集方法与要求见表 7-20。
【评价】
1. **影响因素**　影响检查结果的主要因素是标本的可靠性和准确度,因此采集标本时应注意:
(1)标本要新鲜,不得混有尿液、消毒剂和污水等,以免破坏其有形成分和病原体等。
(2)应选取含有黏液、脓液和血液等病理成分的部分,外观无异常的粪便可在其表面和深处等多部位采集标本。

表 7-20　常见粪便标本采集方法与要求

标本类型	采集方法	要求
常规检查标本	新鲜,选取异常部分如黏液或脓血等,无异常时可多部位采集	无污染,及时送检
寄生虫检查标本		
血吸虫毛蚴	采集脓液、血液或黏液处	不小于 30g 或全部标本送检
蛲虫卵	透明薄膜拭子于晚 12 时或清晨排便前自肛门皱襞处拭取	立即送检
阿米巴滋养体	脓血和稀软部分	立即送检,寒冷季节注意保温
虫体检查及虫卵计数	24h 粪便	检查虫体时应仔细寻找或筛查,检查虫卵时应混匀标本后检查,坚持"三送三检"
粪便隐血试验标本	新鲜	检查前 3d 禁食肉类及动物血,并禁服铁剂、铋剂、维生素 C。检查前 3d 禁食生鲜蔬菜、水果等
粪胆原定量标本	3d 的粪便标本	每天混匀后称取 20g 送检
脂肪定量标本	脂肪膳食 6d,从第 3 天起采集 72h 内标本	将采集的标本混合称量,称取 60g 送检
无粪便标本	可经直肠指诊或采便管拭取标本	确实需要检查时

(3)采集标本后及时送检,并于标本采集后 1h 内完成检查,否则可因消化酶、酸碱度变化以及细菌的作用等因素的影响,导致粪便有形成分的破坏。

2. 与检查相关的临床须知

(1)采集标本的容器应清洁、干燥、有盖、不吸水、不渗漏;细菌学检查要采用灭菌有盖的容器采集标本。

(2)任何标本都应视为潜在的高危病原菌感染源,采集标本时要特别小心。务必使用合适的器具移取标本,避免被感染或污染环境。

二、粪便理学检查

【标本类型】

新鲜粪便标本。

【参考区间】

①成人每天一般排便 1 次,100~300g,为成形软便,呈黄褐色,有少量黏液,有粪臭;②婴幼儿粪便可为黄色或金黄色糊状。

【临床意义】

粪便理学受食物的种类、性质、量的影响较大,也受某些药物的影响。

1. **量**　健康人的粪便量随着食物种类、食量及消化器官功能状态而异。细粮和肉食者粪便量较少;粗粮和蔬菜为主者粪便量较多。当胃肠道、胰腺有炎症或功能紊乱时,因炎症渗出、肠蠕动加快及消化吸收功能不良,可使排便次数和排便量有不同程度的增多。如果排便次数少,但排便量增多,多见于肠道上段病变;排便次数增多,但每次排便量减少,多为肠道下段病变。

2. **性状** 粪便性状改变及临床意义见表 7-21。

表 7-21 粪便性状改变及临床意义

粪便	特点	临床意义
稀汁便	脓样,含有膜状物	伪膜性肠炎
	洗肉水样	副溶血性弧菌食物中毒
	红豆汤样	出血性小肠炎
	稀水样	艾滋病伴肠道隐孢子虫感染
米泔样便	白色淘米水样,含有黏液片块	霍乱、副霍乱
黏液便	小肠病变的黏液混于粪便中;大肠病变的黏液附着在粪便表面	肠道炎症或受刺激、肿瘤或便秘、某些细菌性痢疾
胨状便	黏胨状、膜状或纽带状物	过敏性肠炎、慢性细菌性痢疾
鲜血便	鲜红色,滴落于排便之后或附在粪便表面	直肠癌、直肠息肉、肛裂或痔疮
脓血便	脓样、脓血样、黏液血样、黏液脓血样	细菌性痢疾、阿米巴痢疾、结肠癌、肠结核、溃疡性结肠炎
乳凝块	黄白色乳凝块或蛋花样	婴儿消化不良、婴儿腹泻
变形便	球形硬便	习惯性便秘、老年人排便无力
	细条、扁片状	肠痉挛、直肠或肛门狭窄
	细铅笔状	肠痉挛、肛裂、痔疮、直肠癌

3. **颜色** 粪便的颜色可因进食种类不同而异,肉食者粪便偏黑褐色,进食过多绿色蔬菜者粪便呈暗绿色。粪便颜色变化及意义见表 7-22。

表 7-22 粪便颜色变化及意义

颜色	生理性	病理性
淡黄色	婴儿	服用大黄、山道年、番泻叶等
绿色	食用大量绿色蔬菜	服用甘汞等
白陶土色	食用大量脂肪	胆汁淤积性黄疸,服用硫酸钡、金霉素
红色	食用大量番茄、红辣椒、西瓜等	直肠癌、痔疮、肛裂等,服用利福平
果酱色	食用大量咖啡、可可、樱桃、桑葚、巧克力等	阿米巴痢疾、肠套叠等
柏油色	食用动物血和肝脏等	上消化道出血,服用铁剂、活性炭等

4. **气味** 粪便的气味与进食的种类、疾病等有关。由于蛋白质的分解产物,如吲哚、粪臭素、硫醇、硫化氢、氨、靛基质等,可使正常粪便有臭味,素食者臭味轻,肉食者臭味重。在病理情况下粪便可产生恶臭味、腥臭味和酸臭味。粪便气味变化的临床意义见表 7-23。

表 7-23　粪便气味变化的临床意义

气味	临床意义
恶臭	慢性肠炎、胰腺疾病、消化道大出血、结肠或直肠癌溃烂时,未消化的蛋白质发生腐败等
腥臭	阿米巴肠炎
酸臭	由脂肪、糖类消化不良或吸收不良,脂肪酸分解或糖的发酵所致

5. 寄生虫和结石

(1)寄生虫:肠道寄生虫感染时粪便中可出现寄生虫,如蛔虫、蛲虫、绦虫等或其片段,肉眼即可发现;钩虫虫体需要筛查粪便后才能被发现。服用驱虫剂后应常规检查有无寄生虫。

(2)结石:粪便中可发现胆石、粪石、胰石和肠结石等,最多见的是胆石。粪便中出现胆石多见于服用排石药物或行碎石术之后。

【评价】

1. 诊断价值　粪便理学检查对消化系统疾病和寄生虫感染的诊断有重要价值。

2. 影响因素

(1)粪便的性状和组成受食物种类、胃肠道和肝胆胰腺功能等的影响。

(2)标本长期放置可使粪便变黑,粪便的颜色可受食物颜色、食用色素和药物的影响。如硫酸钡造影剂可使粪便呈黄白色,食用动物血液可使粪便呈黑色。

3. 与检查相关的临床须知

(1)向患者解释检查的目的,指导其正确采集标本,并向其提供采集标本的容器。

(2)采集标本前 1 周,患者不应接受钡剂检查和通便剂治疗。

(3)了解患者的饮食情况及食物过敏史,了解病史和用药史对鉴别腹泻或便秘的原因尤其重要。

三、粪便隐血试验

消化道出血量较少时粪便中的红细胞已被消化分解,粪便外观无血色,且显微镜检查也未发现红细胞的出血称为隐血(occult blood)。采用化学方法或免疫学方法检查粪便微量出血的试验称为粪便隐血试验(fecal occult blood test,FOBT)。FOBT 对消化道出血,特别是消化道肿瘤的诊断与鉴别诊断具有重要价值。

【标本类型】

新鲜粪便标本。

【参考区间】

阴性。

【临床意义】

FOBT 的临床意义与评价见表 7-24。当 FOBT 阳性时,应及时检查出血源。如果未能查到出血源,则有可能为假阳性,应该在 3~6 个月之后再重新检查 FOBT,直至检查到出血源或排除出血为止。

表 7-24　FOBT 的临床意义与评价

临床意义	评价
诊断消化道出血	凡是能引起消化道出血的疾病或损伤都可使 FOBT 呈阳性
鉴别溃疡与肿瘤	FOBT 对消化性溃疡诊断的阳性率为 40%~70%，且呈间断性阳性；FOBT 对消化道恶性肿瘤诊断的阳性率达 95%，且呈持续性阳性
恶性肿瘤筛查	①FOBT 常作为消化道恶性肿瘤的筛查试验 ②对 50 岁以上的无症状的中老年人，每年做 1 次 FOBT ③FOBT 作为消化道恶性肿瘤的筛查试验，其特异度不可能达到 100%，因此，FOBT 结果必须与临床其他资料结合分析，进行诊断与鉴别诊断

【评价】

1. **诊断价值**　FOBT 是粪便检查最常用的筛查项目，可作为消化道恶性肿瘤的筛查指标，其连续检查对早期发现结肠癌、胃癌等恶性肿瘤有重要的价值。

2. **影响因素**

(1)水杨酸盐类、甾类激素、非甾体抗炎药、吲哚美辛、抗凝剂等可引起或加重消化道出血，检查前 7d 避免服用此类药物。

(2)硼酸、溴化物、秋水仙碱、碘、聚维酮碘等可致 FOBT 呈假阳性，富含肌红蛋白、血红蛋白的肉类和肝脏也可致化学法 FOBT 呈假阳性。维生素 C（超过 250mg/d）可致化学法 FOBT 呈假阴性。

(3)避免月经血、痔疮出血和尿液中的血液对标本的影响，避免食用富含过氧化物酶的蔬菜。

3. **与检查相关的临床须知**

(1)告知患者检查的目的、标本采集方法和影响因素，检查前 72h 及检查时食用高纤维食物(有助于提高无症状性间歇性出血病变的检出率)。

(2)检查前 72h 或检查期间，患者不能接受钡剂检查；避免食入维生素 C（超过 250mg/d）、红肉、加工过的肉类和肝脏、生的蔬菜和水果。检查前 7d 或检查期间停用阿司匹林或其他非甾体抗炎药。

(3)FOBT 阳性的临床诊断方法与临床意义见表 7-25。

表 7-25　FOBT 阳性的临床诊断方法与临床意义

诊断方法	项目	临床意义
体格检查	局部视诊	寻找痔疮、肛门周围组织或局部疾病
	肛门指诊	检查是否有息肉
实验室检查	肿瘤标志物	筛查消化道肿瘤
器械检查	结肠镜	检查良性、恶性肿瘤，感染性疾病、憩室炎和血管发育异常等
	胃镜	检查胃十二指肠溃疡、肿瘤裂孔疝或食管静脉曲张
	小肠镜	检查腹部疾病、梅克尔憩室（Meckel diverticulum）、血管发育异常等

(4)由于 FOBT 简便、价廉、对患者无危害,建议对 50 岁以上的人群,每年或 2 年进行 1 次愈创木脂法 FOBT 筛查。

(5)由于有些胃肠道出血是间歇性的,为了降低误诊率,必须对同一患者的不同标本检查 3~6 次。

四、粪便显微镜检查

粪便显微镜检查是粪便常规检查的重要项目之一,主要观察粪便中有无细胞、寄生虫虫卵、原虫以及各种食物残渣等,有助于消化道疾病的诊断和疗效观察。

【标本类型】

新鲜粪便标本。

【参考区间】

粪便显微镜检查项目及参考区间见表 7-26。

表 7-26 粪便显微镜检查项目及参考区间

成分	参考区间
细胞	无红细胞、吞噬细胞和肿瘤细胞,偶见白细胞,少见柱状上皮细胞
食物残渣	偶见淀粉颗粒、脂肪小滴,可见少量肌肉纤维、结缔组织、弹力纤维、植物细胞和植物纤维
结晶	可见少量无临床意义的结晶,如磷酸盐、草酸钙、碳酸钙结晶
细菌	粪便中的细菌较多,球菌与杆菌的比例大致为 1∶10,约占粪便干重的 1/3,多为正常菌群。可有人体酵母菌
寄生虫	无寄生虫及寄生虫虫卵

【临床意义】

1. **细胞和食物残渣** 粪便中细胞和食物残渣成分增多的临床意义见表 7-27 和表 7-28。

表 7-27 粪便中细胞增多的临床意义

细胞	临床意义
红细胞	①肠道下段的病变 ②阿米巴痢疾有大量堆积、变性的红细胞,且数量多于白细胞 ③细菌性痢疾红细胞形态多正常,数量少于白细胞,且分散存在
白细胞	以中性粒细胞为主 ①肠炎患者白细胞小于 15 个 /HPF,常分散存在 ②细菌性痢疾、溃疡性结肠炎者白细胞大量增多,可见成堆的脓细胞 ③肠易激综合征、寄生虫感染患者可见大量嗜酸性粒细胞
吞噬细胞	见于急性细菌性痢疾、出血性肠炎、溃疡性结肠炎患者。吞噬细胞是诊断急性细菌性痢疾的主要依据之一
上皮细胞	大量增多或成片出现见于结肠炎、伪膜性肠炎患者
肿瘤细胞	结肠癌、直肠癌患者

表 7-28　粪便中食物残渣成分增多的临床意义

成分	临床意义
脂肪小滴	脂肪小滴大于 6 个 /HPF 为脂肪排泄增多。如果出现大量脂肪小滴称为脂肪泻，见于急性和慢性胰腺炎、胰头癌、吸收不良综合征、胆汁淤积性黄疸等
肌肉纤维	肠蠕动亢进、胰蛋白酶缺乏、腹泻等
结缔组织、弹力纤维	胃蛋白酶缺乏症和腹泻
植物细胞、植物纤维	胃蛋白酶缺乏症、肠蠕动亢进和腹泻等
淀粉颗粒	消化功能不良、腹泻、慢性胰腺炎、胰腺功能不全

2. **结晶**　病理性结晶主要有①Charcot-Leyden 结晶：见于阿米巴痢疾、钩虫病和过敏性肠炎等患者；②血红素结晶：为棕黄色斜方形结晶，主要见于胃肠道出血患者。

3. **细菌和真菌**

（1）细菌：大肠埃希菌、厌氧杆菌、肠球菌为成人粪便中的主要细菌；而产气杆菌、变形杆菌、铜绿假单胞菌等多为过路菌；双歧杆菌、拟杆菌、葡萄球菌和肠杆菌为婴儿粪便中的主要细菌。

正常粪便的菌量和菌谱处于相对稳定状态，保持着与宿主间的生态平衡。若正常菌群消失或比例失调，称为肠道菌群失调症（dysbacteriosis），可通过粪便涂片染色检查、细菌培养鉴定确定致病菌。

（2）真菌：分为单细胞（酵母菌）和多细胞（丝状菌或霉菌）两类。正常粪便中极少见真菌，且多为外源性污染所致。粪便中真菌可见普通酵母菌、假丝酵母菌。假丝酵母菌以白色假丝酵母菌最为多见，在排除标本污染情况下，常见于长期应用广谱抗生素、激素、免疫抑制剂和放射治疗、化学治疗以及各种慢性消耗性疾病等。

4. **寄生虫及虫卵**　对于寄生虫病患者，肉眼可直接观察其粪便中的寄生虫虫体，显微镜检查虫卵和包囊。另外，也可采用单克隆抗体检查虫卵抗原，以便对虫卵形态不典型或高度怀疑寄生虫感染的患者进行确诊。

（1）蠕虫：在病理情况下，粪便涂片中可见到蛔虫卵、鞭虫卵、钩虫卵、蛲虫卵、血吸虫卵、肺吸虫卵、华支睾吸虫（肝吸虫）卵或姜片虫卵等（图 7-21~ 图 7-28）。

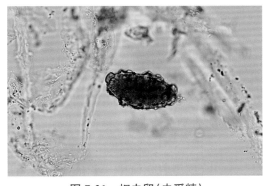

图 7-21　蛔虫卵（未受精）

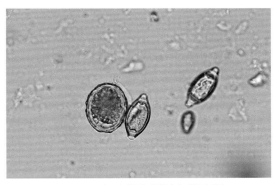

图 7-22　蛔虫卵（受精）与鞭虫卵

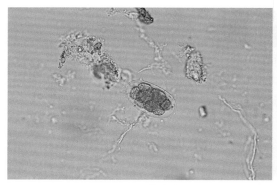

图 7-23　钩虫卵

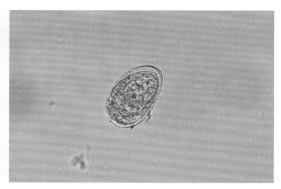

图 7-24　血吸虫卵

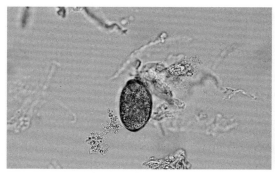

图 7-25　肺吸虫卵

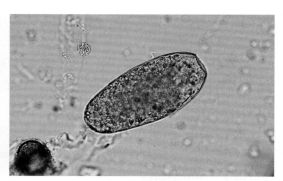

图 7-26　姜片虫卵

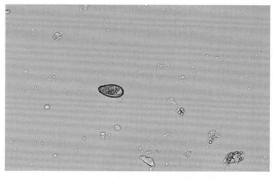

图 7-27　华支睾吸虫（肝吸虫）卵

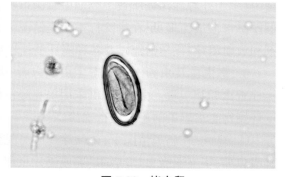

图 7-28　蛲虫卵

（2）原虫

1）溶组织内阿米巴（entamoebahistolytica）：新鲜粪便的脓血黏液部分可见到滋养体（图 7-29），并可找到包囊（图 7-30、图 7-31）。

2）蓝氏贾第鞭毛虫（giardia lamblia）：滋养体的形态如纵切的半个去核的梨，前端钝圆，后端尖细，背面隆起而腹面凹陷，两侧对称形似勺形，腹部前半部有吸盘，借此可吸附于肠黏膜上（图 7-32）。

3）隐孢子虫（cryptosporidium）：除了粪便常规检查外，常用改良抗酸染色法、金胺 - 酚 - 改良抗酸染色法等方法来提高阳性检出率。

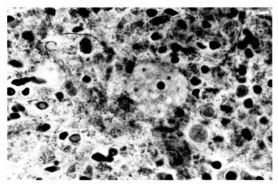

图7-29　溶组织内阿米巴大滋养体

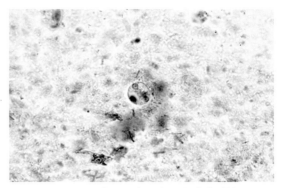

图7-30　溶组织内阿米巴包囊(2核)

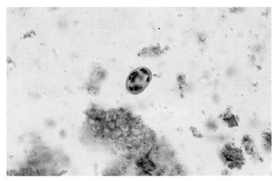

图7-31　溶组织内阿米巴包囊(1核)

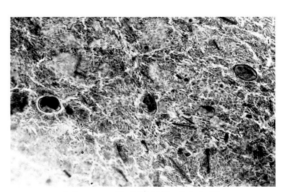

图7-32　蓝氏贾第鞭毛虫包囊

4)人芽囊原虫(blastocystis hominis)：无色或淡黄色，圆形或卵圆形，大小不一，胞内有巨大透明体，其周边绕以狭窄的细胞质，质内含有少数折光小体。

【评价】

1. **诊断价值**　粪便显微镜检查是诊断肠道病原体感染最直接和最可靠的方法，可明确诊断相应的寄生虫病或寄生虫感染。对消化道肿瘤的诊断也具有重要价值。

2. **影响因素**

(1)粪便显微镜检查应采集新鲜标本，不应采集尿壶、便盆中的粪便标本，因标本中混入尿液和消毒剂等可破坏粪便的有形成分，混入植物、泥土、污水等，因腐生性原虫、真菌孢子、植物种子、花粉等易干扰检查结果。

(2)甲醛保存的粪便标本不能用于检查白细胞。

(3)粪便病原体检查应使用无菌容器采集新鲜标本，且不能混入尿液、消毒剂和污水等。为了提高阳性检出率，最好在应用抗生素之前采集标本，并立即送检。

3. **与检查相关的临床须知**

(1)检查脂肪时，在检查前6d和检查期间，确保患者的饮食中含有150g脂肪、100g蛋白和180g糖。检查前3d不能使用泻药。

(2)检查肌肉纤维时，检查前72h患者应吃一餐含有丰富肉类的食物。

（3）对长期应用抗生素治疗的患者,应动态观察肠道菌群的变化,以便及时发现菌群失调和调整治疗方案。

五、粪便检查项目的选择与应用

1. **肠道感染性疾病** 粪便检查是诊断急性、慢性腹泻必备检查项目,如肠炎、细菌性痢疾、阿米巴痢疾、肠伤寒、伪膜性肠炎等,除了观察粪便理学变化外,粪便显微镜检查及培养有确定诊断及鉴别诊断的价值。

2. **肠道寄生虫病** 如蛔虫病、钩虫病、鞭虫病、姜片虫病、绦虫病、血吸虫病等,通过粪便涂片显微镜检查找到相应的虫卵可确定诊断。

3. **消化吸收功能筛查试验** 对慢性腹泻患者进行常规粪便显微镜检查,如果见到较多淀粉颗粒、脂肪小滴或肌肉纤维等,常提示为慢性胰腺炎等胰腺外分泌功能不全,可进一步做相关检查。

4. **鉴别黄疸** 胆汁淤积性黄疸患者粪便为白陶土色,粪胆原定性检查呈阴性,定量检查粪胆原降低;溶血性黄疸患者粪便呈深黄色,粪胆原定性检查呈阳性,定量检查粪胆原增多。

5. **消化道肿瘤筛查试验** FOBT持续阳性常提示胃肠道恶性肿瘤,若为间歇性阳性则提示其他原因的消化道出血,可进一步做相关检查,如内镜或钡餐。粪便显微镜检查如发现有癌细胞可确诊为结肠癌、直肠癌。

（江新泉）

第三节　痰液及支气管肺泡灌洗液检查

痰液(sputum)是主要来自支气管和气管的分泌物。健康人痰液很少,只有当呼吸道黏膜和肺泡受刺激分泌物增多时,才有痰液咳出。痰液易混入唾液和鼻腔分泌物。在病理情况下,当呼吸道黏膜受到理化因素、感染等刺激时,黏膜充血、水肿,浆液渗出,黏液分泌增多。痰液中可出现细菌、肿瘤细胞及血细胞等。因此,痰液检查对某些呼吸系统疾病,如肺结核、肺吸虫、肺部肿瘤、支气管哮喘、支气管扩张症和慢性支气管炎等诊断、疗效观察和预后判断有一定价值。

支气管肺泡灌洗液(bronchoalveolar lavage fluid,BALF)是通过支气管镜对肺泡进行无菌性灌洗后采集的液体,其主要成分是肺泡的分泌物,内含有多种细胞、蛋白质和脂类。目前,BALF检查主要用于下呼吸道病变的诊断,随着介入肺脏病学的发展,BALF在肺部感染性疾病、非感染性疾病、肺肿瘤等疾病的诊断、鉴别诊断、分期中的价值日益明显。

一、痰液及支气管肺泡灌洗液的标本采集

【采集方法】

1. **痰液标本采集** 根据检查目的和患者的情况而定,自然咳痰法是最常用的方法。痰液标本采集的方法与评价见表 7-29。

表 7-29 痰液标本采集的方法与评价

采集方法	方法评价
自然咳痰法	最常用方法。采集标本前嘱患者进行口腔清洁,避免口咽部菌群污染,用力深咳,标本量最好为 5~10ml,采集于无菌容器内
雾化蒸气吸入法	可通过吸入 15% 氯化钠和 10% 甘油溶液的气溶胶飞沫的方法,诱发患者产生痰液,持续 10min 或直到开始反射性咳嗽。本方法操作简单、无毒副作用,患者易于接受,适用于自然咳痰法采集标本不理想时
一次性吸痰管法	适用于昏迷患者、婴幼儿

2. **支气管肺泡灌洗液** 通常在进行支气管镜检查时采集 BALF,患者咽喉部局部麻醉后,导入纤维支气管镜。通过纤维支气管镜对病灶所在的支气管以下肺段或亚肺段水平,用 37℃或室温的无菌生理盐水 20~60ml,多次灌洗(常规进行 4~5 次,总灌洗液 100~300ml),并充分吸引回收,从回收液中取出 10ml,放入无菌管中分装,并即刻送检。回收灌洗液时,首先用单层纱布过滤以除去黏液,再将滤液离心后取上清液,供化学和免疫学检查;沉淀物供细胞学和微生物学检查。

【评价】

1. **影响因素** 痰液勿混入唾液、鼻咽分泌物和漱口水,否则影响检查结果;BALF 采集过程中需要考虑的因素有脱盐和浓缩 BALF 的方法、注入的液体量、回收的液体量、抽吸的类型和肺内位置的选择等。

2. **与检查相关的临床须知**

(1)痰液一般检查应采集新鲜痰液,以清晨第一口痰液为宜。

(2)咳痰时最好有医护人员在场,以指导患者正确咳痰。患者起床后进行口腔清洁,可用 3%H_2O_2 及清水漱 3 次,用力咳出深部痰液,采集于无菌容器中,并及时送检。

(3)原则上应在使用首剂抗菌药物治疗前,以及更换抗菌药物前采集痰液。送检痰标本后 3d 内不主张再次送检。

(4)采集标本时注意防止痰液污染容器的外壁,为了防止痰液污染,用过的标本应灭菌后再处理。

(5)痰液标本采集后应在 2h 内检查,以防细胞分解、细菌自溶。如不能在 2h 内接种,将明显影响肺部感染病原体的检出率。

(6)痰液和支气管肺泡灌洗液不能及时送检或待处理的标本,应置于 4℃冰箱保存(疑为肺炎链球菌和流感嗜血杆菌等苛养菌不在此列),但不能超过 24h。

(7) BALF 检查缺乏标准化的采集标准,可导致实验室间结果不一致。

(8) 痰液标本的采集、转运与处理应严格执行《临床微生物学检验标本的采集与转运》的有关要求。

二、痰液理学检查

【标本类型】

新鲜痰液标本。

【参考区间】

无痰液或仅有少量白色、灰白色泡沫样或黏液样痰液,新鲜痰液无特殊气味。

【临床意义】

1. **痰液量** 呼吸系统疾病患者痰液量增多,可达 50~100ml/24h,且依病种和病情而异。急性呼吸系统感染患者常较慢性炎症患者的痰液量少,病毒感染患者常较细菌感染患者的痰液量少。痰液量增多常见于支气管扩张症、肺脓肿、肺水肿、肺空洞性改变和慢性支气管炎,有时甚至超过 100ml/24h。

2. **颜色** 在病理情况下,痰液颜色可发生改变,但缺乏特异度。痰液颜色改变的常见原因及临床意义见表 7-30。

表 7-30 痰液颜色改变的常见原因及临床意义

颜色	常见原因	临床意义
黄色、黄绿色	脓细胞增多	肺炎、慢性支气管炎、支气管扩张症、肺脓肿、肺结核
红色、棕红色	出血	肺癌、肺结核、支气管扩张症
铁锈色	血红蛋白变性	急性肺水肿、大叶性肺炎、肺梗死
粉红色泡沫样	肺淤血、肺水肿	左心功能不全
烂桃样灰黄色	肺组织坏死	肺吸虫病
棕褐色	红细胞破坏	阿米巴肺脓肿、肺吸虫病
灰色、灰黑色	吸入粉尘、烟雾	矿工、锅炉工、长期吸烟者
无色(大量)	支气管黏液溢出	肺泡细胞癌

3. **性状** 不同疾病产生的痰液可有不同的性状,观察性状改变有助于临床诊断与鉴别诊断。痰液性状改变及临床意义见表 7-31。

表 7-31 痰液性状改变及临床意义

性状	特点	临床意义
黏液性	黏稠、无色透明或灰色、白色、牵拉成丝	急性支气管炎、支气管哮喘、早期肺炎;白假丝酵母菌感染
浆液性	稀薄、泡沫	肺水肿、肺淤血、棘球蚴病

续表

性状	特点	临床意义
脓性	脓性、混浊、黄绿色或绿色、有臭味	支气管扩张症、肺脓肿、脓胸向肺内破溃、活动性肺结核等
黏液脓性	黏液、脓细胞、淡黄白色	慢性气管炎发作期、支气管扩张症、肺结核等
浆液脓性	痰液静置后分4层,上层为泡沫和黏液,中层为浆液,下层为脓细胞,底层为坏死组织	肺脓肿、肺组织坏死、支气管扩张症
血性	痰液中带鲜红血丝、血性泡沫样痰、黑色血痰	肺结核、支气管扩张症、肺水肿、肺癌、肺梗死、出血性疾病等

4. **气味**　血腥气味见于各种原因所致的呼吸道出血,如肺癌、肺结核等;粪臭味见于膈下脓肿与肺相通时、肠梗阻、腹膜炎等;特殊臭味见于肺脓肿、晚期肺癌、化脓性支气管炎或支气管扩张症等;大蒜味见于砷中毒、有机磷类杀虫剂中毒等。

【评价】

1. **诊断价值**　痰液理学检查对呼吸系统疾病的诊断有一定价值。尤其是痰液量与性状,对鉴别疾病的性质有重要作用,但缺乏特异度。

2. **影响因素**　痰液标本的质量直接影响痰液理学检查结果。因此,要特别注意标本的采集与处理。

3. **与检查相关的临床须知**

(1)在疾病治疗过程中,痰液量逐渐减少,一般表示病情好转;但若发生支气管阻塞而使痰液不能排出时,可见痰液量减少,则提示病情加重。

(2)标本采集过程中防止标本丢失,并将全部标本送检。

(3)无论是痰液的量、颜色,还是性状,都应检查全部痰液标本,不能遗漏。痰液量检查要准确到0.1ml。

三、痰液有形成分检查

【标本类型】

新鲜痰液标本。合格的痰液标本中鳞状上皮细胞应<10个/LPF(除了用于军团菌和分枝杆菌检查的标本外)

【参考区间】

少量中性粒细胞和上皮细胞。

【临床意义】

病理性痰液可见较多的红细胞、白细胞及其他有形成分,其临床意义见表7-32。

【评价】

1. **诊断价值**　痰液显微镜检查是诊断病原微生物感染和肿瘤的直接方法,但检出率通常不高,必要时可进行染色或细菌培养与分离鉴定。

表 7-32　痰液中常见有形成分及临床意义

有形成分	临床意义
红细胞	支气管扩张症、肺癌、肺结核
白细胞	中性粒细胞增多见于化脓性感染；嗜酸性粒细胞增多见于支气管哮喘、过敏性支气管炎、肺吸虫病；淋巴细胞增多见于肺结核
上皮细胞	可见鳞状上皮、柱状上皮细胞，肺上皮细胞，无临床意义。增多见于呼吸系统炎症
肺泡巨噬细胞	肺炎、肺淤血、肺梗死、肺出血
癌细胞	肺癌
寄生虫和虫卵	寄生虫病
结核分枝杆菌	肺结核
放线菌	放线菌病
夏科 - 雷登结晶	支气管哮喘、肺吸虫病
弹性纤维	肺脓肿、肺癌
胆固醇结晶	慢性肺脓肿、脓胸、慢性肺结核、肺肿瘤
胆红素结晶	肺脓肿

2. **影响因素**　如报告鳞状上皮细胞大于 10 个 /LPF，提示标本被污染，不能用于细胞培养。显微镜检查时应选择标本中有脓液、血液等异常部分，标本量要适宜，涂片均匀，厚薄适中；但用于染色检查的涂片要薄，以确保检查结果的准确度。

四、支气管肺泡灌洗液检查

支气管肺泡灌洗液检查包括细胞计数与分类、微生物培养与鉴定、免疫学检查、质谱检查、基因测序等。

【参考区间】

目前由于缺乏有效的证据支持，BALF 检查参考区间还不统一。

1. **健康非吸烟者**　巨噬细胞为主，约占所有白细胞的 85%。淋巴细胞 0~10%，中性粒细胞 0~5%，嗜酸性粒细胞小于 1%，嗜碱性粒细胞小于 1%。

2. **健康吸烟者**　与非吸烟者相比，其细胞数量增多，有时可见巨噬细胞增多和淋巴细胞减少。

【临床意义】

1. **呼吸道疾病**

(1)哮喘：嗜酸性粒细胞增多，有时也伴有中性粒细胞、淋巴细胞和肥大细胞增多。

(2)慢性阻塞性肺疾病（COPD）：巨噬细胞常增多，稳定期 COPD 患者有时可见中性粒细胞、嗜酸性粒细胞和淋巴细胞少量增多。严重 COPD 患者可有中性粒细胞明显增多，如 COPD 急性加重期患者中性粒细胞、嗜酸性粒细胞和淋巴细胞增多。

(3)肺囊肿纤维化：以中性粒细胞为主。

（4）过敏性支气管肺曲霉病/真菌病：以巨噬细胞增多为主，可见嗜酸性粒细胞、淋巴细胞、中性粒细胞增多。

2. 间质性肺疾病

（1）急性间质性肺炎：中性粒细胞增多为主。

（2）非特异性间质性肺炎：以淋巴细胞增多为主，CD4$^+$/CD8$^+$比值降低。

（3）普通型间质性肺炎及特发性肺纤维化：细胞总数增加，以巨噬细胞为主，淋巴细胞小于30%，中性粒细胞增多不一，嗜酸性粒细胞少量增多。

3. 感染性肺炎

（1）新型冠状病毒感染（COVID-19）：参与炎症反应的巨噬细胞增多，可见CD8$^+$T细胞增多。中性粒细胞增多与疾病恶化程度有关。

（2）流行性感冒：早期中性粒细胞增多，随后淋巴细胞减少。

（3）水痘带状疱疹肺炎：细胞总数增高，淋巴细胞增多，CD4$^+$/CD8$^+$细胞比值降低。

（4）军团菌感染：病情严重的患者中性粒细胞明显增多，淋巴细胞增多。

（5）肺炎支原体肺炎：中性粒细胞和T淋巴细胞增多，Th2细胞因子表达增多。

4. 肺癌　在灌洗液中直接查找脱落的癌细胞比较困难。早期肺癌血清肿瘤标志物浓度较低，而BALF的肿瘤标志物较血清出现早、浓度高。通过BALF肿瘤标志物浓度检查，对肺恶性肿瘤有早期诊断的提示作用，甚至可以预测肿瘤的病理类型。

【评价】

目前，检查BALF的技术仍然在快速发展，例如基质辅助激光解析串联飞行时间质谱（MALDI-TOF）和聚合酶链反应-电喷雾电离质谱联用技术（PCR-ESI-MS）都具有快速检查微生物的潜力，同时，对识别耐药微生物也有重要价值；基因组测序也有助于鉴别不同类型的间质性肺疾病。虽然，肺活检依然是诊断肺部疾病的"金标准"，但是随着BALF检查技术的发展，其特异度高、灵敏度强以及较少的侵入性的优势，越来越受到临床重视。

五、痰液及支气管肺泡灌洗液检查项目的选择与应用

1. 肺部感染性疾病的病原学诊断　痰液的性状对诊断有一定的意义。如痰液为黄色或黄绿色脓性提示呼吸道化脓性感染；如痰液有恶臭则提示厌氧菌感染；痰液涂片革兰氏染色可大致识别感染细菌的种类。要严格按照要求采集标本进行细菌培养，以鉴定菌种、筛查敏感药物，指导临床药物治疗。

2. 开放性肺结核的诊断　如痰液涂片发现结核分枝杆菌，则可诊断为开放性肺结核。若采用集菌法进行结核分枝杆菌培养，除了可了解结核分枝杆菌有无生长繁殖能力外，还可进一步进行药敏试验、菌型鉴定。

3. 肺癌的诊断　痰液脱落细胞阳性是确诊肺癌的组织学依据，若能正确采集标本，肺癌的痰液细胞学阳性检出率可达60%~70%，而且方法简单，无痛苦，易于被患者接受，是诊断肺癌的主要方法之一。

4. 肺部寄生虫病的诊断　自痰液中发现寄生虫、虫卵或滋养体，可确诊肺部寄生虫病。

5. **BALF-GM 试验** 主要用于检查 BALF 中的半乳甘露聚糖,适用于肺部侵袭性曲霉菌感染的早期诊断。

第四节 脑脊液检查

脑脊液(cerebrospinal fluid,CSF)是充满各脑室、蛛网膜下腔和脊髓中央管内的无色透明液体,其中大约 70% 来自脑室脉络丛的主动分泌和超滤,其余 30% 由室管膜和蛛网膜下腔产生,通过蛛网膜绒毛回吸收入静脉。成人每天大约产生 500ml 脑脊液,其总量为 90~150ml,约有 25ml 在脑室,其余在蛛网膜下腔。脑脊液总量每隔 5~7h 更新一次。新生儿脑脊液量为 10~60ml。

脑脊液具有重要的生理作用:①保护脑和脊髓免受外力的震荡损伤;②调节颅内压力的变化;③参与脑组织的物质代谢;④供给脑、脊髓营养物质和排出代谢产物;⑤调节神经系统碱储量,维持正常 pH 等。

一、脑脊液标本采集

【采集方法】

脑脊液标本由医生通过腰椎穿刺术获得,特殊情况下可采用小脑延髓池或脑室穿刺术。

穿刺过程应严格执行无菌操作。穿刺成功后首先测定脑脊液压力,然后根据检查目的,分别采集脑脊液于 3 支无菌试管中,每支试管 1~2ml。第 1 管用于化学和免疫学检查,第 2 管用于微生物学检查,第 3 管用于理学、细胞计数。如疑为恶性肿瘤,则在采集第 3 管结束时,再采集 1 管,进行脱落细胞学检查。如果第 1 管因穿刺产生出血,则不用于蛋白质检查。通常情况下采集脑脊液总量不超过 20ml。标本采集后应在检查申请单上注明标本采集的日期和时间,尽快送到实验室并迅速处理,以减少细胞降解(采集 1h 内细胞开始降解)。

【评价】

1. **影响因素** 怀疑患者细菌性脑膜炎时,应立即采集脑脊液和血培养,应在抗菌药物使用前采集。怀疑分枝杆菌、隐球菌感染或慢性脑膜炎时,可能需要多次采集标本。如怀疑存在颅内压增高时,应先行头颅 CT 检查,必要时可先予脱水治疗再行穿刺。

2. **与检查相关的临床须知**

(1)腰椎穿刺前一定要向患者解释穿刺的目的、意义和风险,强调医患合作的重要性,必要时使用镇静剂。

(2)脑脊液标本采集有一定的创伤性,必须严格掌握其适应证和禁忌证(表 7-33)。严格无菌操作,穿刺时避免损伤微血管。

(3)在穿刺过程中,如果患者出现呼吸急促、脉搏加快、面色苍白等反应,应立即停止操作。记录操作过程、遇到的任何问题和患者的主诉。

表 7-33 脑脊液检查的适应证和禁忌证

适应证	禁忌证
有脑膜刺激征的患者	颅内高压患者
可疑颅内出血患者、脑膜白血病和肿瘤颅内转移患者	颅后窝占位性病变患者
原因不明的剧烈头痛、昏迷、抽搐或瘫痪患者	处于休克、全身衰竭状态患者
脱髓鞘疾病患者	穿刺局部有化脓性感染患者
中枢神经系统疾病椎管内给药治疗、麻醉和椎管造影患者	外周血血小板计数小于 $50 \times 10^9/L$，$INR \geqslant 1.5$

（4）在鞘内给药时，应先放出等量的脑脊液，然后再注入等量的药物，以免引起颅内压过高或过低性头痛。

（5）标本采集后应立即送检（转运时间不超过 15min），以免标本放置过久而引起细胞破坏、葡萄糖分解或凝块形成等，影响检查结果。

（6）第 1 管不能用于微生物学检验。脑脊液标本不得冷藏，可在室温下存储（但不超过 24h）。

（7）怀疑中枢神经系统感染时应送检脑脊液培养标本，并同时送检血培养标本。怀疑细菌性脑膜炎时，建议同时送检 2~4 套血培养标本。

二、脑脊液理学检查

【标本类型】

新鲜脑脊液标本。

【参考区间】

脑脊液理学检查的指标与参考区间见表 7-34。

表 7-34 脑脊液理学检查的指标与参考区间

指标	参考区间
颜色	无色或淡黄色
透明度	清澈透明
凝固性	无凝块、无沉淀（放置 24h 不形成薄膜）
比重（腰椎穿刺）	1.006~1.008
压力	卧位：成人 80~180mmH$_2$O，儿童 40~100mmH$_2$O。肥胖患者可增高。如压力大于 200mmH$_2$O，一般不应收集超过 2ml 脑脊液

【临床意义】

1. **颜色** 中枢神经系统发生感染、出血、肿瘤时，脑脊液颜色可能发生变化，不同颜色的脑脊液常反映一定的疾病，但是脑脊液颜色正常不能排除神经系统疾病。脑脊液的颜色变化有红色、黄色、白色、绿色或黑色等，其常见的原因见表 7-35；脑脊液新鲜出血与陈旧性出血的鉴别见表 7-36；脑脊液呈黄色称为黄变症（xanthochromia），其原因及临床意义见表 7-37。

表 7-35　脑脊液常见的颜色变化及临床意义

颜色	临床意义
无色	正常脑脊液、病毒性脑炎、轻型结核性脑膜炎、脊髓灰质炎、神经梅毒
红色	穿刺损伤出血、蛛网膜下腔或脑室出血
黄色	高胆红素血症,红细胞溶解或破坏增多,或蛋白质增多(脑脊液总蛋白>1.5g/L),如出血、黄疸、淤滞和梗阻等
白色	脑膜炎球菌、肺炎球菌、溶血性链球菌引起的化脓性脑膜炎
绿色	铜绿假单胞菌性脑膜炎、急性肺炎双球菌性脑膜炎
褐色	脑膜黑色素肉瘤、黑色素瘤

表 7-36　脑脊液新鲜性出血与陈旧性出血的鉴别

项目	新鲜性出血	陈旧性出血
外观	混浊	清晰、透明
易凝性	易凝	不易凝
离心后上清液	无色、透明	红色、黄褐色或橙色
红细胞形态	无变化	皱缩
上清液隐血试验	多为阴性	阳性
白细胞	不增高	继发性或反应性增高

表 7-37　脑脊液黄变症的原因及临床意义

原因	变化	临床意义
出血性	红细胞破坏,胆红素增高	陈旧性蛛网膜下腔出血或脑出血
黄疸性	胆红素增高	急性肝炎、肝硬化、钩端螺旋体病、胆汁淤积、新生儿溶血症
淤滞性	红细胞渗出,胆红素增高	颅内静脉、脑脊液循环淤滞
梗阻性	蛋白质浓度显著增高	髓外肿瘤等所致的椎管梗阻

2. **透明度**　当脑脊液细胞数量明显增多或含有大量细菌、真菌时,其外观可呈现不同程度的混浊。

（1）化脓性脑膜炎患者脑脊液细胞数量极度增加,其外观呈乳白色混浊。

（2）结核性脑膜炎患者脑脊液细胞数量中度增多,其外观呈毛玻璃样混浊。

（3）病毒性脑膜炎、流行性乙型脑膜炎、中枢神经系统梅毒等患者脑脊液细胞数量仅轻度增多,其外观仍清晰透明或微浊。

（4）健康人脑脊液可因穿刺损伤带入红细胞而呈轻度混浊。

3. **凝固性**　脑脊液形成凝块或薄膜与其所含的蛋白质,特别是纤维蛋白原浓度有关。当脑脊液蛋白质浓度超过 10g/L 时可出现薄膜、凝块或沉淀。

（1）化脓性脑膜炎患者脑脊液在 1~2h 内呈块状凝固。

(2)结核性脑膜炎患者脑脊液在 12~24h 内呈薄膜或纤细的凝块。

(3)神经梅毒患者脑脊液可有小絮状凝块。

(4)蛛网膜下腔梗阻患者的脑脊液呈黄色胶样凝固。脑脊液同时存在胶样凝固、黄变症和蛋白质 - 细胞分离(蛋白质明显增高,细胞正常或轻度增高)的现象,称为 Froin-Nonne 综合征,这是蛛网膜下腔梗阻的脑脊液特点。

4. **压力**　脑脊液压力大于 200mmH$_2$O 称为颅内压增高。脑脊液压力增高见于:①化脓性脑膜炎、结核性脑膜炎等颅内各种炎症性病变;②脑肿瘤、脑出血、脑积水等颅内非炎症性病变;③高血压、动脉硬化等颅外因素;④咳嗽、哭泣、静脉注射低渗溶液等。脑脊液压力降低主要见于脑脊液循环受阻、脑脊液流失过多、脑脊液分泌减少等。

5. **比重**

(1)比重增高:常见于各种颅内炎症、肿瘤、出血性脑病、尿毒症和糖尿病患者。

(2)比重降低:见于脑脊液分泌增多。

【评价】

1. **诊断价值**　脑脊液理学检查可提供许多有助于诊断的信息,因此要注意观察脑脊液的外观和性状,识别脑脊液异常颜色与混浊,并注意观察患者的状态。

2. **影响因素**

(1)如果红色脑脊液是由穿刺损伤造成,则第 3 支试管中的脑脊液比前 2 支试管中的脑脊液清亮(红色变浅)。损伤性穿刺可能使结果难以解释,甚至毫无意义。

(2)如有甲醇类物质污染,可使脑脊液变成黄色。

三、脑脊液化学检查

【标本类型】

新鲜脑脊液标本。

【参考区间】

脑脊液化学检查的指标与参考区间见表 7-38。

表 7-38　脑脊液化学检查的指标与参考区间

指标	参考区间
蛋白质	①定性:阴性或弱阳性;②定量:腰椎穿刺: 0.2~0.4g/L
葡萄糖	腰椎穿刺: 2.5~4.4mmol/L
氯化物	成人: 120~130mmol/L;儿童: 111~123mmol/L
乳酸脱氢酶	8~32U/L
转氨酶	AST: 5~20U/L,ALT: 5~15U/L

【临床意义】

1. **蛋白质**　脑脊液蛋白质阳性常见于脑组织和脑膜炎症性病变,如化脓性脑膜炎、结核性脑膜炎、脊髓灰质炎、流行性脑炎等;蛋白质增高还见于脑出血、脑外伤等(血液混入脑脊液中),其主要发生机制有创伤性腰椎穿刺、血脑屏障渗透增加、IgG 合成增多伴血脑屏障渗透性增加、脑脊液循环缺陷、免疫球蛋白 IgG 合成增多、神经梅毒、药物损伤等。脑脊液中不同类型的蛋白质增多也提示不同类型的中枢神经系统疾病或损伤(表 7-39)。

表 7-39　脑脊液蛋白质类型与临床意义

蛋白质	临床意义
α_2- 微球蛋白	硬膜下隙出血,细菌性脑膜炎
β- 淀粉样蛋白和 tau 蛋白	阿尔茨海默病
C 反应蛋白	细菌性和病毒性脑膜炎
高铁血红蛋白	轻度蛛网膜下腔出血、硬膜下隙出血
髓鞘碱性蛋白	多发性硬化症、肿瘤等
转铁蛋白	CSF 渗漏(脑脊液耳漏、脑脊液鼻漏)

2. **葡萄糖**　健康人脑脊液葡萄糖浓度仅为血糖的 50%~80%,早产儿及新生儿因血 - 脑脊液屏障(blood-cerebrospinal fluid barrier,BCB)发育不完善,其通透性较成人高,葡萄糖浓度可比成人略高。由于正常情况下,脑脊液葡萄糖水平约占血浆葡萄糖水平的 2/3,因此利用理论值与实际测量值比较,可以有助于发现由微生物引起的脑脊液葡萄糖降低。

脑脊液葡萄糖低于 2.2mmol/L 则为葡萄糖降低,细菌性、结核性或真菌性脑膜炎患者脑脊液葡萄糖水平明显降低,病毒性脑膜炎时脑脊液葡萄糖水平通常正常,偶有降低但降低水平不会达到细菌性脑膜炎的水平。在脑膜炎的治疗恢复过程中,脑脊液葡萄糖先于蛋白质和细胞恢复。脑脊液葡萄糖浓度的变化及临床意义见表 7-40。

表 7-40　脑脊液葡萄糖浓度的变化及临床意义

变化	临床意义
降低	主要原因:脑组织和白细胞无氧糖酵解增加,或血糖向脑脊液转送障碍。①急性化脓性脑膜炎、结核性脑膜炎、真菌性脑膜炎;②脑肿瘤,尤其是恶性肿瘤;③神经梅毒;④低血糖;⑤脑寄生虫病:如脑囊虫病、血吸虫病、肺吸虫病、弓形虫病等
增高	临床意义不大。①早产儿或新生儿;②饱餐或静脉注射葡萄糖后;③影响到脑干的急性外伤或中毒;④脑出血;⑤糖尿病等

3. **氯化物**　由于脑脊液中蛋白质含量较少,为维持脑脊液和渗透压的平衡,氯化物含量较血液中含量高约 20%。脑脊液氯化物检查的临床价值不大。降低常见于化脓性、结核性和隐球菌性脑膜炎,或全身性疾病引起的电解质紊乱,尤其以结核性脑膜炎最为显著。氯化物增高主要见于高氯血症患者。

4. **酶学**

(1)乳酸脱氢酶:脑脊液乳酸脱氢酶(lactate dehydrogenase,LDH)浓度相当于血清的10%,随着年龄的增长,脑脊液 LDH 越来越低。当中枢神经系统有病变时,脑脊液 LDH 明显增高,对诊断或鉴别诊断某些中枢神经系统疾病有重要意义。

脑脊液 LDH 增高主要见于：①感染，特别是细菌性脑膜炎，而病毒性脑膜炎脑脊液 LDH 多正常或轻度增高。因此，LDH 可作为鉴别细菌性和病毒性脑膜炎的重要指标。细菌性脑膜炎以 LDH_4、LDH_5 增高为主，而病毒性脑膜炎以 LDH_1、LDH_2、LDH_3 增高为主；②脑梗死、脑出血、蛛网膜下腔出血的急性期；③脑肿瘤的进展期 LDH 明显增高，缓解期或经过治疗后疗效较好者 LDH 明显降低，或恢复正常；④脱髓鞘病，特别是多发性硬化症的急性期或病情加重期。

（2）氨基转移酶：最主要的有天冬氨酸氨基转移酶（AST）和丙氨酸氨基转移酶（ALT）。由于血 - 脑脊液屏障的作用，脑脊液氨基转移酶与血清不相关。因此，脑脊液氨基转移酶活性仅反映了中枢神经系统病变，且 AST 较 ALT 更具有诊断价值。

脑脊液氨基转移酶活性增高主要见于：①中枢神经系统器质性病变，尤其是脑出血或蛛网膜下腔出血等，以 AST 增高为主，且 AST 活性增高与脑组织损伤坏死的程度有关；②中枢神经系统感染，如细菌性脑膜炎、脑炎、脊髓灰质炎等，其氨基转移酶增高与血 - 脑脊液屏障通透性增高有关；③中枢神经系统转移癌、缺氧性脑病和脑萎缩等。

（3）其他酶：脑脊液中除了 LDH、AST、ALT 外，还有肌酸激酶（CK）、溶菌酶（Lys）、磷酸己糖异构酶（PHI）、胆碱酯酶（ChE）、神经元特异性烯醇化酶（NSE）、醛缩酶（aldolase）和腺苷脱氨酶（ADA），其检查结果也有一定的临床意义（表 7-41）。

表 7-41　脑脊液其他酶学指标增高的临床意义

酶学指标	参考区间	临床意义
CK/（U/L）	0.5~2.0	①中枢神经系统感染，以化脓性脑膜炎最明显；②脑出血、蛛网膜下腔出血；③进行性脑积水、脱髓鞘病、继发性癫痫
Lys/（mg/L）	<0.2	①细菌性脑膜炎，以结核性脑膜炎增高最明显；②脑肿瘤
PHI（Bodansky U）	0~4.2	①脑部肿瘤，特别是恶性肿瘤；②中枢神经系统感染，以结核性脑膜炎增高更明显；③急性脑梗死
ChE/U	0.5~1.3	①多发性硬化症；②重症肌无力、脑肿瘤和多发性神经根神经炎等；③脑部外伤时，假性胆碱酯酶（PChE）增高，而 AChE 活性降低；④脑膜炎、脊髓灰质炎 PChE 增高
NSE/（U/L）	1.14 ± 0.39	脑出血、脑梗死、癫痫持续状态
aldolase/U	0~1	①家族性黑矇性痴呆；②颅脑外伤伴有长期昏迷者；③急性脑膜炎、脑积水、神经梅毒、多发性硬化症
ADA/（U/L）	0~8	结核性脑膜炎（可作为诊断和鉴别诊断结核性脑膜炎的指标）

5. **其他**　脑脊液其他化学和免疫学指标增高的临床意义见表 7-42。

【评价】

1. **诊断价值**　在结合临床其他信息的基础上，脑脊液化学成分检查对诊断中枢神经系统感染性疾病有一定的价值。

表 7-42 脑脊液其他化学和免疫学指标增高的临床意义

指标	参考区间	临床意义
谷氨酰胺 /(mmol/L)	0.41~0.96	肝硬化,特别是肝性脑病;败血症性脑病、中枢神经系统感染
色氨酸	阴性	中枢神经系统感染,特别是结核性脑膜炎
糖蛋白 /(mg/L)	4.95~13.20	急性化脓性脑膜炎和结核性脑膜炎的急性期
β_2-MG/(mg/L)	成人:1.15 ± 3.70 儿童:1.10 ± 0.50	中枢神经系统感染、肿瘤、白血病、急性脑梗死
CRP	阴性	急性化脓性脑膜炎或结核性脑膜炎
乳酸 /(mmol/L)	<2.1	化脓性、结核性脑膜炎,脑血流量减少、脑积水、脑梗死、脑死亡等

2. 影响因素

(1)葡萄糖检查:①穿刺损伤可造成脑脊液葡萄糖假性增高;②标本久置未送检,由于细胞和细菌代谢葡萄糖,可造成葡萄糖降低;③地塞米松、头孢噻肟可使脑脊液葡萄糖增高。

(2)蛋白质检查:穿刺损伤可使脑脊液蛋白质增高。

3. 与检查相关的临床须知

(1)各种微生物都会消耗葡萄糖,因而葡萄糖水平降低可反映有感染。

(2)葡萄糖水平降低伴有白细胞增多,且以中性粒细胞为主,是细菌性脑膜炎的标志。

(3)脑脊液葡萄糖水平低于 1.1mmol/L,可造成中枢神经系统损伤。

(4)脑脊液蛋白质大于 10g/L 提示蛛网膜下腔梗阻,在蛛网膜下腔完全梗阻时,肿瘤位置越低,其脑脊液蛋白质浓度越高。

四、脑脊液显微镜检查

【标本类型】

新鲜脑脊液标本。

【参考区间】

脑脊液显微镜检查的指标与参考区间见表 7-43。

表 7-43 脑脊液显微镜检查的指标与参考区间

指标	参考区间
红细胞	无
白细胞 /($\times 10^6$/L)	成人:0~5;儿童:0~15;新生儿 0~30;青春期逐渐降低,接近成人水平
有核细胞分类	多为淋巴细胞及单核细胞(两者比例约为 7:3),中性粒细胞极少,偶见内皮细胞、嗜酸性粒细胞、室管膜细胞
病原生物学	阴性

【临床意义】

1. **脑脊液细胞数量增高** 见于中枢神经系统病变,其增高程度及细胞种类与病变的性质及转归有关(表7-44)。①结核性脑膜炎患者不同时期脑脊液中的细胞种类和数量不同;②化脓性脑膜炎患者经有效的抗生素治疗后,其脑脊液细胞总数可迅速下降。

表7-44 脑脊液血细胞增高的临床意义

增高程度	细胞	临床意义
显著	中性粒细胞	化脓性脑膜炎和阿米巴性脑膜炎
	红细胞	蛛网膜下腔出血或脑出血、穿刺损伤
轻度或中度	早期中性粒细胞、后期淋巴细胞	结核性脑膜炎,且有中性粒细胞、淋巴细胞、浆细胞同时存在的现象
	嗜酸性粒细胞	急性多发性神经根炎、真菌感染、寄生虫感染等
正常或轻度	淋巴细胞	浆液性脑膜炎、病毒性脑膜炎、脑水肿

2. **脑脊液细胞学检查** 脑脊液沉渣涂片经Wright染色后油镜检查,可提高肿瘤细胞的检出率。脑膜白血病患者可找到原始或幼稚细胞,脑部肿瘤患者可找到肿瘤细胞。脑脊液细胞学检查的临床意义见表7-45。

表7-45 脑脊液细胞学检查的临床意义

细胞	细胞类型	临床意义
腔壁细胞	脉络丛室管膜细胞 蛛网膜细胞	脑积水、脑室穿刺、气脑、脑室造影或椎管内给药 气脑、脑室造影或椎管穿刺后,多为蛛网膜机械性损伤
肿瘤细胞	恶性细胞	原发性肿瘤、转移性肿瘤、白血病和淋巴瘤
污染细胞	骨髓细胞,血细胞	穿刺损伤将其带入脑脊液

3. **病原生物学检查** 常规脑脊液直接涂片,Wright染色、革兰氏染色及抗酸染色后寻找有关的致病菌,如果有细菌,并结合临床特征,可诊断为细菌性脑膜炎;墨汁染色发现未着色的新型隐球菌荚膜,可诊断为新型隐球菌性脑膜炎;如发现寄生虫或虫卵则可诊断为脑寄生虫病。此外,还可进行脑脊液细菌培养和药敏试验,必要时要进行动物接种,以帮助临床诊断和治疗。

4. **基因检查** 随着基因相关技术的临床应用,采用定量PCR、FISH、基因芯片、宏基因组二代测序等技术,针对感染性疾病、神经系统变性疾病、脱髓鞘疾病、神经系统肿瘤进行诊断和鉴别诊断的应用越来越广泛。

【评价】

脑脊液中查找到肿瘤细胞和病原生物,可为临床诊断提供病因学依据,具有确诊价值(表7-46)。脑脊液涂片染色显微镜检查或培养鉴定出何种细菌或真菌,或用酶免疫法、乳胶凝集试验检查细菌或真菌的抗原-抗体复合物,可为临床诊断提供病原微生物学的依据。

表 7-46 CSF 检查对疾病诊断的价值

分类	疾病
高灵敏度、高特异度	化脓性脑膜炎、结核性脑膜炎、真菌性脑膜炎
高灵敏度、中度特异度	病毒性脑膜炎、蛛网膜下腔出血、多发性硬化、中枢神经系统梅毒、感染性多神经炎、椎旁脓肿
中度灵敏度、高特异度	脑膜恶性病变
中度灵敏度、中度特异度	颅内出血、病毒性脑炎、硬膜下血肿

五、脑脊液检查项目的选择与应用

1. **中枢神经系统感染性疾病的诊断与鉴别诊断** 对于拟诊为脑膜炎或脑炎的患者,通过检查脑脊液压力、颜色,并对脑脊液进行化学和免疫学检查、显微镜检查和病原体检查,可以确立诊断,对鉴别诊断也有极大的帮助。另外,对细菌性和病毒性脑膜炎的鉴别诊断也可选用 LDH、ADA、溶菌酶等指标。

2. **脑血管疾病的诊断与鉴别诊断** 头痛、昏迷或偏瘫患者的脑脊液为血性,首先要鉴别是穿刺损伤出血,还是脑出血、蛛网膜下腔出血。若脑脊液为均匀一致的红色,则为脑出血、蛛网膜下腔出血;若第一管脑脊液为红色,以后逐渐变清,则多为穿刺损伤出血;若头痛、昏迷或偏瘫患者脑脊液为无色透明,多为缺血性脑病。

3. **脑肿瘤的辅助诊断** 大约 70% 恶性肿瘤可转移至中枢神经系统,其脑脊液中单核细胞增多、蛋白质增高、葡萄糖减少或正常。因此,脑脊液细胞计数和蛋白质正常,可排除肿瘤的脑膜转移。若白血病患者脑脊液发现白血病细胞,则可诊断为脑膜白血病。脑脊液涂片或免疫学检查发现肿瘤细胞,则有助于肿瘤的诊断。β_2-MG、LDH、PHI、溶菌酶等指标也有助于肿瘤的诊断。

4. **中枢神经系统疾病的治疗及疗效观察** 如隐球菌性脑膜炎可通过腰椎穿刺注射两性霉素 B,脑膜白血病可以鞘内注射化疗药物等,并通过脑脊液检查观察疗效。

常见脑或脑膜疾病的脑脊液检查结果见表 7-47。

表 7-47 常见脑或脑膜疾病的脑脊液检查结果

疾病	压力	外观	凝固	蛋白质	葡萄糖	氯化物	细胞增高	细菌
化脓性脑膜炎	↑↑↑	混浊	凝块	↑↑	↓↓↓	↓	显著,多核细胞	化脓菌
结核性脑膜炎	↑↑	混浊	薄膜	↑	↓	↓↓	中性粒细胞、淋巴细胞	结核菌
病毒性脑膜炎	↑	透明或微浑	无	↑	正常	正常	淋巴细胞	无
隐球菌性脑膜炎	↑	透明或微浑	可有	↑↑	↓	↓	淋巴细胞	隐球菌

续表

疾病	压力	外观	凝固	蛋白质	葡萄糖	氯化物	细胞增高	细菌
流行性乙型脑炎	↑	透明或微浑	无	↑	正常或↑	正常	中性粒细胞、淋巴细胞	无
脑出血	↑	血性	可有	↑↑	↑	正常	红细胞	无
蛛网膜下腔出血	↑	血性	可有	↑↑	↑	正常	红细胞	无
脑肿瘤	↑	透明	无	↑	正常	正常	淋巴细胞	无
神经梅毒	↑	透明	无	正常	正常	↑	淋巴细胞	无

（钟 宁）

第五节　浆膜腔积液检查

浆膜腔主要包括胸腔、腹腔、心包腔。正常情况下,浆膜腔内可有少量液体,借以润滑浆膜,减少接触面的摩擦。当浆膜腔发生炎症、恶性肿瘤浸润或低蛋白血症、循环障碍等病变时,浆膜腔内液体生成增多并积聚称为浆膜腔积液(serous effusion)。根据产生的病因和性质不同,浆膜腔积液可分为漏出液(transudate)和渗出液(exudate)。漏出液多为非炎性积液,常为双侧性;渗出液多为炎性积液,常为单侧性。漏出液与渗出液发生机制和常见原因见表7-48。

表 7-48　漏出液与渗出液发生机制和常见原因

积液	发生机制	常见原因
漏出液	毛细血管流体静压增高	静脉回流受阻、充血性心力衰竭和晚期肝硬化
	血浆胶体渗透压降低	血浆清蛋白浓度明显降低的各种疾病
	淋巴回流受阻	丝虫病、肿瘤压迫等所致的淋巴回流障碍
	钠水潴留	充血性心力衰竭、肝硬化和肾病综合征
渗出液	微生物的毒素、缺氧以及炎性介质刺激	结核性与其他细菌性感染
	血管活性物质增高、癌细胞浸润	转移性肺癌、乳腺癌、淋巴瘤、卵巢癌、胃癌、肝癌等
	外伤、化学物质刺激等	血液、胆汁、胰液和胃液等刺激,外伤

一、浆膜腔积液标本采集

【采集方法】

由医生进行浆膜腔穿刺术采集标本,穿刺成功后采集中段液体于无菌容器内送检。理学检查、细胞学检查和化学检查各采集 2ml,厌氧菌培养采集 1ml,结核分枝杆菌检查采集 10ml。理学检查和细胞学检查宜采用 EDTA-K$_2$ 或 EDTA-Na$_2$ 抗凝,化学检查及 pH 测定采用肝素抗凝。另外,还应采集 1 份不加抗凝剂的标本,用于观察积液的凝固性。

【评价】

1. **影响因素**　①由于积液极易出现凝固、细胞变性、细菌破坏和自溶等,所以,采集标本后应在 30min 内送检。否则应在标本中加入 10% 酒精,并置于 2~4℃冰箱内保存,但不宜超过 2h;②最好在抗生素药物应用前进行检查。

2. **与检查相关的临床须知**

(1)浆膜腔穿刺具有创伤性,务必掌握好穿刺的适应证:①新发生的浆膜腔积液;②已有浆膜腔积液,且突然增多或伴有发热的患者;③需要进行诊断或治疗性穿刺的患者。

(2)穿刺前一定要向患者解释穿刺的目的、意义和风险,强调医患合作的重要性,必要时使用镇静剂。

(3)在穿刺过程中,如果患者出现呼吸急促、脉搏加快、面色苍白等反应,应立即停止操作。记录操作过程中遇到的任何问题和患者的反应。

(4)腹腔穿刺放液的速度不宜过快、放液量不宜过多。在穿刺放液过程中,可在腹部加压沙袋,以防腹压骤降、内脏血管扩张,而造成血压降低,甚至发生休克。若积液流出不畅,可将穿刺针稍作移动或稍变换体位。

(5)胸腔穿刺一次抽液不可过多,诊断性抽液 50~100ml 即可;治疗性抽液首次不超过 600ml,以后每次不超过 1 000ml。如为脓胸,则每次尽量抽净脓液,若脓液黏稠,可用无菌生理盐水稀释后再行抽液。

二、浆膜腔积液理学检查

浆膜腔积液理学检查有助于鉴别积液的性质,并可明确积液的病因,对疾病的诊断和治疗有重要意义。

【标本类型】

新鲜浆膜腔积液标本。

【参考区间】

浆膜腔积液理学检查的特点见表 7-49。

表 7-49　浆膜腔积液理学检查的特点

项目	漏出液	渗出液
颜色	淡黄色	黄色、红色、乳白色等
透明度	清晰透明	混浊
比重	<1.015	>1.018
pH	7.4~7.5	<7.4
凝固性	不凝固	易凝固

【临床意义】

1. **颜色**　浆膜腔积液颜色变化及其临床意义见表 7-50。

表 7-50　浆膜腔积液颜色变化及其临床意义

颜色	临床意义
红色	由于出血量和出血时间不同,积液可呈淡红色、暗红色或鲜红色,常由穿刺损伤、结核、肿瘤、内脏损伤、出血性疾病等所致
白色	呈脓性或乳白色 ①脓性常由化脓性感染时的大量白细胞和细菌所致 ②乳白色见于胸导管阻塞或淋巴管阻塞时的真性乳糜积液,或积液含有大量脂肪变性细胞时的假性乳糜积液 ③有恶臭气味的脓性积液多为厌氧菌感染所致
绿色	由铜绿假单胞菌感染所致。如腹腔积液呈绿色可能因胆囊或肠道穿孔,混入胆汁所致
棕色	多由阿米巴脓肿破溃进入胸腔或腹腔所致
黑色	由曲霉感染引起
草黄色	多见于尿毒症引起的心包积液

2. **透明度**　漏出液多清晰透明或微浑;渗出液因含大量细胞、细菌而呈不同程度的混浊。

3. **凝固性**　漏出液一般不易凝固。渗出液因含纤维蛋白原等凝血因子,当有细胞破坏释放出的凝血活酶时,易发生凝固或形成凝块;如果渗出液中含纤维蛋白溶解酶,则不易出现凝固。

4. **比重**　比重高低与浆膜腔积液所含的溶质有关。漏出液因含细胞、蛋白质少而比重低;渗出液因含细胞、蛋白质多而比重高。

5. **酸碱度**　pH 降低见于感染性浆膜炎及风湿性疾病等继发性浆膜炎。

【评价】

1. **诊断价值**　浆膜腔积液理学检查对漏出液与渗出液的鉴别具有一定的价值,但由于受检查方法、结果判断等因素的影响,其诊断符合率较低。

2. **影响因素**

(1)中间型积液的检查结果可影响对积液性质的判断。

(2)标本放置时间过久,可影响检查结果的准确度。

3. **与检查相关的临床须知**

(1)标本采集后应及时送检,收到标本后应立即检查,以免积液凝固或细胞破坏,造成结果准确度下降。

(2)肉眼观察颜色、透明度、凝块形成的标准要统一,观察透明度时可轻摇标本,并倾斜试管以观察有无凝块形成;检查比重前应充分混匀标本。

三、浆膜腔积液化学和免疫学检查

【标本类型】

新鲜浆膜腔积液标本。

【参考区间】

浆膜腔积液的化学与免疫学检查特点见表 7-51。

表 7-51 浆膜腔积液的化学与免疫学检查特点

项目	漏出液	渗出液
黏蛋白定性试验（Rivalta 试验）	阴性	阳性
蛋白质浓度 /(g/L)	<25	>30
积液蛋白 / 血清蛋白	<0.5	>0.5
清蛋白梯度 /(g/L)	胸腔积液 >12；腹腔积液 >11	胸腔积液 <12；腹腔积液 <11
葡萄糖 /(mmol/L)	接近血糖水平	<3.33
LDH/(U/L)	<200	>200
积液 LDH/ 血清 LDH	<0.6	>0.6

【临床意义】

1. **黏蛋白定性试验（Rivalta 试验）** 当受到炎症刺激时，浆膜上皮细胞可分泌大量的黏蛋白，黏蛋白属酸性糖蛋白，可在稀乙酸溶液中析出，产生白色云雾状沉淀。Rivalta 试验主要用于鉴别漏出液与渗出液，漏出液的黏蛋白很少，Rivalta 试验多为阴性；而渗出液中含有大量黏蛋白，Rivalta 试验多为阳性。

2. **蛋白质定量** 炎症性疾病（化脓性、结核性等）患者的浆膜腔积液蛋白质浓度多大于 40g/L；恶性肿瘤为 20~40g/L；肝静脉血栓形成综合征（Budd-Chiari syndrome，BCS）为 40~60g/L；充血性心力衰竭、肾病综合征患者蛋白质浓度最低，多为 1~10g/L；肝硬化患者腹腔积液蛋白质多为 5~20g/L。

浆膜腔积液蛋白质的变化对鉴别渗出液与漏出液以及寻找浆膜腔积液的原因有重要意义。血清清蛋白与积液清蛋白之差称为清蛋白梯度（albumin gradient，AG），AG 鉴别渗出液与漏出液较总蛋白变化更有价值，且 AG 不受利尿剂和穿刺术的影响。

腹腔积液清蛋白梯度（serum ascites albumin gradient，SAAG）≥ 11g/L，见于门静脉高压（如肝硬化）；SAAG<11g/L，与门静脉高压无关，可与腹膜转移癌、无肝硬化的结核性腹膜炎有关。胸腔积液清蛋白梯度（serum pleural fluid albumin gradient，SPFAG）≥ 12g/L 为漏出液，<12g/L 为渗出液。

3. **葡萄糖定量** 漏出液的葡萄糖浓度近似于血糖；渗出液中因含有大量白细胞和细菌，可分解和利用葡萄糖，导致其葡萄糖浓度降低，甚至无糖。

4. **酶活性检查**

(1) 淀粉酶：腹腔积液淀粉酶活性明显增高见于急性胰腺炎、胰腺癌患者等；胸腔积液淀粉酶活性明显增高见于食管穿孔、肺癌、胰腺外伤合并胸腔积液患者等。

（2）LDH：漏出液 LDH 活性与正常血清相似；渗出液 LDH 活性常明显增高，其增高程度依次为化脓性感染积液、癌性积液、结核性积液，化脓性胸膜炎患者 LDH 活性可达正常血清的 30 倍。

（3）ADA：①用于结核性积液与其他积液的鉴别诊断。结核性浆膜腔积液 ADA 明显增高，化脓性、风湿性浆膜腔积液 ADA 也可增高，肿瘤及其他原因的积液 ADA 多不增高；②观察结核的治疗效果：抗结核治疗有效时，ADA 活性降低。

5. **肿瘤标志物**　常用的浆膜腔积液肿瘤标志物与临床意义见表 7-52。

表 7-52　常用的浆膜腔积液肿瘤标志物与临床意义

标志物	临床意义
癌胚抗原（CEA）	恶性积液明显增高，对腺癌所致的积液诊断价值最高
甲胎蛋白（AFP）	原发性肝癌所致的腹腔积液 AFP 常大于 300μg/L，有助于诊断
癌抗原 125（CA125）	腹腔积液 CA125 浓度增高可作为卵巢癌腹腔转移的指标
癌抗原 19-9（CA19-9）	对胰腺癌腹腔积液的诊断价值较高

【评价】

1. **诊断价值**

（1）化学和免疫学检查对漏出液与渗出液的鉴别及病因诊断具有一定价值。

（2）肿瘤标志物对于诊断恶性浆膜腔积液具有重要价值，但肿瘤标志物常缺乏特异度，某些良性疾病也可引起其增高，因此单项肿瘤标志物检查对于恶性积液的诊断价值不大，多项肿瘤标志物联合检查可提高对恶性积液诊断的准确度。

（3）SPFAG 鉴别胸腔积液性质的灵敏度为 95%，特异度为 100%。SAAG 对腹腔积液诊断的灵敏度为 97%。

2. **影响因素**

（1）血性或混浊标本的结果可呈假阳性，应离心后取上清液进行检查。

（2）多次反复检查可提高结果的可信度。

3. **与检查相关的临床须知**

（1）由于浆膜腔积液形成的原因较多，有时单靠一项或几项检查指标来鉴别漏出液与渗出液，或判断积液的性质并不可靠，应结合其他检查全面分析。

（2）不同检查方法的检查结果可有差异。

四、浆膜腔积液显微镜检查

【标本类型】

新鲜浆膜腔积液标本。

【参考区间】

浆膜腔积液细胞学检查的特点见表 7-53。

表 7-53　浆膜腔积液细胞学检查的特点

项目	漏出液	渗出液
细胞总数 /（×10⁶/L）	<100	>500
有核细胞分类	以淋巴细胞和间皮细胞为主	急性炎症以中性粒细胞为主,慢性炎症或恶性积液以淋巴细胞为主
肿瘤细胞	无	可有

【临床意义】

1. **红细胞**　红细胞计数对鉴别漏出液与渗出液的意义不大,因为 1 000ml 积液中加 1 滴血液即可使积液呈红色,显微镜检查红细胞增多。大量红细胞提示血性渗出液,常见于恶性肿瘤、结核、肺栓塞等患者,但应特别注意穿刺损伤所致的红细胞增多。

2. **白细胞**　白细胞数量的变化对诊断积液的性质有一定的帮助,白细胞主要为淋巴细胞、中性粒细胞。

浆膜腔积液细胞数量增高的临床意义见表 7-54。

表 7-54　浆膜腔积液细胞数量增高的临床意义

细胞	数量 /（×10⁶/L）	临床意义
红细胞	>100 000	创伤、穿刺损伤、恶性肿瘤、肺栓塞,以恶性肿瘤最常见
淋巴细胞	>200	结核性、恶性浆膜腔积液
中性粒细胞	>1 000	化脓性浆膜腔积液

3. **细胞分类**　漏出液中细胞较少,以淋巴细胞和间皮细胞为主,渗出液细胞种类较多。浆膜腔积液细胞分类计数增高的临床意义见表 7-55。

表 7-55　浆膜腔积液细胞分类计数增高的临床意义

细胞	临床意义
中性粒细胞	化脓性浆膜腔积液、早期结核性浆膜腔积液、肺梗死、膈下脓肿、腹膜炎所致的浆膜腔积液
淋巴细胞	结核性浆膜腔积液,肿瘤、病毒、结缔组织疾病等所致的浆膜腔积液
浆细胞	充血性心力衰竭、恶性肿瘤或多发性骨髓瘤浸润浆膜所致的浆膜腔积液
嗜酸性粒细胞	胸腔积液见于血胸和气胸、肺梗死、真菌或寄生虫感染、间皮瘤、过敏综合征;腹腔积液见于腹膜透析、血管炎、淋巴瘤、充血性心力衰竭等
间皮细胞	主要见于漏出液,以及炎症、淤血、肿瘤所致的浆膜腔积液
恶性细胞	恶性肿瘤所致的浆膜腔积液
其他细胞	组织细胞见于炎性浆膜腔积液;含铁血黄素细胞见于陈旧性血性浆膜腔积液

4. **脱落细胞**　恶性肿瘤细胞是诊断原发性或继发性肿瘤的重要依据。浆膜腔积液的肿瘤细胞多为转移性肿瘤或附近脏器肿瘤浸润所致。

【评价】

1. **诊断价值**　浆膜腔积液细胞计数和分类是鉴别积液性质的筛查指标,脱落细胞学检查对于诊断积液性质及肿瘤来源具有重要价值,阳性符合率较高。

2. **影响因素**

(1)标本放置时间过长,因细胞破坏可导致计数结果有误。

(2)穿刺损伤可影响结果的准确度。

(3)进行脱落细胞学检查时,标本离心速度不宜过快,以免细胞破碎,影响结果观察。

3. **与检查相关的临床须知**

(1)标本采集后应立即送检,以防细胞自溶或破坏,而影响细胞计数或分类结果。

(2)检查前要充分混匀标本。

(3)直接分类法操作简单,但结果准确度较低;染色分类法虽操作较复杂,但结果准确度好,且较容易发现肿瘤细胞。

五、浆膜腔积液病原生物学检查

【标本类型】

新鲜浆膜腔积液标本。

【参考区间】

漏出液常无细菌,渗出液多有细菌。

【临床意义】

1. **细菌**　感染性积液常见的细菌有脆弱类杆菌、大肠埃希菌、粪肠球菌、铜绿假单胞菌、结核分枝杆菌等。

2. **寄生虫**　积液离心后,取沉淀物涂片在显微镜下观察有无寄生虫及虫卵。对乳糜样积液离心后的沉淀物应检查有无微丝蚴,疑为阿米巴积液应检查有无阿米巴滋养体,包虫病患者积液应检查有无棘球蚴头节和小钩。

【评价】

1. **诊断价值**　浆膜腔积液显微镜检查对于积液的病因诊断具有肯定性价值,但要明确诊断和指导治疗,则需要进行细菌培养和药敏试验。

2. **影响因素**　标本未置于无菌容器或放置时间过长而污染,可使结果呈假阳性。

六、浆膜腔积液检查项目的选择与应用

(一)浆膜腔积液检查项目的选择

浆膜腔积液检查的目的是鉴别积液的性质和明确积液的病因。常规检查仅限于理学、化学和细胞学检查,但鉴别积液性质的符合率较低;随着特异性化学和免疫学检查的开展,浆膜腔积液性质和病因诊断的准确率有所提高。在分析检查结果时,应结合临床综合分析,才能提高浆膜腔积液性质诊断的准确率。推荐的浆膜腔积液检查项目见表 7-56、表 7-57。

表 7-56 胸膜腔积液检查项目的选择

分类	检查项目
常规检查	理学检查、积液与血清蛋白比值、积液与血清 LDH 比值、细胞学、病原生物学检查(涂片显微镜检查和培养)
特殊检查	积液胆固醇、积液 / 血清胆固醇比值、清蛋白梯度(AG)、pH、乳酸盐、酶学(ADA、AMY)、γ-INF、CRP、脂质分析、肿瘤标志物、免疫学、结核硬脂酸(tuberculostearic acid)、胸膜活检

表 7-57 腹膜腔积液检查项目选择

分类	检查项目
常规检查	理学检查、细胞学、积液与血清蛋白比值、积液与血清 LDH 比值、病原生物学(涂片染色镜检)、SAAG
特殊检查	胆红素、肌酐、尿素氮、酶学(ADA、ALP、AMY)、乳酸盐、胆固醇、纤维连接蛋白(恶性腹腔积液)、肿瘤标志物(CEA、PSA、CA19-9、CA15-3、CA125)、免疫学、流式细胞学检查、结核硬脂酸

(二)浆膜腔积液检查项目的应用

1. 渗出液与漏出液鉴别 原因不明的浆膜腔积液,经检查大致可分为渗出液或漏出液。例如,渗出液的检查指标:①积液蛋白 / 血清蛋白大于 0.5;②积液 LDH 大于 200U/L,或大于正常血清 LDH 最高值的 2/3;③积液 LDH/ 血清 LDH 大于 0.6。只要满足其中的一项即可诊断为渗出液,这是鉴别渗出液与漏出液的 Light 标准,而且是"金标准"。

但是,有些浆膜腔积液既有渗出液特点,又有漏出液性质,这些积液称为中间型积液(intermediate effusion),其形成的原因可能是:①漏出液继发感染;②漏出液长期滞留在浆膜腔,致使积液浓缩;③漏出液混有大量血液。因此,判断积液的性质除了依据实验室检查结果外,还应结合其他检查结果,进行综合分析,才能准确诊断。

2. 寻找积液病因 浆膜腔积液是临床常见的体征,其病因比较复杂。胸腔积液主要病因为结核性胸膜炎和恶性肿瘤,且有向恶性肿瘤发展的趋势;腹腔积液主要病因有肝硬化、肿瘤和结核性腹膜炎等,占 90% 以上;心包积液主要病因为结核性、非特异性和肿瘤性,结核性仍占首位,但呈逐年降低趋势,而肿瘤性则呈逐年上升趋势。

3. 用于治疗 通过穿刺抽液可减轻因浆膜腔大量积液而引起的临床症状。穿刺抽液配合化疗可加速结核性心包积液或胸腔积液的吸收,减少心包和胸膜增厚。此外,通过向浆膜腔内注射药物可对某些浆膜疾病进行治疗。

第六节 阴道分泌物检查

阴道分泌物(vaginal discharge)是女性生殖系统分泌的液体,主要由子宫颈腺体、前庭大腺、子宫内膜和阴道黏膜的分泌物组成。阴道分泌物中含有细菌、白细胞、子宫颈及阴道黏膜的脱落细胞等。阴道分泌物检查主要用于诊断女性生殖系统炎症、肿瘤及判断雌激素水平等。

一、阴道分泌物标本采集

【采集方法】

阴道分泌物由妇产科医师采集,根据不同检查目的,可自不同部位取材。一般采用消毒刮板、吸管、生理盐水浸湿的棉拭子,自阴道深部或后穹隆、子宫颈口等处采集,将采集到的标本浸于盛有 1~2ml 生理盐水的试管内,立即送检;或将其制备成薄涂片,进行肿瘤细胞或病原微生物筛查。

【评价】

1. 影响因素

(1)采集标本前 24h 禁止性交、盆浴、阴道灌洗及局部用药,并避开月经期。

(2)采集标本所用的消毒刮板、吸管或棉拭子等必须清洁干燥,不得沾有任何化学药品或润滑剂,阴道窥器插入前可用少许生理盐水湿润。

(3)不同部位标本的淋病奈瑟菌阳性检出率有差异,子宫颈管内分泌物涂片阳性检出率为 100%,阴道上 1/3 部分涂片阳性检出率为 84%,阴道口处涂片阳性检出率为 35%。

2. 与检查相关的临床须知

(1)根据不同检查目的自不同部位采集标本,尽量采集阴道深部或穹隆后部、子宫颈口等部位的标本,或进行多点采集。

(2)有肉眼可见的病变及脓性分泌物时,从病变部位采集及直接采集脓性分泌物检查。

(3)标本采集时需要将子宫颈表面的脓液拭去,用棉拭子插入子宫颈 1cm 处,停留 10~30s,旋转 1 周采集标本,并制备成涂片。用于恶性肿瘤细胞学筛查的标本,可采用子宫颈刮片或子宫腔吸片。

(4)检查阴道毛滴虫时可采用盐水棉拭子采集标本,并置于少量盐水的试管中,立即送检。检查细菌及真菌时,可根据检查要求将阴道分泌物制成薄涂片(染色检查)送检,或采用湿拭子采集标本后,置于洁净试管中送检。

二、阴道分泌物理学检查

【标本类型】

新鲜阴道分泌物标本。

【参考区间】

①外观:白色稀糊状,无气味;②酸碱度:呈酸性,pH 4.0~4.5。

【临床意义】

1. 外观　阴道分泌物的量与雌激素水平和生殖器官充血程度有关。排卵期阴道分泌物增多,清澈透明、稀薄似鸡蛋清;排卵期 2~3d 后的分泌物减少、混浊黏稠;行经前的分泌物量又增多;妊娠期分泌物的量较多。绝经期后的分泌物量减少。在病理情况下,阴道分泌物的颜色、性状以及量可发生明显的变化(表 7-58)。

表 7-58 阴道分泌物颜色与性状变化及临床意义

分泌物	颜色与性状	临床意义
黏液性	无色、透明	卵巢颗粒细胞瘤和应用雌激素等药物治疗后
脓性	黄色、黄绿色,有臭味	阴道毛滴虫、化脓性细菌感染引起的慢性子宫颈炎、老年性阴道炎、子宫内膜炎,以及阴道异物等
泡沫样脓性	黄色、黄绿色	滴虫性阴道炎
血性	红色,有特殊臭味	宫颈癌、宫体癌、子宫颈息肉、子宫黏膜下肌瘤、老年性阴道炎、重度慢性子宫颈炎及宫内节育器损伤等
水样	黄色	子宫黏膜下肌瘤、宫颈癌、宫体癌、输卵管癌等病变组织变性、坏死所致
豆腐渣样	乳白色	假丝酵母样真菌性阴道炎
奶油样	灰白色、稀薄均匀,黏稠度低	阴道加德纳菌感染

2. **酸碱度** pH 增高见于各种阴道炎患者以及绝经后妇女。

【评价】

1. **诊断价值** 阴道分泌物外观和酸碱度检查是鉴别不同类型阴道炎性病变的筛查试验,但由于受雌激素的影响,临床价值不大。

2. **影响因素** 年龄和月经周期不同,检查结果可能有一定的误差。

3. **与检查相关的临床须知** ①分析检查结果时,应结合年龄、月经周期变化进行综合判断;②要严格遵守标本采集要求,采集合格的标本。

三、阴道清洁度

【标本类型】

新鲜阴道分泌物标本。

【参考区间】

Ⅰ、Ⅱ度。

【临床意义】

阴道清洁度(cleaning degree of vagina)是指阴道清洁的等级程度,是根据阴道分泌物中白细胞(脓细胞)、上皮细胞、阴道杆菌和杂菌的多少来划分的,是阴道炎症和生育期女性卵巢性激素分泌功能的判断指标。阴道清洁度可分为Ⅰ~Ⅳ度,判断标准见表7-59。

表 7-59 阴道清洁度的分度及判断标准

清洁度	杆菌	球菌	上皮细胞	白(脓)细胞/(个/HPF)
Ⅰ	++++	−	++++	0~5
Ⅱ	++	−/少许	++	5~15
Ⅲ	−/少许	++	−/少许	15~30
Ⅳ	−	++++	−	>30

1. **阴道清洁度与女性激素的周期变化有关**　排卵前期雌激素水平逐渐增高,阴道上皮增生,糖原增多,阴道杆菌随之繁殖,pH 下降,杂菌消失,阴道趋于清洁。当卵巢功能不足(如经前及绝后)时,则出现与排卵前期相反的结果,易感染杂菌,导致阴道不清洁。

2. **用于诊断阴道炎**　Ⅲ度提示阴道炎、子宫颈炎等;Ⅳ度提示炎症加重,如滴虫性阴道炎、淋球菌性阴道炎、细菌性阴道病等。

阴道清洁度 4 项分级指标的评价见表 7-60。

表 7-60　阴道清洁度 4 项分级指标的评价

指标	评价
白细胞数量	白细胞数量是反映阴道炎症程度的主要指标。只要分泌物中有大量白细胞,即使同时有较多量的上皮细胞和阴道杆菌,也提示阴道有炎症
杂菌和阴道杆菌	杂菌和阴道杆菌呈对立统一的关系,即杂菌增多则阴道杆菌相对减少,阴道杆菌增多则杂菌相对减少。因此,用杂菌作为判断阴道清洁度的一项指标,不但可以反映杂菌的数量,同时也能反映阴道杆菌的数量
阴道上皮细胞	①阴道上皮细胞生长与卵巢功能有关,其多少还直接影响阴道杆菌的生长。因此,上皮细胞和阴道杆菌是非恒定的指标,用于判断阴道清洁度会有一定的误差 ②上皮细胞和阴道杆菌数量减少,仅表明阴道自净能力降低,但只要阴道分泌物中无大量白细胞和杂菌,清洁度仍属正常

【评价】

1. **诊断价值**　阴道清洁度是判断阴道炎症和生育期妇女卵巢功能的指标。

2. **影响因素**

(1)受卵巢功能的影响,在月经周期不同阶段可出现截然不同的结果。

(2)服用雌激素时可对结果产生影响。

(3)湿片法简便快速,但结果准确度、重复性较差;涂片染色法操作较复杂、耗时,但结果准确度、重复性较好,且涂片可以保存。

3. **与检查相关的临床须知**

(1)排卵期是阴道清洁度的最佳检查时间,最好固定检查时间。

(2)要结合月经周期和年龄的变化,综合分析检查结果。

四、阴道分泌物病原生物学检查

【标本类型】

新鲜阴道分泌物标本。

【参考区间】

①病原生物:无或阴性;②加德纳菌与线索细胞:不见或仅见少许阴道加德纳菌。

【临床意义】

1. **常见的病原体**　特异性阴道炎是由某种病原生物感染所致,阴道分泌物中常见的病原体及临床意义见表 7-61。

表 7-61　阴道分泌物中常见的病原体及临床意义

种类	病原体	临床意义
细菌	加德纳菌、淋病奈瑟菌、类白喉杆菌、葡萄球菌、链球菌、大肠埃希菌等	细菌性阴道炎
真菌	白假丝酵母菌、纤毛菌	真菌性阴道炎
病毒	单纯疱疹病毒、人巨细胞病毒、人乳头状病毒等	性传播疾病
寄生虫	阴道毛滴虫、溶组织阿米巴	滴虫性阴道炎等

2. 加德纳菌与线索细胞　正常情况下阴道内不见或见少许阴道加德纳菌（gardnerella vaginalis, GV）。阴道杆菌和阴道加德纳菌数量可作为细菌性阴道炎诊断的参考。

(1) 正常情况：阴道杆菌为 6~30 个/HPF 或大于 30 个/HPF。

(2) 非细菌性阴道病：阴道杆菌大于 5 个/HPF，仅见少许阴道加德纳菌。

(3) 细菌性阴道炎：阴道杆菌小于 5 个/HPF 或无阴道杆菌，但阴道加德纳菌、其他细小的 G^+ 细菌或 G^- 细菌大量增多。

(4) 细菌性阴道病（bacterial vaginosis, BV）：是阴道加德纳菌、各种厌氧菌及支原体等引起的混合感染。其诊断标准为：①阴道分泌物稀薄、均匀；②分泌物 pH 大于 4.5；③胺试验阳性；④线索细胞阳性。线索细胞（clue cells）是黏附有大量加德纳菌及其他短小杆菌的鳞状上皮细胞，细胞边缘呈锯齿状，表面毛糙，有斑点和大量细小颗粒，核模糊不清。在阴道分泌物中发现线索细胞是诊断加德纳菌性阴道炎的重要指标之一。凡有线索细胞再加其他任何 2 条诊断标准，则细菌性阴道病的诊断即成立。

【评价】

1. 诊断价值　阴道分泌物病原生物学检查是阴道炎病因诊断的准确指标。但不同的检查方法诊断的灵敏度、准确度不同。因常规检查影响因素较多，故临床价值有限。

2. 影响因素　采集的标本不合格，或标本放置时间过久，则可使检查呈假阳性或假阴性。

3. 与检查相关的临床须知

(1) 不同检查方法的检查结果可能不同，应合理进行分析与解释。

(2) 反复多次检查可提高结果的可信度，并可用于观察治疗效果。

(3) PCR、基因等技术可对病原生物进行明确诊断。

五、宫颈（阴道）脱落细胞学检查

宫颈癌是妇科常见的恶性肿瘤，发病率居女性恶性肿瘤第 2 位，仅次于乳腺癌，是威胁妇女健康的主要疾病之一。1941 年，"现代细胞学之父"——Papanicolaou 首次阐述了宫颈（阴道）脱落细胞学对诊断宫颈癌的价值，开创了宫颈细胞学的新时代。宫颈（阴道）脱落细胞学检查主要用于：①宫颈癌的筛查、早期诊断、疗效观察和预后判断；②良性病变的诊断与鉴别诊断；③了解卵巢功能，评估雌激素水平。

宫颈(阴道)脱落细胞绝大多数来自子宫颈及阴道上皮细胞,阴道分泌物涂片常用苏木精-伊红染色(H-E染色)和巴氏染色(Papanicolaou stain),然后用显微镜进行观察。宫颈癌中以鳞状细胞癌多见(占95%),其次为腺癌(约占5%),未分化癌极少见。

【标本类型】

新鲜子宫颈(阴道)分泌物涂片。

【参考区间】

阴道脱落的细胞包括鳞状上皮细胞、柱状上皮细胞和非上皮细胞成分(如血细胞、吞噬细胞、阴道杆菌、滴虫、真菌、精子、黏液和纤维素等)。阴道上皮细胞受卵巢内分泌激素的直接影响,其成熟程度和体内雌激素水平呈正相关,故根据上皮细胞的变化可评价卵巢功能。

【临床意义】

1. 宫颈(阴道)脱落细胞的变化

(1)阴道脱落细胞形态与雌激素水平变化:子宫颈(阴道)脱落细胞受雌激素的直接影响,根据各层鳞状上皮细胞所占比例,可评价雌激素水平(表7-62)。

表7-62 阴道脱落细胞形态变化与雌激素水平的关系

脱落细胞形态	雌激素	意义
以内底层细胞为主,胞核深染,可有少数中层细胞	极度低落	见于老年妇女和卵巢切除患者
以外底层细胞为主,占40%以上,可混有少量中层和表层细胞,黏液较多	高度低落	见于年轻妇女长期卵巢功能缺如患者、绝经后和更年期症状明显患者
以中层细胞为主。细胞拥挤,夹杂比正常小的表层细胞、少量外底层细胞及少量黏液	中度低落	见于年轻人有闭经患者、更年期症状轻和年龄大而未绝经患者
以钝角的角化前细胞为主。染色较淡,混有少量中层细胞	轻度低落	见于行经后期
均为表层细胞,以多边形角化前细胞为主(多在20%以上),并夹杂少量角化细胞	轻度影响	见于行经后或接受小剂量雌激素治疗患者
以角化前细胞为主,并有30%~40%角化细胞	中度影响	见于卵泡迅速发育、排卵前期或接受中等量雌激素治疗患者
角化细胞占60%左右,几乎无白细胞,背景清晰,红蓝相间的角化细胞和角化前细胞显得非常艳丽	高度影响	见于排卵期或接受大剂量雌激素治疗患者
角化细胞持续达60%~70%或角化细胞占90%以上	极度影响	见于卵巢颗粒细胞瘤、卵泡膜细胞瘤、子宫内膜囊性增生、子宫内膜腺癌和子宫肌瘤等患者

(2)性成熟期(sexual maturation period)阴道上皮细胞变化:青春期以后,随着卵巢发育成熟,阴道上皮细胞随着卵巢激素水平改变而呈周期性变化。女性性成熟期阴道脱落细胞形态特点见表7-63。

表 7-63　女性性成熟期阴道脱落细胞形态特点

时期	月经周期阶段	脱落细胞形态
月经期	一般持续 3~7d	可见大量黏液、红细胞和中性粒细胞,行经第 2 天可见成群的子宫内膜细胞,行经后期表层细胞逐渐增多
行经后期	第 5~11 天	以角化前细胞为主,而角化细胞也开始逐渐增多
排卵前期	第 12~13 天	角化细胞占 30%~50%,黏液及阴道杆菌增多。中性粒细胞减少
排卵期	第 14~16 天	表层细胞为主,角化细胞占 60% 以上,排列分散,见大量阴道杆菌、黏液,白细胞较少、背景清洁
排卵后期	第 16~24 天	角化细胞减少且成堆聚集,边缘折卷,阴道杆菌减少,白细胞增多
行经前期	第 25~28 天	细胞成堆,胞质皱褶,边缘折卷,细胞边界不清。中性粒细胞与黏液增多,可见细胞坏死碎屑、裸核和阴道杆菌崩解碎屑

2. TBS 报告系统与液基细胞学检查　目前,对子宫颈(阴道)脱落细胞的诊断分类方法,国内多采用由美国国家癌症研究中心(National Cancer Institute,NCI)于 1988 年提出、2004 修订的 TBS 报告系统(the Bethesda system),包括涂片满意度的标准及诊断名称的定义,有利于临床实际应用。

(1)无上皮内病变或恶性病变:无上皮内病变或恶性病变(negative for intraepithelial lesion or malignancy,NILM)包括:

1)微生物:滴虫、真菌、菌群变化、放线菌感染、单纯疱疹病毒感染。

2)反应性细胞改变:炎症、放射线治疗、子宫内节育器(IUD)。

3)子宫切除术后腺上皮细胞状态:萎缩。

(2)鳞状上皮细胞异常

1)非典型鳞状细胞(atypical squamous cell,ASC):非典型鳞状细胞意义不明确(atypical squamous cell of undetermined significance,ASC-US)。

2)鳞状上皮内病变(squamous intraepithelial lesion,SIL):低度鳞状上皮细胞内病变(low-grade squamous intraepithelial lesion,LSIL),高度鳞状上皮细胞内病变(high-grade squamous intraepithelial lesion,HSIL)。

3)鳞状细胞癌(squamous carcinoma,SCC)。

(3)腺上皮细胞异常:包括非典型腺细胞(atypical glandular cells)、腺癌。

(4)来源于子宫外的其他肿瘤:TBS 报告系统特别强调标本质量的重要性,除了包括各种细胞学判读结果外,还包括相应的处理建议。同时 TBS 对诊断术语的界定更加明确,强调了宫颈细胞学诊断分类和术语,应当与组织学分类和术语一致,以反映病变的性质。

液基细胞学检查(liquid-based cytologic test,LCT)技术改变了原有的标本处理方法,去除了血液、黏液及大量炎性遮盖物的影响,提高了标本的采集率,并使细胞均匀、单层地分布在玻片上,面积小,省时省力,易发现异常细胞,提高了检查的阳性率和诊断的准确度,且重复性好。

人乳头瘤病毒（human papilloma virus,HPV）感染是宫颈癌和癌前病变的主要致病因素，及早发现和治疗癌前病变，是防止宫颈癌发生的关键。

宫颈液基细胞学的病变细胞形态见图7-33~图7-36。

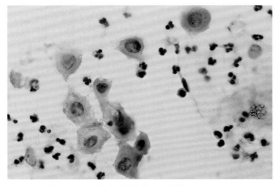

图7-33　病毒感染（巴氏染色，×400）

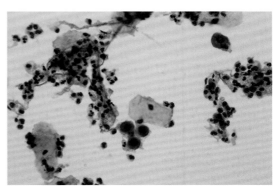

图7-34　LSIL（巴氏染色，×400）

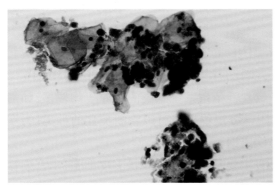

图7-35　HSIL（巴氏染色，×400）

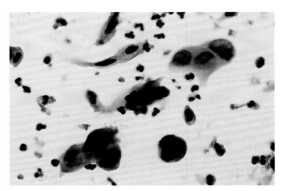

图7-36　子宫颈鳞癌（巴氏染色，×400）

【评价】

1. **诊断价值**　宫颈（阴道）脱落细胞学检查是宫颈癌筛查、早期诊断和疗效观察的重要手段，对患者损伤小、痛苦少，可反复取材检查，诊断快速，癌细胞检出率高。

2. **影响因素**

（1）宫颈（阴道）细胞学检查有直接涂片法和LCT，二者的检查方法、染色、阳性检出率和结果报告均不完全一致。

（2）细胞学诊断准确度与取材、阅片及不同年龄段上皮细胞分布特点有密切的关系，因此，严格标本采集和正确制备涂片，以及熟悉不同年龄上皮细胞的分布特点，是准确诊断的前提。

3. **与检查相关的临床须知**

（1）该方法只能见到单个或少数成堆细胞，不能全面观察病变组织结构，因此具有一定局限性。

（2）目前国内多采用TBS诊断分类法，通过描述性诊断可以克服细胞学诊断的不足，避

233

免漏诊和误诊。

（3）对于涂片中出现 LSIL 和 HSIL 要加强随访，定期观察，以便早期发现癌变状况。

六、阴道分泌物检查项目的选择与应用

（一）阴道分泌物检查项目的选择

阴道分泌物检查项目一般可分为①理学检查：包括外观、酸碱度等，反映成年女性月经和生殖周期变化，以及是否存在感染等状况；②清洁度检查：反映雌激素水平和有无感染及感染程度；③病原生物学检查：用于病原生物感染的诊断；④生化免疫检查：如白细胞酯酶、过氧化物酶及唾液酸苷酶等检查，可协助细菌性阴道病的诊断，以及阴道微生态状况的判断；⑤子宫颈（阴道）脱落细胞学检查可用于宫颈癌的诊断等。

阴道分泌物的常规检查指标异常只是作为女性生殖系统感染的主要或辅助指标，或治疗效果判断的指标，但要明确诊断还需要进行病原学检查。通过子宫颈（阴道）脱落细胞学检查可对宫颈癌等女性高发的恶性肿瘤进行筛查，以早发现、早诊断、早治疗。结合某些病毒的基因分析，可以预防或干预肿瘤的发生、发展。

（二）阴道分泌物检查项目的应用

阴道分泌物检查对于女性生殖系统感染、肿瘤的诊断、雌激素水平的判断及性传播疾病（STD）诊断等有重要价值。

1. 诊断和鉴别诊断女性生殖系统感染　导致女性生殖系统感染的病原生物较多，如细菌、真菌、病毒、寄生虫、支原体、衣原体等，通过阴道分泌物检查可以判断炎症的种类，为女性生殖系统感染的诊断、鉴别诊断和疗效观察提供依据。

2. 肿瘤诊断　子宫颈（阴道）脱落细胞学检查主要是对非角化鳞状上皮细胞、子宫颈管上皮细胞和子宫内膜上皮细胞的检查，对女性生殖系统肿瘤的早期诊断和防治有着非常重要的意义。

3. 判断雌激素水平　阴道上皮细胞的成熟程度和体内雌激素水平呈正相关，通过观察阴道分泌物涂片中上皮细胞的变化，可评估卵巢功能。根据各层鳞状上皮细胞所占的比例，对雌激素水平进行分级。

第七节　精液检查

精液（semen）是睾丸所产生的精子和前列腺、精囊、尿道球腺分泌的液体组成的混合物，主要由精子（sperm）和精浆（seminal plasma）组成，是男性生殖器官和附属性腺的分泌物。70% 的精子贮存于附睾内，2% 贮存于输精管内，其他贮存于输精管的壶腹部。精浆由男性附属腺分泌的混合液组成，是运送精子的介质，并为精子提供能量和营养物质。精浆的组成成分及作用见表 7-64。

表 7-64 精浆的组成成分及作用

精浆	比例 /%	性状	成分	作用
精囊腺液	50~80	胶冻样	蛋白质、果糖、凝固酶	供给精子能量,使精液呈胶冻状
前列腺液	15~30	乳白色	酸性磷酸酶、纤溶酶	纤溶酶能使精液液化
尿道球腺液	2~3	清亮	蛋白酶、唾液酸、氨基糖类化合物	润滑和清洁尿道
尿道旁腺液	2~3	清亮	蛋白酶、唾液酸、氨基糖类化合物	润滑和清洁尿道

精液检查的目的:①评价男性生殖力,检查男性不育症(male infertility)的原因及其疗效观察;②辅助诊断男性生殖系统疾病,如炎症、结核、肿瘤等;③法医学鉴定;④婚前检查(premarital check-ups);⑤为人类精子库(sperm bank)和人工授精(artificial insemination)筛选优质精子。

一、精液标本采集

【采集方法】

精液标本采集的方法与评价见表 7-65。

表 7-65 精液标本采集的方法与评价

方法	评价
手淫法	最妥善的方法。手淫后将精液采集于洁净、干燥的容器内,刚开始射出的精液内精子数量最多,注意不要丢失
安全套法	方法易行,但必须使用专用安全套。普通乳胶安全套内含有损害精子活动力的物质
体外射精法	如果手淫法采集不到标本,可采用此法(不是可靠的方法),但注意不要丢失最初射出的富含精子的精液
其他方法	采用上述方法采集不到标本时,也可采用电振动法或前列腺按摩法采集标本

【评价】

1. 影响因素

(1)采集标本使用专用或指定清洁干燥广口带刻度的容器。

(2)采集细菌培养的标本必须无菌操作。

(3)如果标本不完整,尤其是富含精子的初始精液丢失,要在检查报告中注明,并且在禁欲 2~7d 后重新采集标本检查。

2. 与检查相关的临床须知

(1)标本采集前应禁欲(无性交、无手淫、无遗精)2~7d,如果需要多次采集标本,每次禁欲时间应尽可能一致。3 个月内至少应检查 2 次,2 次间隔时间应大于 7d,但不超过 3 周。

(2)标本采集前,应向患者解释标本采集的方法和注意事项,嘱咐患者禁欲(包括无遗精和手淫等)2~7d,注意保护患者的隐私。

（3）选用恰当的采集方法，手淫法是最妥善的方法，不提倡性交中断法、电按摩排精法和安全套法。

（4）标本采集后应记录禁欲时间、标本采集时间、标本是否完整，并立即送检（不能超过1h）。冬季还需要将标本保温在 20~37℃送检。

（5）精液内可能含有危险的传染性病原体，如 HBV、HIV 和疱疹病毒（herpes virus）等，故精液需要按潜在生物危害物质进行处理。

二、精液理学检查

【标本类型】

新鲜精液标本。

【参考区间】

精液理学检查的指标与参考区间见表 7-66。

表 7-66　精液理学检查的指标与参考区间

指标	参考区间
精液量	1.5~6.8ml/ 次
颜色和透明度	灰白色或乳白色，半透明
凝固及液化	射精后立即凝固，液化时间小于 60min，但一般在 30min 内液化
黏稠度	拉丝长度小于 2cm，呈水样，形成不连续小滴
气味	栗花或石楠花的特殊气味
酸碱度（pH）	7.2~8.0

【临床意义】

1. 精液量　一次排精量与射精间隔（禁欲）的时间有关。一定量的精液可为精子提供活动的间质，并可中和阴道的酸性分泌物，保持精子的活动力，有利于精子顺利通过子宫颈口而致孕。

根据精液量的多少，精液量异常可分为精液减少（oligospermia）、无精液症（azoospermia）和精液增多症（polyspermia），其临床意义见表 7-67。

表 7-67　精液量的变化与临床意义

变化	临床意义
精液减少	若 5~7d 未射精，精液量小于 1.5ml，视为精液减少。排除人为因素，如采集标本时丢失部分精液或禁欲时间过短等。病理性减少见于雄激素分泌不足、副性腺感染等
无精液症	禁欲 3d 后精液量小于 0.5ml，甚至排不出时，见于生殖系统的特异性感染（如淋病、结核）及非特异性炎症等。逆行射精（retrograde ejaculation）的患者有射精动作，但无精液排出（逆行射入膀胱）
精液增多症	超过 6.8ml，常见于附属性腺功能亢进。精液增多可导致精子浓度降低，不利于生育

2. **颜色和透明度** 射精后立即用肉眼观察精液的颜色和透明度。

(1)血性精液：凡是呈鲜红色、淡红色、暗红色或酱油色，并含有大量红细胞的精液称为血性精液（hematospermia）。常见于前列腺和精囊腺的非特异性炎症、生殖系统结核、肿瘤、结石，也可见于生殖系统损伤等。

(2)脓性精液（pyospermia）：外观呈黄色或棕色的精液，常见于精囊腺炎、前列腺炎等。

3. **凝固及液化** 健康人精液射出后呈胶冻状，即凝固状的精液。精液由胶冻状转变为流动状的过程称为液化，这个过程所需要的时间称为精液液化时间（semen liquefaction time）。

(1)精液凝固障碍：见于精囊腺炎或输精管缺陷等。精囊腺炎患者由于精液蛋白质减少，可引起精液凝固障碍。

(2)液化不完全：见于前列腺炎，因前列腺分泌纤溶酶减少所致。精液不液化或液化不全可抑制精子活动力，进而影响生殖能力。超过 1h 或数小时精液不液化称为精液延迟液化症（semen delayed liquefaction）。

4. **黏稠度** 精液黏稠度（semen viscosity）是指精液完全液化后的黏度，与精浆蛋白质浓度、精子数量有关。采用玻璃棒法或滴管法检查。精液黏稠度分级及其评价见表 7-68。

表 7-68 精液黏稠度的分级与评价

分级	评价
I	30min 精液基本液化，玻璃棒提拉精液呈丝状黏稠丝
II	60min 精液不液化，玻璃棒提拉可见粗大黏稠丝，涂片有较明显黏稠感
III	24h 精液不液化，难以用玻璃棒提拉起精液，黏稠度很高，涂片困难

(1)黏稠度降低：即新排出的精液呈米汤样，可见于先天性无精囊腺、精子浓度太低或无精子症。

(2)黏稠度增高：多与附属性腺功能异常有关，如附睾炎、前列腺炎，且常伴有精液不液化，可引起精子活动力降低，而影响生殖能力。另外，精液黏稠度增高可干扰精子计数、精子活动力和精子表面抗体的检查。

5. **气味** 精液具有栗花（castanea）或石楠花（photinia）气味，这种特殊的气味是由于前列腺分泌的精氨酸被氧化所致。前列腺炎患者的精液有腥臭味。

6. **酸碱度** 正常精液呈弱碱性，可中和阴道的酸性分泌物，以维持精子的活动力。

(1)精液 pH 大于 8.0：见于前列腺、精囊腺、尿道球腺和附睾的炎症。

(2)精液 pH 小于 7.0：见于输精管阻塞、先天性精囊腺缺如等。

【评价】

1. **诊断价值** 精液理学检查可粗略评价男性生殖能力，但由于受标本采集方法、检查方法、判断标准等的影响较大，临床价值有限。

2. **影响因素**

(1)检查结果受环境温度的影响较明显，因此采集标本后应尽快送检。一般要求在 30min 内送检。

（2）标本不完整对结果影响较大，应将一次排出全部的精液送检。

3. 与检查相关的临床须知

（1）如需要多次检查，每次的禁欲时间应一致。

（2）检查前，要仔细观察标本采集日期和时间，并做好记录。选择一次性吸管吸取精液进行检查，避免交叉污染。

三、精液显微镜检查

精液液化后，先于显微镜下观察有无精子。若无精子，将精液离心后再检查，若仍无精子，则为无精子症（azoospermia）；若仅见少量精子，则为精子缺乏（spermacrasia）。若精液中有精子则应继续进行显微镜检查。

除了常规显微镜检查外，也可采用计算机辅助精液分析系统（computer-aided semen analysis，CASA）、精子质量分析仪（sperm quality analyzer，SQA）对精液质量进行分析。

【标本类型】

新鲜精液标本。

【参考区间】

精液显微镜检查的指标与参考区间见表 7-69。

表 7-69　精液显微镜检查的指标与参考区间

指标	参考区间
精子活动率	射精 30~60min 内精子活动率为 80%~90%，至少>60%。精子存活率>58%（伊红染色）
精子活动力	总活动力（PR+NP）≥40%，前向运动（PR）≥32%
精子计数	精子浓度 ≥15×10^9/L；精子总数 ≥39×10^6/ 次
精子凝集	无凝集 ~ Ⅰ 级
精子形态	正常形态精子>4%
细胞	未成熟生殖细胞<1%，白细胞<1×10^9/L 或<5 个 /HPF，偶见红细胞

【临床意义】

1. 精子活动率和活动力

（1）精子活动率（sperm activate rate）：是指活动精子占精子总数的百分率。观察 100 个精子，计数活动精子的数量，计算出精子活动率。如果不活动精子大于 50%，应进行伊红活体染色，以检查精子的存活率。

（2）精子活动力（sperm motility）：是指精子前向运动的能力。WHO 将精子活动力分为 3 级（表 7-70），即前向运动（progressive motility，PR）、非前向运动（non-progressive motility，NP）和无运动（immotility，IM）。

受精（fertilization）与精子活动率和精子活动力有密切关系。活动力低下的精子难以抵达输卵管，完成与卵子结合的受精过程，且精子活动率降低常伴有活动力低下。

表 7-70　WHO 精子活动力分级与评价

分级	评价
前向运动	精子运动积极,表现为直线或大圈运动,速度快
非前向运动	精子所有的运动方式都缺乏活跃性,如小圈的游动,鞭毛力量难以推动精子头部,或只有鞭毛的抖动
无运动	精子无运动

精子活动率小于 40%,且活动力低下,为男性不育症的主要原因之一。常见于:①精索静脉曲张,由于血流不畅,导致阴囊温度增高及睾丸组织缺 O_2 和 CO_2 蓄积,使精子活动力降低;②生殖系统感染;③应用某些抗代谢药物、抗疟药、雌激素、氧化氮芥等。

2. **精子计数**　精子计数(sperm count)有两种方式,一种是指计数单位体积内的精子数量,即精子浓度(sperm concentration);另一种是精子总数(即 1 次射精的精子的绝对数量),以精子浓度乘以本次的精液量,即得到 1 次射精的精子总数。

健康人的精子数量存在着明显的个体差异,即使同一个体在不同的时间内,其精子数量也有较大的变化。精子浓度持续小于 $15 \times 10^9/L$ 时为少精子症(oligozoospermia);精液多次检查无精子时称为无精子症(连续检查 3 次,离心后沉淀物中仍无精子)。精子浓度降低和无精子症(azoospermia)是男性不育的主要原因(表 7-71)。

表 7-71　精子浓度降低的原因与临床意义

原因	临床意义
睾丸病变	精索静脉曲张、睾丸畸形、炎症、结核、淋病、肿瘤及隐睾等
输精管疾病	输精管阻塞、输精管先天性缺如和免疫性不育(睾丸创伤和感染使睾丸屏障的完整性受到破坏,产生抗精子抗体所致)
内分泌疾病	垂体功能、甲状腺功能、性腺功能亢进或减退、肾上腺病变等
食物影响	长期食用棉酚等
其他	逆行射精、有害金属或放射性损害、环境因素、老年人、应用抗癌药物等

3. **精子凝集**　精子凝集(agglutination of spermatozoa)是指活动的精子头对头、尾对尾,或其他方式相互黏附在一起,这些精子常呈旺盛的摇动式运动,但有时也因黏附而限制其运动。WHO 将精子凝集分为 4 级(表 7-72)。精子凝集虽然不能作为诊断免疫因素引起不育的充分证据,但可提示精液中存在抗精子抗体。严重的精子凝集也影响精子活动力和精子计数的检查。

表 7-72　WHO 精子凝集分级与评价

分级	特点
1 级	零散凝集,每个凝集小于 10 个精子,有很多自由活动的精子
2 级	中等凝集,每个凝集有 10~50 个精子,存在自由活动的精子
3 级	大量凝集,每个凝集大于 50 个精子,仍有一些自由活动的精子
4 级	全部凝集,所有精子发生凝集,数个凝集又粘连在一起

4. **精子形态** 正常精子是由头部、体部和尾部组成的,长 50~60μm,外形似蝌蚪(图 7-37、表 7-73)。精子头部、体部和尾部任何部位出现异常,都认为是异常精子(表 7-74)。

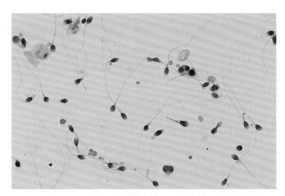

图 7-37 正常形态精子(H-E 染色, ×1 000)

表 7-73 正常精子的形态特点

部位	形态特点
头部	正面呈椭圆形,侧面呈扁平梨形;长 4.0~5.0μm,宽 2.5~3.0μm;顶体的界限清楚,占头部的 40%~70%
中段	细,宽度小于 1μm,长度是头部的 1.5 倍,且在轴线上紧贴头部
尾部	尾部均一且直,比中段细,长 45μm
胞质小滴	小于头部大小的一半

表 7-74 精子形态异常

部位	异常形态
头部	大头、小头、圆头、双头、多头、无头、锥形头、无定形头、有空泡头、顶体过小等
颈段和中段	颈部弯曲,中段不规则、增粗、变细或联合异常等
尾部	短尾、双尾、多尾、卷曲尾、断尾、发夹状尾、尾部消失、尾部伴有末端微滴或联合异常

精液中正常形态精子总数更具有临床意义,正常形态精子总数 = 精子总数 × 正常形态精子百分率。

异常形态精子数量增多常见于:①精索静脉曲张;②睾丸、附睾功能异常;③生殖系统感染;④应用某些化学药物,如卤素、乙二醇、重金属、雌激素等;⑤放射线损伤等。

5. **细胞** 精液中的细胞主要有生殖细胞和血细胞、上皮细胞。

(1)未成熟生殖细胞:即生精细胞(spermatogenic cell)。健康人未成熟生殖细胞小于 1%。当睾丸曲细精管受到某些药物或其他因素影响或损害时,精液中可出现较多的未成熟生殖细胞。

(2)其他细胞:精液中可见到少量的白细胞和上皮细胞,偶见红细胞。白细胞大于 5 个 /HPF 为异常,常见于前列腺炎、精囊腺炎和附睾炎等。精液中白细胞数量大于 1×10^9/L,称为脓精症(pyospermia)或白细胞精子症(leukocytospermia)。白细胞通过直接吞噬作用、分泌细胞因子或释放蛋白酶以及自由基等破坏精子,引起精子的活动率和活动力降低,导致男性不育。红细胞增多常见于睾丸肿瘤、前列腺癌等,此时精液中还可出现肿瘤细胞。

【评价】

1. 诊断价值 精液显微镜检查可以初步判断精子的功能状态,对评价男性生殖能力具有重要价值。但由于受标本的采集方法、放置时间,以及检查方法、判断标准等的影响,间隔一定时间的多次检查更有诊断价值。

2. 影响因素

(1)环境温度和标本放置时间对精液显微镜检查的影响较大,因此应在排精后 30min 内送检,并在 1h 完成检查。

(2)不同的温度可影响精液检查结果。

3. 与检查相关的临床须知

(1)采集精液标本前应禁欲 2~7d。在采集标本时,禁止采用可能含有对精子有害物质的安全套法。

(2)应采集全部精液,立即送检,并记录时间和做好标记,置标本于 37℃环境中待查。

四、精液病原生物学检查

【标本类型】

新鲜精液标本。

【参考区间】

阴性。

【临床意义】

男性生殖系统任何部位的感染均可从精液中检查到病原生物,如细菌、病毒、支原体和寄生虫等。精液中常见的病原生物有葡萄球菌、链球菌、淋病奈瑟菌、类白喉杆菌、解脲支原体等。男性生殖系统感染后,释放到精液中的细菌毒素,将严重影响精子的生成和精子的活动力,导致男性不育症。

【评价】

1. 诊断价值 精液病原生物学检查主要用于判断男性生殖系统有无感染。如要确诊感染并指导临床药物治疗,需要进行细菌等病原生物的培养和药敏试验。

2. 影响因素 标本采集方法不当可影响检查结果;1 次检查结果的可信度较低。

3. 与检查相关的临床须知 应保证在无菌条件下采集标本,并将标本采集于无菌容器中;标本采集后应立即送检。

五、精液化学和免疫学检查

精液化学和免疫学指标的变化可以反映睾丸及附属性腺分泌功能,对男性不育症的诊断、治疗均有意义。

【标本类型】

新鲜精液标本。

【参考区间】

精液化学和免疫学检查指标的参考区间见表 7-75。

【临床意义】

精液化学和免疫学检查指标的临床意义见表 7-75。

表 7-75 精液化学和免疫学检查指标的参考区间及临床意义

指标	参考区间	临床意义
果糖 /(g/L)	0.87~3.95	降低见于精囊腺炎；无果糖见于精囊腺缺如、输精管发育不良
乳酸脱氢酶 -X/(U/L)	1 430 ± 940	降低可见于睾丸萎缩、长期食用粗制棉籽油
抗精子抗体	阴性	阳性见于输精管阻塞、睾丸损伤、生殖系统感染等
顶体酶 /(U/L)	36 ± 21	降低见于男性不育症
精子低渗肿胀 /%	g 型精子 >50	男性不育症患者的精子肿胀率明显降低

【评价】

1. 诊断价值 精液化学和免疫学指标可以间接判断精子功能状态,寻找引起男性不育症的原因,对男性不育症的诊断、治疗均有意义。

2. 影响因素

(1)检查过程中的温度、时间对检查结果影响较大,要保持每次检查条件的一致性。

(2)试剂要在效期内使用,必要时需要新鲜配制。

3. 与检查相关的临床须知

(1)通过对精液常规检查结果的分析,有的放矢地选择精液化学成分和免疫学指标检查。

(2)每次检查均应设室内质控,以防止因各种原因导致检查结果错误。

六、精液检查项目的选择与应用

(一) 精液检查项目的选择

男性不育症实验室检查项目一般可分为①精液常规分析:包括精液量、pH、液化时间、精液黏稠度、精子密度、精子活动率、精子活动力、精子存活率、精子形态学等;②精浆生化检查:目前常用的指标有精浆 α- 葡糖苷酶、酸性磷酸酶和果糖的检查,它们可分别反映附睾、前列腺和精囊腺的分泌功能;③精液白细胞和生精细胞的检查;④抗精子抗体的检查;⑤精液培养;⑥精子功能的检查。

2010 年,WHO 制定了精液常规检查参考区间的最低标准(表 7-76),并提出如果精液分析结果符合参考标准要求的人群,检查 1 次即可,若精液分析结果是异常的,需要重复进行检查。

表 7-76 WHO 精液常规检查参考区间最低标准

分类	指标	参考区间下限
常规检查	精液量 /ml	1.5（1.4~1.7）
	总精子数 /（×10⁶/ 次射精）	39（33~46）
	精子计数 /（×10⁹/L）	15（12~16）
	活动力（PR+NP）/%	40（38~42）
	前向运动力（PR）/%	32（31~34）
	存活率 /%	58（55~63）
	正常形态 /%	4（3.0~4.0）
其他检查	pH	≥7.2
	白细胞（中性粒细胞）/（×10⁹/L）	<1.0
	混合性抗球蛋白反应（MAR）试验 /（% 精子凝集）	<50
	免疫珠试验（IBT）/（% 精子凝集）	<50
	精浆锌 /（μmol/ 次射精）	≥2.4
	精浆果糖 /（μmol/ 次射精）	≥13
	精浆中性葡糖苷酶 /（mU/ 次射精）	≥20

（二）精液检查项目的应用

1. **评价男性生育功能，用于不育症的诊断和疗效观察** WHO 对男性不育症的定义是：夫妇同居一年以上，未采用任何避孕措施，由于男性方面的原因造成女方不孕。导致男性不育症有多种原因：①影响精子发生和成熟，导致精子质和 / 或量的异常；②生殖管道的异常，使精液不能正常排入女性生殖道；③附属腺功能异常导致的精液性状异常。通过精液检查可以发现精子是否异常及输精管是否阻塞，为男性不育症的诊断和疗效观察提供依据。

2. **为精子库或人工授精筛选优质精子** 人工授精是用非性交的方法将精液置入女性生殖道内，使精子和卵子自然结合，以达到妊娠目的的一种辅助生育技术。精液检查能为精子库和人工授精筛选优质精子，在进行人工授精前和筛选精子库精液标本时对精液进行全面检查分析，采集和选择活动力强、质量高的优质精子，以保证人工授精的质量。

3. **辅助诊断男性生殖系统疾病** 淋病、肿瘤、结核、先天性睾丸发育不全等疾病是男性生殖系统的常见疾病，精液检查可为生殖系统疾病的诊断及疗效观察提供一定依据。如生殖系统有炎症或性传播疾病时，在精液中可发现白细胞或检出相应的病原体；肿瘤患者可于精液涂片中找到肿瘤细胞。

4. **法医学鉴定** 法医学检查是将怀疑被精液污染的衣物用生理盐水清洗后，直接离心查找精子或检查血型物质、结晶，也可用化学、免疫学或分子生物学方法进行检查，作为判断有关案情的参考，通过标本的 DNA 信息可找到直接犯罪证据。

（郑峻松）

第八节 前列腺液检查

前列腺液(prostatic fluid)是精液的重要组成部分,占精液的 15%~30%。通过前列腺按摩所获得的前列腺液中混有精囊腺液,此为静态液;由射精排入精液中的前列腺液为刺激性分泌物。前列腺液的成分比较复杂,主要有纤溶酶、β- 葡萄糖腺苷酶、酸性磷酸酶、蛋白质、葡萄糖以及钠、钾、锌、钙等,还有少量上皮细胞和白细胞。前列腺液检查主要用于前列腺的炎症、结石、结核和肿瘤的辅助诊断,也用于性传播疾病的诊断等。

一、前列腺液标本采集

【采集方法】

前列腺液标本通过前列腺按摩获得。采集标本时首先弃去第 1 滴前列腺液,然后再将标本采集于洁净的试管内,或直接滴于载玻片上。按摩后采集不到标本时,可以采集按摩后的尿液进行检查。采集细菌培养标本时,要无菌操作,并将标本采集于无菌容器内。

【评价】

1. **影响因素** 检查前应禁欲 3d,以免因性兴奋后导致前列腺液内的白细胞假性增多。

2. **与检查相关的临床须知**

(1)一次采集标本失败或检查结果阴性,而又有临床指征时,可间隔 3~5d 后重新采集标本进行检查。

(2)疑有前列腺结核、急性炎症、脓肿或肿瘤时,应禁止或慎重进行前列腺按摩。

二、前列腺液理学检查

【标本类型】

新鲜前列腺液标本。

【参考区间】

前列腺液理学检查的指标与参考区间见表 7-77。

表 7-77 前列腺液理学检查的指标与参考区间

指标	参考区间
量	数滴至 2ml
颜色与透明度	乳白色、不透明、稀薄、有光泽
酸碱度	弱酸性,pH 6.3~6.5

【临床意义】

1. **量** 减少见于前列腺炎;多次按摩无前列腺液排出,提示前列腺分泌功能严重不足,常见于前列腺的炎性纤维化、某些性功能低的患者。增多主要见于前列腺慢性充血、过度兴奋时。

2. 颜色和透明度 ①黄色脓性或混浊黏稠：见于化脓性前列腺炎或精囊炎；②血性：见于精囊腺炎、前列腺炎、前列腺结核、结石和肿瘤等，也可为按摩前列腺用力过重所致。

3. 酸碱度 70岁以上老年人前列腺液pH可略增高，混入较多精囊腺液时的pH亦可增高。

【评价】

1. 诊断价值 前列腺液理学检查是判断前列腺功能状态的粗略指标，由于影响因素较多，临床价值有限。

2. 影响因素 前列腺液标本的水分蒸发可影响检查结果。因此，采集标本后应立即送检，并在新鲜状态下进行检查。

3. 与检查相关的临床须知

（1）应在光线充足处观察前列腺液的颜色和透明度。

（2）前列腺按摩应熟练，以保证采集足够、合格的标本。

三、前列腺液显微镜检查

前列腺液湿涂片直接显微镜检查，前列腺液涂片干燥后经瑞特染色（Wright stain）、巴氏染色（Papanicolaou stain）或H-E染色后，进行检查。

【标本类型】

新鲜前列腺液标本。

【参考区间】

前列腺液的非染色涂片检查的内容较多，常见成分的参考区间见表7-78。

表7-78 前列腺液直接涂片显微镜检查成分的参考区间及临床意义

成分	参考区间	临床意义
磷脂酰胆碱小体	大量	前列腺炎时减少或消失，且分布不均，并有成堆现象
红细胞/（个/HPF）	<5	增多见于前列腺炎、肿瘤、结核、精囊腺炎、前列腺按摩过重
白细胞/（个/HPF）	<10	增多且成堆出现见于前列腺炎、前列腺脓肿
前列腺颗粒细胞/（个/HPF）	<1	增多伴有大量白细胞见于前列腺炎，也可见于健康老年人
淀粉样小体	有	常随年龄增长而增加，无临床意义
精子	可有	按摩前列腺时因精囊腺受挤压而排出精子，无临床意义
滴虫	无	阳性见于滴虫性前列腺炎
结石	可见	主要为碳酸钙、磷酸钙-胆固醇、磷酸精胺结石，少量时无意义

【临床意义】

前列腺液常见成分的临床意义见表7-78。直接显微镜检查发现异常细胞时，可进行涂片染色检查,以诊断前列腺癌,并与前列腺炎进行鉴别,但细胞学检查阴性并不能排除前列腺癌。

【评价】

1. 诊断价值　湿片直接显微镜检查是前列腺液最常用的检查方法,操作简便快速,观察细胞和磷脂酰胆碱小体等成分,对前列腺的功能状态和感染状况具有诊断和鉴别诊断价值。

2. 影响因素

(1)标本采集的质量、涂片的厚薄等均可对检查结果产生影响。

(2)采集标本后应立即送检,并在新鲜状态下进行检查。

3. 与检查相关的临床须知

(1)判断磷脂酰胆碱小体等成分的量和分布的标准应一致,避免人为因素对检查结果产生影响。

(2)要结合临床表现,综合分析检查结果。

四、前列腺液病原生物学检查

【标本类型】

新鲜前列腺液标本。

【参考区间】

阴性。

【临床意义】

前列腺、精囊腺感染时革兰氏染色检查可发现大量致病菌,以葡萄球菌最常见,其次是链球菌、革兰氏阴性杆菌和淋病奈瑟菌。抗酸染色检查有助于慢性前列腺炎与前列腺结核的鉴别诊断,但已确诊为前列腺结核的患者,不宜进行前列腺按摩,以免引起感染扩散。

【评价】

1. 诊断价值

(1)前列腺液病原生物学检查可用于判断前列腺感染及种类。如要确诊感染并指导临床药物治疗,则需要进行细菌培养和药敏试验。

(2)前列腺液涂片进行革兰氏染色、抗酸染色,以检查病原微生物。直接涂片染色检查的阳性率低,必要时可进行细菌培养。

2. 影响因素

(1)标本采集方法不当可影响检查结果。

(2)一次检查结果的可信度较低。

3. 与检查相关的临床须知

(1)如需要进行细菌培养,应保证在无菌条件下采集标本,并将标本盛于无菌容器中。

(2)标本采集后应立即送检。

五、前列腺液检查项目的选择与应用

前列腺液检查项目一般包括①理学检查:包括量、颜色、透明度和酸碱度等,是判断前列腺功能状态的粗略指标;②显微镜检查:通过观察前列腺液细胞和磷脂酰胆碱小体等成分的多少和分布状况,反映前列腺的功能状态和感染状况;③病原生物学检查:用于病原生物感染的诊断。

前列腺炎的诊断依靠前列腺液的显微镜检查和微生物学检查,白细胞增多、前列腺颗粒细胞增多和磷脂酰胆碱小体减少是前列腺炎的主要特点。此外,细菌性前列腺炎可有特异性 IgA、IgG 抗体增高,可持续 6~12 个月。急性或慢性细菌性前列腺炎的前列腺液中可见大肠埃希菌。

前列腺液 pH 增高(如增高至 7.7~8.0 以上)对诊断慢性前列腺炎有参考价值,前列腺炎患者经治疗好转后,前列腺液 pH 也恢复正常。

第九节 关节腔积液检查

关节腔是由关节面与滑膜围成的裂隙,滑膜(synovium,synovial membrane)内含有丰富的毛细血管和淋巴管,可分泌滑膜液(synovial fluid,SF;synovia)。正常关节腔的液体很少。当关节腔发生炎症、损伤时,由于毛细血管通透性增高、淋巴循环障碍、蛋白质进入组织间隙,可导致组织水肿,形成关节腔积液(articular effusion)。关节腔积液检查主要用于各种关节病变的诊断、治疗效果的观察及预后判断。

一、关节腔积液标本采集

【采集方法】

在无菌操作下,由医生经关节腔穿刺术,采集关节腔积液标本,最少采集量为 3~5ml。采集的标本分装于 3 支无菌试管中,第 1 管用于理学和微生物学检查;第 2 管加 25U/ml 肝素钠抗凝,用于细胞学和化学检查,避免采用草酸盐和 EDTA 盐抗凝剂,以免影响结晶检查;第 3 管用于观察积液的凝固性。

【评价】

1. 诊断价值

(1)关节腔积液检查简单易行,可为骨关节病的诊断与鉴别诊断提供直接信息。因此提倡对所有符合适应证的患者均进行关节腔积液检查。

(2)尽管关节腔穿刺属于侵入性检查项目,但相对其他操作(腰椎穿刺、心包穿刺等),其产生并发症的风险相对较小。

2. 影响因素

(1)患者的遵从性。

(2)标本中如含有大量米粒样小体容易堵塞针头,导致穿刺不顺利,需要及时更换针头。

(3)严重血友病患者,穿刺时有出血风险,可导致标本混有血液,影响检查结果。

3. 与检查相关的临床须知

(1)进行关节腔穿刺前,应向患者耐心解释检查目的,征得患者同意与合作,避免因精神紧张导致穿刺意外。穿刺要在患者神志清醒情况下进行。

(2)掌握关节腔积液检查的适应证与禁忌证(表 7-79)。

表 7-79　关节腔积液检查的适应证和禁忌证

适应证	①原因不明的关节腔积液伴肿痛 ②关节炎伴过多的关节腔积液,影响关节功能 ③关节镜检查、滑膜活检或切除以及病原生物学检查 ④关节造影检查 ⑤关节腔内注射药物进行治疗
禁忌证	①明确诊断为严重出血性疾病(如血友病)患者 ②采用其他手段已确诊为结核、恶性肿瘤及糖尿病的患者,应避免或减少关节腔穿刺,防止发生出血及病变扩大、穿刺伤口不易愈合等风险

(3)严格按照不同关节腔穿刺部位的体表标志进行穿刺,以保证顺利获取标本,避免穿刺意外。

(4)获取标本后应立即进行理学检查,然后做好标记。

(5)穿刺前后均应严格无菌操作,妥善处理穿刺伤口。

(6)标本采集后要及时送检,或分离细胞后低温保存,以免因细胞内酶释放而改变积液的成分。上清液于 4℃可保存 10d,必要时 −20℃保存。

二、关节腔积液理学检查

【标本类型】

新鲜关节腔积液标本。

【参考区间】

关节腔积液理学检查的指标与参考区间见表 7-80。

表 7-80　关节腔积液理学检查的指标与参考区间

指标	参考区间
量	0.1~0.3ml
颜色与透明度	淡黄色或无色、清晰透明
黏稠度	拉丝长度可达 2.5~5.0cm
酸碱度(pH)	7.32~6.64
凝块	无
黏蛋白凝块形成试验	阳性

【临床意义】

1. **量** 关节腔积液量增多常见于关节各类炎症及损伤。

2. **颜色与透明度** 常见的关节腔积液颜色与透明度变化及临床意义见表 7-81。

表 7-81 常见的关节腔积液的颜色与透明度变化及临床意义

颜色与透明度	临床意义
淡黄色、透明	正常体液,关节腔穿刺损伤时红细胞渗出、轻微炎症
红色、黄褐色、半透明或混浊	穿刺损伤、创伤、出血性疾病、恶性肿瘤、褐黄病、关节置换术后
乳白色、混浊	结核性、慢性类风湿性关节炎、痛风、SLE 等,丝虫病或积液中有大量结晶
脓性黄色混浊	细菌感染性关节炎
绿色、半透明或混浊	铜绿假单胞菌性关节炎
黑色、混浊	褐黄病
金黄色	关节腔炎症、损伤以及高脂血症引起的胆固醇增高

3. **黏稠度**

(1)黏稠度降低:关节腔炎性病变、急性创伤或严重水肿时,积液的透明质酸被中性粒细胞释放的酶所降解或被积液稀释,可导致积液的黏稠度降低。

(2)黏稠度增高:甲状腺功能减退症、SLE、腱鞘囊肿及骨关节炎引起的黏液囊肿等均可使积液的黏稠度增高。

4. **凝块形成** 正常滑膜液不含纤维蛋白原和其他凝血因子,因此不发生凝固。当关节有炎症时,由于血浆凝血因子渗出增多,可形成凝块。凝块形成的速度、大小与炎症损伤程度成正比。根据凝块占试管中积液体积的多少,将凝块形成(clot formation)分为 3 度,其临床意义见表 7-82。

表 7-82 关节腔积液凝块形成的程度及临床意义

凝块形成分度	判断标准	临床意义
轻度	凝块占试管内积液体积的 1/4	骨性关节炎、SLE、系统性硬化病及骨肿瘤等
中度	凝块占试管内积液体积的 1/2	类风湿性关节炎、晶体性关节炎
重度	凝块占试管内积液体积的 2/3	结核性、化脓性、类风湿性关节炎

5. **黏蛋白凝块形成试验** 正常关节腔液含有大量黏蛋白,是透明质酸与蛋白质的复合物。在乙酸作用下形成黏蛋白凝块,黏蛋白凝块形成试验呈阳性,有助于反映透明质酸、蛋白质含量和聚合作用。正常关节腔液的黏蛋白凝块形成良好。凝块形成不良多见于化脓性关节炎、结核性关节炎、类风湿性关节炎及痛风。

【评价】

1. **诊断价值** 关节腔积液理学检查可提供重要诊断信息。当积液外观明显混浊,甚至呈血性、黏稠度降低、形成明显凝块,以及黏蛋白凝块形成不良时,对关节炎及痛风的诊断有价值,但必须通过特异性的检查才能明确诊断。

2. 影响因素　穿刺损伤可导致积液呈血性,但此时的血液新鲜,且与积液不能完全混合,肉眼可见淡黄色液体中夹杂红色血丝。而关节病变导致的出血,积液呈均匀一致的红色半透明,不能形成凝块。陈旧性出血甚至呈暗红色或黄褐色。

3. 与检查相关的临床须知　尽量避免穿刺出血。

三、关节腔积液化学和免疫学检查

【标本类型】

新鲜关节腔积液标本。

【参考区间】

关节腔积液化学与免疫学检查的参考区间见表 7-83。

表 7-83　关节腔积液化学与免疫学检查的参考区间

项目	内容	参考区间
化学检查	蛋白质	≤30g/L,清蛋白与球蛋白之比为 4∶1,无纤维蛋白原
	葡萄糖	3.3~5.3mmol/L,积液与血液葡萄糖之差 ≤0.55mmol/L
	脂质	胆固醇 ≤65% 血浆水平,三酰甘油 ≤40% 血浆水平
	乳酸	≤2.8mmol/L(1.0~1.8mmol/L)
	尿酸	男性 ≤476μmol/L,女性 ≤357μmol/L
免疫学检查	类风湿因子	阴性
	抗核抗体	阴性

【临床意义】

1. 化学检查

(1)蛋白质:关节腔积液蛋白质增高主要见于化脓性关节炎,其次是类风湿性关节炎和创伤性关节炎,关节腔积液中蛋白质高低可反映关节感染的程度。

(2)葡萄糖:正常关节腔液葡萄糖较血糖稍低,两者相差小于 0.5mmol/L。关节腔炎症时白细胞增多,白细胞可将葡萄糖转化为乳酸,而细菌繁殖又可大量消耗葡萄糖,导致积液的葡萄糖浓度降低,与血糖水平差值增大(>2.2mmol/L)。常见于化脓性关节炎、结核性关节炎、类风湿性关节炎,以化脓性关节炎降低最明显。

(3)脂质:关节腔炎症、损伤以及高脂血症患者的关节腔积液脂质浓度增高,严重者可形成胆固醇结晶。

(4)乳酸:关节腔积液的乳酸主要来源于葡萄糖的无氧酵解。由于关节腔白细胞渗出,消耗了大量的氧和葡萄糖,造成局部血供不足及低氧代谢,导致化脓性关节炎患者关节腔积液的乳酸蓄积。类风湿性关节炎患者关节腔积液乳酸浓度仅轻度增高;而淋病奈瑟菌感染的关节腔积液患者的乳酸浓度可正常。关节腔积液乳酸检查的特异度较差,但可作为关感染早期诊断的指标之一。

（5）尿酸：尿酸增高见于痛风患者。

2. 免疫学检查

（1）RF：RF 阳性见于类风湿性关节炎，其阳性率高于血清，但 RF 的特异度差。RF 阳性还见于其他感染性和非感染性关节疾病。

（2）抗核抗体（ANA）：ANA 可存在于风湿性疾病患者血清、关节腔积液和浆膜腔积液，70%SLE 和 20% 类风湿性关节炎患者的关节腔积液可查到 ANA。

【评价】

1. 诊断价值

（1）乳酸检查的特异度较差，但可作为一种早期诊断关节腔感染的指标。

（2）蛋白质浓度变化可帮助判断关节腔内的淋巴回流情况，对化脓性关节炎诊断意义更大，其次是类风湿性关节炎和创伤性关节炎。

（3）尿酸水平也可反映血清尿酸水平，对痛风诊断意义较大。

（4）积液脂质浓度增高提示有慢性炎症，但不具备诊断价值。另外，葡萄糖、LDH 及总蛋白水平对化脓性关节炎的诊断价值也有限。

（5）RF 和 ANA 对类风湿性关节炎及 SLE 诊断的灵敏度和特异度均不高，但动态检查可判断预后。积液 RF 持续阳性提示发生关节外损伤的危险性增大，或已经出现合并症。而高滴度的 ANA 也提示 SLE 患者预后不良。

2. 影响因素　标本采集后长期放置可导致细胞内的酶释放，从而改变积液的成分。故标本采集后应及时送检，或分离细胞后低温保存，上清液于 4℃可保存 10d，必要时 −20℃保存。

3. 与检查相关的临床须知

（1）检查前嘱患者避免高糖饮食、剧烈运动，以免加重关节损伤以及影响葡萄糖和乳酸的检查。对于低糖饮食或禁食者的标本，在送检时也应特别注明。需要进行葡萄糖检查的标本，采用氟化钠作为抗凝剂，并立即检查，避免葡萄糖转化为乳酸。

（2）因为积液葡萄糖与血糖水平的高度相关性，最好与空腹血糖同时检查。

四、关节腔积液有形成分检查

【标本类型】

新鲜关节腔积液标本。

【参考区间】

关节腔积液有形成分检查的参考区间见表 7-84。

【临床意义】

1. 细胞计数与分类　关节腔积液白细胞计数对诊断关节疾病缺乏特异性，但可筛查炎症性和非炎症性积液。化脓性关节炎积液的细胞总数常超过 $50\,000 \times 10^6/L$；急性尿酸盐痛风、类风湿性关节炎积液的细胞总数可达 $20\,000 \times 10^6/L$；淋病奈瑟菌感染早期的关节腔积液细胞总数一般不增高。关节腔积液细胞分类计数增高的临床意义见表 7-85。

表 7-84　关节腔积液有形成分检查的参考区间

内容	参考区间
细胞计数	无红细胞；有核细胞$(13\sim180)\times10^6$/L，其中白细胞$(50\sim100)\times10^6$/L
细胞分类	①单核 - 巨噬细胞为 65%；②淋巴细胞为 15%；③中性粒细胞为 20%；④偶见软骨细胞和组织细胞
结晶	阴性
特殊细胞	阴性
病原微生物	阴性

表 7-85　关节腔积液细胞分类计数增高的临床意义

细胞	临床意义
中性粒细胞	①炎症性积液中性粒细胞增高大于 80% ②化脓性关节炎积液的中性粒细胞高达 95% ③风湿性关节炎、痛风、类风湿性关节炎的中性粒细胞大于 50% ④非感染性疾病如创伤性关节炎、退变性关节炎、肿瘤等，中性粒细胞小于 30%
淋巴细胞	类风湿性关节炎早期、慢性感染、结缔组织病等
单核细胞	病毒性关节炎、血清病、SLE 等
嗜酸性粒细胞	风湿性关节炎、风湿热、寄生虫感染及关节造影术后等

2. **结晶**　关节腔积液最常见的结晶是单钠尿酸盐（monosodium urate，MSU）和焦磷酸钙结晶，其他有病理意义的结晶为碱性磷酸钙、类固醇和草酸钙结晶，不同结晶可同时存在。关节腔积液结晶检查主要用于鉴别痛风和假性痛风。关节腔积液中常见结晶的特点和临床意义见表 7-86。

表 7-86　关节腔积液结晶的特点和临床意义

结晶	折光性	形状	大小 /μm	临床意义
单钠尿酸盐	强	细针状或杆状	5~20	痛风
焦磷酸钙	弱	棒状	1~20	软骨钙质沉着症
羟磷灰石	无	单个六边形或成簇光亮钱币形	3~65	急性、慢性关节炎，骨性关节炎
胆固醇	弱	针状或菱形	5~40	类风湿性、结核性、骨性关节炎，但不具备诊断意义
草酸钙	弱	菱形或四方形	2~10	慢性肾衰竭、先天性草酸盐代谢障碍所致关节炎
类固醇	强	针状或菱形	1~40	注射类固醇后
滑石粉	强	十字架	5~10	手术残留所致

3. **特殊细胞**　关节腔积液的特殊细胞有类风湿细胞、狼疮细胞和赖特细胞(表 7-87),是中性粒细胞、单核细胞变性所致。健康人为阴性。

表 7-87　关节腔积液特殊细胞与评价

细胞	临床意义
类风湿细胞	主要见于类风湿性关节炎,尤其是 RF 阳性患者。类风湿细胞阳性患者的预后较差,但类风湿细胞也缺乏特异度
赖特细胞	多见于莱特尔综合征(Reiter syndrome)患者的关节腔积液中,但也可见于痛风、幼年类风湿性关节炎等
狼疮细胞	SLE、药物性狼疮关节炎的积液中可出现狼疮细胞。类风湿性关节炎的关节腔积液中有时也可有狼疮细胞

4. **病原体**　大约 75% 链球菌感染、50% 革兰氏阴性杆菌感染以及 25% 的淋病奈瑟菌感染在关节腔积液中可能找到细菌。如怀疑结核性积液时可用 ZiehlNeelson 染色后寻找抗酸杆菌,但阳性率较低,应进行结核分枝杆菌培养或 PCR 检查,可提高阳性率。约 30% 细菌性关节炎查不出病原菌,因此,需氧培养阴性时,也不能排除细菌性感染,还应进行厌氧菌和真菌培养。

【评价】

1. **诊断价值**　积液结晶、细胞学及免疫学检查可为诊断提供重要的线索。

(1)白细胞分析和特殊细胞检查:可帮助查找关节病病因,尤其为判断炎性与非炎性积液提供重要的诊断信息。赖特细胞对反应性关节炎和脊柱炎并无特异性,但某些患者嗜酸性粒细胞增高,则提示与寄生虫感染、荨麻疹和高嗜酸性粒细胞综合征有关。狼疮细胞的特异度较差,但当 SLE 患者关节腔积液中出现狼疮细胞,则提示预后不良。

(2)关节腔积液结晶检查:关节腔积液中以单钠尿酸盐和焦磷酸钙结晶最常见,而胆固醇结晶和滑石粉结晶无诊断意义。

(3)病原体检查:病原学检查是诊断化脓性积液的重要方法,细菌培养是诊断感染性关节炎的"金标准",PCR 基因检查可提高诊断率。某些关节外感染病原体的检出也有利于化脓性关节炎的诊断。

2. **影响因素**

(1)白细胞计数

1)关节腔积液黏稠:关节腔积液过于黏稠可影响白细胞计数,此时需要采用生理盐水对标本进行稀释。

2)其他:大量红细胞、结晶、纤维蛋白和软骨、滑膜碎块和脂滴等均可干扰白细胞计数。

(2)病原体检查:应用抗生素后可使病原体检查的阳性率降低,因此必须在用药前采集标本。同时,即使是已经查到特异性结晶(如尿酸)或细胞(如类风湿细胞)的患者,也应进行细菌培养,因为痛风和类风湿性关节炎常合并细菌感染。

3. **与检查相关的临床须知**

(1)为尽量减少非检查性因素对检查结果的干扰,要求关节腔穿刺时严格掌握体表标志,避免出血。

(2)需要进行细菌学检查和培养的患者,应在使用抗生素之前进行标本采集。

五、关节腔积液检查项目的选择与应用

(一) 检查项目的选择

由于关节炎症或其他疾病可以改变关节腔积液的成分,因此,不同疾病的关节腔积液的变化各不相同。关节腔积液的检查主要用于各种关节病变的诊断、治疗效果的观察及预后判断等。关节腔积液检查项目的选择见表 7-88。

表 7-88　关节腔积液检查项目的选择

检查目的	应用
判断积液性质	①常规检查:积液量与外观、凝固情况和黏蛋白凝固试验,判断血性与非血性积液;积液白细胞计数与分类,区分炎性或非炎性积液;②化学检查:根据葡萄糖、蛋白质定量,判断积液性质
鉴别痛风、假性痛风和骨性关节炎	①常规检查:重点进行尿酸钠结晶、焦磷酸盐结晶和羟磷灰石结晶检查,必要时采用偏振光和补偿镜分析;②尿酸浓度检查
风湿性疾病的诊断与鉴别	①常规检查:重点检查类风湿细胞、赖特细胞和狼疮细胞;②RF 检查;③ANA 检查
结核性关节炎、化脓性关节炎及创伤性关节炎的诊断与鉴别	①常规检查:重点检查理学、细胞计数与分类;②革兰氏染色;③抗酸染色;④真菌检查;⑤细菌培养(需氧和厌氧培养);⑥PCR 检查细菌 DNA;⑦血清/关节腔积液葡萄糖,乳酸和其他有机酸,补体,酶学检查等
其他疾病造成的关节液异常	在检查原发病的基础上,进行关节腔积液相关检查

(二) 临床应用

关节腔积液可分为 4 类,常见关节腔积液检查的特征见表 7-89。

表 7-89　常见关节腔积液检查的特征

项目	非炎症性积液	炎症性积液	化脓性积液	出血性积液
病因	骨关节病、创伤性关节病	类风湿性、晶体性关节炎	化脓性、结核性关节炎	关节创伤、出血性疾病、过度的抗凝治疗
外观	淡黄色、清亮	黄色、微浑	黄或乳白色、混浊	红色、混浊
黏稠度	高	低	低	低
白细胞	增高	中度增高	明显增高	增高
葡萄糖	正常	降低	中度降低	正常
蛋白质	正常	增高	明显增高	增高
细菌	阴性	阴性	阳性	阴性
结晶	阴性	阳性/阴性	阴性	阴性
乳酸	增高	中度增高	明显增高	正常
RF	阴性	阳性/阴性	阴性	阴性

1. **Ⅰ类(非炎症性积液)** 常见于骨关节病和创伤性骨关节病,但早期类风湿性关节炎、SLE、结节性红斑伴发的关节炎和关节周围炎等,由于炎症表现并不明显,也可表现为Ⅰ类积液的特点,但Ⅰ类积液中对于骨关节病的诊断将更多依赖软骨和骨特定的代谢标志物定量。

2. **Ⅱ类(炎症性积液)** 最常见于类风湿性关节炎或其他结缔组织病、强直性脊柱炎、Reiter综合征、晶体性关节炎(痛风、假性痛风)、反应性关节炎等。

3. **Ⅲ类(化脓性积液)** 最常见于化脓性关节炎和结核性关节炎。

4. **Ⅳ类(出血性积液)** 可由出血性疾病或局部病变所致。常见于血友病、创伤、绒毛结节性滑膜炎、神经病变性关节病及抗凝治疗过度等。需要更加注重原发病的诊断。

(傅琼瑶)

第八章　肾脏功能实验室检查

肾脏的主要功能是通过生成尿液来排泄代谢产物、废物和毒物,调节维持人体的水、电解质和酸碱平衡。肾脏也是一个内分泌器官,可合成和释放肾素,参与动脉血压的调节;合成和释放 EPO,调节骨髓红细胞的生成;肾脏 1α- 羟化酶可使 25-OH-D_3 转化为有活性的 1,25-$(OH)_2$-D_3,参与调节钙、磷的吸收及维持血钙磷水平;肾脏还能生成激肽、前列腺素,参与局部或全身血管活动的调节。此外,肾脏还是糖异生的场所之一。

第一节　肾小球功能检查

肾小球为血液滤过器,肾小球的毛细血管壁构成滤过膜。血浆的水、电解质、蛋白质、核酸和糖等物质通过肾小球滤过膜进入肾小囊形成原尿。单位时间内两肾生成的超滤液的量称为肾小球滤过率(glomerular filtration rate,GFR),GFR 不能直接检查,只能通过特殊的内源性或外源性物质的清除率来间接反映,如内生肌酐清除率和菊粉清除率等。另外,血清肌酐、尿素、尿酸、胱抑素 C、视黄醇结合蛋白及尿液微量清蛋白、肾损伤因子 -1 等浓度变化也可反映肾小球滤过功能的变化。

一、血清肌酐

血清肌酐(serum creatinine,SCr)是由外源性和内源性两类肌酐组成的,每天人体肌酐的生成量是相对恒定的。SCr 主要由肾小球滤过排出体外,而肾小管基本不重吸收,且其排泄量很少,在外源性肌酐摄入量稳定的情况下,每天人体肌酐的生成量几乎保持恒定。SCr浓度取决于肾小球滤过能力。当肾实质受损害时,GFR 降低,SCr 浓度就会增高。因此,SCr浓度可作为判断肾小球滤过功能受损的指标之一。

【标本类型】

血清、肝素锂或 EDTA 抗凝血浆。

【参考区间】

血清肌酐参考区间见表 8-1。

表 8-1　血清 SCr 参考区间

年龄组	男性 /(μmol/L)	女性 /(μmol/L)
20~59 岁	57~97	41~73
60~79 岁	57~111	41~81

【临床意义】

血清肌酐检查的临床意义见表 8-2。

表 8-2　血清肌酐检查的临床意义

临床意义	评价
评价肾小球滤过功能	①急性肾衰竭 SCr 浓度进行性增高,为器质性损害的判断指标 ②慢性肾衰竭 SCr 浓度增高程度与病变严重性一致 代偿期:SCr ≤ 178μmol/L 失代偿期:SCr>178μmol/L 肾衰竭期:SCr 为 445~707μmol/L 尿毒症期:SCr>707μmol/L
鉴别肾前性和肾性少尿	①肾性少尿 SCr 浓度常超过 200μmol/L,血液尿素与 SCr 同时增高,尿素 /SCr ≤ 10∶1 ②肾前性少尿 SCr 浓度多不超过 200μmol/L,血液尿素增高较快,SCr 不相应增高,尿素 /SCr 常>10∶1

【评价】

1. **诊断价值**　SCr 可作为判断 GFR 受损的指标,其灵敏度、特异度较血尿素氮(blood urea nitrogen,BUN)好,但并非早期诊断指标。

2. **影响因素**

(1)生理因素:如肌肉含量、年龄等生理因素可影响 SCr,因此,老年人、肌肉消瘦者 SCr 浓度可能偏低,如果 SCr 浓度轻度增高,可考虑肾功能减退,应进一步检查 GFR。重症肌无力、妊娠、肌萎缩、衰老等可使 SCr 浓度降低。

(2)干扰因素:①严重脂血和部分药物,如阿司匹林、阿米洛利、卡托普利、口服避孕药等,均对 SCr 产生影响;②高浓度维生素 C、头孢菌素类可使 SCr 浓度假性增高(也可干扰尿素 /SCr 比值);③肉类食物、酮症酸中毒可使 SCr 浓度增高,胆红素、血糖、组氨酸和奎尼丁可使 SCr 浓度假性降低。

(3)检查方法:建议使用溯源至国际标准参考物质,并且选择与参考方法同位素稀释质谱法(ID-MS)之间的偏倚最小的检查方法。KDIGO 2012 指南推荐使用酶法,酶法具有更好的实验室内精密度、更低的实验室间偏差,以及更少的干扰等优点。

3. **与检查相关的临床须知**

(1)在正常情况下肾小球具有一定有效代偿能力,SCr 与 GFR 不具有很好相关性,只有 GFR 降至正常的 30% 以下时,SCr 才有明显的变化,其特异度及灵敏度不高。因此,SCr 不适合早期诊断肾小球疾病。

（2）给予肾毒性化疗药物，如甲氨蝶呤、顺铂、环磷酰胺、普卡霉素和司莫司汀之前，应检查肌酐水平。

（3）空腹采集标本，避免剧烈运动，禁食或饮用高糖、咖啡、浓茶等饮料；禁止使用抗利尿药物或利尿药物。

二、内生肌酐清除率

在严格控制外源性肌酐摄入的情况下，每天肌酐生成量比较稳定。在人体肌肉总量和活动量等恒定时，SCr 生成量和尿液排出量较恒定，其变化主要受内源性肌酐的影响。绝大部分肌酐由肾小球滤过，且不被肾小管重吸收，最后全部随终尿排出。肾脏在单位时间内把若干毫升血液中的内生肌酐全部清除出去的能力，称为内生肌酐清除率（creatinine clearance，Ccr），Ccr 能较好地反映 GFR。

Ccr 检查的适应证：①评价肾小球滤过功能，评估肾小球损伤的程度；②肾脏及有关疾病的治疗与用药指导；③肾脏移植术后的监测。在人体肌肉总量恒定，避免剧烈运动，停用利尿药，充分饮水后采集 24h 或 4h 尿液，混匀计量，检查尿液肌酐浓度和 SCr 浓度。按下列公式计算 Ccr。由于个体肌肉的含量不同，可进行校正。

$$Ccr = \frac{尿肌酐浓度 \times 每分钟尿量（ml/min）}{血肌酐浓度}（ml/min）$$

$$校正\ Ccr = Ccr \times \frac{1.73m^2}{受试者体表面积（m^2）}$$

【标本类型】

24h 尿液，同时采集静脉血。

【参考区间】

成人：80~120ml/（min·1.73m²），40 岁后随年龄增加，Ccr 逐年下降，70 岁 Ccr 约为青壮年的 60%，SCr 不变。

【临床意义】

Ccr 的临床意义与评价见表 8-3。

表 8-3　Ccr 的临床意义与评价

临床意义	评价
判断肾功能损害	当 GFR 降低到参考区间的 50%，Ccr 可低至 50ml/min，但 SCr、尿素仍正常。故 Ccr 是较早期反映 GFR 的灵敏指标
评估肾功能	根据 Ccr 一般可将肾功能分为 4 期 第 1 期（肾衰竭代偿期）Ccr 为 51~80ml/min 第 2 期（肾衰竭失代偿期）Ccr 为 20~50ml/min 第 3 期（肾衰竭期）Ccr 为 10~19ml/min 第 4 期（尿毒症期或终末期肾衰竭）Ccr<10ml/min

续表

临床意义	评价
指导临床治疗	①慢性肾衰竭患者 Ccr 为 30~40ml/min,应开始限制蛋白质摄入 ②慢性肾衰竭患者 Ccr<30ml/min,用氢氯噻嗪等利尿治疗常无效,不宜应用 ③慢性肾衰竭患者 Ccr<10ml/min,应结合临床进行肾替代治疗,对袢利尿剂的反应极差 ④对肾衰竭患者,可根据 Ccr 来调节由肾代谢或经肾排出的药物的剂量和决定用药的时间间隔

【评价】

1. **诊断价值**　Ccr 是目前最常用的肾小球功能检查指标,能较早地反映肾小球功能损害并估计损害程度。如在急性肾炎、慢性肾炎或其他肾实质病变时,SCr 和 BUN 尚在参考区间内,而 Ccr 已低于 80ml/min。

2. **影响因素**　Ccr 与年龄呈负相关。

3. **与检查相关的临床须知**

(1)Ccr 检查的是内源性肌酐,较尿素和 SCr 能更好地反映肾小球滤过功能的实际情况,检查时除了控制饮食以外,无需特殊处理,无副作用,但肾小管能分泌少量肌酐,应充分考虑其影响。

(2)检查前连续 3d 无肌酐饮食,即禁食肉类,低蛋白类食物。避免剧烈运动,检查前 24h 禁服利尿剂。

(3)糖尿病患者和妊娠早期可出现肾小球的高灌注,可使 Ccr 增高而 SCr 降低。

(4)由于肾小管重吸收肌酐增多,严重的心力衰竭患者 Ccr 降低。

三、血清尿素

血清尿素(urea)是蛋白质代谢的终末产物,其生成主要受蛋白质摄入量、组织蛋白质分解代谢及肝功能状况的影响。尿素的相对分子质量小,且不与血浆蛋白质结合,可自由通过肾小球。原尿中约有 50% 的尿素被肾小管和集合管重吸收,肾小管有少量排泌。当肾实质受损害时,GFR 降低,致使血清尿素浓度增高。

【标本类型】

血清,EDTA 抗凝血浆。

【参考区间】

血清尿素参考区间见表 8-4。

表 8-4　血清尿素参考区间

年龄组	男性 /（mmol/L）	女性 /（mmol/L）
20~59 岁	3.1~8.0	2.6~7.5
60~79 岁	3.6~9.5	3.1~8.8

【临床意义】

尿素浓度增高的临床意义与评价见表 8-5。

表 8-5　尿素浓度增高的临床意义与评价

临床意义	评价
器质性肾功能损害	见于各种原因所致的慢性肾衰竭,随着病变程度加重,尿素浓度逐渐增高 ①肾衰竭代偿期 GFR 降低至 50ml/min,尿素 ≤9mmol/L ②肾衰竭失代偿期,尿素 10~19mmol/L ③肾衰竭期,尿素 ≥20mmol/L
肾前性少尿	尿素浓度增高,但 SCr 增高不明显,尿素 /SCr(mg/dl)>10∶1,称为肾前性氮质血症(prerenal azotemia)
蛋白分解或摄入过多	急性传染病、高热、上消化道大出血、大面积烧伤、严重创伤、大手术后和甲状腺功能亢进症、高蛋白饮食等,但 SCr 一般不增高

【评价】

1. **诊断价值**　与肌酐比较,尿素的生成量不够恒定,少量尿素可经汗液、胆道排泄。大量高蛋白食物或存在蛋白质分解增强的情况下,可出现非肾性尿素浓度增高。因此,其在反映肾小球滤过功能方面不如肌酐。但在终末期肾衰竭患者中,尿素评价肾功能比肌酐浓度更有效。尿素浓度与尿毒症相关,肾小球轻度受损时尿素浓度可无变化;GFR 降至参考区间的 50% 以下,尿素浓度才增高。因此,尿素不能作为早期判断肾功能的指标。

2. **影响因素**

(1)高蛋白和高糖饮食可以引起尿素浓度增高,老年人尿素浓度增高(肾脏不能充分浓缩尿液),溶血标本可使尿素浓度增高(尽量避免溶血)。

(2)儿童和女性尿素浓度低于男性(与肌肉量较少有关),妊娠后期尿素浓度降低(血液被稀释,生理性血容量增多)。

(3)肝素可使检查结果偏高,草酸盐、氟化物及枸橼酸钠等抗凝剂可使检查结果偏低。如采用血浆标本,应避免使用对检查结果有影响的抗凝剂。

3. **与检查相关的临床须知**

(1)正常肾小球具有一定有效代偿能力,尿素和 GFR 不具有很好相关性,只有 GFR 降至参考区间的 50% 以下时,尿素浓度才有明显的变化,其特异度及灵敏度不高,不适合肾小球疾病的早期诊断。

(2)当患者出现意识模糊、无判断力或惊厥时,应检查尿素浓度,若其增高则有助于解释患者的临床表现。

四、血清尿酸

尿酸(uric acid,UA)是人体嘌呤碱基代谢的最终产物,可以来自体内外嘌呤的分解代谢。一部分血清 UA 与清蛋白结合,其余部分以游离形式存在。除了少部分 UA 由肝脏分解破坏后,经胆汁排出外,大部分 UA 经肾脏滤过排出,约 90% 被近端小管重吸收。正常肾脏较易排出肌酐,而较难排出 UA,仅能排出滤过量的 8%。因此,排除外源性 UA 干扰,血液 UA 可以反映肾小球滤过功能和肾小管重吸收功能。

【标本类型】

首选血清,肝素或 EDTA 抗凝血浆均可。检查血液 UA 时,需要空腹 8h 以上。

【参考区间】

男性 150~416μmol/L;女性 89~357μmol/L。

【临床意义】

1. **血液 UA 浓度增高** 主要见于痛风、核酸代谢增高(如白血病、MM、PV 等);肾功能减退;氯仿、四氯化碳及铅等中毒;子痫、妊娠反应;食用富含核酸的食物等。

2. **血液 UA 与尿液 UA 联合检查** 在严格控制嘌呤摄入量的条件下检查血液 UA,同时检查尿液 UA 更有诊断价值。

(1)血液 UA 浓度增高、尿液 UA 浓度降低提示肾小球滤过功能损伤。

(2)血液 UA 浓度降低、尿液 UA 浓度增高提示肾小管重吸收功能损伤或竞争抑制。

(3)血液和尿液 UA 浓度均增高提示可能为遗传性嘌呤代谢障碍引起 UA 生成增多,如磷酸核糖焦磷酸合成酶(PRS)活性增高,次黄嘌呤 - 鸟嘌呤磷酸核糖转移酶(HPGRT)缺陷及黄嘌呤氧化酶活性增高;也可见于恶性肿瘤、淋巴瘤化疗后或长期使用抗结核药物吡嗪酰胺等。

(4)血液和尿液 UA 浓度均降低主要见于 UA 合成减少,如急性肝坏死时嘌呤分解受阻;参与 UA 生成的黄嘌呤氧化酶、嘌呤核苷磷酸化酶的先天性缺陷;6-FU 等抑制嘌呤合成的抗癌药物,以及长期大量使用糖皮质激素等。

【评价】

1. **诊断价值** UA 是最常用于评价肾衰竭、痛风和白血病的指标。排除外源性 UA 干扰情况下,血液 UA 可以同时反映肾小球滤过功能和肾小管重吸收功能。

2. **影响因素**

(1)尽量在清晨空腹采集血液标本,过度运动或紧张可使 UA 浓度假性增高,食用富含嘌呤食物也可使 UA 浓度增高。

(2)EDTA、枸橼酸、草酸盐、氟化钠、氰化物、甲醛等可抑制尿酸酶,而使 UA 浓度偏低。高剂量阿司匹林可降低 UA。

3. **与检查相关的临床须知**

(1)高尿酸血症(hyperuricemia,HUA)可见于多种疾病,原发性高尿酸血症和继发性高尿酸血症的鉴别指标是 24h 尿液的 UA 排泄量或血液 UA 与肌酐比值。原发性高尿酸血症患者血液 UA 与肌酐比值大于 2.5,高尿酸血症出现在氮质血症(azotemia)之前。而肾脏疾病引发的继发性高尿酸血症患者,血液 UA 与肌酐比值小于 2.5,且氮质血症出现在高尿酸血症之前。

(2)住院患者 UA 浓度增高最常见于肾衰竭,较少见于痛风。

（3）白血病患者在治疗时应监测 UA，给予细胞毒药物时可出现急性危险水平。

五、血清胱抑素 C

血清胱抑素 C（cystatin C，CysC）是人体有核细胞表达和分泌的一种碱性非糖基化蛋白，是胱氨酸蛋白酶抑制剂家族成员之一，它存在于所有的体液中。脑脊液 CysC 浓度最高，尿液 CysC 浓度最低。人体每天 CysC 分泌量是恒定的，不受饮食、年龄、性别、肌肉量、代谢水平、炎症反应和恶性肿瘤等影响，可自由通过肾小球滤过膜，几乎完全被肾小球滤过，原尿 CysC 几乎全部被近端小管上皮细胞摄取、分解，而不被肾小管重吸收和分泌，仅有微量 CysC 从尿液排出。

【标本类型】

血清或肝素抗凝血浆。

【参考区间】

0.6~2.5mg/L。

【临床意义】

血清 CysC 浓度增高提示肾小球滤过功能受损，见于抗生素导致的肾小球滤过功能轻微损伤、糖尿病肾病、高血压肾病以及其他肾小球早期损伤。在肾移植成功时，血清 CysC 浓度降低的速度和幅度均大于 Ccr；而发生移植排异反应时，血清 CysC 浓度增高也明显早于 Ccr。

【评价】

1. **诊断价值**

（1）血清 CysC 浓度是反映肾小球滤过功能的可靠指标，血清 CysC 浓度与 GFR 的线性关系显著优于 SCr、BUN。

（2）血清 CysC 判断肾小球滤过功能较灵敏，肾小球轻度损伤时 CysC 浓度即可增高。由于其不受肌肉量和代谢水平的影响，血清 CysC 判断儿童和老年人的 GFR 较 SCr 更准确。

（3）CysC 可以单次检查，且方法简单、重复性好，可取代传统的尿素、SCr、Ccr，作为判断肾小球功能的首选指标。

2. **影响因素**　血清 CysC 浓度不受非肾因素的影响，但免疫抑制剂诱导的代谢改变、肾小管间质损伤引起未代谢的 CysC 回漏到循环、CysC 抗体结合蛋白增多等，都可使血清 CysC 浓度增高，易造成假阳性。

3. **与检查相关的临床须知**

（1）CysC 检查的影响因素少，不受年龄、体重和代谢水平等生物性因素的影响，不受脂血、黄疸和溶血标本的影响。

（2）血清 CysC 对急性心力衰竭患者预后的预测价值高于 BNP 和 cTnT 等，是反映急性心力衰竭预后的灵敏指标。血清 CysC 浓度越高，患者的死亡率越高。

六、肾损伤因子 -1

肾损伤因子 -1（kidney injury molecule-1，Kim-1）是一种跨膜糖蛋白，属于免疫球蛋白基因超家族。Kim-1 在胎肝、胎肾中不表达,在正常肝、肾、脾有微量表达,而在受损后再生的近端小管上皮细胞中表达显著增强。

【标本类型】

新鲜尿液。

【参考区间】

$0.12\sim0.52\mu g/L$。

【临床意义】

Kim-1 参与肾脏疾病的损伤及修复、对抗损伤性黏附和肾脏的纤维化,在检查肾损伤的早期生物学变化、监测药物或毒物对肾脏的毒性、急性肾损伤和移植后肾功能,特别是在肾脏的抗纤维化治疗和肾脏肿瘤治疗的新靶点等方面,发挥了重要作用。

【评价】

1. **诊断价值**

(1)Kim-1 能迅速、灵敏、特异地反映各种肾脏疾病的损伤及恢复过程,是一种检查早期肾损伤的可靠生物学标志。Kim-1 在尿液中稳定,不受尿液理化特性的影响,其检查方便、灵敏度较高、简便快速、重复性好,而且尿液采集方便、无创伤。因此,Kim-1 为检查早期肾损伤的理想标志物,对肾损伤的诊断价值明显优于血清 CysC。

(2)尿液 Kim-1 不仅可作为早期诊断的指标,也可用于病情监测。

2. **影响因素**　终末期肾病患者 Kim-1 浓度无明显变化,与肾小管完全萎缩有关。

3. **与检查相关的临床须知**

(1)Kim-1 主要表达在损伤的近端肾小管上皮细胞,在去分化和增殖中的肾小管上皮细胞高表达,而完全萎缩的肾小管上皮细胞则不表达。

(2)在缺血性肾损伤后 12h 尿液中可出现 Kim-1,其表达与肾组织 Kim-1 一致,且因缺血导致的急性肾损伤患者 Kim-1 浓度增高程度明显高于其他急性或慢性肾损伤。

七、微量清蛋白

微量清蛋白(microalbumin,Malb)是指在无尿路感染和心力衰竭的情况下,尿液中的少量清蛋白,但常规蛋白半定量方法不易检出,需要采用免疫比浊法、酶联免疫吸附法检查。1982 年,Viberti 将其命名为微量清蛋白,以区别于传统意义上的尿蛋白。

生理状况下,肾小球几乎不能滤过清蛋白(albumin),即使少量地滤入原尿,也可被肾小管重吸收。肾小球受损时清蛋白在尿液中的漏出量增加,即使早期的轻微受损,尿液中也可出现微量清蛋白。定时尿标本可计算每分钟清蛋白的排泄率(albumin excretion rate,AER),24h 尿标本计算清蛋白总排出量。检查尿液清蛋白可反映肾小球受损情况。

【标本类型】

24h 尿液、定时尿或随机尿。

【参考区间】

$<30mg/24h$。

【临床意义】

尿液清蛋白超过 30mg/24h 称为微量清蛋白尿(microalbuminuria)。

1. 尿液微量清蛋白增高　主要见于糖尿病性肾病、高血压肾病、狼疮性肾病等肾小球微血管病变早期;泌尿系统感染、心力衰竭、隐匿性肾炎等也可出现微量清蛋白尿;妊娠诱发高血压可出现微量清蛋白尿,持续性微量清蛋白尿常提示妊娠后期易发生子痫。

2. 鉴别肾小球和肾小管损伤　肾小管损伤患者尿液清蛋白仅轻度增高,并同时伴有 β_2-微球蛋白明显增高。肾小球损伤患者尿液清蛋白排出量明显增高,其增高程度与肾小球损伤的程度相关。

【评价】

1. 诊断价值　微量清蛋白尿是判断糖尿病患者发生肾小球微血管病变的最早期的指标之一。

2. 影响因素

(1)剧烈运动后尿液清蛋白可呈阳性,故应在清晨、安静状态下采集标本。由于尿液 AER 变化很大,因此一次 AER 增高可能并无临床意义,连续观察 2~3 次的 AER 均超过参考区间才有意义。

(2)血尿(月经血污染)、高蛋白或高盐饮食可使微量清蛋白增高。

(3)血脂浓度对免疫比浊法有影响,尤其是在低稀释度时,脂蛋白的小颗粒可形成浊度,造成其假性增高。

3. 与检查相关的临床须知

(1)应用免疫比浊法可检查尿液微量清蛋白及免疫球蛋白(IgG、IgA、IgM),有助于肾小球病变的早期诊断。①在肾病早期,尿液常规检查尿蛋白呈阴性时,尿液微量清蛋白浓度可发生变化;②可监测肾小球病变的严重性。肾小球轻度病变时尿液清蛋白增高;当肾小球进一步受损时,尿液 IgG 及 IgA 增高;肾小球严重病变时尿液 IgM 增高。尿液清蛋白及 IgG 阳性提示病变向慢性发展,尿液 IgM 对预测肾衰竭有重要价值。

(2)隐匿型肾小球肾炎及轻型急性肾小球肾炎患者尿蛋白浓度较低(小于 1.0g/24h),尿蛋白以清蛋白为主(肾小球性蛋白尿),尿液微量清蛋白检查有助于诊断、病情观察和预后判断。

(3)糖尿病患者尿液 AER 处于参考区间内或间歇性出现微量清蛋白尿,此时肾小球毛细血管基底膜仅出现增厚改变,尚处于极早期的病变阶段;当持续出现微量清蛋白尿(AER>300mg/24h)时,患者则处于糖尿病肾病的早期,如果及时治疗并控制血糖水平,可以阻止病变继续加重或使病变逆转。

(4)尿液标本置于干燥、洁净的容器内,并及时送检。24h 尿液标本以 10ml 甲苯或 1g 叠氮钠作防腐剂。

第二节　肾小管功能检查

一、近端肾小管功能

(一) α_1- 微球蛋白

血浆 α_1- 微球蛋白(α_1-microglobulin, α_1-MG)主要是由肝脏和淋巴组织合成的相对分子质量较小的糖蛋白,血液中的 α_1-MG 以游离状态或与 IgA、清蛋白结合的形式存在。游离 α_1-MG 可自由通过肾小球,原尿中约 99% α_1-MG 被近端肾小管上皮细胞重吸收并分解,仅有微量 α_1-MG 从尿液中排泄;与 IgA 或清蛋白结合的 α_1-MG 不能通过肾小球。检查尿液 α_1-MG 和血液游离 α_1-MG 可用于监测肾小管重吸收和肾小球滤过功能。

【标本类型】

血清,24h 尿液或随机尿液。

【参考区间】

成人尿液 α_1-MG:<15mg/24h,或 10mg/g 肌酐。血清游离 α_1-MG:10~30mg/L。

【临床意义】

1. **尿液 α_1-MG 增高**　提示早期近端肾小管功能损伤,可见于肾小管病变及其并发症的早期,也可用于预测肾损伤和糖尿病性肾病。

2. **血清 α_1-MG 增高**　提示肾小球滤过功能受损,可见于早期肾小球损伤、原发性肾小球肾炎、间质性肾炎、糖尿病肾病(diabetic kidney disease,DKD)、狼疮肾炎(lupus nephritis,LN)、肾衰竭等。

3. **尿液 α_1-MG 和血清 α_1-MG 均增高**　提示肾小球滤过功能和肾小管重吸功能均受损。

4. **血清 α_1-MG 降低**　提示 α_1-MG 合成减少,见于严重肝炎、肝坏死等。

【评价】

1. **诊断价值**　α_1-MG 与 β_2-MG 相比,影响检查的因素少,不受恶性肿瘤及尿液酸碱度的影响,α_1-MG 在 Ccr 小于 100ml/min 时即增高,而 β_2-MG 在 Ccr 小于 80ml/min 时才增高,α_1-MG 比 SCr 和 β_2-MG 更灵敏,是判断近端肾小管早期损伤非常灵敏和特异的指标。

2. **影响因素**　镉、汞中毒,运动和发热都会使尿液 α_1-MG 增高。

3. **与检查相关的临床须知**　α_1-MG 单克隆抗体只能与游离型的 α_1-MG 结合,其结果并不代表体内 α_1-MG 总水平。

(二) β_2- 微球蛋白

β_2- 微球蛋白(β_2-microglobulin, β_2-MG)是除了成熟红细胞和胎盘滋养层细胞之外,几乎所有有核细胞产生的相对分子质量较小的蛋白质。正常情况下血液 β_2-MG 浓度约为

2mg/L,每天人体可生成 100~200mg,血液 β_2-MG 浓度相当稳定。β_2-MG 可通过肾小球,但原尿中 99.9%β_2-MG 由近端肾小管重吸收,并在肾小管细胞中降解成氨基酸。仅有微量 β_2-MG 随尿液排出。因此,尿液和血液 β_2-MG 可用于监测肾小管重吸收和肾小球滤过功能。

【标本类型】

血清,新鲜尿液。

【参考区间】

成人血清:1~2mg/L。成人尿液:<0.3mg/L。

【临床意义】

1. **尿液 β_2-MG 浓度增高** 提示近端小管受损,常见于肾小管间质性疾病、药物或毒物所致早期肾小管损伤,以及肾移植后早期急性排异反应。可用于肾小管重吸收功能和肾小球滤过功能的监测和预后判断。

2. **血清 β_2-MG 浓度增高** 提示肾小球滤过功能受损比肌酐更灵敏。但肺癌、肝癌、鼻咽癌、白血病等恶性肿瘤患者,由于 β_2-MG 合成增多,血清 β_2-MG 浓度也可增高。如果 β_2-MG 生成过多,超过了肾小管重吸收阈值,血清和尿液 β_2-MG 浓度均增高。

3. **肾移植术后监测** 由于肾小管损伤,肾衰竭患者尿液 β_2-MG 浓度增高;肾移植成功后尿液 β_2-MG 浓度很快降低,但当发生移植排异反应时,由于淋巴细胞增多,可导致 β_2-MG 合成增多,以及肾功能降低,血清 β_2-MG 浓度常增高,且比 SCr 更灵敏。应用抗 β_2-MG 的免疫抑制剂后,尿液 β_2-MG 浓度持续增高提示排异反应未有效控制。

【评价】

1. **诊断价值**

(1)尿液 β_2-MG 是判断肾近端小管受损的灵敏而特异的指标,血清 β_2-MG 可较好地评估肾小球滤过功能。

(2)β_2-MG 可用于鉴别肾小管性病变和肾小球性病变,单纯肾小球病变患者尿蛋白与尿液 β_2-MG 比值大于 300;单纯肾小管病变患者尿蛋白与尿液 β_2-MG 比值小于 10;混合性病变患者的比值介于两者之间。

2. **影响因素** 晨尿不完全适用于检查 β_2-MG,因 β_2-MG 在酸性尿液中不稳定,极易分解,细菌及庆大霉素对其也有降解作用,因此采集尿液标本后应及时检查。若需要保存尿液标本,必须将其 pH 调至 7 左右。

3. **与检查相关的临床须知**

(1)在肾小球滤过功能受损时,血清 β_2-MG 浓度增高比 Ccr 灵敏,当 Ccr 降至 80ml/min 时 β_2-MG 可增高。

(2)由于肾小管重吸收 β_2-MG 阈值为 5mg/L,因此在检查尿液 β_2-MG 的同时应检查血清 β_2-MG,只有当血清 β_2-MG 浓度小于 5mg/L 时,尿液 β_2-MG 浓度增高才有意义。

(3)肾移植患者血清、尿液 β_2-MG 浓度明显增高常提示发生排异反应。糖尿病、高血压早期患者尿液 β_2-MG 浓度与其肾功能损害程度显著相关;恶性肿瘤、自身免疫病肾损害患

者尿液 β_2-MG 浓度明显增高。

(三) 视黄醇结合蛋白

视黄醇结合蛋白 (retinal-binding protein,RBP) 是血液维生素转运蛋白,主要是由肝细胞粗面内质网合成的,其功能是从肝脏转运维生素 A 至上皮组织,并能与视网膜上皮细胞结合,为视网膜提供维生素 A。RBP 广泛存在于人体血液、尿液及其他体液中,游离的 RBP 由肾小球滤出,大部分自近端肾小管上皮细胞重吸收,并被分解成氨基酸,仅有少量从尿液排泄。当肾脏疾病或感染等导致肾小管重吸收功能障碍时,尿液 RBP 浓度增高,血清 RBP 浓度降低。

【标本类型】

血清或肝素抗凝血浆,新鲜尿液。

【参考区间】

成人:血清 45mg/L,尿液 (0.11 ± 0.07) mg/L,男性高于女性,成人高于儿童。

【临床意义】

血清 RBP 浓度增高常见于肾小球滤过功能减退、肾衰竭。RBP 浓度降低可以反映肝脏合成能力下降和轻度营养不良。由于其半衰期约为 12h,RBP 常用于营养状态的监测和肠外营养的评估。

【评价】

1. 诊断价值

(1)尿液 RBP 是反映肾近端小管受损的灵敏指标,可用于早期肾小管损伤、急性肾衰竭的诊断。

(2)RBP 具有较高的特异度,灵敏度高于肌酐;灵敏度、特异度与 β_2-MG 非常相似,是一个比 β_2-MG 更实用、更可靠的肾功能观察指标。

2. 影响因素　RBP 与年龄、性别有一定相关性,女性 RBP 较男性低,儿童 RBP 低于成人,但儿童 RBP 无性别差异。RBP 也受营养状态的影响。

3. 与检查相关的临床须知

(1)由于 RBP 是由肝细胞合成的,可特异地反映人体的营养状态。血清 RBP 是诊断早期营养不良的灵敏指标,RBP 还可作为判断肝功能早期损害和监护治疗的指标。

(2)RBP 降低可见于维生素 A 缺乏症、低蛋白血症、吸收不良综合征、肝脏疾病(除外营养过剩性脂肪肝)、胆汁淤积性黄疸、甲状腺功能亢进症、感染、外伤等。RBP 增高可见营养过剩型脂肪肝(nutritional fatty liver)。

(3)RBP 不受 pH、温度的影响,有很好的稳定性。当 pH 5.5 时尿液 β_2-MG 开始快速分解,而 RBP 在 pH 4.5 时仍很稳定。

(四) N- 乙酰 -β-D 氨基葡萄糖苷酶

N- 乙酰 -β-D 氨基葡萄糖苷酶 (N-acetyl-β-D-glucosaminidase,NAG) 是广泛分布于组织细胞的溶酶体水解酶,不能由肾小球滤过,尿液 NAG 主要来自损伤的近端小管上皮细胞。因此,尿液 NAG 活性可作为诊断肾小管损伤的灵敏标志物。

【标本类型】

新鲜晨尿。

【参考区间】

速率法:<2.37U/mmol 尿肌酐或<21U/g 尿肌酐;终点法:<1.81U/mmol 尿肌酐或<16U/g 尿肌酐。

【临床意义】

1. **早期监测肾小管毒性损伤**　如氨基糖苷类抗生素、顺铂等抗癌药物,重金属等引起的肾小管毒性损伤均可使 NAG 增高,且早于尿蛋白和管型。

2. **早期发现糖尿病、高血压的肾损伤**　尿液 NAG、α_1-MG 等肾小管损伤标志物早于微量清蛋白尿,三者联合检查易于早期发现糖尿病、原发性高血压的肾损害。

3. **其他**　泌尿系统感染时尿液 NAG 显著增高,上尿路感染患者 NAG 高于下尿路感染,因此,有助于尿路感染的定位诊断。

【评价】

1. **诊断价值**　尿液 NAG 是肾损伤性疾病的早期诊断与疗效观察的有效指标,其灵敏度较高。肾移植排异反应前 1~3d 尿液 NAG 可增高,有助于早期发现和诊断肾移植后排异反应。

2. **影响因素**

(1)治疗肾脏疾病常用药物对尿液 NAG 检查无影响,NAG 有多种同工酶,因此同工酶的检查有助于疾病的鉴别诊断。

(2)采集尿液标本时应避免月经血、阴道分泌物、精液、前列腺液、清洁剂等污染。标本不能及时检查时,需要放置于 4℃冰箱内保存,不可加防腐剂,不可冷冻。

3. **与检查相关的临床须知**

(1)NAG 虽然不能经肾小球自由滤过,但是肾小球肾炎等肾小球病变患者 NAG 可增高。因此,采用 NAG 诊断肾小管疾病时需要首先排除肾小球病变。

(2)尿液 NAG 增高主要见于早期肾毒性损伤,尿液 α_1-MG 和 β_2-MG 增高则主要见于肾小管重吸收功能损伤,彼此不能替代,但联合检查更有价值。

二、远端肾小管功能

(一)浓缩稀释试验

肾脏远端肾小管和集合管具有浓缩和稀释尿液的功能。健康人缺水时,血容量不足,肾小管和集合管对水的重吸收明显增多,使尿液浓缩和尿比重增高。在大量饮水或应用利尿剂后,肾小管和集合管对水的重吸收减少,使尿液稀释,导致尿比重降低和夜尿增多。在日常或特定的饮食条件下,观察患者尿量和尿比重的变化,借以判断肾脏浓缩稀释功能的试验,称为浓缩稀释试验(concentration dilution test)。

【标本类型】

禁水禁食 8~12h,禁水期间每 2 小时排尿 1 次,检查尿量、尿比重。

【参考区间】

24h 尿量为 1 000~2 000ml；最高尿比重应大于 1.018，昼尿中最高与最低比重之差应在 0.009 以上；昼尿量与夜尿量比值为(3~4)∶1；夜尿量不超过 750ml。

【临床意义】

用于诊断各种疾病对远端肾小管稀释浓缩功能的影响。浓缩稀释试验的临床意义与评价见表 8-6。

表 8-6　浓缩稀释试验的临床意义与评价

临床意义	评价
浓缩功能早期受损	夜尿>750ml 或昼尿量与夜尿量比值降低，而尿比重仍正常，可见于间质性肾炎、慢性肾小球肾炎、高血压肾病和痛风性肾病早期主要损伤肾小管时
稀释浓缩功能严重受损	夜尿增多、无 1 次尿比重大于 1.018 或昼尿比重差值<0.009
稀释浓缩功能丧失	每次尿比重均固定在 1.010~1.012，称为等渗尿，表明肾脏只有滤过功能
肾小球病变	尿量少而比重增高，比重固定在 1.018 左右(差值<0.009)，因原尿生成减少而稀释浓缩功能相对正常所致
尿崩症	尿量明显增多(>4L/24h)，而尿比重均低于 1.006

【评价】

1. **诊断价值**　浓缩稀释试验可反映远端小管和集合管的排泄功能，不能精确反映肾组织损害范围，但方法简单、灵敏度较好。

2. **影响因素**　干化学法检查尿比重误差较大，且影响因素多。应采用折射法或比重计法，但折射率和比重可受尿液中蛋白、糖和造影剂等物质影响。

3. **与检查相关的临床须知**　直接静脉注射 ADH，对肾性尿崩症患者无反应，而垂体性尿崩症患者在注射 ADH 后 1h 内尿量明显减少，尿比重明显增高。因此肾脏浓缩试验有助于鉴别肾性尿崩症和垂体性尿崩症。但是肾浓缩试验过程比较烦琐，耗时较长。

（二）尿渗量（渗透压）

尿渗量（urine osmol，Uosm）和尿比重与尿液溶质的总浓度相关，反映了肾小管的浓缩稀释功能。由于尿渗量受尿液内葡萄糖和蛋白质等物质的影响较比重小，故能更准确地反映肾小管的浓缩稀释功能。

【标本类型】

1. **禁饮尿渗量**　常用于尿量基本正常或增多的患者，晚餐后禁饮水 8h，留晨尿送检。同时空腹采集肝素抗凝静脉血检查血浆渗量（Posm）。

2. **随机尿渗量**　常用于尿量减少的患者。

【参考区间】

禁饮后 Uosm 为 600~1 200mmol/(kg·H_2O)，平均 800mmol/(kg·H_2O)；Posm 为 280~300mmol/(kg·H_2O)，平均 300mmol/(kg·H_2O)；Uosm/Posm 比值为(3~4.5)∶1。

【临床意义】

1. **了解远端肾小管浓缩稀释功能**　Uosm 及 Uosm/Posm 比值是反映浓缩稀释功能较可靠的指标,如果 Uosm 及 Uosm/Posm 比值均正常,则浓缩稀释功能正常;Uosm 及 Uosm/Posm 比值均降低,提示浓缩功能受损;如果 Uosm/Posm 等于或接近 1 即为等渗尿(isotonic urine),提示肾脏浓缩功能接近完全丧失,见于慢性肾盂肾炎、多囊肾、尿酸性肾病等慢性肾间质病变,也可见于慢性肾炎后期、急性和慢性肾衰竭累及肾小管和间质;如果 Uosm 小于 200mmol/(kg·H_2O) 或 Uosm/Posm 比值小于 1 即为低渗尿(hypotonic urine),提示浓缩功能丧失而稀释功能仍存在,如尿崩症。

2. **鉴别肾前性与肾性少尿**　肾前性少尿时肾小管浓缩功能完好,故尿渗量较高,常大于 450mmol/(kg·H_2O);肾小管坏死所致肾性少尿(renal oliguria)患者尿渗量降低,常小于 350mmol/(kg·H_2O)。

【评价】

1. **诊断价值**　由于不受溶质的相对分子质量大小的影响,相对于尿比重,Uosm 更能反映肾脏浓缩功能的实际情况。

2. **影响因素**　Uosm 检查过程比较烦琐,不如尿比重简单、快速和廉价,目前临床应用不如尿比重广泛。

(三)醛固酮

醛固酮(aldosterone)是一种由肾上腺球状带分泌的盐皮质激素,受肾素 - 血管紧张素系统的调控。该激素作用于远端肾小管,通过与肾上腺盐皮质激素受体结合而发挥其生物学效应,其主要生理作用是促进肾小管上皮细胞对钠离子的重吸收。醛固酮在促进钠重吸收的同时伴有钾排泄增加,致使血钾和体内钾总含量降低,细胞内钾移入,加之依赖于醛固酮的闰细胞(intercalated cells)排泄氢离子增加,导致细胞外液氢离子减少,pH 上升,出现代谢性碱中毒。

【标本类型】

血清、EDTA 或肝素抗凝血浆。

【参考区间】

<50ng/L。

【临床意义】

1. **原发性醛固酮增多症**　见于产醛固酮的腺瘤、肾上腺皮质增生(假性原发性醛固酮增多症)、不明原因的醛固酮增多症、可用糖皮质激素治疗的醛固酮增多症等疾病。

2. **继发性醛固酮增多症**　见于少盐、钾负荷、滥用泻药、心力衰竭、肝硬化伴腹腔积液、肾病综合征、Bartter 综合征(先天性醛固酮增多症)、滥用利尿药、低血容量和出血、妊娠毒血症等疾病。

3. **醛固酮水平减低**　见于醛固酮不足、艾迪生病(Addison disease)、肾素不足综合征(非常罕见)、Turner 综合征、糖尿病及酒精中毒等疾病。

【评价】

1. **诊断价值**　醛固酮和肾素刺激试验有助于区分原发性和继发性醛固酮增多症。继发性醛固酮增多症患者肾素升高，而原发性醛固酮增多症患者肾素减低。

2. **影响因素**　导致醛固酮升高的因素有：直立体位、近期接受过放射性药物治疗、热应激、妊娠晚期、饥饿及服用多巴酚丁胺药物等；导致醛固酮降低的因素有：年龄增长；服用地塞米松、低分子肝素、环孢素及雷尼替丁等因素。

第三节　肾脏功能实验室检查项目的选择和应用

肾脏疾病包括原发性和继发性肾小球疾病、肾小管间质疾病、肾脏感染性疾病、肾血管疾病和肾功能不全等。不同实验检查项目对肾脏疾病的灵敏度不同，且单个检查项目所反映的肾单位功能有所不同。因此，应根据患者的具体情况选择适当的检查项目。在选择肾功能检查项目时应注意遵循的原则是：①为了进行早期诊断、观察病情或判断预后，必须明确检查目的；②按照临床需要及检查的肾脏病变部位，选择与之相应的检查项目或项目组合；③检查方法应由简到繁、由易到难；④进一步的病因学检查及鉴别诊断等需要选择相应的检查项目。

肾脏功能检查项目的选择和应用见表 8-7，肾脏功能分段检查见表 8-8。

表 8-7　肾脏功能检查项目的选择和应用

目的	应用
常规检查或健康体检	选用尿液干化学分析检查
怀疑或已确诊泌尿系统疾病者	在干化学分析检查基础上进行尿沉渣检查，准确了解病变程度、避免漏诊；首选血清 CysC、CCr、尿液蛋白与肌酐比值（protein to creatinine ratio，PCR）和尿液清蛋白与肌酐比值（albumin to creatinine ratio，ACR）检查
全身性疾病累及肾脏者	糖尿病、高血压、SLE 等可导致肾脏病变，为尽早发现肾脏损害，宜选择和应用较灵敏的尿液微量清蛋白、Kim-1、CysC、α_1-MG、24h 尿蛋白、尿蛋白电泳及 β_2-MG 等组合检查
评价病变严重程度及肾功能	选择和应用肾小球功能试验、肾小管功能试验或球-管功能组合检查 ①累及肾小球，亦可累及近端肾小管的肾小球肾炎、肾病综合征等，可选择 CysC、Ccr、SCr、BUN、尿液微量清蛋白、24h 尿蛋白和尿液 α_1-MG、β_2-MG、NAG、RBP 等 ②了解肾盂肾炎、间质性肾炎、全身性疾病和药物（毒物）所致肾小管病变，选用 NAG、RBP、α_1-MG、β_2-MG、Uosm 及浓缩稀释功能检查 ③急性肾衰竭时，应动态监测尿渗量和肾小球滤过功能检查；除尿液常规检查外，慢性肾衰竭患者可选用肾小球和肾小管功能的组合检查
肾脏疾病分类及病因分析	选择相关试验：如 ASO、免疫球蛋白、补体、ANCA 及病理组织活检等检查

表 8-8 肾脏功能分段检查

检查部位	检查功能	常用项目选择
肾小球	滤过功能 屏障功能	Ccr、CysC、BUN、SCr、β_2-MG、UA、尿液清蛋白 Kim-1、24h 尿蛋白定量、右旋糖酐清除率、蛋白尿选择性指数
近端肾小管	排泌功能 重吸收功能	酚红排泄试验、对氨基马尿酸(PAH)最大排泄量、α_1-MG 尿液的氨基酸、葡萄糖、钠和尿钠排泄率、β_2-MG 清除率、 α_1-MG、RBP、NAG
远端肾小管(集合管)	水、电解质调节功能,酸碱平衡功能	尿比重、浓缩稀释功能试验、Uosm,血液及尿液 pH、二氧化碳结合力
肾血管和肾单位等	滤过排泌和血循环等综合功能	肾血浆流量(PAH 清除率)、肾血流量、有效肾血流量

(张式鸿)

第九章　肝脏和胰腺功能实验室检查

肝脏是人体重要的代谢器官,正常的肝细胞和充足的血液与能量供应是物质在肝脏内代谢的先决条件。代谢酶缺乏、肝细胞损伤和血液供应不足可导致多种肝脏疾病。胰腺具有内外分泌功能,其分泌的各种消化酶在消化过程中发挥着重要作用,炎症、肿瘤等引起的胰腺外分泌功能障碍,可导致吸收不良综合征等。因此,肝脏功能、胰腺功能以及粪便成分等的变化,对消化系统疾病的诊断、鉴别诊断、疗效观察和预后判断具有重要意义。

第一节　肝脏功能检查

肝脏是人体最大的腺体,具有强大的代谢功能、分泌与排泄功能、生物转化功能等。实验室检查评价肝脏功能主要有 3 个方面:①肝细胞膜的完整性;②肝脏的解毒与代谢功能;③肝细胞合成能力。肝脏功能检查的目的是:①了解肝脏有无损伤及损伤的程度,动态观察病情变化;②协助诊断病毒性肝炎和肝癌;③鉴别黄疸的类型;④评价肝脏的储备功能;⑤健康查体。

由于肝脏的储备能力和代偿能力大,再生能力强;肝脏功能复杂;肝脏功能变化与其组织结构的变化无一致的关系;检查方法无特异性等原因,肝脏功能检查有一定的局限性。

一、蛋白质代谢功能

肝脏是合成蛋白质的主要器官,全部的血清清蛋白是由肝脏合成的。当肝细胞受损或慢性炎症时,可导致清蛋白降低、球蛋白(尤其是 γ 球蛋白)增高。因此,血清总蛋白和清蛋白浓度是反映肝脏功能的重要指标。

(一) 血清总蛋白、清蛋白及清蛋白与球蛋白比值

血清总蛋白(total protein,TP)是血液各种蛋白质的总称,包括清蛋白(albumin,A)和球蛋白(globulin,G)。

【标本类型】

空腹静脉血,分离血清。

【参考区间】

血清总蛋白、清蛋白及清蛋白与球蛋白比值(A/G)参考区间见表 9-1。

表 9-1　血清总蛋白、清蛋白及清蛋白与球蛋白比值（A/G）参考区间

分组	TP/（g/L）	A/（g/L）	G/（g/L）	A/G
成人	65~85	40~55	20~40	(1.2~2.4)∶1
儿童				
28d~<6 个月	49~71	35~50	9~27	(1.3~3.8)∶1
6 个月~<1 岁	55~75		10~30	(1.4~3.9)∶1
1~<2 岁	58~76	39~54	12~32	(1.6~3.8)∶1
2~<6 岁	61~79		15~34	(1.2~3.0)∶1
6~<13 岁	65~84		18~38	(1.2~2.5)∶1
13~18 岁	68~88	42~56	19~40	

注：TP 检查采用双缩脲法；清蛋白检查采用溴甲酚绿法。

【临床意义】

1. **血清总蛋白浓度增高**　血清总蛋白浓度大于 80g/L 称为高蛋白血症（hyperproteinemia）或高球蛋白血症，此时总蛋白浓度增高的主要原因是球蛋白浓度增高。血清总蛋白及球蛋白浓度增高的机制与临床意义见表 9-2。

表 9-2　血清总蛋白及球蛋白浓度增高的机制与临床意义

机制	临床意义
血液浓缩	各种原因引起的严重脱水、体液丢失过多（如腹泻、呕吐）等
慢性肝脏疾病	自身免疫性慢性肝炎、慢性活动性肝炎、肝硬化、慢性酒精性肝病、原发性胆汁性肝硬化等；球蛋白增高程度与肝脏疾病严重程度相关
M 蛋白血症	多发性骨髓瘤（MM）、淋巴瘤、原发性巨球蛋白血症等
自身免疫病	系统性红斑狼疮（SLE）、风湿热、类风湿关节炎等
慢性炎症与感染	结核病、疟疾、黑热病、麻风病及慢性血吸虫病等

2. **血清总蛋白浓度降低**　血清总蛋白浓度小于 60g/L 称为低蛋白血症（hypoproteinemia），此时总蛋白浓度降低的主要原因是清蛋白浓度降低。血清总蛋白及清蛋白浓度降低的机制与临床意义见表 9-3。

表 9-3　血清总蛋白及清蛋白浓度降低的机制与临床意义

机制	临床意义
合成障碍	各种肝炎、肝硬化引起的肝细胞损伤
摄入不足	营养不良、长期饥饿、消化吸收不良等
丢失过多	严重烧伤、肾病综合征、急性大出血、蛋白丧失性胃肠病（protein losing gastroenteropathy）等
消耗增多	恶性肿瘤、甲状腺功能亢进症、重症结核、高热等慢性消耗性疾病
其他	钠水潴留、腹腔积液、胸腔积液等

3. **血清球蛋白浓度降低** 见于肾上腺皮质功能亢进、长期应用肾上腺皮质激素和使用免疫抑制剂所致的免疫功能抑制。

4. **A/G 降低或倒置** 多因清蛋白浓度降低和/或球蛋白浓度增高所致。多见于中度以上慢性病毒性肝炎、肝硬化、原发性肝癌、M 蛋白血症等。

【评价】

1. **诊断价值** 清蛋白主要用于评价营养状态,低清蛋白血症是老年人死亡的一个独立危险因素。

2. **影响因素** 血清总蛋白和清蛋白浓度的变化与性别无关,但与年龄、运动和体位等因素有关,也受到血液标本(如脂血)、采血时间的影响。影响血清总蛋白和清蛋白浓度变化的因素与评价见表 9-4。

表 9-4　影响血清总蛋白和清蛋白浓度变化的因素与评价

因素	评价
年龄	新生儿及婴幼儿稍低,60 岁以后约降低 2g/L
运动	激烈运动后数小时内血清总蛋白浓度可增高 4~8g/L
体位	卧位时总蛋白浓度比直立位低 3~5g/L;非卧位或站立位超过 15min,清蛋白浓度可增高 5%~10%
标本	①溶血标本中每 1g/L 的 Hb 可引起总蛋白浓度增高约 3% ②含脂类较多的乳糜标本,由于其浊度增加,可使蛋白增高 ③由于血浆标本含有纤维蛋白原,其总蛋白浓度高于血清
采血	静脉采血时压脉带压迫静脉时间超过 3min,总蛋白浓度可增高 10%

3. **与检查相关的临床须知** 清蛋白浓度低于 25g/L 可引起水肿。妊娠后期(血容量增多)、口服避孕药、长期卧床、静脉内液体过多可致清蛋白浓度降低。

(二) 血清蛋白电泳

血清总蛋白是由多种蛋白质组成的,在碱性环境中(pH 8.6)血清蛋白质均带负电荷,在电场中将向阳极泳动。由于不同蛋白质所带电荷的多少不同,向阳极泳动的速度也不同。因此,利用血清蛋白质在电场中泳动速度的不同而将其分离,称为血清蛋白电泳(serum protein electrophoresis,SPE)。

【标本类型】
空腹静脉血,分离血清。

【参考区间】
乙酸纤维素膜法蛋白电泳不同蛋白相对比例的参考区间见表 9-5。

【临床意义】
不同疾病血清蛋白电泳不同蛋白相对比例的变化见表 9-6。

表 9-5　乙酸纤维素膜法蛋白电泳不同蛋白相对比例的参考区间

蛋白	参考区间
清蛋白	0.62~0.71（62%~71%）
α_1 球蛋白	0.03~0.04（3%~4%）
α_2 球蛋白	0.06~0.10（6%~10%）
β 球蛋白	0.07~0.11（7%~11%）
γ 球蛋白	0.09~0.18（9%~18%）

表 9-6　不同疾病血清蛋白电泳不同蛋白相对比例的变化

疾病	变化
肝脏疾病	急性及轻度肝炎时多无异常。慢性肝炎、肝硬化、肝癌患者清蛋白降低，α_1、α_2、β 球蛋白也可降低；但 γ 球蛋白增高，且在慢性活动性肝炎和肝硬化失代偿期尤为明显
M 蛋白血症	MM、原发性巨球蛋白血症等清蛋白降低。单克隆 γ 球蛋白明显增高、β 球蛋白增高，偶有 α 球蛋白增高。可见致密浓集、基底窄、峰高尖的 M 蛋白
肾病综合征	α_2 及 β 球蛋白增高，清蛋白及 γ 球蛋白降低
糖尿病肾病	α_2 及 β 球蛋白增高，清蛋白及 γ 球蛋白降低
其他	结缔组织病患者多克隆 γ 球蛋白增高，先天性低丙种球蛋白血症患者 γ 球蛋白降低，蛋白丢失性肠病表现为清蛋白及 γ 球蛋白降低，α_2 球蛋白增高

【评价】

1. **诊断价值**　SPE 主要用于蛋白质代谢紊乱的诊断，但不能只凭 SPE 直接诊断疾病，可根据 SPE 变化对某些疾病进行分类，或对某些疾病的活动情况进行评估。SPE 对 M 蛋白血症的筛查具有重要价值。

2. **影响因素**　SPE 只能采用血清标本，而血浆标本在进行蛋白电泳时，可在球蛋白区带内形成纤维蛋白原区带。

3. **与检查相关的临床须知**　清蛋白降低可见于静脉输液和妊娠期各阶段。长期卧床患者和妊娠最后阶段的总蛋白浓度也可降低。

（三）血清前清蛋白

血清前清蛋白（prealbumin，PA）是肝细胞合成的、相对分子质量小于清蛋白的蛋白质，在电场中泳动的速度较清蛋白快，故称为前清蛋白。PA 是一种载体，能与甲状腺素结合，因此，又称为甲状腺素结合前清蛋白（thyroxine-binding prealbumin，TBPA）。

【标本类型】

空腹静脉血，分离血清。

【参考区间】

成人：250~400mg/L（透射浊度法）。儿童约为成人的 50%。

【临床意义】

PA 浓度降低主要见于：①肝胆系统疾病，如肝炎、肝硬化、肝癌及胆汁淤积性黄疸等，尤其是对早期肝炎和急性重症肝炎有特殊的诊断价值；②营养不良、慢性感染和恶性肿瘤晚期等。PA 浓度增高见于霍奇金淋巴瘤。

【评价】

1. 诊断价值

（1）联合应用清蛋白、PA、CRP 和视黄醇结合蛋白（retinol-binding protein，RBP）可准确地反映营养状态和评估治疗反应。PA 反映近期体内营养状况较清蛋白更好。

（2）由于 PA 的半衰期（约 2d）较其他血清蛋白短，故 PA 较清蛋白能更早、更灵敏地反映肝细胞损伤情况。

2. 与检查相关的临床须知

（1）PA 可用于评估营养状态，特别是监测急性疾病患者的营养支持反应。轻度营养不良患者 PA 为 100~150mg/L，中度营养不良患者 PA 为 50~100mg/L，重度营养不良患者 PA 小于 50mg/L。

（2）患者 PA 浓度低于 180mg/L，则需要每周检查 2 次，直至出院。

二、胆红素代谢功能

胆红素（bilirubin）主要来源于衰老红细胞破坏后的血红蛋白（80%~85%），也可来源于肌红蛋白、细胞色素 P_{450}、过氧化物酶，以及造血过程中在骨髓部位破坏的未成熟红细胞等。在生理情况下，血液循环衰老的红细胞，在肝、脾及骨髓的单核吞噬细胞系统中被破坏而释放的血红蛋白，转变为游离珠蛋白和血红素。血红素在微粒体血红素氧化酶的作用下，生成胆绿素，胆绿素被催化而变为胆红素。主要由红细胞破坏而来的、未与葡萄糖醛酸结合的胆红素，称为未结合胆红素（unconjugated bilirubin，UCB），在血液中 UCB 主要与清蛋白结合形成脂溶性的胆红素 - 清蛋白复合物，不能通过肾小球滤出，所以尿液中无 UCB。

UCB 经血液循环运送至肝脏，与清蛋白分离并被肝细胞摄取，在葡萄糖醛酸转移酶的作用下，UCB 与葡萄糖醛酸结合生成的胆红素，称为结合胆红素（conjugated bilirubin，CB）。CB 为水溶性，可通过肾脏而经尿液排出。CB 随着胆汁排入肠道后，在肠道细菌的作用下生成尿胆原（urobilinogen），尿胆原被氧化为尿胆素、粪胆素等。其中 80%~90% 尿胆原随粪便排出体外，而 10%~20% 的尿胆原则被肠壁吸收，经门静脉进入肝脏（肝肠循环），大部分尿胆原又被肝细胞摄取并转变为 CB，而排入肠道，少部分经门静脉进入体循环，再由肾脏排出。

（一）血清胆红素

【标本类型】

空腹静脉血，分离血清。

【参考区间】

血清总胆红素（STB）、结合胆红素（CB）与非结合胆红素（UCB）的参考区间见表 9-7。

【临床意义】

STB、CB、UCB 的临床意义与评价见表 9-8。

表 9-7　STB、CB、UCB 的参考区间

种类	年龄	参考区间 /(μmol/L)
STB	新生儿 成人	0~1d: 34~103；1~2d: 103~171；3~5d: 68~137 3.4~17.1
CB	成人	0~6.8
UCB		1.7~10.2
CB/STB		0.2~0.4

表 9-8　STB、CB、UCB 的临床意义与评价

临床意义	评价
判断有无黄疸及程度	隐性黄疸或亚临床黄疸：STB 为 17.1~34.2μmol/L 轻度黄疸：STB 为 34.2~171μmol/L 中度黄疸：STB 为 171~342μmol/L 重度黄疸：STB>342μmol/L
判断黄疸类型	溶血性黄疸：STB 增高伴 UCB 增高，CB/STB<20% 胆汁淤积性黄疸：STB 增高伴 CB 增高，CB/STB>50% 肝细胞性黄疸：STB、CB、UCB 均增高，CB/STB 为 20%~50%

【评价】

1. **诊断价值**　凡是胆红素生成过多或肝细胞对胆红素摄取、结合障碍，以及胆红素排泄障碍，均可使血清胆红素浓度增高。血清胆红素的变化对了解肝脏功能、鉴别黄疸的类型、判断病情严重程度及预后有重要意义。

2. **影响因素**

(1) 标本采集后立即送检，并避光保存。

(2) 检查前 24h 不能使用造影剂，高脂肪肉类可导致胆红素浓度降低（干扰化学反应）。长期禁食或厌食可使胆红素浓度增高。

(3) 标本中有气泡或震荡后均可导致胆红素浓度降低。

3. **与检查相关的临床须知**　①过量的胆红素可导致黄疸，新生儿黄疸可能提示溶血性黄疸或先天性黄疸；②成人胆红素临界值为 200μmol/L。

（二）尿液胆红素与尿胆原

【标本类型】

新鲜尿液。

【参考区间】

胆红素：定性为阴性，定量 ≤2mg/L。尿胆原：定性为阴性或弱阳性，定量 ≤10mg/L。

【临床意义】

尿液胆红素阳性见于胆汁淤积性黄疸、肝细胞性黄疸，而溶血性黄疸为阴性。尿胆原阴性见于胆汁淤积性黄疸，阳性见于肝细胞性黄疸，而溶血性黄疸为强阳性。胆红素、尿胆原

等检查有助于对黄疸进行诊断和鉴别诊断(表 9-9)。

【评价】

1. **诊断价值**　尿胆原是反映肝细胞损伤的灵敏指标,其灵敏度高于尿液胆红素。尿液胆红素是黄疸的诊断和鉴别诊断的重要指标。

2. **影响因素**　标本要新鲜,且不可久置,并要避光保存。

表 9-9　不同类型黄疸的鉴别诊断

标本	指标	健康人	溶血性黄疸	肝细胞性黄疸	胆汁淤积性黄疸
血清	总胆红素	正常	增高	增高	增高
	未结合胆红素	正常	增高	增高	正常/增高
	结合胆红素	正常	增高/正常	增高	增高
尿液	颜色	浅黄	深黄	深黄	深黄
	尿胆原	弱阳性	强阳性	阳性	阴性
	尿胆素	阴性	阳性	阳性	阴性
	胆红素	阴性	阴性	阳性	阳性
粪便	颜色	黄褐	深色	黄褐或变浅	变浅或白陶土色
	粪胆素	正常	增高	降低/正常	降低/消失

三、胆汁酸代谢功能

胆汁酸(bile acid,BA)是胆固醇的代谢产物,是胆汁的主要成分。在生理情况下,人体每天合成 1~1.5g 胆固醇,其中 0.4~0.6g 在肝脏内转化为胆汁酸。胆汁中 90% 的天然胆汁酸是结合胆汁酸。胆汁酸随胆汁排入肠道后,在细菌的作用下,转变为次级胆汁酸(second bile acid)[包含脱氧胆酸(deoxycholic acid)和石胆酸(lithocholic acid)],其中 95% 的胆汁酸被肠壁重吸收,经门静脉回流入肝脏,并经肝细胞再合成为结合胆汁酸,再随胆汁重新进入肠道(胆汁酸的肝肠循环),以弥补肝脏胆汁酸合成能力的不足,满足肠道对脂质消化的需要。

【标本类型】

空腹静脉血,分离血清。

【参考区间】

0~10μmol/L。

【临床意义】

在生理情况下,进食后血清 BA 浓度可一过性增高。在病理情况下,血清 BA 浓度增高主要见于:

1. **肝细胞损伤**　急性肝炎、慢性活动性肝炎、酒精性肝病、肝硬化和肝癌等患者血清BA 浓度明显增高。如果胆汁酸、转氨酶和胆红素的增高不成比例,可考虑肝硬化,这可能与门脉分流、肠道中次级胆汁酸经分流的门静脉直接进入体循环有关。

2. **胆汁淤积**　胆石症、胆道肿瘤、肝内外胆管阻塞患者 BA 排泄受阻,可使血清 BA 浓度增高。

3. **其他**　右心衰竭、肝脏淤血等患者血清 BA 浓度增高。

【评价】

1. **诊断价值**　血清 BA 浓度变化可以反映肝细胞的合成功能、摄取功能,以及胆道的排泄功能,是诊断肝细胞损伤的灵敏指标,尤其是对早期轻微损伤的诊断较其他指标更灵敏。

2. **影响因素**　①采血前 12h 不宜进食大量脂肪,采血前 4h 不能进食;②检查方法不同,BA 浓度变化的差异性较大。根据诊断需要,可检查餐后 2h 的血清胆汁酸,其结果较空腹更灵敏。

3. **与检查相关的临床须知**　由于胆汁酸不受溶血的影响,因此,其反映肝细胞损伤较血清胆红素更特异,并可用于鉴别肝细胞性黄疸(血清胆汁酸增高)与溶血性黄疸(血清胆汁酸不增高)。

四、血清酶学

肝脏内含有丰富的酶,这些酶在肝细胞中产生、储存、释放或灭活。当肝细胞发生实质性损伤时,部分酶的活性异常,使血清酶活性发生改变。肝脏主要酶的分类见表 9-10。

表 9-10　肝脏主要酶的分类

分类	酶
反映肝细胞损伤的酶	丙氨酸转氨酶(ALT)、天冬氨酸转氨酶(AST)、乳酸脱氢酶(LDH)
反映胆汁淤积的酶	碱性磷酸酶(ALP)、γ- 谷氨酰转肽酶(GGT)、5′- 核苷酸酶(5′-NT)等
反映肝纤维化的酶	单胺氧化酶(MAO)、透明质酸(HA)、脯氨酰羟化酶(PH)等
协助诊断肝细胞癌的酶	α-L- 岩藻糖苷酶(AFU)、5′- 核苷酸磷酸二酯酶同工酶 V(5′-NPD- V)等

(一)血清转氨酶

转氨酶(transaminase)即氨基转移酶(aminotransferase),是一组催化氨基酸与 α- 酮酸之间氨基转移反应的酶类。用于肝脏疾病诊断的转氨酶主要是丙氨酸转氨酶(alanine aminotransferase,ALT)和天冬氨酸转氨酶(aspartate aminotransferase,AST)。ALT 与 AST 的比较见表 9-11。

转氨酶检查的适应证:①诊断和鉴别诊断肝胆疾病、心肌梗死、骨骼肌损伤等;②作为临床药物的筛查指标;③监测病情变化和治疗反应。

表 9-11　ALT 与 AST 的比较

项目	ALT	AST
分布	主要在肝脏,其次是骨骼肌、肾脏、心肌等	主要在心肌,其次在肝脏、骨骼肌和肾脏
存在部位	非线粒体	80%AST 存在于线粒体
中度肝损伤	ALT 漏出率大于 AST,AST/ALT(DeRitis 比值)<1	AST 漏出率小于 ALT,DeRitis 比值 <1
重度肝损伤	ALT 漏出率小于 AST,DeRitis 比值 >1	线粒体内的 AST 释放增多,DeRitis 比值 >1

【标本类型】

空腹静脉血,分离血清。

【参考区间】

血清转氨酶参考区间见表 9-12 和表 9-13。

表 9-12 血清 ALT 参考区间

单位:U/L

分组	男	女
试剂中不含 5'-磷酸吡哆醛		
成人	9~50	7~40
儿童	28d~<1 岁:8~71;1 岁 ~<2 岁:8~42;2 岁 ~<13 岁:7~30	
13~18 岁	7~43	6~29
试剂中含 5'-磷酸吡哆醛		
成人	9~60	7~45
儿童	28d~<1 岁:10~80;1 岁 ~<2 岁:11~47;2 岁 ~<13 岁:8~30	
13~18 岁	8~46	6~29

注:转氨酶测定采用速率法。

表 9-13 血清 AST 参考区间

单位:U/L

分组	男	女
试剂中不含磷酸吡哆醛		
成人	15~40	13~35
儿童	28d~<1 岁:21~80;1 岁 ~<2 岁:22~59;2 岁 ~<13 岁:14~44	
13~18 岁	12~37	10~31
试剂中含磷酸吡哆醛		
成人	15~45	13~40
儿童	28d~<1 岁:29~80;1 岁 ~<2 岁:27~60;2 岁 ~<13 岁:18~45	
13~18 岁	15~40	13~33

注:转氨酶测定采用速率法。

【临床意义】

肝脏疾病转氨酶活性的变化见表 9-14。

1. ALT 变化　ALT 是肝脏特异性酶,仅存在于肝细胞胞质中,血清 ALT 活性增高表明肝细胞膜存在着渗漏和退化,其增高的程度与损伤肝细胞的数量有关。

2. AST 变化　AST 存在于多种组织中,AST 活性最高的器官是肝脏和骨骼肌。肝细胞 80% 的 AST 存在于线粒体、20% 存在于细胞质。AST/ALT 比值小于 1 表明轻度或中度的肝损伤和一些炎症性病变,AST/ALT 比值大于 1,特别是大于 2 则提示坏死性的严重肝脏疾病,主要见于慢性活动性肝炎和酒精性肝损伤。

表 9-14　肝脏疾病转氨酶活性的变化

肝脏疾病	转氨酶活性变化
急性肝炎	ALT 与 AST 活性均显著增高,但以 ALT 活性增高为主,AST/ALT<1
慢性肝炎	ALT 与 AST 活性轻度增高或正常,AST/ALT<1。如果 AST/ALT ≥1,则提示慢性活动性肝炎
急性重症肝炎	转氨酶活性变化可与肝损伤程度不成正比,病程初期即表现出 AST 活性增高比 ALT 增高更明显,说明肝细胞损伤严重(有线粒体损伤);若病情恶化,患者的黄疸加重,胆红素浓度明显增高,但转氨酶活性却降低,即胆酶分离(enzyme bilirubin separate)
非病毒性肝病	ALT 与 AST 活性轻度增高或正常,AST/ALT ≥1。酒精性肝病患者 AST 活性增高明显,而 ALT 活性可正常,可能因为酒精致线粒体损坏及抑制吡哆醛活性有关
肝硬化	转氨酶活性取决于肝细胞坏死和肝纤维化的程度,终末期血清转氨酶活性可正常或降低
胆汁淤积	肝内、外胆汁淤积时,转氨酶活性轻度增高或正常,借此可与肝实质细胞损伤相鉴别

【评价】

1. **诊断价值**　肝细胞损伤是血清转氨酶活性增高的最常见原因,但转氨酶对肝细胞损伤的诊断是一个灵敏而不特异的指标,ALT 对肝细胞损伤诊断的灵敏度高于 AST。

(1)病毒、毒物损伤或循环系统导致的急性肝细胞坏死患者血清 ALT 活性一般高于参考区间上限的 15 倍。ALT 诊断肝胆疾病的灵敏度为 83%,特异度为 84%。

(2)AST 诊断肝胆疾病的灵敏度为 71%。AST 对可疑新近发病的心肌梗死的诊断灵敏度为 96%,在胸痛发作后 12h 诊断的特异度为 86%。

2. **影响因素**

(1)采用血清标本应注意几点:①不能冻融标本,以免破坏转氨酶的活性;②标本不能有溶血,红细胞内 AST、ALT 活性较血清明显增高;③不能存在 AST 与免疫球蛋白的复合物(巨大 AST),以免导致 AST 活性增高。

(2)肝素治疗、肥胖可使 ALT 活性增高,尿毒症和糖尿病酮症酸中毒可引起 AST 活性假性降低。

3. **与检查相关的临床须知**

(1)慢性酒精中毒是对乙酰氨基酚(acetaminophen)肝损伤的危险因素,即使服用治疗剂量的药物也可能造成严重的肝损伤,引起 AST 或 ALT 活性极度增高,且 AST/ALT>1。

(2)血清 ALT 活性增高与乙肝核心抗体和丙肝抗原具有相关性,ALT 活性增高不能做献血员。

(二)血清碱性磷酸酶

碱性磷酸酶(alkaline phosphatase,ALP)广泛存在于身体的各个器官,健康人血清 ALP 主要来源于肝脏、骨骼、肠道,其中以肝源性和骨源性为主。ALP 的检查主要用于①肝胆疾病的诊断与监测：胆汁淤积性黄疸、胆汁性肝硬化、肝细胞性疾病、原发性肝脏肿瘤、肝转移癌；②骨病的诊断与监测：原发性骨病，如变形性骨炎、佝偻病、原发性骨瘤等；继发性骨病，如骨转移瘤、多发性骨髓瘤、骨折愈合期等。

【标本类型】

空腹静脉血，分离血清。

【参考区间】

血清碱性磷酸酶参考区间见表 9-15。

表 9-15　血清碱性磷酸酶参考区间

单位：U/L

人群	男	女
成人	45~125	20~49 岁：35~100 50~79 岁：50~135
28d~<6 个月	98~532	
6 个月 ~<1 岁	106~420	
1~<2 岁	128~432	
2~<9 岁	143~406	
9~<12 岁	146~500	
12~<14 岁	160~610	81~454
14~<15 岁	82~603	63~327
15~<17 岁	64~443	52~215
17~18 岁	51~202	143~130

注：ALP 检查采用速率法（比色法）。

【临床意义】

ALP 变化的临床意义与评价见表 9-16。

表 9-16　ALP 变化的临床意义与评价

临床意义	评价
肝胆系统疾病	各种肝内、肝外胆汁淤积性疾病，ALP 活性明显增高，且与血清胆红素浓度增高相平行；累及肝实质细胞的肝胆病（如肝炎、肝硬化），ALP 活性轻度增高
鉴别黄疸	①胆汁淤积性黄疸：ALP 活性和血清胆红素浓度明显增高，转氨酶活性仅轻度增高 ②肝细胞性黄疸：血清胆红素浓度中度增高，转氨酶活性明显增高，ALP 活性正常或轻度增高 ③肝内胆汁淤积：ALP 活性明显增高，ALT 活性无明显增高，血清胆红素浓度大多正常
骨骼疾病	如纤维性骨炎、佝偻病、骨软化症、成骨细胞瘤及骨折愈合期，血清 ALP 活性增高
其他	肠梗阻、妊娠晚期

【评价】

1. **诊断价值**　ALP 是诊断肝胆系统疾病和骨骼疾病的酶学指标,ALP、ALT 和胆红素、GGT 联合检查对鉴别黄疸有意义,但 ALP 不是诊断胆道疾病的特异性酶。

2. **影响因素**

(1)宜采用空腹血清标本(避免溶血),或采集肝素抗凝血浆,但不能采用 EDTA、枸橼酸盐和草酸盐抗凝血浆(对 ALP 有抑制作用)。

(2)快速生长期儿童、孕妇、老年人以及绝经后女性的血清 ALP 活性呈现生理性增高。高脂饮食、应用清蛋白后有时可使 ALP 活性增高;标本于室温放置或冰冻保存后可使 ALP 活性增高。

(3)抗凝血的 ALP 活性降低。

3. **与检查相关的临床须知**

(1)新生儿 ALP 活性略高于成人,1~5 岁可为成人的 2.5~5 倍。20 岁以后至成人水平,这可能与激素水平的生理性变化有关。

(2)妊娠 3 个月孕妇 ALP 活性开始增高,一直持续至分娩后 1 个月,妊娠期增高的 ALP 来自胎盘,并且与滋养层细胞发育程度有关。

(3)饱餐后血清小肠型 ALP 活性增高,以 O 型血和 B 型血的人更明显。

(三)γ- 谷氨酰转移酶

γ- 谷氨酰转移酶(gamma glutamyl transferase,GGT)在体内分布较广,其活性强度依次为肾脏、胰腺、肝脏、脾脏。血清 GGT 主要来自肝胆系统,各种肝胆系统疾病患者血清 GGT 活性均可明显增高,这与肝细胞或肿瘤细胞合成、分泌、释放 GGT 增多,以及 GGT 排泄受阻有关。GGT 检查主要用于:①肝胆管疾病的诊断、鉴别诊断与监测;②结合其他检查指标进行慢性酒精中毒(长期酗酒)的监测。

【标本类型】

空腹静脉血,分离血清。

【参考区间】

血清 GGT 参考区间见表 9-17。

表 9-17　血清 GGT 参考区间

单位:U/L

人群	男	女
成人	10~60	7~45
28d~<6 个月	9~150	
6 个月 ~<1 岁	6~31	
1~13 岁	5~16	
13~18 岁	8~40	6~26

注:GGT 检查采用速率法。

【临床意义】

GGT 的临床意义与评价见表 9-18。GGT/ALT 比值可用于鉴别肝细胞性黄疸和胆汁淤积性黄疸（表 9-19）。

表 9-18　GGT 的临床意义与评价

临床意义	评价
原发性或转移性肝癌	肝细胞和癌细胞合成 GGT 增多，由于肝内胆汁淤积可使 GGT 活性增高，且其与肿瘤大小及病情严重程度呈平行关系。动态观察 GGT 变化有助于判断疗效和预后
胆汁淤积性黄疸	肝内或肝外胆汁淤积时，GGT 排泄受阻易随胆汁反流入血，使血清 GGT 活性明显增高，其增高程度比肝癌更明显
病毒性肝炎和肝硬化	①急性肝炎 GGT 活性中度增高，但上升幅度明显低于 ALT。若持续增高提示慢性肝脏疾病，或病变活动、病情恶化 ②在肝炎恢复期，GGT 活性持续增高，提示尚未痊愈，如长期增高，可能有肝坏死
其他	酗酒者 GGT 活性可增高，酒精性肝病 GGT 多数显著增高，故 GGT 对酒精性肝病的诊断有一定的价值

表 9-19　GGT/ALT 比值在肝胆管疾病中的频率（%）

疾病	GGT/ALT<1	GGT/ALT 为 1~6	GGT/ALT>6
急性病毒性肝炎	>98	<1	<1
慢性肝炎	~75	~25	<1
肝内胆汁淤积	~35	~45	~20
肝硬化（除外原发性胆管硬化）	~10	~65	~25
脂肪肝	0	~90	~10
原发性胆管硬化	0	~60	~40
肝外胆汁淤积性黄疸	0	~40	~60

【评价】

1. **诊断价值**　GGT 是诊断肝胆系统疾病的灵敏指标，也是酒精性肝病的监测指标。GGT 还可作为前列腺癌以及乳腺癌、结直肠转移性肝癌的诊断标志物。

2. **影响因素**

（1）以血清标本为宜，或 EDTA、肝素抗凝血浆。但氟化钠、草酸盐和枸橼酸盐抗凝剂可致 GGT 活性降低。

（2）巴比妥类药物、抗癫痫病药物、抗抑郁症的三环化合物、解热镇痛药，以及香豆素类抗凝剂、含有雌激素的避孕药等，均可导致 GGT 活性增高或轻度增高。

3. **与检查相关的临床须知**

（1）检查前禁止饮酒。

（2）健康人血清 GGT 活性很低，男性高于女性，可能与前列腺含有丰富的 GGT 有关。

（3）由于 GGT 活性变化对反映长期饮酒者的饮酒量变化非常灵敏，因此可用于监测长期饮酒者、有早期危险信号的饮酒者戒酒和饮酒量的变化。

（四）单胺氧化酶

单胺氧化酶（monoamine oxidase，MAO）在肝脏、肾脏、胰腺、心脏等组织的含量较多，主要存在于线粒体内。MAO 能促进结缔组织成熟，血清 MAO 活性与体内结缔组织增生呈正相关，是诊断肝纤维化的指标之一。

【标本类型】

空腹静脉血，分离血清。

【参考区间】

不同检查方法的参考区间不同，各实验室应建立本实验室的参考区间或引用经过验证的参考区间。

【临床意义】

1. **肝脏疾病**　肝硬化晚期和肝癌合并肝硬化患者 MAO 活性增高，其增高程度与肝脏纤维化程度成正比。急性肝炎、轻度慢性肝炎患者 MAO 活性大多正常；部分重度肝炎患者血清 MAO 活性增高，提示肝细胞坏死和纤维化形成；暴发性肝炎、严重脂肪肝若伴有急性肝坏死患者的 MAO 从肝细胞和线粒体溢出，其血清 MAO 活性增高。

2. **肝外疾病**　如慢性心力衰竭、糖尿病、甲状腺功能亢进症、硬皮病等患者的 MAO 活性也可增高。

【评价】

1. **诊断价值**　MAO 可反映肝纤维化的过程，是诊断肝脏纤维化的参考指标，但对诊断早期肝脏纤维化不灵敏。

2. **与检查相关的临床须知**　血清透明质酸（HA）、层粘连蛋白（LN）、Ⅲ型前胶原肽（P-Ⅲ-P）和Ⅳ型胶原（C-Ⅳ）均可作为肝脏纤维化的标志物，其变化对肝脏纤维化的活动性、严重程度、分期、代偿能力和预后等有一定的诊断价值。但单一指标的灵敏度和特异度有限，联合检查可提高诊断价值。

（五）胆碱酯酶

胆碱酯酶（cholinesterase，ChE）分为乙酰胆碱酯酶（acetylcholinesterase，AChE）和假性胆碱酯酶（pseudocholinesterase，PChE）。AChE 主要存在于红细胞、肺脏、脑、交感神经节中，其主要作用是水解乙酰胆碱；PChE 是一种糖蛋白，是由肝脏粗面内质网合成的，主要存在于血清或血浆中。

【标本类型】

空腹静脉血，分离血清。

【参考区间】

ChE：5 000~12 000U/L。

【临床意义】

1. **ChE 活性增高**　主要见于肾脏疾病、脂肪肝、甲状腺功能亢进症，以及肥胖等患者，也可见于精神分裂症、溶血性贫血、巨幼细胞贫血等。

2. ChE 活性降低

(1)肝脏疾病:ChE 活性降低程度与肝脏实质损伤程度成正比,多见于慢性肝炎、肝硬化和肝癌。如果 ChE 活性持续性降低提示预后不良。

(2)有机磷类杀虫剂中毒:有机磷类杀虫剂能抑制 ChE 活性,使之降低,且常以 PChE 活性作为有机磷类杀虫剂中毒的诊断和监测指标。

(3)其他:ChE 活性降低也可见于恶性肿瘤、营养不良、恶性贫血、口服雌激素或避孕药后等。

【评价】

1. 诊断价值　血清 ChE 主要用于协助诊断肝脏疾病和有机磷类杀虫剂中毒等。

2. 影响因素

(1)ChE 活性变化可反映肝细胞合成蛋白质的能力,在生理情况下,新生儿 ChE 活性约为成人的 50%,随着年龄增长而逐渐增高。

(2)溶血标本可影响检查结果。

3. 与检查相关的临床须知

(1)胆碱酯酶活性可完全不可逆地被有机磷类杀虫剂抑制。工业暴露后,患者胆碱酯酶至少恢复到参考区间的 75% 才能返回工作岗位,血清胆碱酯酶 7~10d 再升高 25%,4~6 周恢复到基线水平。

(2)由于有机磷类杀虫剂的混合因素,ChE 活性下降到参考区间的 60% 以下才会出现临床表现(表 9-20)。

(3)从 ChE 被完全抑制到恢复正常水平需要 30~40d。

(4)长期接触有机磷类杀虫剂后,患者可以无症状或出现非特异性症状,如腹泻、体重下降、肌肉无力或精神症状等。

表 9-20　不同程度有机磷类杀虫剂中毒的 ChE 活性变化与临床表现

分度	ChE 活性	临床表现
轻度	为参考区间的 40% 以上	瞳孔缩小、多涎、恶心、呕吐、肌肉震颤和出汗
中度	为参考区间的 20%~40%	除了轻度的临床表现外,还有胸部及肌肉疼痛加重
重度	为参考区间的 20% 以下	伴有呼吸困难为主的临床表现

第二节　胰腺功能检查

一、淀粉酶

淀粉酶(amylase,AMY)主要来自胰腺和腮腺。来自胰腺的为淀粉酶同工酶 P(pancreatic

amylase，P-AMY），来自腮腺的为淀粉酶同工酶 S（salivary amylase，S-AMY）。其他组织，如心脏、肝脏、肺脏、甲状腺、卵巢、脾脏等也含有少量 AMY。淀粉酶检查的适应证：①急性胰腺炎的监测和排除（出现急性上腹部疼痛）；②诊断慢性（复发性）胰腺炎、腮腺炎（流行性、酒精中毒性）；③判断胰管是否阻塞；④查找腹部不适、外科手术、厌食和食欲过盛等的原因；⑤内镜逆行胰胆管造影（ERCP）后的随访。

【标本类型】

①空腹静脉血，分离血清，或肝素抗凝血浆；②随机尿或 24h 尿。

【参考区间】

成人（20~79 岁）血清 AMY：35~135U/L。成人血清 P-AMY 是血清 AMY 的 40%~50%。

【临床意义】

1. AMY 活性增高

（1）胰腺炎：①急性胰腺炎是 AMY 活性增高最常见的原因。血清 AMY 活性一般于发病 2~12h 开始增高，12~72h 达到峰值，3~5d 恢复正常。AMY 活性增高越明显，胰腺损伤越严重。②慢性胰腺炎急性发作、胰腺囊肿、胰腺管阻塞时 AMY 活性也可增高。

（2）胰腺癌：胰腺癌早期 AMY 活性增高，其原因为：①肿瘤压迫胰腺导管，造成阻塞，并使其压力增高，使 AMY 溢入血液；②短时间内大量胰腺组织破坏，组织的 AMY 进入血液。

（3）非胰腺疾病：①腮腺炎时增高的 AMY 主要为 S-AMY，S-AMY/P-AMY 比值大于 3，借此可与急性胰腺炎相鉴别；②消化性溃疡穿孔、上腹部手术后、机械性肠梗阻、胆汁淤积、急性胆囊炎等，患者 AMY 活性增高是由于病变累及胰腺，或富含 AMY 的肠液进入腹腔被吸收所致；③服用镇静剂，如吗啡等，以 S-AMY 活性增高为主；④酒精中毒；⑤肾衰竭晚期患者，AMY 活性增高是由于经肾脏排出的 AMY 减少；⑥巨淀粉酶血症，由于 AMY 与免疫球蛋白等结合形成复合物，或 AMY 本身聚合成巨淀粉酶分子，致使肾脏排泄 AMY 减少。所以，患者血液 AMY 活性增高，而尿液 AMY 活性降低。

2. AMY 活性降低

（1）慢性胰腺炎：慢性胰腺炎晚期 AMY 活性降低多由胰腺组织严重破坏，导致胰腺分泌功能障碍所致。

（2）胰腺癌：AMY 活性降低多由肿瘤压迫时间过久、腺体组织纤维化、分泌功能降低所致。

【评价】

1. 诊断价值 淀粉酶和脂肪酶联合检查可用于急性胰腺炎的诊断和鉴别诊断，或用于急腹症的鉴别诊断。同时检查淀粉酶和脂肪酶时，脂肪酶的灵敏度和特异度较淀粉酶更高。

（1）血液和尿液 AMY 活性变化可用于急性胰腺炎的诊断和急腹症的鉴别诊断。血清 AMY 活性越高，诊断的准确度越高，但 AMY 活性正常不能排除急性胰腺炎。

（2）由于 AMY 半衰期短（约 2h），胰腺或腮腺发生病变时，血液 AMY 活性增高早，持续时间短；而尿液 AMY 活性增高晚，持续时间长。但是，临床上以血液 AMY 变化为主要诊断依据，由于尿液 AMY 变化受肾脏排泄功能影响较大，因此仅为参考指标。

（3）AMY 诊断胰腺炎的灵敏度为 70%~95%，特异度为 33%~34%。AMY 对慢性胰腺炎诊断的灵敏度较低。

2. 影响因素

（1）抗凝血液的淀粉酶偏低，EDTA、草酸盐和枸橼酸盐抗凝血浆不适用于检查 AMY。

（2）高脂血症可干扰检查结果。

3. 与检查相关的临床须知

（1）随机尿液 AMY 对急性胰腺炎诊断价值不大，发病后 6h 或 24h 尿液 AMY 的诊断价值较大。

（2）新生儿血清 AMY 活性约为成人的 18%，随着年龄增长 AMY 活性逐渐增高，10~15 岁达成人水平。

（3）腹痛患者出现上腹部压痛、恶心呕吐时，应同时检查 AMY 与脂肪酶，以鉴别是急性胰腺炎还是其他外科疾病。

二、脂肪酶

脂肪酶（lipase，LPS）是一种能水解长链脂肪酸三酰甘油的酶，主要由胰腺分泌，胃和小肠也能少量产生。LPS 经肾小球滤过，并被肾小管全部重吸收，所以尿液中无 LPS。脂肪酶检查的适应证：①急性胰腺炎的监测和鉴别诊断（出现急性上腹部疼痛）；②诊断慢性（复发性）胰腺炎；③排除胰管阻塞；④观察腹部疾病是否累及胰腺。

【标本类型】

空腹静脉血，分离血清，或肝素抗凝血浆。

【参考区间】

不同检查方法的参考区间不同，各实验室应建立本实验室的参考区间或引用经过验证的参考区间。

【临床意义】

1. LPS 活性增高

（1）胰腺疾病：LPS 活性增高常见于胰腺疾病，特别是急性胰腺炎。急性胰腺炎发病后 3~6h LPS 开始增高，24h 达到峰值，可持续 7~10d，并且 LPS 活性增高可与 AMY 平行，但有时其增高的时间更早，持续时间更长，增高的程度更明显。

由于活性增高持续时间较长，在病程的后期检查 LPS 更有利于观察病情变化和判断预后。另外，LPS 活性增高也可见于慢性胰腺炎，但其增高的程度较急性胰腺炎为低。

（2）非胰腺疾病：LPS 活性增高也可见于消化性溃疡穿孔、肠梗阻、急性胆囊炎等。

2. LPS 活性降低　胰腺癌或胰腺结石所致的胰腺导管阻塞时，LPS 活性可降低。LPS 降低的程度与梗阻部位、梗阻程度和剩余胰腺组织功能有关。LPS 活性降低也可见于胰腺囊性纤维化。

【评价】

1. 诊断价值　AMY 和 LPS 联合检查可用于急性胰腺炎的诊断和鉴别诊断，或急腹症的鉴别诊断。联合应用 AMY 和 LPS 时,LPS 的灵敏度和特异度较 AMY 更高。

(1)LPS 诊断急性胰腺炎的灵敏度可达 82%,AMY 与 LPS 联合检查的灵敏度可达 95%。由于血清 LPS 的组织来源较 AMY 少,故血清 LPS 对诊断急性胰腺炎具有较高的特异度,且约有 20% 血清 LPS 增高的患者,其血清 AMY 活性不增高。因此,联合检查血清 AMY 和 LPS 对诊断急性胰腺炎具有更高的价值。

(2)由于急性胰腺炎患者血清 LPS 活性增高的程度大、持续时间长(血清 AMY 持续时间短),所以,血清 LPS 对急性胰腺炎病程后期更具诊断价值。

(3)由于腮腺炎、巨淀粉酶血症患者血清 LPS 活性不增高。所以,血清 LPS 对急性胰腺炎具有鉴别诊断价值。

(4)血清 LPS 对慢性胰腺炎诊断的灵敏度低。

2. 影响因素

(1)血红蛋白有抑制 LPS 的作用,故标本不能有溶血。EDTA 和枸橼酸盐影响 LPS 检查结果,其抗凝血浆不适宜作为检查标本。

(2)血清 LPS 检查方法多,不同的检查方法的结果有差异,对胰腺炎诊断的灵敏度也不同。

3. 与检查相关的临床须知

(1)50% 慢性肾衰竭、血液透析患者 LPS 活性增高。

(2)腹痛患者出现上腹部压痛、恶心呕吐时,应同时检查 AMY 与 LPS,以鉴别是急性胰腺炎还是其他外科疾病。

三、胰岛相关自身抗体

1 型糖尿病是一种多基因遗传病。由感染等因素诱发机体产生异常自身体液和细胞免疫应答,导致胰岛 β 细胞损伤,使胰岛素分泌减少,病理生理过程及糖蛋白和脂肪代谢紊乱与胰岛素缺乏有关。1 型糖尿病患者高血糖症状出现前(亚临床期),血清即可出现针对胰岛细胞自身抗原的自身抗体,这些抗体对鉴别糖尿病的类型具有重要意义。

(一)胰岛细胞自身抗体

胰岛细胞自身抗体(islet cell autoantibodies,ICA)属于 IgG 家族,是 1 型糖尿病最有价值的血清学指标,是胰岛 β 细胞遭到破坏的重要指标。检查 ICA 的目的:①评价 1 型糖尿病的危险性;②鉴别可能存在成人迟发性自身免疫性糖尿病(latent autoimmune diabetes in adults,LADA)。

【标本类型】

空腹静脉血,分离血清。

【参考区间】

阴性,<2.5JDF 单位。

【临床意义】

ICA 主要见于 1 型糖尿病患者,发病初期(多为青少年)的阳性率为 85%,成年人为

70%~80%。随着病程延长,其阳性率逐渐减低(病程达 10 年时其阳性率低于 10%)。ICA 有助于评价 1 型糖尿病的发病风险,1 型糖尿病直系亲属中 ICA 阳性,其 5 年内发生糖尿病风险大于 50%。

【评价】

1. **诊断价值**　ICA 阳性率与 1 型糖尿病的危险性显著增高相关,ICA 阳性患者的年龄越小,ICA 浓度越高,糖尿病的危险性越高。

2. **影响因素**　ICA 的标准化问题尚未解决,准确的检查要求检验人员具有丰富的经验。

(二)谷氨酸脱羧酶自身抗体

1 型糖尿病患者的谷氨酸脱羧酶(glutamic acid decarboxylase,GAD)自身抗原是胰腺组织的 GAD65,GAD65 是 1 型糖尿病早期的一个关键抗原。GAD65 提示胰岛 β 细胞遭到破坏及部分功能丧失,患者体内可存在谷氨酸脱羧酶自身抗体(glutamic acid decarboxylase autoantibodies,GADA)。检查 GADA 的目的:①评价 1 型糖尿病的危险性;②鉴别是否存在 LADA。

【标本类型】

空腹静脉血,分离血清。

【参考区间】

阴性。

【临床意义】

新近发生的 1 型糖尿病患者 GADA 阳性率为 70%~90%,1 型糖尿病患者亚临床期的阳性率为 80%~90%,其一级亲属 GADA 的阳性率为 3%~4%,2/3 的 GADA 阳性者在 10 年内罹患 1 型糖尿病。

【评价】

1. **诊断价值**

(1)GADA 是预测 1 型糖尿病发病的最好指标。

(2)GADA 也是 LADA 的诊断指标,由于 GADA 存在时间较 ICA 长,因而特别适用于鉴别发病多年的 LADA。

2. **影响因素**

(1)GADA 目前尚无国际标准血清,不同检查方法所得结果缺乏可比性。

(2)由于 GADA 阳性患者,发展为临床明显的 1 型糖尿病的过程较为缓慢,因而其灵敏度受到一定的限制。

(三)胰岛素自身抗体

胰岛素自身抗体(insulin autoantibodies,IAA)主要是 IgG,反映了人体对胰岛素的自身免疫性,IAA 可在 1 型糖尿病的亚临床期和临床期出现,是 1 型糖尿病的标志抗体之一,用于评价 1 型糖尿病的危险性。

【标本类型】

空腹静脉血,分离血清。

【参考区间】

小于5%为阴性；5%~7%为可疑；大于7%为阳性。

【临床意义】

1. **评价1型糖尿病危险性** 1型糖尿病患者的一级亲属中IAA的阳性率约为2%。高滴度IAA与1型糖尿病的发展密切相关，若仅有IAA阳性，而ICA、IA-2A或GADA阴性，则糖尿病的危险性较低。

2. **监测患者对胰岛素的反应** IAA是胰岛素抵抗的原因之一，糖尿病患者长期使用胰岛素后，因产生IAA而对胰岛素不敏感。因此，可通过检查IAA以监测患者对胰岛素的反应。

3. **评价胰岛素的质量** 如果胰岛素制剂的纯度越高，患者使用后产生的IAA越少（检出率越低），临床治疗效果越好。

【评价】

1. **诊断价值** IAA是评价1型糖尿病危险性的较好指标。

2. **影响因素**

(1)高水平胰岛素可能干扰检查，应空腹采集标本，且在下一次注射胰岛素之前采集标本。

(2)ELISA法检查胰岛素抗体亲和力低，其阳性结果与糖尿病发生相关性较低。因此，ELISA法检查IAA对1型糖尿病无预测价值。

(四)酪氨酸磷酸酶IA-2自身抗体

IA-2属于受体型蛋白酪氨酸磷酸酶超家族成员，IA-2有一异构体IA-2β，IA-2、IA-2β主要存在于胰岛α、β、δ细胞和垂体、脑组织、肾上腺髓质等神经内分泌组织中。抗IA-2抗体（IA-2A）和抗IA-2β抗体（IA-2βA）是1型糖尿病的血清标志物。

【标本类型】

空腹静脉血，分离血清。

【参考区间】

阴性。

【临床意义】

50%~70%的新诊断1型糖尿病患者血清IA-2A阳性，且与年龄相关，成人患者阳性率较低（低于50%）。IA-2A阳性的健康儿童和青少年将迅速发展为临床症状明显的1型糖尿病。IA-2A阳性的1型糖尿病患者一级亲属出现糖尿病症状的平均年限约为1.5年，但在发生1型糖尿病的患者中只有50%的患者IA-2A阳性。IA-2βA可能是糖尿病发展过程中晚期的一个免疫学指标。

【评价】

1. **诊断价值** IA-2A是1型糖尿病筛查或早期诊断的重要标志物。

2. **与检查相关的临床须知** 随着1型糖尿病病情的发展，IAA会逐渐下降，而ICA、GADA和IA-2A会逐渐增高。ICA或GADA/IA-2A组合检查既经济又有效。

第三节　肝脏和胰腺功能实验室检查项目的选择与应用

由于肝脏具有重要的代谢功能和很强的再生与代偿能力,且不同肝脏功能检查存在着灵敏度和特异度的差异。因此,选择和应用肝脏功能项目时,要结合患者症状、体征进行合理选择,必要时可选择影像学、肝脏免疫学、肝癌标志物等,以便对肝脏功能做出正确而全面的评价。

肝脏功能检查项目选择的原则:①检查项目不能过多;②检查结果能够提示肝脏的主要功能状态和损伤程度;③检查方法易于标准化和普及、操作简便、重复性好;④检查项目方便于在不同医院流通和比较。

1. **健康体检**　可选择 ALT、肝炎病毒标志物、肿瘤标志物、血清蛋白及 A/G 比值作为评价指标,有助于发现肝癌、病毒性肝炎及其他原因引起的肝脏损伤。

2. **肝炎**　急性肝炎患者可检查 ALT、胆汁酸、肝炎病毒标志物、尿胆原、血清及尿液胆红素;慢性肝炎和肝硬化患者加查 AST、ALP、GGT、血清蛋白、血清蛋白电泳及 A/G 比值。

3. **原发性肝癌**　除了检查一般的肝脏功能(ALT、AST、STB 和 CB)外,还应加查 AFP、GGT、ALP 等。

4. **黄疸**　黄疸患者的诊断和鉴别诊断应检查 STB、CB、ALP、GGT、胆汁酸、尿胆原和尿液胆红素。

5. **酒精性肝病**　①酒精性脂肪肝:GGT、AST 和 ALT;②酒精性肝炎:AST、ALT 和 GGT、谷氨酸脱氢酶(glutamate dehydrgenase,GDH);③酒精性肝硬化:GGT、AST、MAO、Ⅲ型前胶原末端肽(P Ⅲ P)、血清总蛋白和蛋白电泳。

6. **疗效判断和病情随访**　急性肝炎可检查 ALT、AST、STB 和 CB、尿胆原和尿液胆红素等;慢性肝脏疾病可观察 ALT、AST、STB 和 CB、凝血酶原、TP、A/G 比值及蛋白电泳等,必要时可检查 MAO 等。动态观察其变化更有意义。

另外,肝脏和胰腺疾病的检查项目可分为基本检查项目、进一步检查项目和可选择的检查项目等(表 9-21、表 9-22)。

表 9-21　肝脏疾病检查项目的选择

检查类型	检查项目
基本检查	血液:ALT、AST、GGT、AST/ALT、GGT/AST、胆红素、ALP、MCV、凝血酶原、PLT 计数 尿液:尿胆原、胆红素
进一步检查	蛋白电泳、前清蛋白、免疫球蛋白(IgA、IgG、IgM)、脂蛋白 -X(LpX)、ChE、GGT/ChE、GDH、LDH、OGTT、磺溴酞钠滞留试验、卟啉、HBsAg、抗 HBc 抗体、抗 HAV 抗体
可选择的检查	铁、铜、血浆铜蓝蛋白、α_1- 抗胰蛋白酶、氨、胆汁酸、5- 核苷酸酶、HBeAg、抗 HBe、抗 HCV 抗体、抗 CMV 抗体、抗 EB 病毒抗体、自身抗体等

表 9-22 胰腺疾病检查项目的选择

检查类型	检查项目
基本检查	血液：AMY、葡萄糖、肌酐、血红蛋白、Hct、电解质、PLT 计数、白细胞计数 尿液：AMY
进一步检查	LPS、ALT、AST、GGT、ALP、LDH、三酰甘油、胆固醇、凝血酶原、弹性蛋白酶
可选择的检查	变性清蛋白、胰岛素、GGT 同工酶、CA242、CA19-9、CA50、嗜铬素 A（CGA）功能性检查：胰泌素 - 胰酶分泌素

（王元松）

第十章　代谢功能实验室检查

新陈代谢是生命的基本形式和高级生命的基础,其过程十分复杂。环境因素和遗传因素可导致营养失调以及代谢途径的异常,进而导致代谢障碍相关性疾病。由于代谢底物和代谢产物广泛存在于人体内,所以,代谢紊乱可影响和累及多个脏器和组织。代谢性疾病常有遗传倾向,并呈家族聚集性,可发生在任何年龄,常影响生长、发育、成熟与衰老过程。代谢性疾病所具有的特殊症状和体征,是确立诊断的首要线索,而诊断性检查则是确诊的依据,且对隐匿患者的诊断更有价值。

第一节　糖代谢检查

一、葡萄糖

空腹血糖(fasting blood glucose,FBG)是诊断糖代谢紊乱最常用和最重要的指标。以空腹血浆葡萄糖(fasting plasma glucose,FPG)检查较为方便,且结果也最可靠,但 FBG 易受肝脏功能、内分泌激素、神经因素和抗凝剂等多种因素的影响,且不同的检查方法,其结果也不尽相同。血糖检查的适应证见表 10-1。

表 10-1　血糖检查的适应证

状态	适应证
高血糖	①门诊患者或住院患者的糖尿病筛查 ②糖尿病治疗监测 ③评价碳水化合物代谢(妊娠、慢性肝脏疾病、急性肝炎、急性胰腺炎、慢性胰腺炎、肢端肥大症、Addison 病、垂体功能减退症等)
低血糖	①糖尿病治疗时出现低血糖症的症状 ②排除临床表现健康的低血糖症患者(胰岛素瘤除外) ③患者出现低血糖相关症状 ④新生儿低血糖的检查 ⑤儿童期先天性代谢障碍的相关线索

【标本类型】

血清、全血(末梢血或静脉血)、氟化钠-草酸盐抗凝血浆。

【参考区间】

4.4~6.1mmol/L(己糖激酶法或葡萄糖氧化酶法),危急值:下限为<2.8mmol/L,上限为>24.8mmol/L。

【临床意义】

1. **血糖增高**

(1)糖尿病:血糖是糖尿病诊断的重要指标。空腹血糖≥7.0mmol/L,或口服糖耐量试验(OGTT)中2h血糖≥11.1mmol/L,或随机血糖≥11.1mmol/L,同时具有糖尿病症状(其中任何一项有异常均应于另一天重复检查),3项中有1项异常即可诊断为糖尿病(diabetes mellitus,DM)。

(2)内分泌疾病:皮质醇增多症、甲状腺功能亢进症、嗜铬细胞瘤、生长激素释放增多等空腹血糖水平亦增高。

(3)其他:应激、严重肝脏疾病、胰腺疾病、脱水、麻醉、感染性疾病、抽搐,大量服用激素、噻嗪类利尿药、口服避孕药等均可引起血糖增高。

2. **血糖降低** 成人空腹血糖低于2.8mmol/L称为低血糖症(hypoglycemia)。病理性低血糖常见于对抗胰岛素的激素分泌不足、严重肝脏疾病、胰岛素瘤(胰岛素分泌过多)、长期营养不良、长时间不能进食的疾病、急性酒精中毒等。

【评价】

1. **诊断价值** 高血糖症(hyperglycemia)是糖尿病的标志,是目前诊断糖尿病的主要依据,也是判断糖尿病病情和控制程度的主要指标。如果能满足下列2个标准中的1个,就能可靠地诊断糖尿病。①有明显的餐后或非空腹葡萄糖浓度增高,伴有或不伴有糖尿病的典型症状(如多饮、多尿、多食和体重减轻)。②至少有2次空腹血糖增高。

2. **影响因素**

(1)己糖激酶法是检查葡萄糖的参考方法,其特异度高于葡萄糖氧化酶法。轻度溶血、脂血症、黄疸、维生素C、肝素及EDTA等对其干扰较小或无干扰。

(2)全血葡萄糖浓度比血浆或血清低12%~15%。标本采集后将标本置于室温下,血细胞的糖酵解可使葡萄糖浓度降低,因此标本采集后应尽快分离血浆或血清。用氟化钠-草酸盐抗凝可抑制糖酵解,以稳定全血葡萄糖。

3. **与检查相关的临床须知**

(1)长时间饥饿和剧烈运动可引起生理性低血糖。女性和儿童空腹血糖小于2.28mmol/L、男性小于2.77mmol/L可能导致脑损伤;空腹血糖大于22.2mmol/L可能导致昏迷。

(2)妊娠期间过大或过小的胎儿,应当在出生后第1天检查血糖水平。当婴儿出现震颤、抽搐、惊厥、呼吸窘迫等症状,尤其是其母亲患糖尿病或婴儿患有HDFN,应当紧急检查血糖。

(3)餐后1~2h、摄入高糖食物、情绪激动或剧烈运动可导致生理性血糖增高。血糖检查前应禁食 8h,清晨空腹采血。

(4)Hct 大于 55%,应用阿司匹林、水杨酸类、乙醇、奎宁等可使血糖降低。

(5)采用便携式血糖仪进行的床旁检查(point of care test,POCT),仅作为糖尿病患者的血糖自我监控或早期筛查指标,不能作为诊断依据。

二、口服葡萄糖耐量试验

口服葡萄糖耐量试验(oral glucose tolerance test,OGTT)是人体口服一定量葡萄糖后,间隔一定时间检查血糖水平的试验。OGTT 是检查人体调节血液葡萄糖功能的方法。

OGTT 的适应证:①疑为糖尿病,如间歇性高血糖症或糖尿;②怀疑糖耐量受损的有心血管疾病危险增加的个体;③临界的空腹和餐后血糖或糖化血红蛋白 A_{1c}(HbA$_{1c}$)轻度升高者;④空腹血糖或餐后血糖正常的糖尿阳性者;⑤糖尿阳性或餐后高血糖症的孕妇;⑥具有糖尿病家族遗传倾向者;⑦怀疑为肾性糖尿者。

【标本类型】

血清、全血或氟化钠 - 草酸盐抗凝血浆。采血同时每隔 1 小时采集尿液标本检查尿糖。

【参考区间】

健康成年人 OGTT:FPG<6.1mmol/L;服糖后 0.5~1h 血糖增高达峰值,一般在 7.8~9.0mmol/L,应<11.1mmol/L;服糖后 2h 血糖(2hPG)<7.8mmol/L;服糖后 3h 血糖恢复至空腹血糖水平。同时检查上述各时段的尿糖均为阴性。

【临床意义】

1. **诊断糖尿病**　2hPG ≥ 11.1mmol/L 是诊断糖尿病的依据之一。糖尿病患者 OGTT 表现为 FPG ≥ 7.0mmol/L;葡萄糖耐量峰时后延,常在 1h 后出现,且峰值 ≥ 11.1mmol/L;2h 不能恢复至正常水平,尿糖呈阳性。

2. **判断 IGT**　FPG<7.0mmol/L,2hPG 为 7.8~11.1mmol/L,且血糖到达高峰的时间延长至 1h 后,血糖恢复正常的时间延长至 2~3h 后,同时伴有尿糖阳性者为 IGT。IGT 通过长期随诊观察,大约 1/3 能恢复正常,1/3 仍为 IGT,1/3 最终转为糖尿病。IGT 常见于 2 型糖尿病、肢端肥大症、甲状腺功能亢进症、肥胖症及皮质醇增多症等。

3. **平坦型糖耐量曲线**(smooth OGTT curve)　FPG 降低,口服葡萄糖后血糖增高也不明显,2hPG 仍处于低水平状态。常见于胰岛 β 细胞瘤、肾上腺皮质功能亢进症、腺垂体功能减退症。也可见于胃排空延迟、小肠吸收不良等。

4. **储存延迟型糖耐量曲线**(storage delay OGTT curve)　口服葡萄糖后血糖急剧增高,提早出现峰值,且大于 11.1mmol/L,而 2hPG 又低于空腹水平。常见于胃切除或严重肝损伤。由于胃切除后肠道迅速吸收葡萄糖或肝脏不能迅速摄取和处理葡萄糖,而使血糖急剧增高,反应性引起胰岛素分泌增高,进一步导致肝外组织利用葡萄糖增多,而使 2hPG 明显降低。

5. **鉴别低血糖**　①功能性低血糖:FPG 正常,口服葡萄糖后的高峰时间及峰值均正常,但 2~3h 后出现低血糖,见于特发性低糖血症;②肝源性低血糖:FPG 低于正常,口服葡萄糖后血糖高峰提前并高于正常,但 2hPG 仍处于高水平,且尿糖阳性,常见于广泛性肝损伤、病毒性肝炎等。

【评价】

1. 诊断价值 OGTT 是糖尿病和低血糖症的重要诊断性试验,空腹血糖诊断糖尿病会遗漏 30%~40% 的患者。因此,OGTT 是糖尿病诊断的依据之一。主要用于诊断糖尿病、判断 IGT、鉴别尿糖和低血糖症,OGTT 还可用于胰岛素和 C 肽释放试验。

2. 影响因素

(1)服用噻嗪类利尿剂、糖皮质激素、口服避孕药、阿司匹林、三环类抗抑郁药等均可引起血糖增高,糖耐量减退。吸烟也可使血糖增高。

(2)感染性疾病、手术都可影响糖耐量,应在其恢复 2 周后再进行 OGTT。

(3)在正常情况下,随着年龄增长,血糖有增高的趋势。

(4)长期卧床可影响 OGTT 结果,在病情允许的情况下,患者最好下床活动。住院患者 OGTT 的诊断价值不大。

(5)筛查妊娠糖尿病(gestational diabetes)应在妊娠 24 周和 28 周进行 OGTT。

3. 与检查相关的临床须知

(1)2hPG 较空腹血糖更灵敏。

(2)常在服用葡萄糖后直接检查 2h 血浆葡萄糖,此方法在临床常用,但并未标准化。

(3)如果在 2 个随机的时间点检查空腹血糖 ≥7.8mmol/L,或餐后 2h 血糖 ≥11.1mmol/L,则可确诊糖尿病,而不需要做 OGTT。

(4)OGTT 对儿童的辅助诊断价值不大。

三、糖化血红蛋白

糖化血红蛋白(glycosylated hemoglobin,GHb)是红细胞内血红蛋白与血液中糖化合物相结合的产物。糖化血红蛋白 A_1(HbA$_1$)由 HbA$_{1a}$、HbA$_{1b}$、HbA$_{1c}$ 组成,约占总血红蛋白的 7%。HbA$_1$ 的主要成分是 HbA$_{1c}$,其检查的指征是糖尿病碳水化合物代谢的长期回顾性监测。

【标本类型】

EDTA 或氟化物 - 草酸盐抗凝全血。

【参考区间】

HbA$_{1c}$ 4%~6%。

【临床意义】

1. **HbA$_{1c}$ 增高** 糖尿病、脾切除。

2. **HbA$_{1c}$ 降低** 红细胞寿命缩短,如溶血性贫血、遗传性球形红细胞增多症、失血、镰状细胞贫血、血红蛋白病等。

【评价】

1. **诊断价值** HbA$_{1c}$ 水平取决于血糖水平、高血糖持续时间,其生成量与血糖浓度成正比。HbA$_{1c}$ 的代谢周期与红细胞寿命基本一致,故 HbA$_{1c}$ 水平反映的是近 2~3 个月内平均血糖水平,而不能提供日间血糖动态变化,或低血糖异常发生频率。但 HbA$_{1c}$ 是比总 GHb 能更好地监控糖尿病患者血糖控制水平的指标。

(1)评估糖尿病控制程度:HbA$_{1c}$ 是反映糖尿病患者血糖长期控制水平的"金标准"。糖尿病的治疗目标是将 HbA$_{1c}$ 浓度控制在 6.5% 以内,若 HbA$_{1c}$ 大于 7.0%,则必须调整或重新制定治疗方案。

(2)鉴别高血糖:糖尿病性高血糖患者 HbA$_{1c}$ 增高,而应激性高血糖患者 HbA$_{1c}$ 无异常。

2. 影响因素

(1)GHb 的形成过程是不可逆的,其浓度与红细胞寿命和该时期内血糖的平均浓度有关,不受每天葡萄糖波动的影响,也不受运动或食物的影响。GHb 检查采用空腹血液或非空腹血液标本。

(2)由于 GHb 与红细胞寿命有关,在有溶血性疾病或其他原因引起红细胞寿命缩短时,GHb 明显减少。

(3)某些血红蛋白亚型,如 HbS、HbC、HbF、HbE 等会干扰 HbA$_{1c}$ 检查,应进行校正。

3. 与检查相关的临床须知

(1)HbA$_{1c}$ 水平随着年龄增长而增高,HbA$_{1c}$ 检查的推荐频度取决于糖尿病类型和治疗(表 10-2)。

表 10-2 糖尿病患者 HbA$_{1c}$ 检查时间频度

糖尿病类型 / 治疗	推荐频度
1 型糖尿病,最小量或常规治疗	每年 3~4 次
1 型糖尿病	每个月 1~2 次
强化治疗 2 型糖尿病	稳定的代谢条件下每年 2 次
糖尿病孕妇、妊娠糖尿病	每 1~2 个月 1 次

(2)HbA$_{1c}$ 可用于评估发生糖尿病并发症的风险和监测糖尿病的控制情况,但不推荐用于糖尿病初始诊断。HbA$_{1c}$ 反映糖尿病控制情况与微血管并发症进展之间有良好的相关性。英国前瞻性糖尿病研究(United Kingdom prospective diabetes study,UKPDS)指出 HbA$_{1c}$ 每下降 1%,糖尿病死亡的危险性下降 21%,心肌梗死的危险性下降 14%。

(3)糖尿病控制的 HbA$_{1c}$ 目标值是 6%~7%,但不建议患者有更低的 HbA$_{1c}$,以免增加低血糖的风险,但年轻人可适当降低。在制定 HbA$_{1c}$ 控制目标值时,必须考虑患者个人的健康状况、低血糖风险、特殊健康风险等情况。

四、胰岛素

血浆胰岛素能反映胰岛 β 细胞的功能。在进行 OGTT 的同时,检查血浆胰岛素水平即进行胰岛素释放试验(insulin releasing test),以了解胰岛 β 细胞分泌功能、β 细胞数量和有无胰岛素抵抗。胰岛素水平的变化可反映人体的胰腺功能及糖代谢情况,主要用于胰岛素瘤的诊断,也可用于糖尿病的辅助诊断和治疗监测。

【标本类型】

血清或血浆。多采集空腹(8~16h)静脉血。胰岛素释放试验标本采集方法同OGTT。

【参考区间】

4.0~15.6U/L(化学发光免疫法);17.8~173.0pmol/L(电化学发光免疫法)。

【临床意义】

1. **诊断胰岛素瘤** 胰岛素瘤诊断依据:①血浆(血清)胰岛素大于50U/L,血糖降低(小于1.66mmol/L);②静脉注射甲苯磺丁脲后,持续性低血糖伴高胰岛素血症(快速增高与快速降低);③C肽抑制失败伴血糖水平降低(小于1.66mmol/L),胰岛素/血糖比值大于0.3。

2. **早期诊断糖尿病** 1型糖尿病患者胰岛素分泌绝对减少,2型糖尿病患者早期、中期胰岛素水平正常或略高,晚期水平下降。

另外,嗜铬细胞瘤、垂体功能低下症、促肾上腺皮质激素缺乏症、肾上腺皮质功能不全、营养不良等患者的胰岛素浓度可降低。而胰岛β细胞瘤、家族性高胰岛素血症、肢端肥大症、巨人症和库欣综合征患者的胰岛素浓度可增高。

【评价】

1. **诊断价值** 胰岛素水平对于确诊胰岛素瘤具有重要意义,也是糖尿病分型诊断及低血糖诊断与鉴别诊断的指标。

2. **影响因素**

(1)血液中的抗胰岛素抗体可对免疫法产生干扰。

(2)外源性注射胰岛素或口服降糖药可引起胰岛素水平增高。

(3)妊娠中晚期的孕妇可出现相对胰岛素抵抗。

3. **与检查相关的临床须知**

(1)对于接受高剂量生物素治疗的患者,必须在末次生物素治疗8h后采集标本。

(2)少数患者极高浓度的抗胰岛素抗体、链霉亲和素可影响检查结果。

(3)胰岛素瘤导致的胰岛素分泌过多是难以预测的,可产生极度危险的低血糖状态,以致患者呈昏迷状态。因此,必须教会患者及家属如何处置这种危急状态,并且时刻保持警惕。

五、C肽

C肽(C-peptide)是胰岛素原在转化为胰岛素的过程中,形成的无生物学活性多肽,反映了胰岛素的内源性释放。C肽的半衰期较胰岛素长(约35min),不受肝酶的灭活,仅在肾脏中降解,部分以原形从尿液排出。

【标本类型】

血清或血浆。多采集空腹(8h)静脉血。

【参考区间】

0.78~1.89μg/L(化学发光免疫法); 0.26~1.30nmol/L(电化学发光免疫法)。

【临床意义】

1. **C 肽浓度增高**　肾衰竭、服用口服降糖药、胰岛素瘤、胰腺或 β 细胞移植、2 型糖尿病等。

2. **C 肽浓度降低**　胰岛素给药后（假性低血糖）、全胰切除术后、1 型糖尿病等。

【评价】

1. **诊断价值**　C 肽作为胰岛素生成的指标，反映了内源性 β 细胞的功能。C 肽主要用于鉴别低血糖，更能反映胰腺的分泌功能与内生胰岛素水平，也可用于监测胰岛素瘤术后的恢复情况。随机 C 肽浓度有利于鉴别 1 型与 2 型糖尿病。

（1）鉴别空腹低血糖：用于鉴别诊断是胰岛素瘤的过度分泌导致的低血糖，还是患者注射胰岛素而导致的低血糖，以保证合理治疗。

（2）手术疗效评估：胰岛素瘤术后 C 肽浓度增高，说明有残留的肿瘤组织，若随访中 C 肽浓度持续增高，提示有肿瘤复发或转移的可能。

2. **影响因素**

（1）C 肽有助于了解葡萄糖 / 胰岛素比值和有关胰岛素分泌等情况，不受外源性胰岛素影响。

（2）C 肽的半衰期约为胰岛素的 10 倍，难以准确反映胰岛素的急剧变化。

（3）C 肽浓度增高也与肾衰竭、服用磺脲类药物有关。

（4）某些患者体内的嗜异性抗体可对检查结果产生影响。

3. **与检查相关的临床须知**

（1）C 肽与胰岛素无交叉免疫反应，药用胰岛素不含 C 肽，因此 C 肽不受外源性胰岛素和胰岛素抗体的影响，故应用放免法检查 C 肽可代表内源性胰岛素水平，用来评价胰岛细胞功能较胰岛素更优越。

（2）为了鉴别胰岛素瘤与外源性胰岛素导致的低血糖，可以检查胰岛素 /C 肽比值，比值小于 1.0 为内源性胰岛素分泌增多，比值大于 1.0 为外源性胰岛素增多。

（3）C 肽大于 1.8μg/L 的糖尿病患者不需要胰岛素治疗即可控制病情。C 肽大于 2μg/L 或更高则提示胰岛素瘤。

六、β- 羟丁酸

β- 羟丁酸、乙酰乙酸和丙酮总称为酮体（ketone body）。β- 羟丁酸（beta-hydroxybutyric acid，β-HB）是酮体的主要成分之一，约占 78%，主要来源于游离脂肪酸在肝脏的氧化代谢。当糖代谢发生障碍时，脂肪分解加速，不能充分氧化，就会产生大量中间产物酮体。当酮体的产生超过了肝外组织所利用的限度，导致血液酮体浓度增高，称为酮血症（ketonemia）。过多的酮体从尿液中排出，称为酮尿症（ketonuria）。

【标本类型】

血清。

【参考区间】

0.03~0.30mmol/L（β- 羟丁酸脱氢酶法）。

【临床意义】

1. **糖尿病酮症酸中毒**　β- 羟丁酸浓度增高可用于酮症酸中毒的鉴别诊断和监测病情变化。严重酸中毒患者 β- 羟丁酸与乙酰乙酸的比值增高至 16∶1(健康人为 2∶1),因此,监测糖尿病酮症酸中毒患者的乙酰乙酸可能造成误诊。在酮症酸中毒的早期阶段,β- 羟丁酸与乙酰乙酸的比值可达到最高点。治疗后该比值将随着 β- 羟丁酸被氧化成乙酰乙酸而降低。因此,通过跟踪监测 β- 羟丁酸可以更真实地反映酮症酸中毒的状况。

2. **其他**　各种原因所致的长期饥饿、妊娠高血压综合征、营养不良、严重脱水、急性酒精中毒、剧烈运动后等也可使血液酮体增高。此外,通过检查早晨空腹 β- 羟丁酸水平,可了解严重损伤、败血症、营养支持治疗等患者体内的脂肪、蛋白质代谢情况。

【评价】

1. **诊断价值**　尿液酮体主要用于判断与评价糖代谢障碍和脂肪不完全氧化。糖尿病酮症酸中毒或昏迷时,尿液酮体的价值更大,并能与低血糖、心脑血管病的酸中毒或高血糖渗透性糖尿病昏迷相鉴别(尿液酮体一般不高)。但应注意糖尿病酮症患者肾衰竭导致肾阈值增高时,尿液酮体亦可减少,甚至完全消失。

2. **影响因素**　硝基盐试验是目前常用的酮体检查方法,该方法只能检查乙酰乙酸,因而有可能低估了总酮体浓度,在评价酮症酸中毒的治疗,尤其是解释结果时,应加以注意。

3. **与检查相关的临床须知**

(1)不同病因引起酮症的酮体成分可不同,即使同一患者在不同病程的酮体成分也可有差异。在糖尿病酮症酸中毒早期,酮体的主要成分是 β- 羟丁酸,乙酰乙酸很少或缺乏,此时检查可导致对总酮体量估计不足。

(2)在糖尿病酮症酸中毒症状缓解后,乙酰乙酸浓度反而较急性期增高。因此,必须注意病情发展,并及时分析检查结果的可靠性。

七、乳酸

乳酸(lactic acid)是糖代谢的中间产物,主要来源于骨骼肌、脑组织、皮肤、肾髓质和红细胞。血液乳酸浓度与乳酸产生的速度以及肝脏对乳酸代谢的速度有关,约 65% 的乳酸由肝脏代谢。葡萄糖在外周组织转化为乳酸,而乳酸在肝脏又转化为葡萄糖的过程,称为乳酸循环(lactic acid cycle)。

【标本类型】

全血、血浆或脑脊液。

【参考区间】

静脉全血:0.5~1.7mmol/L;静脉血浆:0.6~2.2mmol/L;动脉血浆:0.3~0.8mmol/L;脑脊液:1.1~2.1mmol/L(乳酸脱氢酶法)。

【临床意义】

1. **高乳酸血症**

(1)糖尿病酮症酸中毒:由于胰岛素绝对或相对不足,糖尿病患者不能有效利用血糖,丙酮酸大量还原为乳酸,导致体内乳酸堆积。高乳酸血症的严重程度常提示疾病的严重程度。当血液乳酸大于 10.5mmol/L 时,患者的存活率仅为 30% 左右。

（2）其他：糖原积累症、肝脏疾病、休克的不可逆期、心肺功能失代偿期及某些药物均可引起乳酸增高。

2. 脑脊液乳酸浓度增高　主要见于脑血管意外、颅内出血、细菌性脑膜炎、真菌感染、癫痫等中枢神经系统疾病。

【评价】

1. 诊断价值　健康人乳酸 / 丙酮酸比值为 10∶1,血液乳酸浓度极度增高提示低氧血症,并伴有高乳酸血症。

2. 影响因素

（1）采集标本前应保持空腹及完全静息至少 2h。

（2）乳酸检查标本为全血、血浆和脑脊液,采集血液标本时不可用压脉带,且禁止用力握拳。

（3）采用肝素 - 氟化钠抗凝剂较好。由于血细胞会引起葡萄糖代谢产生乳酸,使其浓度增高,应使用含氟化钠或碘乙酸盐的采血管。

（4）采集血液标本后,将标本管置冰浴中送检,并尽快分离血浆,放冰室保存待查。

3. 与检查相关的临床须知　乳酸增高可促进肝脏的清除作用,但当其浓度达到 2mmol/L 时,肝脏对其摄取就会达到饱和。如果乳酸生成过多或肝脏处于缺氧状态,则不能有效清除乳酸,使乳酸在血液堆积,而引起高乳酸血症或乳酸酸中毒（lactic acidosis）。

八、丙酮酸

丙酮酸（pyruvic acid）是糖酵解途径的产物,主要来源于红细胞、肌肉和各组织细胞。红细胞经常产生丙酮酸,休息状态时丙酮酸和乳酸呈平行关系,当肌肉收缩导致相对缺氧时,糖代谢以无氧糖酵解为主,乳酸产生增多,但乳酸 / 丙酮酸比值正常,它们均进入肝脏、脑组织和心脏等部位继续氧化。

【标本类型】

全血,血浆。

【参考区间】

静脉全血：0.03~0.10mmol/L；静脉血浆：<0.10mmol/L（酶法）。

【临床意义】

丙酮酸浓度增高见于维生素 B_1 缺乏症患者,因维生素 B_1 缺乏造成丙酮酸氧化障碍,引起血液丙酮酸浓度增高。丙酮酸浓度增高也可见于糖尿病、充血性心力衰竭、严重腹泻等,严重感染和肝脏疾病时也可有丙酮酸浓度增高,并伴有高乳酸血症。

【评价】

1. 诊断价值　血液丙酮酸浓度可用于评价先天性代谢紊乱所致的血清乳酸浓度增高、与乳酸 / 丙酮酸比值增高有关的先天性代谢紊乱。

2. 影响因素

(1)丙酮酸在血液中很不稳定,采集标本后 1~2min 就可出现明显下降,因此,采集血液后必须在 4℃条件下尽快分离出血浆,并尽快检查。

(2)需要空腹采集血液标本,用压脉带的时间不要超过 2min。

3. 与检查相关的临床须知

建议同时检查血液乳酸,以得到乳酸/丙酮酸比值,有助于了解循环衰竭的严重程度。乳酸/丙酮酸比值越高,组织缺氧越严重。乳酸/丙酮酸比值对酒精引起的酮症酸中毒也有诊断价值。

第二节 脂类代谢检查

一、血浆脂类

血浆脂类包括游离胆固醇(free cholesterol,FC)、胆固醇酯(cholesterol ester,CE)、磷脂(phospholipid,PL)、三酰甘油(triacylglycerol,TG)、糖脂、游离脂肪酸(free fatty acid,FFA)等,其中 FC 和 CE 统称为总胆固醇。血浆脂类水平可反映全身脂类代谢的状态,有助于动脉硬化和高脂血症等血脂代谢异常性疾病的诊断、病情观察和指导治疗。

(一) 总胆固醇

总胆固醇(total cholesterol,TC)是指血液中各脂蛋白所含胆固醇之总和,血液胆固醇在低密度脂蛋白(low density lipoprotein,LDL)中最多,其次是高密度脂蛋白(high density lipoprotein,HDL)和极低密度脂蛋白(very low density lipoprotein,VLDL),在乳糜微粒(chylomicron,CM)中最低。血清总胆固醇增高是引起动脉粥样硬化和缺血性心脑血管疾病的重要危险因子。

【标本类型】

血清或血浆(空腹 12h)。

【参考区间】

合适水平:<5.20mmol/L;边缘增高:5.20~6.19mmol/L;增高:≥6.20mmol/L。

【临床意义】

1. TC 浓度增高

(1)原发性:多基因遗传性高胆固醇血症、家族性高胆固醇血症(LDL 受体缺陷)、家族性联合高脂血症等。

(2)继发性:甲状腺功能减退症、糖尿病控制不良、肾病综合征、胆道梗阻、厌食症、Cushing 综合征、急性间歇性卟啉病,以及使用皮质类固醇等。

2. TC 浓度降低

见于严重肝脏疾病、重度贫血、甲状腺功能亢进症、营养不良、吸收不良、大面积烧伤、戈谢病、高密度脂蛋白缺乏症、肺结核等。

【评价】

1. 诊断价值 TC 主要用于动脉粥样硬化、心肌梗死和冠状动脉栓塞的危险性评估和调脂治疗效果的监测。TC 与冠心病有关，并且是冠心病的重要筛查项目。

(1)血清高胆固醇与动脉粥样硬化有关，降低和控制血清 TC 可降低冠心病发病率，并阻止粥样硬化斑块发展。

(2)由于酯化胆固醇的酶是肝脏合成分泌的，因此检查胆固醇酯在总胆固醇中的比例还有助于了解肝功能。

2. 影响因素

(1)静脉压迫 3min 可使 TC 浓度增高 10%，采集血液标本时应避免长时间使用压脉带。

(2)由于影响血清 TC 浓度的因素较多，很难确定一个参考区间。因此，将胆固醇浓度高低划分为合适水平、边缘性增高和增高 3 个水平。

(3)秋冬季节 TC 浓度增高，春夏季节 TC 浓度降低；坐位 TC 浓度较站立位低，卧位 TC 浓度较坐位低。血浆 TC 浓度较血清低 10%。

(4)检查前 7d 患者要正常饮食，采集标本前 48h 禁止饮酒。持续性空腹伴有酮症可引起 TC 浓度增高。

3. 与检查相关的临床须知

(1)血清 TC 浓度受生理因素，如体力劳动强度和环境因素、性别和年龄等影响。中青年男性 TC 浓度高于女性；女性绝经后 TC 浓度高于同年龄男性；雌激素可降低 TC 浓度，妊娠可增加 TC 浓度。

(2)新生儿 TC 浓度很低，哺乳期后很快接近成人水平。随着年龄增长 TC 浓度有增高趋势，70 岁后又下降，男性较明显。

(3)TC 浓度大于 5.20mmol/L，应复查并取平均值报告。如果 2 次结果相差 10% 以上，需要进行第 3 次检查。TC 浓度大于 8.7mmol/L，与 CHD 具有显著的相关性。

(4)一旦确诊为高脂血症，则应减少动物脂肪摄入，并多食用不饱和脂肪酸，增加水果、蔬菜以及谷类食物的摄入量。

(5)心肌梗死后不能立即检查 TC，建议 3 个月之后再检查。

(6)TC 浓度大于 5.20mmol/L 的健康体检者，均应进行其他 CHD 危险因子的检查，开始治疗前应重新检查。

(二)三酰甘油

三酰甘油(triacylglycerol, TG)又称为中性脂肪，包括外源性 TG(主要由食物经肠道摄取，经胸导管入血)和内源性 TG(由肝脏合成)，主要存在于乳糜微粒(CM)和前 β 脂蛋白中，是体内脂肪组织的主要成分，也是人体能量供应的重要来源。TG 参与了 TC 和 CE 的合成，并与血栓形成有密切关系。

【标本类型】

血清或血浆(空腹 12h)。

【参考区间】

合适水平：<1.70mmol/L；边缘增高：1.70~2.29mmol/L；增高：≥2.30mmol/L。

【临床意义】

1. 高三酰甘油血症　TG 浓度大于 1.70mmol/L 是冠心病的一个独立危险因子。原发性高三酰甘油血症（hypertriglyceridemia，HTG）见于 I 、II b、III、IV、V 型高脂血症。继发性 HTG 见于糖尿病、痛风、胆汁淤积性黄疸、甲状腺功能减退症、肾病综合征、妊娠、口服避孕药、酗酒等患者。

2. 低三酰甘油血症　TG 浓度小于 0.56mmol/L，原发性低三酰甘油血症见于无 β 脂蛋白血症。继发性低三酰甘油血症见于继发性脂代谢异常，如消化系统疾病、内分泌疾病、恶性肿瘤晚期、恶病质及应用肝素等药物。

【评价】

1. 诊断价值　TG 主要用于疑似动脉粥样硬化和人体对脂肪代谢能力的评估。TG 和 TC 都是动脉粥样硬化性疾病的危险因子，但二者浓度变化相对独立，因此同时检查更有意义。TG 检查可用于计算 LDL-C，并且常用于血液和血浆混浊度的评价。

（1）高 TG 伴有 TC、LDL-C 增高，HDL-C 降低，并同时存在冠心病的其他危险因子时，对动脉粥样硬化和冠心病的诊断更有意义。

（2）TG 浓度与胰岛素抵抗有关，TG 浓度是糖尿病的独立危险因子。

（3）TG 浓度重度增高有助于诊断急性胰腺炎。

2. 影响因素

（1）人群中血清 TG 浓度呈明显的正偏态分布。

（2）静脉压迫时间过长和将带有血凝块的血清保存时间太长，都会造成结果偏高。

（3）大量肉食和饮酒、妊娠和口服避孕药、急性疾病、流感和寒冷、肥胖、运动量减少和吸烟可导致 TG 浓度增高。剧烈运动、持续性体重下降可致 TG 浓度降低。

3. 与检查相关的临床须知

（1）血清 TG 浓度受生活条件和饮食方式、年龄、性别等影响，成年后随着年龄增长 TG 浓度逐渐增高（中青年男性高于女性，50 岁后女性高于男性）。

（2）TG 浓度大于 5.6mmol/L，提示高三酰甘油血症，乳糜微粒与动脉粥样硬化无关，但与胰腺炎有关。

（3）血清清澈透明提示血清 TG 浓度一般小于 4.0mmol/L。

（4）TG 浓度变化与某些紊乱有关。①TG 浓度小于 1.7mmol/L，与疾病状态无关；②TG 浓度为 1.7~5.6mmol/L，与外周血管疾病和需要特殊治疗的各种遗传性高脂蛋白血症有关；③TG 浓度大于 11.3mmol/L，与 I 型、V 型高脂蛋白血症和高危胰腺炎发生有关；④TG 浓度大于 56.5mmol/L，与角膜环、视网膜脂血、肝脾大等有关。

（5）排除饮酒、脂肪摄入或富有皮质醇和雌激素等药物的影响，TG 大于 11.3mmol/L，可考虑为原发性脂质疾病。

(三) 磷脂

磷脂包括磷脂酰胆碱、溶血磷脂酰胆碱、神经磷脂、脑磷脂等。

【标本类型】

血清或血浆(空腹 12h)。

【参考区间】

1.3~3.2mmol/L(化学法和酶法)。

【临床意义】

1. **高脂血症**　血清磷脂与 TC 密切相关,二者呈平行关系,高胆固醇血症时常有高磷脂血症,但磷脂增高一般晚于 TC,TG 增高时磷脂也会增高。

2. **胎儿继发性呼吸窘迫综合征**　磷脂及其主要成分的检查是诊断急性呼吸窘迫综合征(ARDS)的重要依据之一。

3. **其他**　胆汁淤滞、原发性胆汁淤积性肝硬化、脂肪肝、肾病综合征等患者磷脂增高。

【评价】

1. **诊断价值**　磷脂检查并不能为血浆磷脂异常的诊断提供帮助,但是在磷脂浓度、组成和分布异常的情况下,可以用于描述总磷脂,评估个体磷脂水平。

2. **影响因素**　磷脂浓度受饮食、环境、性别和年龄等因素的影响。

(四) 游离脂肪酸

游离脂肪酸(free fatty acid,FFA)主要由存储于脂肪组织的 TG 被分解而释放入血,在外周组织以能源形式被利用。正常情况下,血液 FFA 浓度极低,而且易受各种生理因素和病理变化的影响,尤其易受脂代谢、糖代谢和内分泌功能等影响。

【标本类型】

血清或血浆(空腹 12h)。

【参考区间】

0.4~0.9mmol/L(酶法)。

【临床意义】

1. **FFA 增高**　见于糖尿病、甲状腺功能亢进症、肢端肥大症、库欣病、肥胖、严重肝脏疾病、嗜铬细胞瘤(pheochromocytoma)、急性胰腺炎等患者。

2. **FFA 降低**　见于甲状腺功能低下、胰岛素瘤、垂体功能减低、Addison 病等患者。

【评价】

1. **诊断价值**　特异性脂肪酸检查可用于诊断肌营养不良症、饥饿、长期肠外营养等,也可协助诊断嗜铬细胞瘤以及胰高血糖素、促甲状腺激素和促肾上腺皮质激素相关肿瘤。

2. **影响因素**

(1)以清晨空腹安静状态下的血液标本检查 FFA 为宜。

(2)饥饿、运动、情绪激动、糖尿病及某些内分泌改变时,可使血液 FFA 浓度增高;餐后及服用葡萄糖后可使 FFA 降低。

(3)脂蛋白脂肪酶(lipoprotein lipase,LPL)可使 FFA 浓度增高,因此采集标本后应注意在4℃条件下分离血清,并尽快进行检查。不能立即检查时,标本可冷冻保存。

(4)肝素可使 FFA 浓度增高,故不能采用肝素抗凝血液检查 FFA,也要避免肝素治疗时(后)检查 FFA。

3. 与检查相关的临床须知

(1)因为血液 FFA 浓度易受各种因素的影响,故不能仅凭一次检查结果进行诊断,要对 FFA 进行动态检查。

(2)检查前避免剧烈运动,尽量放松,并戒酒 24h。

二、脂蛋白

脂蛋白(lipoprotein,LP)是由脂质和蛋白质组成的复合物,一般以不溶于水的 TG 和 CE 为核心,表面覆盖有少量蛋白质和极性的 PL、FFA。借助超速离心技术,可把 LP 分为 4 类：CM、VLDL、LDL 和 HDL。目前以检查脂蛋白中胆固醇总量作为脂蛋白的定量依据,即检查 HDL、LDL 中的胆固醇,并分别称为高密度脂蛋白 - 胆固醇(high density lipoprotein cholesterol,HDL-C)和低密度脂蛋白 - 胆固醇(low density lipoprotein cholesterol,LDL-C)。

(一)高密度脂蛋白 - 胆固醇

HDL 主要是由肝脏和小肠合成的,是颗粒直径最小、密度最大的脂蛋白。HDL 将胆固醇从周围组织转运到肝脏进行再循环,或以胆酸的形式排泄,此过程称为胆固醇逆转运(reverse cholesterol transport,RCT)。HDL-C 检查的适应证：①早期识别动脉粥样硬化的危险性(非致动脉粥样硬化胆固醇成分检查);②监测降脂药物治疗反应(在使用降脂药物治疗的过程中应避免 HDL 降低)。

【标本类型】

血清或血浆(空腹 12h)。

【参考区间】

降低：<1.0mmol/L。

【临床意义】

1. HDL-C 浓度增高　见于胆固醇酯转移蛋白(cholesterol ester transfer protein,CETP)缺乏、肝酯酶(hepatic lipase)活性降低等,也可见于慢性肝炎、原发性胆汁性肝硬化、运动失调、过量饮酒及服用某些药物的患者,如肾上腺皮质激素、胰岛素、雌激素等。

2. HDL-C 浓度降低　见于遗传性低 HDL-C 血症、磷脂酰胆碱胆固醇酰基转移酶(lecithin-cholesterol acytransferase,LCAT)缺乏症等,也可见于低脂肪高糖饮食、AMI、急性炎症、吸烟、运动不足及应用某些药物,如 β 受体阻断剂等。

【评价】

1. 诊断价值　HDL-C 是一种对人体有益的胆固醇,主要用于冠状动脉风险评估和 HDL-C 低水平患者的监测。HDL-C 浓度与冠心病发病风险呈负相关,并且是 CHD 的独立危险因子。HDL-C 小于 1.0mmol/L 是 CHD 的危险因子,HDL-C ≥ 1.55mmol/L 是 CHD "负性"危险因子。

2. **影响因素**　年龄、性别、种族、饮食、运动、药物、吸烟、肥胖等均可影响 HDL-C 浓度。

3. **与检查相关的临床须知**

（1）胆固醇 /HDL-C 比值较其单项检查更有意义。比值越高,患动脉粥样硬化的风险越大。该比值应与总胆固醇浓度、HDL-C 所占比例同时报告。

（2）心肌梗死后 3 个月内不建议检查胆固醇和 HDL-C 浓度。

（3）明确 HDL-C 低水平,则可通过饮食调整、锻炼和减肥、戒烟等措施提高 HDL-C 浓度。

（4）如果病情允许,检查前 24h 停用所有药物。检查前 24h 控制酒精的摄入,并确认患者已处于规律饮食状态 3 周。

（5）明确 HDL-C 评价患 CHD 风险的作用（表 10-3）。

表 10-3　HDL-C 评价患 CHD 风险

HDL-C/（mmol/L）	患 CHD 风险
<0.65	2 倍
0.67~0.91	1.5 倍
0.93~1.14	1.2 倍
1.16~1.53	平均
1.55~1.92	低于平均
>1.94	无

（二）低密度脂蛋白 - 胆固醇

LDL 是富含胆固醇的脂蛋白,是作为 VLDL 代谢的终产物在循环中形成,也有一部分是由肝脏合成后直接分泌到血液。LDL 的主要功能是转运内源性胆固醇,即将胆固醇从肝脏运向周围组织细胞。根据 LDL 颗粒大小、密度、组成等不同,可将其分为大、中、小密度 LDL。按照 mg/dl 计算,LDL-C = TC–HDL-C–TG/5;按照 mmol/L 计算,LDL-C = TC–HDL-C–TG/2.2。LDL-C 检查的适应证:①早期识别动脉粥样硬化的危险性;②监测降脂药物治疗过程。

【标本类型】

血清或血浆（空腹 12h）。

【参考区间】

理想水平:≤2.6mmol/L;合适水平:2.7~3.3mmol/L;边缘升高:3.4~4.0mmol/L;升高:≥4.1mmol/L。

【临床意义】

1. **LDL-C 浓度增高**　见于高脂蛋白血症、AMI、冠心病、肾病综合征、慢性肾衰竭和糖尿病等,也可见于神经性厌食症及妊娠。

2. **LDL-C 浓度降低**　见于营养不良、慢性贫血、骨髓瘤、创伤和严重肝脏疾病等。

【评价】

1. **诊断价值** LDL-C 主要用于监测发生 CHD 的危险性。LDL-C 是一种对人体有害的胆固醇,与动脉粥样硬化和 CHD 的发生具有显著相关性。LDL-C 具有更长的半衰期,且更易检查。可根据 LDL-C/HDL-C 比值评估患冠状动脉疾病和 CHD 的风险(表 10-4)。

表 10-4 LDL-C/HDL-C 比值评估患冠状动脉疾病和 CHD 的风险

风险	LDL-C/HDL-C 比值
高风险	>7.99(男性)或 6.14(女性)
中等偏高风险	>6.25(男性)或 5.03(女性)
平均风险	<3.55(男性)或 3.22(女性)
低风险	<1.00(男性)或 1.47(女性)

2. **影响因素**

(1)LDL-C 浓度随着年龄增长而增高,青年与中年男性 LDL-C 浓度高于女性,老年期女性 LDL-C 浓度高于男性。

(2)高脂血症对 LDL-C 检查可产生干扰。

(3)妊娠、类固醇、黄体酮和雄激素等可使 LDL-C 浓度增高。非空腹血液标本可导致 LDL-C 浓度增高,口服雌激素可使 LDL-C 浓度降低。

3. **与检查相关的临床须知**

(1)由于 VLDL 和 LDL 仅含有一个 ApoB 分子,ApoB 就代表了 VLDL 和 LDL 颗粒数量。因此,在评估动脉粥样硬化风险时,检查 ApoB 比检查 LDL-C 更为重要。

(2)如果病情允许,检查前 24h 停用所有药物。检查前 24h 控制的摄入,确认患者已处于规律饮食状态 3 周。

(3)如果 LDL-C 浓度偏高,2~8 周内复查,取其平均值作为选择治疗方案的基础值。

(4)CHD 患者或具有 2 项危险因子(男性、早发冠心病家族史、吸烟、高血压、低 HDL-C、糖尿病、脑血管或外周血管疾病、严重肥胖)患者,LDL-C 的起始治疗浓度应更低一些。

(5)根据症状、体征和血脂检查,可判断 LDL-C 为继发性或家族遗传性。

(三)脂蛋白(a)

脂蛋白(a)[lipoprotein(a),Lp(a)]是一种特殊的脂蛋白,在蛋白和脂质结构方面类似于 LDL,是由一分子 ApoB100 和一分子 Apo(a)以一个二硫键相连构成的。血清 Lp(a)浓度增高是动脉粥样硬化和 CHD 的一个独立危险因子。

【标本类型】

血清或血浆(空腹 12h)。

【参考区间】

合适水平:<300mg/L;增高:≥300mg/L。

【临床意义】

1. **Lp(a)浓度增高** 见于缺血性心脑血管疾病、外科手术、急性创伤、炎症、肾病综合征、尿毒症、恶性肿瘤(除肝癌以外)等。

2. **Lp(a)浓度降低** 见于甲状腺功能亢进症和接受雌激素、维生素 B_3 等治疗的患者。

【评价】

1. **诊断价值** ①高 Lp(a)是动脉粥样硬化性心脑血管疾病重要的独立危险因子,有助于判断冠心病的转归。② AMI 患者 Lp(a)浓度变化与病程演化有密切关系。

2. **影响因素**

(1)为了避免疾病急性期对 Lp(a)浓度的干扰,应综合分析炎症活动期 Lp(a)的检查结果。

(2)同一个体的 Lp(a)浓度恒定,不同个体间差异很大。Lp(a)浓度高低主要是由遗传因素决定的,基本不受性别、年龄、饮食营养和环境影响。

(3)女性闭经后 Lp(a)浓度有上升趋势;新生儿 Lp(a)浓度为成人的 1/10,6 个月后达成人水平;妊娠期女性 Lp(a)浓度容易出现生理性变动;黑种人 Lp(a)浓度明显高于白种人和黄种人。

3. **与检查相关的临床须知** 由于 Lp(a)浓度增高是动脉粥样硬化最强的遗传危险因素。因此以下人群应检查 Lp(a):① LDL-C 浓度增高或需要药物治疗的高脂血症患者;②小于 50 岁的 CHD 患者;③有明显家族史的 CHD 前期患者;④冠状动脉搭桥患者;⑤糖耐量异常及糖尿病患者。

(四)脂蛋白 -X

脂蛋白 -X(lipoprotein X,Lp-X)为胆汁淤积时出现的异常脂蛋白,脂蛋白电泳时向阴极泳动为其特征,是对胆汁淤积诊断具有重要意义的指标。超速离心法可将其分为 Lp-X1 和 Lp-X2。其组成成分以磷脂和游离胆固醇为主,蛋白质成分中的 40% 为清蛋白,60% 为 ApoC。

【**标本类型**】

血清或血浆(空腹 12h)。

【**参考区间**】

<100mg/L(乙醚提取测磷法); 0~90mg/L(免疫透射比浊法)。

【**临床意义**】

1. **肝胆疾病** Lp-X 是胆汁淤积的灵敏指标,其浓度高低与胆汁淤积程度有关,可用于鉴别胆汁淤积的类型,肝外性淤积时 Lp-X 浓度高于肝内性淤积,恶性病变 Lp-X 浓度高于良性病变。

2. **LCAT 缺陷综合征** 因其分解代谢减少,导致 Lp-X 浓度增高。

【**评价**】

1. **诊断价值**

(1)Lp-X 具有抗动脉粥样硬化的功能,可降低动脉粥样硬化的风险。

(2)Lp-X 对胆汁淤积诊断的灵敏度和特异度均优于总胆红素、ALP 和 GGT。

2. **影响因素** 检查 Lp-X 的标本不宜存放,采集标本后应立即送检,因为血液含有能分解 Lp-X 的磷酸酯酶,可使检查结果降低。

三、载脂蛋白

脂蛋白中的蛋白部分称为载脂蛋白(apolipoprotein,Apo),是决定脂蛋白性质的主要脂蛋白组分,参与血浆脂质的代谢和转运等。Apo 一般分为 ApoA、ApoB、ApoC、ApoE 和 Apo(a),每类又可分有若干亚型。载脂蛋白主要功能有构成脂蛋白(使血浆脂质成为可溶性)、激活与脂蛋白代谢有关的酶或抑制其活性、与脂蛋白代谢有关的受体特异性结合。临床应用较多的是载脂蛋白 A Ⅰ(apolipoprotein A Ⅰ,ApoA Ⅰ)和载脂蛋白 B(apolipoprotein B,ApoB)。载脂蛋白检查的适应证:①早期识别冠心病的危险性,特别是对具有早期动脉粥样硬化家族史的人群,发病危险性的评价更有意义。②监测降脂药物治疗过程。

ApoA Ⅰ是 HDL 中主要结构蛋白,约占 HDL 的 65%;ApoB 是除了 HDL 以外其他脂蛋白的主要蛋白质成分,约占 LDL 蛋白质总量的 95%,ApoB 有 ApoB100 和 ApoB48 两种形式。ApoB 对于脂蛋白的形成和释放入血浆,以及与外周细胞 LDL 受体结合非常重要,高浓度 ApoB 是 CHD 的危险因子。

【标本类型】

血清或血浆(空腹 12h)。

【参考区间】

ApoA Ⅰ:1.40~1.45g/L;ApoB:0.6~1.12g/L(免疫透射比浊法)。

【临床意义】

1. ApoA Ⅰ

(1)ApoA Ⅰ浓度增高:见于高 α 脂蛋白血症,也可见于肝脏疾病、血液透析、肝外胆汁淤积患者等。

(2)ApoA Ⅰ浓度降低:见于动脉粥样硬化性心脑血管病患者,还可见于肾病综合征、酒精性肝炎、糖尿病、ApoA Ⅰ缺乏症、家族性 LCAT 缺乏症、家族性低 HDL 症等患者。

2. ApoB

(1)ApoB 浓度增高:多见于动脉粥样硬化、CHD、脑血管疾病和 Ⅰ、Ⅱ、Ⅳ、Ⅴ型高脂蛋白血症、胆汁淤积、糖尿病、肾病综合征、甲状腺功能减退症等。

(2)ApoB 浓度降低:见于肝脏疾病、恶性肿瘤、营养不良、甲状腺功能亢进症及无或低 β 脂蛋白血症等。

3. ApoA Ⅰ/ApoB 比值　ApoA Ⅰ/ApoB 可以反映胆固醇运输的平衡,对评估心血管疾病和糖尿病风险具有预测价值。比值越小,沉积在动脉壁的胆固醇越多,引发动脉粥样硬化和冠心病的风险越大。

【评价】

1. **诊断价值**　ApoA Ⅰ和 ApoB 主要用于评估冠状动脉疾病的危险性。ApoA Ⅰ缺陷与早发性心血管疾病相关。ApoB 在 LDL 分解代谢过程中发挥重要作用。与胆固醇浓度和 LDL-C/HDL-C 比值相比,ApoA Ⅰ/ApoB 比值与冠状动脉疾病的相关性更为密切,比值越小,其危险性越大。

2. 影响因素

（1）ApoAⅠ浓度受年龄因素影响较小,男女差异不明显；ApoB浓度随着年龄增长而增高,至70岁以后不再增高或开始降低。

（2）ApoAⅠ浓度降低与高多不饱和脂肪饮食、吸烟等因素有关。ApoB浓度降低与多不饱和脂肪和低胆固醇饮食有关。

3. 与检查相关的临床须知

（1）载脂蛋白是急性时相反应蛋白,不建议在疾病的急性期进行检查。

（2）ApoAⅠ/ApoB比值倒置是CHD潜在的早期标志物。ApoAⅠ浓度小于0.9g/L、ApoB浓度大于1.10g/L,冠状动脉疾病的危险性增大。

第三节　水电解质平衡检查

水和电解质是维持生命活动的重要物质。人体的内环境由体液组成,包括细胞内液（intracellular fluid,ICF）和细胞外液（extracellular fluid,ECF）,细胞外液又包含了血浆和组织间液（interstitial fluid）。

一、水平衡

水平衡紊乱是指体内水的动态平衡状态被打破,水摄入量和排出量不相等。水平衡紊乱可表现为液体总量过少、过多或分布异常,常与钠代谢紊乱并存,以失水为主者称为高渗性脱水（hypertonic dehydration）；以失钠为主者称为低渗性脱水（hypotonic dehydration）；水、钠各按其在血浆浓度成比例丢失者则称为等渗性脱水（isotonic dehydration）。

【标本类型】
肝素或EDTA抗凝血浆；尿液。

【参考区间】
血浆渗透压:280~300mmol/(kg·H_2O)；尿液渗透压:600~1 200mmol/(kg·H_2O)。

【临床意义】

1. 低容量状态　体液容量明显减少称为脱水。按细胞外液渗透压的不同,脱水可分为高渗性脱水、低渗性脱水和等渗性脱水,其水平衡代谢紊乱的特点与临床表现见表10-5。

表10-5　低容量状态的水平衡紊乱特点与临床表现

脱水	水平衡紊乱特点	临床表现
高渗性	失水多于失钠、血清钠大于150mmol/L、血浆渗透压大于300mmol/(kg·H_2O)	口渴、少尿,体温上升及神经精神症状

313

续表

脱水	水平衡紊乱特点	临床表现
低渗性	失钠多于失水、血清钠小于 130mmol/L、血浆渗透压小于 280mmol/(kg·H₂O)	无口渴感,易出现恶心、呕吐、四肢麻木等神经精神症状
等渗性	①水与钠成比例丢失 ②即使不按比例丢失,如脱水后经过调节,血钠仍维持在 130~145mmol/L、渗透压保持在 280~300mmol/(kg·H₂O)	血容量不足,血压下降等

脱水最常见的原因包括:

(1)水分丢失过多

1)经胃肠道丢失水分:恶心、呕吐、腹泻、胃肠造瘘、胃肠减压等,可使大量胃肠道液体丢失。呕吐和腹泻时可能丧失含钠量低的消化液。

2)经肾脏丢失水分:中枢性尿崩症患者因 ADH 产生和释放不足,肾性尿崩症时因肾脏远端小管和集合小管对 ADH 的反应缺乏,故肾脏可排出大量水分。

3)经皮肤及呼吸道丢失:高温经皮肤丢失汗液、部分呼吸系统疾病等可导致支气管分泌物增加。

(2)体液在体腔内积聚:大量胸腔积液和腹腔积液等。

2. **高容量状态**　健康人摄入较多的水分后,由于神经 - 内分泌系统和肾脏的调节作用,可将体内多余的水分很快由肾脏排出,故不发生水潴留,更不会发生水中毒。对 ADH 分泌过多或肾脏排水功能低下的患者,输入过多的水分时,则可使水分在体内潴留,并伴有低钠血症等症状和体征,即水中毒的表现。常见原因有:

(1)ADH 分泌过多:由于 ADH 具有促进肾脏远端小管和集合小管上皮细胞重吸收水的作用,故各种原因引起 ADH 分泌过多,均可使水分经肾脏排出减少,而使人体易于发生水中毒。

(2)肾衰竭:在急性、慢性肾衰竭少尿期,肾脏排水功能急剧降低,如果摄入液体过多则可引起水分在体内潴留。严重心力衰竭患者,由于有效循环血量和肾血流量减少,肾脏排水也明显减少,若增加其水负荷也容易引起水中毒。

(3)低渗性脱水晚期:由于细胞外液低渗,细胞外液向细胞内转移,可造成细胞内水肿,此时输入大量水分就可引起水中毒。

【评价】

1. **诊断价值**　血浆渗透压是评价体内水平衡的重要指标,其变化与血钠浓度一致。因此,血钠浓度是评价血浆渗透压十分重要的指标。

2. **与检查相关的临床须知**

(1)尿液渗透压可以用于判断肾脏浓缩和稀释功能:禁饮时尿渗透压在 300mmol/(kg·H₂O)左右,与正常血浆渗透压相近,称为等渗尿(isosthenuria);若小于 300mmol/(kg·H₂O),称为低渗尿(hyposthenuria)。禁水 8h 后尿渗透压小于 600mmol/(kg·H₂O),尿液 / 血浆渗透压比值等于或小于 1,则表明肾脏浓缩功能障碍,见于慢性肾盂肾炎、多囊肾、高尿酸性肾病(hyperuricemic nephropathy)等慢性间质性病变,也可见于慢性肾炎后期,以及急性、慢性肾衰竭累及肾小管和间质。

(2)尿液渗透压可用于鉴别少尿:一次性尿渗透压用于鉴别肾前性、肾性少尿。肾前性少尿患者肾小管浓缩功能完好,故尿渗透压较高,常大于 450mmol/(kg·H₂O);肾小管坏死导致的肾性少尿患者的尿渗透压降低,常小于 350mmol/(kg·H₂O)。

二、钾平衡

钾(potassium)是人类细胞内液中最重要的阳离子,占总钾量的 98%。其中血浆钾浓度仅占钾总浓度的 0.3%。健康人每天摄入钾的差异较大,但血钾却相对恒定,主要由于肾脏具有排钾的功能,这是维持钾平衡的一个重要调节机制。钾平衡包括摄入与排出平衡和细胞内外平衡。血钾检查的适应证:①观察高血压、心律失常、急性和慢性肾衰竭患者在治疗过程中钾代谢的变化,腹泻、呕吐患者的电解质变化;②监测服用利尿剂或泻药患者,以及已知有其他电解质紊乱、酸碱平衡紊乱患者的钾代谢变化;③重症监护患者的随访监测。

【标本类型】

血清、尿液。

【参考区间】

血清:3.5~5.5mmol/L(离子选择电极法);尿液:25~125mmol/24h(离子选择电极法)。

【临床意义】

1. 血钾变化

(1)血钾增高:血清钾浓度大于 5.5mmol/L 称为高钾血症(hyperkalemia)。高钾血症的发生机制和原因见表 10-6。

表 10-6 高钾血症的发生机制和原因

机制	原因
摄入增多	高钾饮食、静脉输注大量钾盐、输入大量库存血液等
排出减少	①急性肾衰竭少尿期、肾上腺皮质功能减退症,导致肾小球排钾减少 ②长期使用螺内酯、氨苯蝶啶等潴钾利尿剂 ③远端肾小管上皮细胞泌钾障碍,如 SLE、肾移植术后、假性低醛固酮血症等
细胞内钾外移增多	①组织损伤和血细胞破坏,如严重溶血、大面积烧伤、挤压综合征等 ②缺氧和酸中毒 ③β-受体拮抗剂、洋地黄类药物可抑制 Na^+-K^+-ATP 酶,使细胞内钾外移 ④家族性高血钾性周期性瘫痪(hyperkalemic periodic paralysis,HYPP) ⑤血浆晶体渗透压增高,如应用甘露醇、高渗葡萄糖盐水等静脉输液,可使细胞内脱水,导致细胞内钾外移增多
假性高钾	①采集标本时压脉带压迫时间过久(几分钟)、间歇性握拳产生的酸中毒,均可引起细胞内钾释放 ②血管外溶血 ③白细胞增多症:白细胞计数>500×10^9/L,若标本放置后可因凝集而释放钾 ④血小板增多症,血小板计数>600×10^9/L 可引起高钾血症

（2）血钾降低：血清钾浓度小于 3.5mmol/L 称为低钾血症（hypokalemia）。其中血清钾 3.0~3.5mmol/L 为轻度低钾血症；2.5~3.0mmol/L 为中度低钾血症；小于 2.5mmol/L 为重度低钾血症。低钾血症的发生机制和原因见表 10-7。

表 10-7　低钾血症的发生机制和原因

机制	原因
分布异常	①细胞外钾内移，如应用大量胰岛素、低钾性周期性瘫痪、碱中毒等 ②细胞外液稀释，如心功能不全、肾性水肿或大量输入无钾盐液体时，导致血钾降低
丢失过多	①频繁呕吐、长期腹泻、胃肠引流等 ②肾衰竭多尿期、肾小管性酸中毒、肾上腺皮质功能亢进症、醛固酮增多症等使钾丢失过多 ③长期应用呋塞米、利尿酸和噻嗪类利尿剂等排钾利尿剂
摄入不足	①长期低钾饮食、禁食和厌食等 ②饥饿、营养不良、吸收障碍等
假性低钾	血液标本未能在 1h 内处理，白细胞计数>100×10⁹/L，白细胞可从血浆中摄取钾

2. **尿钾变化**　尿液钾浓度降低常见于酸中毒、肾衰竭、肾病综合征合并尿量减少、肾上腺功能减退等；尿液钾浓度增高常见于内分泌紊乱、糖尿病酮症酸中毒、代谢性碱中毒、肾小管功能不全等。

【评价】

1. **诊断价值**　钾离子是评估人体内钾水平和诊断酸碱失衡、水失衡的指标。

2. **影响因素**

（1）血浆钾与血清钾浓度有差别，血浆或全血钾比血清低 0.2~0.5mmol/L，这可能与血液凝固时血小板破裂释放出部分钾有关，因此血清或血浆钾的参考区间略有差异。

（2）标本保存对血钾浓度可产生影响，如全血标本冷藏后，可导致血钾浓度增高，主要是因为冷藏标本的糖酵解被抑制，Na^+-K^+-ATP 酶活性下降，而导致细胞内钾外移，血钾浓度增高；当标本分离前全血标本置于 37℃，由于糖酵解增强，而使钾进入细胞内，进而导致血钾降低。

（3）标本溶血、血清分离不及时、采集标本时握拳和压脉带使用时间过长均可引起血钾假性增高。因此，在采集标本时，不应使用压脉带，或在针头进入静脉后立即松开压脉带。

（4）高白细胞和高血小板可引起血清钾假性增高，但血浆钾无变化。

（5）静脉注射青霉素钾可引起高钾血症，青霉素钠可以增加钾的排出。

（6）伴有血小板增多的 PV 和 MDS 患者，可有血钾假性增高，其原因是在凝血过程中释放出大量血小板。因此，对于此患者应该采用肝素抗凝血液标本，而不能使用血清标本。

3. **与检查相关的临床须知**

（1）尿钾检查有利于判断病因，肾外失钾引起的尿钾一般小于 15mmol/24h，大于 20mmol/24h 以上则提示肾性失钾。

（2）钾缺乏最常见的原因是胃肠道丢失，钾消耗最常见的原因是静脉输液时未添加足够的钾剂。

（3）低血钾可导致肌肉无力及瘫痪、肾衰竭、心律失常，甚至心跳停止等。高血钾患者可导致肌肉无力、心律失常、肢体湿冷等症状。观察血钾是否平衡，除了观察血钾浓度外，还需要综合其他影响血钾的因素，如肾脏功能、醛固酮水平、酸碱平衡、电解质等。

（4）血清钾的危急值小于 2.5mmol/L 可引起心室颤动，大于 8.0mmol/L 可引起肌肉兴奋（包括心肌兴奋）。

三、钠平衡

钠是细胞外液的主要阳离子，44% 存在于细胞外液，9% 存在于细胞内液，47% 存在于骨骼中。血清钠多以氯化钠的形式存在，血清钠检查的适应证：①监测水电解质平衡紊乱、酸碱平衡紊乱患者钠代谢变化；②观察肾脏疾病、高血压病，某些内分泌疾病，如甲状腺功能减退症、盐皮质激素过多或缺乏症的钠代谢变化；③查找多尿、口渴感减弱、水肿、其他电解质浓度异常患者的原因；④摄入过量钠的患者钠代谢变化的监测。

【标本类型】

血清，肝素或 EDTA 抗凝血浆；尿液。

【参考区间】

血清或血浆：135~145mmol/L（离子选择电极法）；尿液：27~387mmol/24h（离子选择电极法）。

【临床意义】

1. **血钠变化**　血清钠浓度大于 145mmol/L，并伴有血液渗透压过高者，称为高钠血症（hypernatremia）。血清钠浓度小于 135mmol/L 称为低钠血症（hyponatremia）。高钠血症、低钠血症的发生机制和原因见表 10-8 和表 10-9。

表 10-8　高钠血症的发生机制和原因

机制	原因
水分摄入不足	水源断绝、进食困难、昏迷等
水分丢失过多	大量出汗、烧伤、长期腹泻、呕吐、糖尿病性多尿、胃肠引流等
内分泌病变	肾上腺皮质功能亢进症、原发性或继发性醛固酮增多症，肾小管排钾保钠，使血钠增高
摄入过多	进食过量钠盐或输注大量高渗盐水；心脏复苏时输入过多的碳酸氢钠等

表 10-9　低钠血症的发生机制和原因

机制	原因
丢失过多	①肾性丢失：慢性肾衰竭多尿期和大量应用利尿剂 ②皮肤黏膜性丢失：大量出汗、大面积烧伤时血浆外渗，丢失钠过多 ③医源性丢失：浆膜腔穿刺丢失大量液体等 ④胃肠道丢失：严重的呕吐、反复腹泻和胃肠引流等

续表

机制	原因
细胞外液稀释	常见于水钠潴留 ①饮水过多而导致血液稀释,如精神性多饮等 ②慢性肾衰竭、肝硬化失代偿期、急性或慢性肾衰竭少尿期 ③尿崩症、剧烈疼痛、肾上腺皮质功能减退症等的抗利尿激素分泌过多 ④高血糖或使用甘露醇,细胞外液高渗,使细胞内液外渗,导致血钠降低
消耗性低钠或摄入不足	①肺结核、肿瘤、肝硬化等慢性消耗性疾病,由于细胞内蛋白质分解消耗,细胞内液渗透压降低,水分从细胞内渗到细胞外,导致血钠降低 ②饥饿、营养不良、长期低钠饮食及不恰当的输液等

2. 尿钠变化

(1)尿钠浓度降低:见于①血钠减少,如胃肠道病变和出汗过多等导致的大量失钠;②肾上腺皮质激素释放增加导致的肾小管重吸收钠增加;③长期慢性肾病和低钠饮食。

(2)尿钠浓度增高:见于①严重多尿、肾小管重吸收功能降低,导致尿钠增加;②肾上腺皮质功能减退,尿排钠增加;③各种疾病导致的肾小管重吸收功能减退,导致钠排出增加等。

【评价】

1. 诊断价值　钠离子主要用于评估水电解质、酸碱平衡。血钠浓度可以反映水平衡状态,而不是钠平衡状态。

2. 影响因素

(1)标本可放置在4℃下或冷冻保存,对血钠结果影响不大。溶血标本的血钠变化也不明显,因为红细胞中的钠仅占血浆的1/10。

(2)重度脂血症或高蛋白血症可导致假性低钠血症(采用血清稀释法)。血糖每增高5.5mmol/L,血清钠降低约1.6mmol/L。

(3)皮质类固醇、钙、氟化物和铁可引起钠水平增高。肝素、硫酸盐和利尿剂可引起钠降低,高三酰甘油或低蛋白可导致低钠血症。

3. 与检查相关的临床须知

(1)通过临床症状、体征、血钠浓度和渗透压可以判断血钠代谢紊乱状况。低钠血症患者血浆渗透压下降,可导致细胞水肿,尤其是脑细胞水肿,可出现相应的神经系统症状,严重时则可出现抽搐和昏迷。

(2)高钠血症可导致高渗状态,使细胞失水,患者可出现一系列神经系统症状,如乏力、头痛、易于激动等。对于血钠浓度异常的患者,监测血浆渗透压和尿液渗透压则有助于判断病因。如高钠血症患者尿液渗透压小于300mmol/(kg·H$_2$O)者为尿崩症,包括中枢性或肾性;300~800mmol/(kg·H$_2$O)为中枢性尿崩症伴随血容量减少;大于800mmol/(kg·H$_2$O)者多为不显性失水、钠盐输注过多等。

(3)血清钠的危急值小于125mmol/L可引起虚弱和脱水,90~105mmol/L可引起严重的神经系统症状和血管问题,大于152mmol/L可导致心血管和肾脏症状,大于160mmol/L可引起心力衰竭。

(4)尿液渗透压高于血浆渗透压的正常血容量患者发生低钠血症,提示抗利尿激素分泌失调综合征(syndrome of inappropriate antidiuretic hormone secretion,SIAHD)、黏液水肿、低钾血症,或渗透压调节功能恢复。

(5)治疗钠平衡紊乱不是根据血钠浓度,而是根据患者细胞外液容量的多少。

四、氯平衡

氯离子(chloride)是细胞外液的主要阴离子,但氯离子在细胞内外均有分布。血氯检查的适应证:①监测酸碱平衡紊乱、水钠平衡紊乱患者的氯离子水平;②监测重症监护患者出现危险情况时的氯离子水平。

【标本类型】

血清,肝素或EDTA抗凝血浆,尿液。

【参考区间】

血清或血浆:95~105mmol/L(离子选择电极法);尿液:100~250mmol/L(离子选择电极法)。

【临床意义】

1. 血氯变化

(1)血氯浓度增高:血氯浓度大于105mmol/L称为高氯血症(hyperchloremia),其发生机制和原因见表10-10。

表 10-10　高氯血症的发生机制和原因

机制	原因
排出减少	急性或慢性肾衰竭的少尿期、尿道或输尿管梗阻、心功能不全等
血液浓缩	频繁呕吐、反复腹泻、大量出汗等导致水分丧失、血液浓缩
吸收增加	肾上腺皮质功能亢进,如库欣综合征及长期应用糖皮质激素等,导致肾小管对NaCl吸收增加
代偿性增高	呼吸性碱中毒过度呼吸,使CO_2排出增多,HCO_3^-减少,血氯代偿性增高
低蛋白血症	肾脏疾病时的尿蛋白排出增加,血浆蛋白质减少,使血氯增加,以补充血浆阴离子
摄入过多	食入或静脉补充大量的NaCl、$CaCl_2$、NH_4Cl溶液等

(2)血氯浓度降低:血氯浓度小于95mmol/L称为低氯血症(hypochloremia)。

1)摄入不足:饥饿、营养不良、低盐治疗等。

2)丢失过多:①严重呕吐、腹泻、胃肠引流等,丢失大量胃液、胰液和胆汁,致使氯的丢失大于钠和HCO_3^-的丢失。②慢性肾衰竭、糖尿病以及应用噻嗪类利尿剂,使氯由尿液排出增多。③慢性肾上腺皮质功能不全,由于醛固酮分泌不足,而导致氯随钠丢失增加。④呼吸性酸中毒,血 HCO_3^- 增高,使氯的重吸收减少。

2. 尿氯变化 尿液氯离子降低常见于:大量出汗、剧烈呕吐、高氯性酸中毒、长期低盐饮食、肾衰竭晚期以及使用肾上腺皮质激素等。尿液氯离子增高常见于:肾小管损伤、肾上腺皮质功能降低、使用利尿剂等。

【评价】

1. 诊断价值

(1)血氯有助于评估阴离子间隙(anion gap,AG)正常和增高的代谢性酸中毒,以及有助于鉴别原发性甲状旁腺功能亢进症(血氯增高)和肿瘤(血氯正常)导致的高钙血症。

(2)血氯有助于诊断水平衡状态。

2. 影响因素

(1)婴幼儿血氯浓度高于儿童和成人。

(2)血氯增高与静脉注入过多的盐有关。

3. 与检查相关的临床须知

(1)血氯的变化常与血钠的变化密切相关,对综合判断电解质的紊乱,以及明确高氯性酸碱平衡异常具有很大的帮助。

(2)氯离子在血浆和血清中稳定,轻度溶血对结果影响不大,因为红细胞的氯离子浓度不足血清或血浆的 50%。

(3)氯离子能自由通过血脑脊液屏障,当血清氯离子浓度降低或脑脊液中蛋白浓度增高时,脑脊液氯离子可以进入血液。因此,血清和脑脊液氯离子浓度变化有助于神经系统疾病的诊断。

(4)血氯危急值为小于 70mmol/L,大于 120mmol/L。

第四节 骨代谢检查

一、血钙、磷、镁

(一) 钙

钙是人体中最多的金属宏量元素。人体 99% 以上的钙以磷酸钙或碳酸钙的形式存在于骨骼,血液钙甚少,仅占人体钙浓度的 1%。除了年龄大于 50 岁的人群应每 2 年筛查一次血钙(包括身高和体重的检查)之外,不同器官发生异常变化时均应及时检查血钙的变化。血钙检查的适应证见表 10-11。

表 10-11　血钙检查的适应证

器官	适应证
骨骼	自发性骨折、骨质疏松性骨折、骨痛、放射性骨病、生长异常、牙齿的改变
肾脏	肾脏或尿路结石、肾脏钙质沉着、烦渴、多尿、慢性肾病
神经肌肉	手足抽搐、癫痫发作、甲状腺手术后可疑甲状旁腺功能减退、头痛、肌肉无力
精神症状	疲乏、淡漠、嗜睡、沮丧、厌食
胃肠道	消化性溃疡、胰腺炎、胆石症、周期性腹泻、吸收不良、便秘
皮肤及其附件	皮肤、指甲和毛发的改变、皮肤色素过度沉着
肺脏	结节病、结核、其他肉芽肿性疾病
肿瘤	体重减轻、恶性肿瘤、淋巴瘤
内分泌系统	甲状腺、睾丸、卵巢、肾上腺等的疾病
药物治疗	摄入维生素 D 及其代谢物或类似物、维生素 A、抗痉挛药物、类固醇激素、噻嗪类利尿剂、洋地黄等

【标本类型】

血清,肝素抗凝血浆。

【参考区间】

1. **血清总钙**　成人 2.25~2.58mmol/L,儿童 2.50~3.0mmol/L(邻甲酚酞络合酮法)。

2. **离子钙**　成人 1.10~1.34mmol/L,儿童约比成人高 0.05mmol/L,新生儿 1.07~1.27mmol/L(离子选择电极法)。

【临床意义】

血清总钙浓度大于 2.58mmol/L 称为高钙血症(hypercalcemia)。血清总钙浓度小于 2.25mmol/L 称为低钙血症(hypocalcemia)。当血清总钙浓度大于 3.5mmol/L 时所出现的极度消耗、代谢性脑病和胃肠道症状,称为高钙血症危象(hypercalcemic crisis),如果血钙浓度下降,症状就会缓解。血钙变化的发生机制和原因见表 10-12、表 10-13。

表 10-12　高钙血症的发生机制和原因

机制	原因
溶骨作用增强	①原发性甲状旁腺功能亢进症 ②多发性骨髓瘤、骨肉瘤等伴有血清蛋白质增高的疾病 ③急性骨萎缩、骨折后和肢体麻痹 ④分泌前列腺素 E_2 的肾癌、肺癌;分泌破骨细胞刺激因子(OSF)的急性白血病、多发性骨髓瘤、Burkitt 淋巴瘤等
肾功能损害	急性肾衰竭的少尿期,钙排出减少而沉积在软组织中;多尿期时沉积于软组织中的钙大量释放
摄入过多	静脉输入钙过多
吸收增加	大量应用维生素 D、维生素 D 中毒等

表 10-13 低钙血症的发生机制和原因

机制	原因
成骨作用增强	甲状旁腺功能减退症、恶性肿瘤骨转移等
吸收减少	佝偻病、婴儿手足搐搦症、骨质软化症等
摄入不足	长期低钙饮食
吸收不良	乳糜泻或小肠吸收不良综合征、胆汁淤积性黄疸等,可因钙及维生素 D 吸收障碍,使血钙降低
其他	①慢性肾衰竭、肾性佝偻病、肾病综合征、肾小管性酸中毒等 ②急性坏死性胰腺炎(ANP)因血钙与 FFA 结合形成皂化物,也可使血钙降低 ③妊娠后期及哺乳期需要钙量增加,若补充不足时,使血钙降低

【评价】

1. **诊断价值** 血清总钙和离子钙是反映甲状旁腺功能、钙代谢以及恶性肿瘤活动情况的良好指标。

2. **影响因素**

(1)血液 pH 可影响血清游离钙浓度,标本采集后尽快检查,最好不超过 1h,否则标本 pH 易发生变化。

(2)噻嗪类利尿剂可减少尿钙排泄,而引起高钙血症。

(3)采集标本时静脉压迫时间要短,因为静脉压迫时间过长(超过 3min),可使血钙增高 5%~10%。

(4)血清清蛋白浓度每降低 10mg/L,血清总钙浓度相应降低 0.2mmol/L。离子钙不受清蛋白浓度的影响。

3. **与检查相关的临床须知**

(1)血钙以蛋白结合钙、复合钙(与阴离子结合的钙)和游离钙(离子钙)的形式存在,对于血清蛋白质改变的患者,离子钙较血钙更能准确反映患者的生理状态。

(2)血清总钙危急值小于 1.1mmol/L,可引起手足抽搐与惊厥,或大于 3.25mmol/L 可导致心脏中毒、心律失常和昏迷。血清离子钙小于 0.5mmol/L,可以引起抽搐或导致危及生命的并发症,大于 1.75mmol/L 可导致昏迷。

(3)10% 恶性肿瘤患者的高钙血症与甲状旁腺功能亢进有关,因此,所有血钙增高的患者,首先要检查血清甲状旁腺激素(parathyroid hormone,PTH)。

(4)在特殊情况下,才需要检查离子钙,如大量输血、肝移植、新生儿低钙血症、心脏手术、继发于肾衰竭的甲状旁腺功能亢进等。

(5)甲状旁腺功能亢进症和肿瘤是引起高钙血症的主要原因,血清清蛋白减少是引起总钙浓度降低的最常见原因。

(二)磷

人体 70%~80% 的磷以磷酸钙(calcium phosphate)的形式沉积于骨骼,只有少部分存在于体液。血磷可分为无机磷(inorganic phosphate)和有机磷(organophosphate)。血磷检查的适应证：①监测骨病、慢性肾脏疾病、甲状旁腺疾病、血液透析、慢性酒精中毒、甲状腺手术后、肾结石患者，以及需要加强医疗护理患者（胃肠外营养、机械通气）的磷代谢变化；②鉴别诊断肌无力、骨痛；③观察拟诊维生素 D 缺乏（吸收不良综合征）患者磷代谢变化。

【标本类型】

血清，肝素抗凝血浆。

【参考区间】

血清无机磷：成人 0.96~1.62mmol/L，儿童 1.45~2.10mmol/L（还原钼蓝法）。

【临床意义】

1. **高磷血症**　多见于维生素 D 中毒、甲状旁腺功能减退症、MM、肾衰竭、糖尿病等。

2. **低磷血症**　多见于维生素 D 缺乏、甲状腺旁功能亢进症、Addison 病、抗维生素 D 性佝偻病等。

【评价】

1. **诊断价值**　血清或血浆磷浓度变化是评价甲状旁腺功能的指标之一。

2. **影响因素**

（1）血磷受年龄和季节影响，新生儿与儿童的生长激素水平较高，故血磷浓度较高。另外，受紫外线的影响，夏季血磷浓度也较冬季为高。

（2）标本采集后应尽快分离血清，避免溶血，以免红细胞的磷酸酯水解，而使血磷增高。

（3）采用血清或肝素抗凝血浆标本，应避免使用枸橼酸盐、EDTA 和草酸盐为抗凝剂，因为其可干扰磷钼酸复合物的形成，而影响检查结果。

（4）磷酸盐、类固醇、可乐定、维拉帕米等可使血磷增高；血小板增多可使血磷假性增高，但血浆磷无变化。乙酰唑胺、抗惊厥药、儿茶酚胺、雌激素、β- 肾上腺素激动剂、异烟肼、口服避孕药等可使血磷降低。

3. **与检查相关的临床须知**

（1）血浆无机磷浓度取决于甲状旁腺功能、维生素 D 的作用、肠吸收、肾衰竭、骨代谢和营养。血磷浓度呈昼夜节律性变化，清晨高、傍晚低。且受饮食、生长激素、胰岛素和肾功能变化的影响。

（2）高血钙患者血清无机磷浓度低于 0.8mmol/L，则支持甲状旁腺功能亢进症的诊断。血清无机磷浓度大于 1.6mmol/L 则提示肾衰竭，应积极查找引起高磷血症的病因。

（3）低磷血症是骨骼肌溶解、呼吸衰竭、溶血和左心衰竭的原因之一。

（三）镁

人体约 50% 镁（magnesium，Mg）以磷酸盐、碳酸盐、氟化物的形式，存在于骨骼，是骨盐的主要成分之一，45% 的镁分布于细胞内液，是细胞内重要阳离子之一，细胞外液仅占 5%。血镁是指血清（浆）中镁离子浓度。镁与核酸、蛋白质、酶的结构、代谢及功能密切相关，对神经肌肉的兴奋性有镇静作用。如果患者存在神经肌肉兴奋性增高（如震颤、腱反射亢进、肌肉抽搐和强直性痉挛发作等）、胃肠道症状和心脏症状（如心动过速、心律失常、室性颤动以及心电图改变等),均可能与低镁有关,也常与低钙和低钾相关。

【标本类型】

血清,肝素抗凝血浆。

【参考区间】

0.67~1.04mmol/L(甲基麝香草酚蓝比色法)。

【临床意义】

1. 高镁血症　少见。主要见于影响肾小球滤过的肾脏疾病,如急性肾小球肾炎、肾衰竭少尿期和无尿期,由于肾脏清除功能降低,可使血镁潴留。另外,高镁血症也可见于 MM、严重脱水、用含镁制剂治疗过量时、慢性感染、横纹肌溶解等。

2. 低镁血症　见于急性肾衰竭多尿期、肾小管酸中毒、糖尿病多尿、服用利尿剂、高血钙时尿镁排出增加。消化系统疾病,如吸收不良综合征可因镁的摄取不足、吸收障碍,而导致低镁血症。严重呕吐、慢性腹泻、持续性胃肠减压、肠瘘等可造成镁的吸收减少或丢失过多。急性胰腺炎、慢性酒精中毒、低蛋白血症、血液透析或腹膜透析、代谢性酸中毒、术后输液期等,血镁可暂时下降。

【评价】

1. 诊断价值

(1)镁常用于评估肾功能、电解质状态以及镁代谢情况。

(2)血清或血浆镁浓度仅是评价镁补充程度的中等灵敏的指标,血镁浓度反复降低提示存在潜在的镁缺乏。

2. 影响因素

(1)采用血清或肝素抗凝血浆标本,不能采用含有枸橼酸盐、草酸盐、EDTA 等能与镁结合的抗凝剂的血浆。所用的检查器材要防止镁的污染。

(2)采集标本时,静脉压迫时间过长可出现镁浓度假性增高。另外,标本不能溶血,因为红细胞内的镁是血浆(清)的 3 倍。

(3)长时间的水杨酸治疗,锂、镁制剂可引起血镁假性增高(尤其是在肾功能损伤的情况下)。葡萄糖酸钙可引起血镁假性降低。

(4)因为直立位可使血镁浓度增高 4%,因此,应在患者处于卧位时采集标本。

3. 与检查相关的临床须知

(1)任何原因引起的高钙血症均可使肾小管重吸收镁减少,导致血镁降低。

(2)在心血管疾病的治疗过程中,尽早检查血镁浓度。

(3)采用利尿剂、肾毒性药物连续治疗时,慢性肠道吸收不良、戒酒时,肠胃外营养和肾衰竭时,应定期监测血镁浓度变化。

(4)镁中毒患者可出现反射减弱、容量性低血压、呼吸窘迫和昏迷等症状。镁缺乏与危重患者的死亡率和较差的临床转归有关。

(5)由于妊娠期血液被稀释,所以孕妇血镁浓度呈进行性降低。

(6)血镁的危急值及临床意义见表 10-14。

表 10-14　血镁的危急值及临床意义

状态	危急值 /（mmol/L）	临床意义
低镁血症	<0.49	可发生手足抽搐症状
高镁血症	2.1~4.1	中枢神经系统抑制,恶心、呕吐、疲倦等
	4.1~6.2	昏迷、心电图改变,呼吸麻痹
	12.3	心脏完全阻滞和心动过缓
	14~16	心搏骤停

二、骨代谢相关激素

（一）甲状旁腺素

详见第十一章甲状旁腺激素检查。

（二）活性维生素 D

详见第十一章甲状旁腺激素检查。

（三）降钙素

详见第十一章甲状旁腺激素检查。

三、骨代谢标志物

（一）骨碱性磷酸酶

来源于骨骼的碱性磷酸酶称为骨碱性磷酸酶（bone alkaline phosphatase,B-ALP），是由成骨细胞分泌和合成的糖蛋白,其主要功能是在成骨作用中水解磷酸酯,为羟磷灰石的沉积提供必需的磷酸,同时可水解焦磷酸盐,解除其对骨盐形成的抑制作用,有利于骨的形成。当成骨细胞活性增强或骨形成增多时,血清 B-ALP 浓度增高。

【标本类型】

血清。

【参考区间】

成年男性（12.3±4.3）μg/L；绝经前女性（8.7±2.9）μg/L；绝经后女性（13.2±4.7）μg/L（酶联免疫法）。

【临床意义】

B-ALP 增高见于：①儿童骨发育性疾病,如佝偻病；②骨质疏松症；③恶性肿瘤骨转移；④肾脏疾病；⑤ Pagets 骨病（变形性骨炎）。

【评价】

1. **诊断价值**

（1）对于某些骨病,如变形性骨炎、维生素 D 缺乏性佝偻病、转移性骨病,只要不合并慢性肝脏损伤,ALP 增高提示成骨细胞活性良好。否则,应检查 B-ALP。

（2）B-ALP 在反映成骨细胞活性和骨形成方面有较高特异度,但目前检查应用的抗 B-ALP 抗体特异度不高,与肝性 ALP 存在 5%~20% 的交叉反应。

2. **影响因素**　B-ALP 半衰期为 1~2d，不受昼夜变化影响，比骨钙素更稳定，标本无需特殊处理。

3. **与检查相关的临床须知**

(1)随着年龄增长，B-ALP 浓度逐渐增高，但与性别无关。绝经前女性 B-ALP 浓度与同龄男性比较无差异，但是绝经后 B-ALP 浓度明显增高。

(2)破骨细胞吸收骨质，成骨细胞则发挥成骨作用。当成骨细胞/破骨细胞比值不降低时，血清 B-ALP 浓度才增高。

(二) 骨钙素

骨钙素(osteocalcin, OC)是骨形成的特异性标志物，是由成骨细胞合成并分泌的一种活性多肽，不受骨吸收因素的影响。OC 是最特殊的非胶原骨蛋白，其合成受 $1,25\text{-}(OH)_2\text{-}D_3$ 的调节。OC 的主要生理功能是维持骨的正常矿化速度，抑制异常的羟磷灰石结晶形成，抑制软骨矿化速率。OC 合成后约 1/3 进入血液循环，可迅速被肾脏清除，其半衰期仅 5min。故血清 OC 浓度反映了近期成骨细胞合成 OC 和骨形成的情况。OC 检查的适应证：可疑的骨质疏松、肿瘤骨转移、原发性甲状旁腺功能亢进症、肾性骨病(renal osteodystrophy, ROD)等。

【标本类型】

血清。

【参考区间】

4~10μg/L(放射免疫法)；男性(3.11 ± 1.4)nmol/L，女性(2.10 ± 0.77)nmol/L(化学发光免疫法)。

【临床意义】

1. **OC 浓度增高**　常见于儿童生长期、骨折、变形性骨炎、高转换型骨质疏松症(high turnover osteoporosis)、恶性肿瘤骨转移、甲状旁腺功能亢进症、肾衰竭等。

2. **OC 浓度降低**　常见于甲状旁腺功能减退症、甲状腺功能减退症、糖尿病、孕妇、肝脏疾病、长期应用糖皮质激素治疗等。

【评价】

1. **诊断价值**　OC 是反映骨代谢状态的一个特异和灵敏的指标。主要用于筛查绝经后女性骨质疏松，评估骨折的危险度，以及决定是否进行骨质疏松治疗。

2. **影响因素**

(1)如果标本不能及时送检，则需要将标本冰冻保存。

(2)化学发光免疫法的操作简单、快速、用血量少，无放射性核素污染，但受溶血干扰，血细胞含有的蛋白酶可分解骨钙素。

3. **与检查相关的临床须知**

(1)OC 分泌具有生物节律性，早晨高、下午低，傍晚达到最低点，其后逐渐上升，午夜至凌晨 4 时达到峰值。

(2)血浆 OC 浓度较血清低。随着年龄增长，OC 浓度逐渐增高，女性血清 OC 浓度高于男性。

(3) OC 不仅存在于骨骼和血清,也存在于矿物化早期的骨外钙化和动脉粥样硬化斑块中。

(三) 抗酒石酸酸性磷酸酶

抗酒石酸酸性磷酸酶(tartrate resistant acid phosphatase,TRACP)主要是由破骨细胞分泌的,具有抵抗酒石酸的抑制作用,是酸性磷酸酶的同工酶之一。

【标本类型】

血清或肝素抗凝血浆。

【参考区间】

成年男性 61~301μg/L;绝经前女性 41~288μg/L;绝经后女性 129~348μg/L;儿童(7~15岁)401~712μg/L(酶联免疫法)。

【临床意义】

1. **TRACP 浓度增高** 常见于原发性甲状旁腺功能亢进症、变形性骨炎、高转换型骨质疏松症、恶性肿瘤骨转移、骨软化症、卵巢切除术后以及慢性肾衰竭等。

2. **TRACP 浓度降低** 常见于甲状旁腺功能减退症以及甲状腺功能减退症等。

【评价】

1. **诊断价值** 血液 TRACP 浓度可反映破骨细胞活性和骨吸收状态。

2. **影响因素**

(1)采用血清或肝素抗凝血浆标本,分离血浆后立即加入酸性稳定剂。

(2)目前纯化的 TRACP 抗体并不能完全识别骨性 TRACP。

(3)高浓度脂血有可能干扰检查结果。

(四) 吡啶交联物

吡啶啉(pyridinoline,PYD)和脱氧吡啶啉(deoxypyridinoline,DPD)是骨组织胶原分子之间的交联物,可以稳定胶原链。骨吸收期间,Ⅰ型胶原被水解,生成的吡啶啉和脱氧吡啶啉释放入血液,并随尿液排出。尿液交联物是反映骨吸收的生化标志物,如绝经后骨质疏松、原发性甲状旁腺功能亢进症、骨软化病、风湿性疾病、变形性骨炎、肿瘤相关性高钙血症、肿瘤骨转移等可检查吡啶交联物(pyridinium cross-links)。

【标本类型】

晨尿。

【参考区间】

吡啶交联物的参考区间见表 10-15。

表 10-15 吡啶交联物的参考区间(HPLC 法)

组别	指标	参考区间/(μmol/mol 肌酐)
绝经前女性	PYD	17~60
	PDP	1.8~9.0
2~15 岁儿童	PYD	35~380
	PDP	7.1~13.5

【临床意义】

1. **交联物增高** 可见于甲状旁腺功能亢进症、甲状腺功能亢进症、骨质疏松症以及变形性骨炎等。

2. **交联物降低** 可见于应用二磷酸盐或雌激素等抑制骨吸收的药物时。

【评价】

1. **诊断价值** 尿液吡啶交联物是反映骨胶原降解和骨吸收的最特异、最灵敏的指标之一,已取代尿液羟脯氨酸(hydroxyprolin,Hyp)作为骨吸收的指标。

2. **影响因素**

(1)由于PTH、生长激素和皮质醇的生理性变化,交联物排出量具有生物节律性,且不受绝经、骨质减少或卧床的影响。

(2)交联物不受饮食中的蛋白质和胶原蛋白的影响,也不受体力活动影响。

(3)妊娠期间交联物浓度增高。

3. **与检查相关的临床须知** 尿液交联物的排出量与骨吸收的组织形态学变化有关,与单纯检查骨形成指标的比较,同时检查骨形成和骨降解更能提高诊断的灵敏度。

第五节 代谢功能实验室检查项目的选择与应用

一、糖代谢异常

糖尿病(diabetes mellitus,DM)是一组由胰岛素分泌和/或利用缺陷引起的以慢性高血糖为特征的代谢性疾病。长期的高血糖症将导致多种器官的损害、功能紊乱和衰竭。糖尿病的典型症状为多食、多饮、多尿和体重减轻,有时伴随有视力下降,并容易继发感染。糖尿病可并发危及生命的酮症酸中毒昏迷和非酮症高渗性昏迷。

目前糖尿病的诊断主要取决于实验室检查结果,其诊断标准见表10-16和表10-17。另外,空腹血糖受损和糖耐量降低作为糖尿病进程中的2种病理状态,也有相应的诊断标准(表10-18)。

表 10-16 糖尿病的诊断标准

项目	标准
HbA_{1c}	≥6.5%
空腹血浆葡萄糖浓度(FPG)	≥7.0mmol/L
口服葡萄糖耐量试验(OGTT)中2h血浆葡萄糖浓度(2hPG)	≥11.1mmol/L
糖尿病的典型症状(如多尿、多饮和无原因体重减轻等),同时随机血糖浓度	≥11.1mmol/L

注:在无明确高血糖史时,应通过重复检查证实项目1~3。

表 10-17　妊娠糖尿病的诊断标准

75g OGTT	血糖 /（mmol/L）
空腹	≥5.1
服糖后 1h	≥10.0
服糖后 2h	≥8.5

注：1 个以上时间点的血糖高于上述标准，可确定诊断。

表 10-18　空腹血糖受损和糖耐量降低的诊断标准

类型	诊断标准
空腹血糖受损（IFG）	FPG 为 6.1~7.0mmol/L，即可诊断
糖耐量降低（IGT）	1. FPG＜7.0mmol/L 2. OGTT 2h PG 为 7.8~11.1mmol/L 检查结果同时满足以上 2 项时，即可诊断

注：2003 年美国糖尿病协会（ADA）推荐降低空腹血糖受损诊断标准的下限为 5.6mmol/L。

二、脂代谢异常

高脂血症（hyperlipidemia）是指血浆 TC 和 / 或 TG 浓度增高，因为血脂在血液中以脂蛋白形式运输，故高脂血症也可认为是高脂蛋白血症（hyperlipoproteinemia，HLP），可分为原发性和继发性。血浆脂质和脂蛋白是常规检查项目，主要用于早期发现与诊断高脂血症，协助诊断动脉粥样硬化症，评价动脉粥样硬化的危险度，监测与评价饮食和药物治疗的效果等。

1. **血浆脂质检查**　主要检查 TG 和 TC。①Ⅰ型高脂血症的血清 TG 浓度明显增高，TC 多正常；②Ⅱ型高脂血症均有 TC 增高；③Ⅲ型高脂血症的 TC、TG 均增高；④Ⅳ型高脂血症的 TG 增高，TC 多正常；⑤Ⅴ型高脂血症的 TG 明显增高，TC 正常或轻度增高。

2. **血浆脂蛋白检查**　目前以脂蛋白中胆固醇总量作为脂蛋白的定量依据（表 10-19）。

表 10-19　不同类型高脂血症的脂代谢变化

类型	脂代谢变化
Ⅰ型高脂血症	CM、VLDL 浓度增高，LDL-C 浓度正常、HDL-C 浓度正常或降低
Ⅱa 型高脂血症	LDL-C 浓度明显增高
Ⅱb 型高脂血症	LDL-C、VLDL 浓度增高
Ⅲ型高脂血症	LDL-C 浓度增高
Ⅳ型高脂血症	LDL-C 浓度正常，HDL-C 浓度降低，VLDL 浓度增高
Ⅴ型高脂血症	CM、VLDL 浓度增高

3. **血浆静置试验**　血浆于 4℃环境下静置 16~24h，观察血浆的混浊程度称为血浆静置

试验。如 CM 增高则出现奶油样上层，VLDL 增高则下层混浊，LDL-C 增高则血浆透明。血浆静置试验是粗略判断血液脂蛋白是否异常增高的简易方法。健康人血浆静置试验为阴性（无奶油样上层）。

三、骨代谢异常

骨质疏松症（osteoporosis，OP）以骨量减少、骨的微细结构破坏导致骨脆性和骨折危险性增加为特征的慢性进行性疾病。一般分为原发性、继发性和特发性三类。

1. **物理检查**　骨质疏松的诊断主要根据临床症状、病史、影像学检查、骨密度测量和骨组织学检查结果，其中骨密度测量是最主要的诊断依据。

2. **生物化学检查**　是 OP 不可缺少的诊断依据。

（1）Ⅰ型骨质疏松症（绝经后骨质疏松症）：血钙、磷、B-ALP 浓度一般无明显变化，血清总 ALP、骨钙素、TRACP 以及尿液 PYD 和 DPD 浓度明显增高。

（2）Ⅱ型骨质疏松症（老年性骨质疏松症）：血钙、磷、B-ALP 浓度一般无明显变化。

3. **内分泌功能检查**　包括甲状旁腺功能、肾上腺皮质功能以及性腺功能检查。

（1）Ⅰ型骨质疏松症（绝经后骨质疏松症）：雌激素缺乏，血钙浓度增高，PTH 可代偿性分泌减少。

（2）Ⅱ型骨质疏松症（老年性骨质疏松症）：肠钙吸收减少，血钙浓度降低，可引起 PTH 继发性分泌增高。

此外，绝经后骨质疏松症患者雌二醇浓度可明显降低。老年男性骨质疏松症患者血液睾酮浓度可明显降低。通过检查血清雌二醇和睾酮水平可明确骨质疏松症的病因，并对治疗有一定指导意义。

（梁松鹤）

第十一章 内分泌功能实验室检查

内分泌系统(endocrine system)是由内分泌腺体(如垂体、甲状腺、甲状旁腺、肾上腺、性腺等)和某些器官组织(如胃肠道、心脏、肺、肾、血管等)中的内分泌细胞组成。内分泌腺体和内分泌细胞合成并释放具有高效能的生物活性物质,这些活性物质随着血液循环输送到相应的靶器官和靶细胞,调节器官和细胞的代谢功能,维持内环境的稳定,这些具有高效能的生物活性物质称为激素(hormone)。

按化学本质不同,激素可分为①肽及蛋白质类:如下丘脑激素、垂体激素、心肌激素、胃肠激素等;②固醇类:主要是肾上腺皮质激素和性激素;③氨基酸衍生物类:甲状腺激素、肾上腺髓质激素等;④脂肪酸衍生物类:如前列腺素等。

内分泌疾病诊断的一般原则是:①内分泌腺功能减退时应进行兴奋试验,而其功能亢进时则进行抑制试验;②抑制试验可控制正常腺体分泌,但不能抑制自主性分泌(如功能性内分泌腺瘤);③多个腺体功能减退时应评估垂体的功能;④任何一个单独的检查都不能完全反映出所有状态下的内分泌状态;⑤患者因素(如体位、近期饮食、检查时间、禁食状态、药物治疗等)对检查的影响较大。

第一节 甲状腺激素检查

一、甲状腺素

甲状腺素(thyroxine)是甲状腺分泌的主要产物,由两分子的二碘酪氨酸(DIT)在甲状腺内偶联生成,又称为四碘甲状腺原氨酸,即 3,5,3′,5′- 四碘甲状腺原氨酸(3,5,3′,5′ tetraiodothyronine,T_4)。在生理情况下,外周血有 99% 以上的 T_4 与甲状腺素结合球蛋白(thyroxine-binding globulin,TBG)结合,仅有极少量的 T_4 以游离甲状腺素(free thyroxine,FT_4)的形式存在,T_4 与 FT_4 之和为总 T_4(total T_4,TT_4)。T_4 和 FT_4 可以反映甲状腺激素分泌,以及采用 T_4 治疗时组织中 T_4 的有效性。甲状腺素检查的适应证:可疑原发性甲状腺功能亢进症(甲亢)或甲状腺功能减退症(甲减)、甲亢治疗的随访监测、可疑继发性甲亢等。

【标本类型】

血清。

【参考区间】

65~155nmol/L（化学发光法）。

【临床意义】

1. **TT$_4$增高** 高浓度 TBG 可使 TT$_4$ 浓度增高，主要见于：甲亢、先天性甲状腺素结合球蛋白增多症、甲状腺激素不敏感综合征（thyroid hormone insensitivity syndrome）、原发性胆汁性肝硬化、严重感染、心功能不全、肾脏疾病、肝脏疾病等。此外，妊娠以及口服避孕药或雌激素等药物也可使血液 TT$_4$ 浓度增高。

2. **TT$_4$降低** 主要见于甲减、低甲状腺结合球蛋白血症、缺碘性甲状腺肿、慢性淋巴细胞性甲状腺炎（桥本甲状腺炎）等。此外，在甲亢治疗的过程中、恶性肿瘤、糖尿病酮症酸中毒、心力衰竭等原因也能导致 TT$_4$ 浓度降低。

【评价】

1. **诊断价值** TT$_4$ 常与 TSH 共同作为诊断甲减和甲亢的首选检查项目，也可用于追踪抗甲状腺药物治疗的甲减患者。

2. **影响因素**

（1）苯妥英钠参与 TBG 的结合位点竞争，可能干扰 TT$_4$ 以及 FT$_4$ 的检查结果。

（2）避免溶血、标本反复冻融。

（3）服用孕酮、海洛因、美沙酮及过量碘剂可引起 TT$_4$ 浓度增高。

3. **与检查相关的临床须知**

（1）检查前禁止服用苯妥英钠、水杨酸制剂等药物。

（2）TT$_4$ 浓度大于 258nmol/L 可能是甲状腺风暴（thyroid storm），TT$_4$ 浓度小于 26nmol/L 可导致黏液水肿性昏迷（myxedema coma）。

（3）新生儿 TT$_4$ 浓度增高是由于 TBG 浓度增高所致。妊娠第 2~3 个月 TT$_4$ 浓度增高与孕酮增高有关。

二、游离甲状腺素

游离甲状腺素（FT$_4$）是 T$_4$ 的生理活性形式，不受其结合蛋白浓度高低和结合特性改变的干扰。

【标本类型】

血清。

【参考区间】

10.3~25.7pmol/L（化学发光法）。

【临床意义】

1. **FT$_4$增高** 多见于甲亢危象（hyperthyroidism crisis）、多结节性甲状腺肿、甲状腺激素不敏感综合征等。

2. FT_4 降低 主要见于甲减患者,应用抗甲状腺药物、糖皮质激素、多巴胺、苯妥英钠等,也可见于肾病综合征。

【评价】

1. 诊断价值 FT_4 作为反映甲状腺激素活性的指标,其灵敏度高于 T_4,浓度增高对甲亢的诊断价值优于 T_4。

2. 影响因素

(1)非甲状腺疾病患者 FT_4 浓度低。

(2)甲状腺自身抗体、类风湿因子、呋塞米可干扰 FT_4 检查结果。

(3)血清特异性抗体可与免疫球蛋白试剂发生反应,从而干扰检查结果,经常接触动物或动物血清制品患者的检查结果可受到影响。

(4)肝素、胺碘酮等药物可以使结果偏高,苯妥英钠、糖皮质激素等可使结果偏低。

3. 与检查相关的临床须知 FT_4 对甲减和甲亢的诊断灵敏度与 TSH 相似,但监测甲状腺素的治疗不如 TSH。在诊断中枢性甲状腺功能减退症(central hypothyroidism,CH)和快速检查甲状腺功能方面 FT_4 更好。

三、三碘甲状腺原氨酸

80% 的三碘甲状腺原氨酸(3,5,3′-triiodo thyronine,T_3)是由 T_4 在肝脏、肾脏代谢而来,20% 是由甲状腺直接分泌的。血液中约 99.7% 的 T_3 与 TBG 等蛋白质结合,只有 0.3% 以游离状态存在,游离状态 T_3(FT_3)具有生物活性。血清 T_3、FT_3 浓度变化反映了 T_4 转化为 T_3 的情况。其检查的适应证:T_4 和 FT_4 浓度正常的 T_3 型甲亢的确诊、亚临床甲亢患者的确诊、对原发性甲减严重程度的评估、对 Graves 病的诊断评估。

【标本类型】

血清。

【参考区间】

1.6~3.0nmol/L(化学发光法)。

【临床意义】

1. TT_3 增高 ① TT_3 可作为判断甲亢是否复发的指标,TT_3 诊断甲亢的灵敏度高于 TT_4,某些患者 TT_4 增高前 TT_3 已增高;② TT_3 浓度增高而 TT_4 不增高是 T_3 型甲亢的特点,见于功能亢进型甲状腺瘤、多发性甲状腺结节性肿大。

2. TT_3 降低 甲减患者 TT_3 浓度可降低,但由于甲状腺仍具有产生 TT_3 的功能,所以 TT_3 浓度降低并不明显,有时甚至会轻度增高。此外,TT_3 浓度降低也可见于肾病综合征、肢端肥大症、肝硬化以及使用雌激素等。

【评价】

1. 诊断价值 TT_3 是诊断甲亢最灵敏的指标(诊断 T_3 型甲亢的特异性指标),但不是诊断甲减的灵敏指标。

2. 影响因素

(1)血清嗜异性抗体可与免疫球蛋白试剂发生反应,从而干扰检查结果,经常接触动物或动物血清制品患者的检查结果易受影响。

(2)妊娠,使用孕酮和美沙酮、海洛因等可使 TT_3 浓度增高。空腹可使 TT_3 浓度降低。

3. 与检查相关的临床须知

(1)检查前停用含碘食物及药物。

(2)Graves 病患者治疗前,TT_3 或 FT_3 浓度增高是复发率高的指标。

(3)在 T_4 浓度正常的甲亢患者中,有 5% 的患者 T_3 浓度增高,因此当 T_4 浓度正常而怀疑甲亢时,应检查 TT_3。

(4)TT_3 的危急值为小于 0.77mmol/L 或大于 4.62mmol/L。

四、游离三碘甲状腺原氨酸

游离三碘甲状腺原氨酸(free triiodo thyronine,FT_3)是 TT_3 的生理活性形式,但 FT_3 仅占 TT_3 的 0.3%。

【标本类型】

血清。

【参考区间】

6.0~11.4pmol/L(化学发光法)。

【临床意义】

1. FT_3 增高 FT_3 诊断甲亢的灵敏度非常高,早期或具有多发先兆的 Graves 病患者血清 FT_4 处于临界值,但 FT_3 浓度已经明显增高。T_3 型甲亢患者 TT_3 浓度增高较 TT_4 明显,FT_4 浓度可正常,但 FT_3 浓度已明显增高。此外,FT_3 浓度增高还可见于甲亢危象、甲状腺激素不敏感综合征等。

2. FT_3 降低 见于低 T_3 综合征、应用糖皮质激素、慢性淋巴细胞性甲状腺炎晚期等。

【评价】

1. 诊断价值 FT_3 是诊断甲亢较为灵敏的指标之一,也是诊断甲状腺危象的灵敏指标。

2. 影响因素

(1)服用苯妥英钠、多巴胺、糖皮质激素等药物可使检查结果偏低。

(2)经常接触动物或动物血清制品的患者,其检查结果可受到影响,血清嗜异性抗体可与免疫球蛋白试剂发生反应,从而干扰检查结果。

(3)高海拔地区人群的 FT_3 浓度可增高。

3. 与检查相关的临床须知 在非甲状腺疾病中,低浓度的 FT_3 不具有特异性。

五、反三碘甲状腺原氨酸

反三碘甲状腺原氨酸(reverse triodothyronine,rT_3)是 T_4 在甲状腺以外的组织器官(主要在肝脏)中经酶脱碘生成的。血液 rT_3 浓度与 TT_3、TT_4 成一定比例关系,对原因未明的 T_3、

T_4 降低患者检查 rT_3 有意义。

【标本类型】

血清。

【参考区间】

0.2~0.8nmol/L（化学发光法）。

【临床意义】

1. **rT_3 增高**　①甲亢；②非甲状腺疾病：糖尿病、肝硬化、尿毒症、心力衰竭、脑血管病等；③低 T_3 综合征。

2. **rT_3 降低**　①甲减：甲减患者血清 rT_3 浓度明显降低，对轻型或亚临床型甲减诊断的准确度比 T_3、T_4 高；②慢性淋巴细胞性甲状腺炎：rT_3 浓度降低常提示甲减。

【评价】

1. **诊断价值**　rT_3 浓度增高诊断甲亢的符合率接近 100%。

2. **影响因素**

(1) 分离后的血清标本在 2~8℃可稳定 12h，-20℃可保存 30d。避免反复冻融标本。

(2) 高血脂或复融后混浊的冷冻标本会影响检查结果。

(3) 普萘洛尔、地塞米松、丙硫嘧啶等可导致 rT_3 浓度增高。应用抗甲状腺药物治疗时，rT_3 浓度降低较 TT_3 慢，当 rT_3、TT_4 浓度低于参考区间时提示用药过量。

3. **与检查相关的临床须知**　TT_3、rT_3 对于严重的非甲状腺疾病和监测治疗过程有价值，但 rT_3 对于常规甲状腺疾病诊断无价值。

六、甲状腺球蛋白

甲状腺球蛋白（thyroglobulin，TG）是一种具有甲状腺特异性的蛋白质，TSH、甲状腺体内碘缺乏和甲状腺刺激性免疫球蛋白等因素可刺激 TG 的产生。TG 在外周血 T_3 和 T_4 的合成中起决定作用。TG 检查的适应证：甲状腺癌术后和放射性碘治疗后的病情监测、甲状腺炎、甲亢。

【标本类型】

血清。

【参考区间】

3~42μg/L（化学发光法）。

【临床意义】

1. **TG 增高**　主要见于甲亢、亚急性甲状腺炎、未经治疗的甲状腺癌。

2. **TG 降低**　主要见于假性甲状腺功能亢进、甲状腺球蛋白自身抗体阳性、全甲状腺切除术后的患者。

【评价】

1. **诊断价值**　TG 主要作为分化型甲状腺癌的标志物，也是划分甲状腺癌分化阶段、判断是否发生转移及监测术后治疗的指标，但其灵敏度和特异度不高。TG 也有助于甲亢的鉴别诊断。

2. 影响因素

(1)标本中的 TG 抗体(TGAb)可影响检查结果,因此所有标本都要检查是否含有 TGAb。TGAb 阳性则提示 TG 的实际浓度比检查结果要高。

(2)某些患者体内可能存在的嗜异性抗体,对检查结果产生影响。

3. 与检查相关的临床须知

(1)评估患者的症状与体征,注意甲状腺制剂和碘制剂的使用情况。

(2)确保在标本采集前,患者已停用甲状腺药物 6 周。

(3)对于低危甲状腺癌患者,可在 ^{131}I 扫描后进行检查。

(4)甲状腺全切除术后,TG 是预示肿瘤残留和复发的主要标志物,具有较高的灵敏度和特异度。

七、甲状腺球蛋白抗体

甲状腺球蛋白抗体(thyroglobulin antibody,TGAb)是存在于甲状腺滤泡胶质中的甲状腺球蛋白自身抗体。甲状腺过氧化物酶抗体(TPOAb)对诊断自身免疫性甲状腺疾病的价值比 TGAb 高。TGAb 只与 TPOAb 阴性或可疑自身免疫性甲状腺疾病有关。

【标本类型】

血清。

【参考区间】

<60IU/L(化学发光法)。

【临床意义】

TGAb 阳性见于 90%~95% 的慢性淋巴细胞性甲状腺炎,52%~58% 的甲亢和 35% 的甲状腺癌,30% 的风湿病。也可见于重症肌无力、肝脏疾病、40 岁以上的健康妇女。

【评价】

1. 诊断价值 TGAb 是诊断和鉴别诊断自身免疫性甲状腺炎的重要依据,与 TPOAb 联合检查可提高诊断的特异度。

2. 影响因素

(1)推荐使用血清、肝素或 EDTA 抗凝的血浆,避免标本反复冻融。

(2)某些患者体内可能存在嗜异性抗体,对检查结果产生影响。女性月经期也可出现阳性。

(3)采集血清标本时,必须在血液完全凝固后再离心,标本中不能含有任何颗粒或纤维蛋白。

3. 与检查相关的临床须知

(1)TGAb 对自身免疫性甲状腺炎诊断的灵敏度较 TPOAb 低,但其只用于甲状腺癌治疗后的监测。

(2)10% 健康人群,特别是妊娠女性和老年人 TGAb 轻度增高。

八、促甲状腺激素受体抗体

促甲状腺激素受体抗体(thyrotropin receptor antibody,TRAb)是抗甲状腺细胞膜上 TSH 受体的自身抗体,TRAb 与甲状腺细胞上的 TSH 受体结合,增加腺苷酸环化酶活性,激活 cAMP 的分泌,使甲状腺激素的产生和释放增多,其检查的适应证:甲亢的鉴别诊断、与内分泌疾病相关眼病的评价、对 Graves 病患者的治疗随访、对甲减患者(检查是否有阻断抗体)的评估等。

【标本类型】

血清。

【参考区间】

1.22~1.58IU/L(化学发光法)。

【临床意义】

TRAb 阳性见于 Graves 病、暂时性新生儿甲状腺毒症。TRAb 可作为检查 Graves 病及判断治疗效果和预后的一种可靠指标,95%Graves 患者血清 TRAb 呈阳性。

【评价】

1. **诊断价值** 尽管 TRAb 是 Graves 病的标志,但并不是诊断所必需的指标。TRAb 对新生儿甲状腺毒血症有一定预测价值。另外,TRAb 可以用于明确甲状腺功能正常的突眼患者的病因。

2. **影响因素**

(1)推荐使用血清标本,在 2~8℃条件下可稳定保存 3d,−20℃条件下可稳定保存 1 个月,应避免标本反复冻融。

(2)少数患者标本中极高浓度的分析物特异性抗体、链霉亲和素,可影响检查结果。

3. **与检查相关的临床须知**

(1)对于接受高剂量(>5mg/d)生物素治疗的患者,必须在末次生物治疗 8h 后采集标本。

(2)应用抗甲状腺药物治疗过程中,如果 TRAb 持续阳性,则不能停药,一旦停药便有复发的风险。

(3)TRAb 属于 IgG,可以母婴传播,Graves 病孕妇妊娠后期 TRAb 浓度较高,其新生儿有发生甲亢的危险。

九、甲状腺过氧化物酶抗体

甲状腺过氧化物酶(thyroid peroxidase,TPO)存在于甲状腺细胞的微粒体中,并表达在细胞表面。TPO 是甲状腺抗体依赖性细胞介导的细胞毒性反应的主要参与蛋白,自身免疫病引起的多种甲状腺炎常伴有血清甲状腺过氧化物酶抗体(thyroperoxidase antibody,TPOAb)增高。其适应证:原因未明的 TSH 增高、甲状腺肿,可疑多腺体自身免疫病的评估,自身免疫性甲状腺疾病的家族性评估,评价作用于甲状腺和免疫系统的药物对甲状腺功能的影响,筛查产后甲状腺炎的危险程度,原因未明的甲亢的鉴别诊断等。

【标本类型】

血清。

【参考区间】

0~35IU/L（化学发光法）。

【临床意义】

TPOAb 阳性可见于 90% 慢性淋巴细胞性甲状腺炎和 70% 突眼性甲状腺肿患者。也可见于原发性黏液性水肿、Graves 病、慢性纤维性甲状腺炎、Addison 病、1 型糖尿病。约 10% 健康人和非自身免疫性甲状腺疾病患者体内存在低浓度 TPOAb。

【评价】

1. **诊断价值**　TPOAb 提示有自身免疫性甲状腺疾病或甲状腺功能障碍的风险，是诊断自身免疫性甲状腺疾病的"金标准"。

2. **影响因素**

(1)高血脂或复融后混浊的冷冻标本可对检查结果产生影响。

(2)血液完全凝固后离心，血清标本不能含有任何颗粒或纤维蛋白。

(3)某些患者体内可能存在嗜异性抗体，可对检查结果产生影响。

(4)推荐使用血清或肝素钠、EDTA 抗凝血标本，避免使用溶血标本。

3. **与检查相关的临床须知**　非免疫性甲状腺功能障碍患者 TPOAb 可轻度增高。其他自身免疫病患者的 TPOAb 也可轻度增高，如 Addison 病、恶性贫血、1 型糖尿病、慢性活动性肝炎、原发性胆囊纤维化或丙型肝炎等。

第二节　甲状旁腺激素检查

一、甲状旁腺素

甲状旁腺素（parathyroid hormone，PTH）是由甲状旁腺主细胞分泌的激素。完整甲状旁腺素（intact parathyroid hormone，iPTH）是由 84 个氨基酸组成的多肽，其主要靶器官有肾脏、骨骼和肠道。PTH 的主要生理作用是拮抗降钙素、动员骨钙释放、加快磷酸盐排泄和维生素 D 活化等。PTH 检查的适应证：①监测骨病、肾衰竭、肾脏结石、肾钙质沉着、吸收不良综合征患者 PTH 的变化及钙代谢情况；②血钙增高的鉴别诊断；③进一步筛查影像学检查怀疑甲状旁腺功能亢进症（甲旁亢）患者，甲旁亢可疑存在腺瘤的患者等。

【标本类型】

血清。

【参考区间】

1.5~6.5pmol/L（iPTH）（化学发光法）。

【临床意义】

1. **PTH 增高**　PTH 浓度增高伴有高血钙和低血磷,可诊断为原发性甲状旁腺功能亢进症(primary hyperparathyroidism,PHPT),也可见于维生素 D 缺乏、吸收不良综合征、肾衰竭等疾病。PTH 浓度增高还可见于异位甲状旁腺功能亢进症。

2. **PTH 降低**　主要见于甲状腺或甲状旁腺手术后、特发性甲状旁腺功能减退症、低镁血症、非甲状旁腺的高钙血症等。

【评价】

1. **诊断价值**　PTH 浓度增高是甲旁亢的主要诊断依据。PTH 与血钙、血磷结合可作为鉴别原发性与继发性甲旁亢的指标。iPTH 更有优势,可用于评价非甲状旁腺高钙血症引起的 PTH 抑制,对 PHPT 的灵敏度为 85%~90%。

2. **影响因素**

(1)溶血对 PTH 检查结果有影响,但其不受黄疸、高血脂的影响。对于接受高剂量生物素治疗的患者,必须在末次治疗 8h 后采集标本进行检查。

(2)标本保存时间延长可引起 PTH 浓度假性增高。

3. **与检查相关的临床须知**

(1)iPTH 浓度大于 5.9pmol/L,合并高钙血症,提示 PHPT。甲旁亢患者血钙、血磷和 iPTH 的变化见表 11-1。

表 11-1　甲状旁腺功能亢进患者血钙、血磷和 iPTH 的变化

疾病	血钙	血磷	iPTH
原发性甲状旁腺功能亢进症	增高	降低	增高
继发性甲状旁腺功能亢进症	降低	增高	增高
吸收不良综合征	降低	降低或正常	增高
假性甲状旁腺功能减退	降低	增高	增高

(2)iPTH 以间断性或脉冲式的方式分泌,具有昼夜节律变化,其特点是夜间分泌增高,因此应在清晨采集标本。

(3)PTH 能促进 I 型胶原蛋白的合成,因此 PTH 除了具有骨吸收作用,还有成骨作用。

(4)血钙和血清 $1,25\text{-}(OH)_2\text{-}D_3$ 可调节 PTH 的分泌,低钙血症和维生素 D 缺乏可刺激 PTH 分泌,而高钙血症和高浓度维生素 D 则抑制 PTH 分泌。

(5)甲状旁腺手术术中 PTH 浓度降低是甲状旁腺局部缺血,导致术后低钙血症的预测指标。

二、降钙素

降钙素(calcitonin,CT)是由甲状腺 C 细胞(滤泡旁细胞)合成分泌的,其单体形式是唯一具有活性的激素分子。CT 的主要生理作用是减少破骨吸收、降低血钙和血磷。CT 与甲状旁腺激素对血钙的调节作用相反,共同维持血钙浓度的相对稳定。CT 检查的适应证:检查诊断明确的甲状腺髓样癌患者,遗传性甲状腺髓样癌家族的筛查,以及甲状腺髓样癌的定位诊断。

【标本类型】

血清。

【参考区间】

<100ng/L（化学发光法）。

【临床意义】

1. **CT 浓度增高**　见于甲状腺髓样癌，且对判断手术疗效及术后复发有重要价值。CT 增高也可见于佐林格 - 埃利森综合征（Zollinger-Ellison syndrome）、乳腺癌、小细胞肺癌、结肠癌、前列腺癌、胰腺癌、严重骨病和肾脏疾病等。

2. **CT 浓度降低**　主要见于甲状腺切除术后、严重甲亢等。

【评价】

1. **诊断价值**　CT 是诊断甲状腺髓样癌特异而灵敏的标志物，也是检查甲状腺癌术后复发或转移的指标。

2. **影响因素**

（1）血清 CT 浓度极低，检查方法主要为放射免疫检查法和免疫化学发光法。免疫化学发光法的灵敏度和特异度都很高，是目前最常用的检查方法。

（2）推荐使用血清标本，标本在 2~8℃条件下稳定 6h，−20℃条件下可保存 30d。避免反复冻融标本。

（3）检查结果不受黄疸的影响，但严重的脂血和溶血可影响检查结果。

（4）孕妇和新生儿 CT 浓度增高。

3. **与检查相关的临床须知**

（1）如果 CT 检查为阴性，则建议定期进行功能试验（即五肽胃泌素激发试验）。

（2）甲状腺髓样癌的发病既有散发性又有家族性，建议监测确诊患者家族成员的 CT 浓度。

（3）成年后 CT 浓度随着年龄增长而逐渐降低，给予雌激素后可使血清 CT 浓度增高，提示雌激素对 CT 的分泌有直接影响。绝经后女性的雌激素缺乏，使 CT 分泌减少，可能是绝经后骨质疏松症的一个重要原因。

三、1,25- 二羟维生素 D_3

维生素 D 又称为抗佝偻病维生素，以维生素 D_3 最为重要。1,25- 二羟维生素 D_3［1,25-$(OH)_2$-D_3］是体内生物活性最强的维生素 D，具有促进钙磷吸收、促进骨盐更新等功能。其检查的适应证：①评价高钙血症，如肉瘤样病、病因未明的尿钙过高等；②评价低钙血症，如维生素 D 依赖性佝偻病，Ⅰ型维生素 D 依赖性佝偻病（vitamin D-dependent rickets type Ⅰ，VDDR Ⅰ型）和真性维生素 D 抵抗（true vitamin D resistance，vitamin D-dependent rickets type Ⅱ，VDDR Ⅱ型）的鉴别。

【标本类型】

血清，肝素或 EDTA 抗凝血浆。

【参考区间】

成人 39~193pmol/L（酶联免疫法）。

【临床意义】

1. $1,25\text{-}(OH)_2\text{-}D_3$ **增高**　原发性甲旁亢、原发性高钙血症、淋巴瘤、VDDR Ⅱ型［由于 $1,25\text{-}(OH)_2\text{-}D_3$ 受体缺陷］、正常生长的儿童、哺乳期、维生素 D 中毒等。

2. $1,25\text{-}(OH)_2\text{-}D_3$ **降低**　慢性肾衰竭、甲状旁腺功能减退症、VDDR Ⅰ型（由于 α- 羟化酶缺乏）、绝经后骨质疏松等。

维生素 D 缺乏和佝偻病患者各项指标的变化见表 11-2。

表 11-2　维生素 D 缺乏和佝偻病患者各项指标的变化

疾病	血钙	血磷	碱性磷酸酶	甲状旁腺激素	$1,25\text{-}(OH)_2\text{-}D_3$
维生素 D 缺乏	降低	降低	增高	增高	降低，正常或增高
VDDR Ⅰ型	降低或明显降低	降低	增高或明显增高	增高	明显降低
VDDR Ⅱ型	降低或正常	降低或正常	增高	增高	明显增高

【评价】

1. **诊断价值**　$1,25\text{-}(OH)_2\text{-}D_3$ 仅用于 VDDR Ⅰ型与 VDDR Ⅱ型的鉴别诊断，也可监测慢性肾衰竭患者维生素 D 的状态。

2. **影响因素**

(1)溶血标本可影响检查结果，但检查结果不受黄疸、高脂血症的影响。

(2)标本采集后应尽快分离，长期保存应保存在 –20℃，避免标本反复冻融。

(3)目前，串联质谱新技术检查维生素 D 的灵敏度、特异度高于酶联免疫法。

3. **与检查相关的临床须知**

(1)对于接受高剂量生物素治疗的患者，必须在末次治疗 8h 后采集标本。

(2)人体能对 $1,25\text{-}(OH)_2\text{-}D_3$ 的合成进行有效的反馈调节，因此，$1,25\text{-}(OH)_2\text{-}D_3$ 不能用于评价维生素 D 中毒。

(3)部分 $1,25\text{-}(OH)_2\text{-}D_3$ 参与了调节甲状旁腺组织的分泌，因此，原发性甲旁亢与 $1,25\text{-}(OH)_2\text{-}D_3$ 增高有关。

第三节　肾上腺激素检查

一、肾上腺皮质激素

(一)醛固酮

醛固酮（aldosterone，ALD）是由肾上腺皮质球状带细胞合成和分泌的激素。醛固酮的

分泌受肾素 - 血管紧张素 - 醛固酮（renin-angiotension-aldosterone，RAA）系统调节，血液 K^+、Na^+ 浓度改变可以直接作用于球状带细胞，进而影响醛固酮的分泌。醛固酮是维持人体水电解质平衡的重要激素。其检查的适应证：醛固酮增多症的诊断、联合肾素和功能试验对醛固酮增多症进行诊断与鉴别诊断，检查肾上腺皮质激素缺乏。

【标本类型】

血浆，24h 尿液。

【参考区间】

血浆和尿液醛固酮检查的参考区间见表 11-3

表 11-3　血浆和尿液醛固酮检查的参考区间

标本	饮食	卧位	立位
血浆 /（pmol/L）	普通饮食	238.6 ± 104.0	418.9 ± 245.0
	低钠饮食	646.6 ± 333.4	945.6 ± 491.0
尿液 /（nmol/24h）	普通饮食	9.4~35.2	

注：化学发光法。

【临床意义】

1. **醛固酮增高**　见于原发性醛固酮增多症（primary hyperaldosteronism）、肾上腺皮质癌、肝硬化、妊娠高血压、多囊肾、肾素分泌性肿瘤、长期口服避孕药等。

2. **醛固酮降低**　原发性醛固酮减少症（18- 羟化酶缺乏）、继发性醛固酮减少症（低肾素醛固酮减少症）。

【评价】

1. **诊断价值**

（1）主要用于鉴别原发性与继发性醛固酮增多症。筛查醛固酮增多症时应同时检查血浆醛固酮和血浆肾素活性（plasma renin activity，PRA），原发性醛固酮增多症患者醛固酮增高而 PRA 降低，继发性醛固酮增多症患者醛固酮和 PRA 均增高。尿液醛固酮也是诊断原发性醛固酮增多症最灵敏的指标。

（2）醛固酮 /PRA 比值也可用于诊断醛固酮增多症，但特异度较低。

2. **影响因素**

（1）皮质类固醇、止痛药（布洛芬）、利尿剂、ACEI 类以及口服避孕药等药物，均可影响醛固酮的分泌，如病情允许，采集标本前 8d 停用此类药物。

（2）电解质的变化也可影响醛固酮的分泌，因此，采集标本前 3d 应尽量保持电解质平衡。

（3）直立体位、热应激、妊娠晚期、饥饿等可使醛固酮增高，而肝素治疗、年龄增长可使醛固酮降低。女性醛固酮与月经周期有关，黄体期的醛固酮较高。

3. **与检查相关的临床须知**

（1）检查血浆醛固酮应采集清晨空腹血液标本，立即分离血浆并冷冻保存。

（2）除非同时检查 PRA，否则随机的醛固酮检查无诊断价值。

（3）用于评价醛固酮减少症时,患者应减少盐摄入量,并于直立位时采集血液标本。

（4）检查尿液醛固酮用于评价醛固酮增多症时,嘱咐患者过量摄入盐,并于卧位采集24h尿液。评价醛固酮减少症时,嘱咐患者限制盐的摄入,并于直立位采集24h尿液(采集前要确认患者血压低)。

（5）严重疾病状态下,醛固酮浓度可极度降低。因此,重症患者不宜进行检查。

（6）在检查醛固酮之前应先纠正低钾血症。

（7）检查前8d应停用利尿剂、降压药、孕激素以及甘草制剂。

（二）17-羟皮质类固醇

17-羟皮质类固醇(17-hydroxycorticosteroid,17-OHCS)是肾上腺糖皮质激素及其代谢产物,其浓度可反映肾上腺皮质的功能状态。由于糖皮质激素的分泌具有昼夜节律性,因此应检查24h尿17-OHCS。

【标本类型】

24h尿液。

【参考区间】

男性:13.8~41.4μmol/L,女性:11.0~27.6μmol/L(化学发光法)。

【临床意义】

1. **17-OHCS浓度增高**　常见于肾上腺皮质功能亢进症,如库欣综合征、原发性肾上腺皮质肿瘤、异位ACTH综合征等。此外,甲亢、肥胖症、应激状态、女性化(feminization)等疾病患者17-OHCS浓度也增高。

2. **17-OHCS浓度降低**　可见于原发性或继发性肾上腺皮质功能减退症、垂体功能减退、先天性肾上腺皮质增生、肝硬化、甲减等疾病。

【评价】

1. **诊断价值**　17-OHCS是诊断肾上腺皮质功能亢进症、肾上腺皮质功能减退症的灵敏指标。

2. **与检查相关的临床须知**

（1）采集尿液标本时应加2~10ml浓盐酸作为防腐剂。

（2）检查前2d应避免使用中药、维生素B_2等可使尿液颜色加深的药物和食物。

（3）采集24h尿液并记录尿量。

（三）17-酮皮质类固醇

17-酮皮质类固醇(17-ketosteroids,17-KS)是雄激素代谢产物的总称。17-KS主要包括雄性激素(雄酮、脱氢异雄酮)及其代谢产物,少量来自皮质醇脱氢氧化代谢物。男性17-KS反映了肾上腺皮质和睾丸的内分泌功能,而女性则反映了肾上腺皮质的内分泌功能。

【标本类型】

24h尿液。

【参考区间】

男性:34.7~69.4μmol/L,女性:17.5~52.5μmol/L(化学发光法)。

【临床意义】

1. **17-KS 浓度增高**　常见于肾上腺皮质功能亢进症、睾丸癌、腺垂体功能亢进、女性多毛症,若 17-KS 浓度明显增高则提示肾上腺皮质肿瘤及异位促肾上腺皮质激素综合征。

2. **17-KS 浓度降低**　多见于肾上腺皮质功能减退症、睾丸功能低下、腺垂体功能减退等,也可见于肝硬化、糖尿病等慢性消耗性疾病等。

【评价】

1. **诊断价值**　用于肾上腺皮质肿瘤及异位 ACTH 综合征的诊断。

2. **与检查相关的临床须知**　采集尿液标本时加浓盐酸 2~10ml 防腐。按常规方法采集 24h 尿液,记录总尿量。如不能及时进行检查,应将尿液放置在 4~8℃环境中,以免 17-KS 破坏而导致检查结果偏低。

(四) 皮质醇

皮质醇(cortisol)是由肾上腺皮质束状带及网状带细胞合成的激素,呈脉冲式分泌,水平有昼夜节律性变化,一般检查上午 8 时以及下午 4 时的血清皮质醇浓度。血液 90% 皮质醇与皮质醇结合球蛋白(cortisol-binding globulin,CBG)结合,少量与清蛋白结合,游离皮质醇极少。24h 尿液游离皮质醇(24h urine free cortisol,24hUFC)可以反映肾上腺皮质分泌功能。皮质醇检查的适应证:诊断与鉴别皮质醇增多或皮质醇不足。

【标本类型】

血清;24h 尿液。

【参考区间】

①血清:8 时 140~630nmol/L,16 时 83~440nmol/L;② 24hUFC:30~300nmol/24h(化学发光法)。

【临床意义】

1. **血清皮质醇**　增高见于库欣综合征、手术、外伤、败血症性休克、抑郁、焦虑、酒精中毒、慢性肾衰竭、CBG 增高等。降低见于 Addison 病、CBG 降低。

2. **尿液皮质醇**　增高见于库欣综合征、应激状态。降低见于肥胖等。

【评价】

1. **诊断价值**

(1)血清皮质醇和 24hUFC 是筛查肾上腺皮质功能异常的首选指标。检查血清皮质醇同时检查尿液 17-OHCS,对垂体 - 肾上腺皮质系统功能异常的诊断有意义。

(2)尿液皮质醇检查是库欣综合征早期诊断的首选检查,有助于疾病初期的评估,较 17-OHCS 更灵敏、更具特异度。

2. **影响因素**

(1)早晨皮质醇浓度高于夜间,妊娠可使检查结果增高。

(2)患者体内可能存在的嗜异性抗体、某些激素等活性物质,对检查结果有影响。

(3)苯妥英钠、水杨酸钠等药物对检查结果有影响,检查前禁用苯妥英钠、水杨酸钠。

(4)采集 24h 尿液标本,并用硼酸防腐。

3. 与检查相关的临床须知

（1）健康人群中皮质醇分泌存在昼夜节律,因此全血皮质醇浓度检查需在 8 时(分泌高峰期)和 16 时(皮质醇浓度降低)分别采集血液标本,但单次检查意义不大。

（2）确保患者在标本采集前 1 天未接受过放射性药物治疗。

（3）采集 12h 尿液标本,皮质醇 / 肌酐比值的诊断价值接近 24hUFC。

二、肾上腺髓质激素

（一）尿液儿茶酚胺

儿茶酚胺(catecholamine,CA)包括肾上腺素(epinephrine,E)、去甲肾上腺素(norepinephrine,NE)和多巴胺(dopamine),主要在脑、肾上腺髓质、腺外嗜铬组织及交感神经末梢合成。血液 CA 主要来源于交感神经和肾上腺髓质,24h 尿液 CA 浓度可以反映肾上腺髓质功能,还能判断交感神经的兴奋性。CA 检查的主要适应证是阵发性高血压、治疗效果不佳的高血压病等患者。

【标本类型】

24h 尿液。

【参考区间】

71.0~229.5nmol/24h(化学发光法)。

【临床意义】

1. CA 增高　主要见于嗜铬细胞瘤(pheochromocytoma),其增高程度可达健康人的 2~20 倍,但其发作期间 CA 多正常,应多次检查以明确诊断。另外,交感神经母细胞瘤、心肌梗死、高血压、甲亢、肾上腺髓质增生等患者 CA 浓度也可增高。

2. CA 降低　见于 Addison 病。

【评价】

1. 诊断价值　24h 尿液 CA 主要反映肾上腺髓质功能的变化,CA 对诊断嗜铬细胞瘤的灵敏度为 96%。

2. 影响因素　检查尿液 CA 同时应检查血液 CA 浓度。尿液 CA 通常高于血浆 CA,且尿液 CA 无 24h 波动的特点,灵敏度较低的检查方法即可检出。而血浆 CA 有 24h 波动的特点对检查有影响。

3. 与检查相关的临床须知

（1）采集尿液标本时应考虑到强体力劳动可能引起尿儿茶酚胺排泄率增高,一天中不同时间尿液的去甲肾上腺素、肾上腺素和香草扁桃酸排泄率不同,常需要分析 24h 尿液。

（2）婴儿和低龄儿童可用单次尿标本,此时需要同时参考尿液肌酐浓度。

（二）尿液香草扁桃酸

香草扁桃酸(vanillylmandelic acid,VMA)在儿茶酚胺的代谢产物中占 60%,其性质比 CA 稳定,且 63%VMA 由尿液排出,故检查尿液 VMA 可以了解肾上腺髓质的分泌功能。

【标本类型】

24h 尿液。

【参考区间】

5~45μmol/24h（化学发光法）。

【临床意义】

尿液 VMA 的临床意义与儿茶酚胺相似，主要用于判断肾上腺髓质和交感神经功能。VMA 增高主要见于嗜铬细胞瘤的发作期、交感神经细胞瘤和神经母细胞瘤，以及肾上腺髓质增生等。

【评价】

1. **诊断价值**　VMA 是诊断嗜铬细胞瘤的主要指标，其灵敏度为 64%，特异度为 95%。但由于其灵敏度较低，不推荐其作为嗜铬细胞瘤的诊断性检查，建议检查尿液 CA。

2. **影响因素**

（1）VMA 分泌有昼夜波动，因此，需要采集 24h 尿液标本。

（2）食用巧克力、咖啡、香蕉、柠檬以及阿司匹林和一些降压药，会使结果假性增高。

3. **与检查相关的临床须知**　由于 VMA 分泌有昼夜节律性变化，因此，应采集 24h 混合尿液用于检查。

（三）血浆肾素

肾素（renin）是由肾小球旁细胞合成分泌的一种蛋白水解酶，多与醛固酮同时检查。肾素检查的适应证：①与醛固酮结合，以鉴别诊断醛固酮增多症；②诊断单纯性肾上腺皮质激素缺陷；③诊断恶性高血压（malignant hypertension）；④检查产生肾素的肿瘤（renin-producing tumors）等。

【标本类型】

EDTA 抗凝血浆。

【参考区间】

低钠饮食者卧位：1.14~6.13ng/（ml·h）；普通饮食成人立位：0.3~1.9ng/（ml·h），卧位：0.05~0.79ng/（ml·h）（化学发光法）。

【临床意义】

1. **肾素增高**　见于肝硬化、水肿、嗜铬细胞瘤、肝炎、高血压、醛固酮减少症和继发性醛固酮增多症、低钾血症、Addison 病、肾上腺肿瘤、Bartter 综合征、库欣综合征、慢性肾衰竭和充血性心力衰竭等患者。

2. **肾素降低**　见于肾上腺皮质腺瘤、糖尿病、原发性或特发性醛固酮增多症、高钾血症、原发性高血压等患者。

【评价】

1. **诊断价值**　血浆醛固酮/PRA 比值是原发性醛固酮增多症的有效筛查指标，但 PRA 也可用于评价醛固酮减少症。

2. **影响因素**

（1）ACEI、利尿剂、抗高血压药物、钙通道阻滞剂、卡托普利等可升高肾素，而吲哚美辛、乙酰水杨酸、血管紧张素、抗利尿激素、胍乙啶、地高辛、氧烯洛尔等可降低肾素。

(2) 低盐饮食、直立位、妊娠、清晨等肾素增高,而高龄者肾素降低。女性肾素浓度与月经周期有关,黄体期较高。

(3) 检查方法也可影响检查结果。①推荐使用血浆标本,避免使用乳糜血、高蛋白血或溶血标本。标本检查前应离心以去除微型颗粒。②避免标本反复冻融,复融后的标本应平衡至室温。标本于 2~8℃条件下可保存 1 周,−20℃放置可保存 6 个月。

3. 与检查相关的临床须知

(1) 确保采血前 2 周(最好 4 周)停用降压药、孕激素类、雌激素、利尿剂,以免影响检查结果。

(2) 采用立位采集标本,患者至少站立 2h 后方可采血,但采集标本时取坐位。

(3) 采血前 3d 减少钾盐和钠盐的摄入,并同时检查 24h 尿钠和尿钾,以评估人体钠盐的平衡。采集 24h 尿液标本后立即采集血液标本。

第四节　垂体激素检查

一、生长激素

生长激素(growth hormone,GH)是腺垂体嗜酸性细胞合成的单链多肽,是垂体中含量最丰富的一种激素。其生理作用是促进人体生长发育、蛋白质合成、脂肪分解、升高血糖。

【标本类型】

血清。

【参考区间】

儿童:$<20\mu g/L$;男性:$<2\mu g/L$;女性:$<10\mu g/L$(化学发光法)。

【临床意义】

1. GH 增高　最常见于垂体肿瘤导致的巨人症或肢端肥大症,也可见于应用异源性生长激素释放激素后、部分青春期早发的患者。外科手术、灼伤、低血糖症、糖尿病、肾衰竭等患者 GH 浓度也增高。

2. GH 降低　主要见于生长激素缺乏性侏儒症、垂体功能减退症等患者。此外,高血糖、皮质醇增多症、应用糖皮质激素等也可使 GH 浓度降低。

【评价】

1. 诊断价值　生长激素是诊断垂体激素分泌功能异常性疾病的主要依据。

2. 影响因素

(1) 必须空腹采血并于 4h 内送检,长期禁食、胰岛素注射所致的低血糖、应激状态等,可以使检查结果增高。

(2) 高浓度糖皮质激素及任何影响下丘脑 - 垂体轴的组织损伤,都可以抑制生长激素的分泌。

（3）检查结果受体内嗜异性抗体干扰，接受免疫球蛋白治疗的患者会产生抗体。

（4）GH 浓度增高与口服避孕药、孕酮、精氨酸、胰高血糖素、左旋多巴、低血糖和使用胰岛素有关。GH 浓度降低与肥胖和使用糖皮质激素有关。

3. 与检查相关的临床须知

（1）由于 GH 的分泌呈脉冲状，在日间波动较大，但由于生长激素结合蛋白（growth hormone binding protein，GHBP）能减弱 GH 的波动，所以成人 GH 浓度稳定。在餐后 3h 或运动锻炼后，成人 GH 浓度明显上升。入睡 90min 后，儿童和成人 GH 开始增高，在深睡眠期达到高峰。因此，随机标本检查的意义不大，刺激或抑制试验可以提供更多的信息。另外，随机检查很少用于肢端肥大症的诊断。

（2）在儿科诊断性评价中，胰岛素样生长因子 1（insulin-like growth factor 1，IGF-1）和胰岛素生长因子结合蛋白 3（insulin growth factor binding protein 3，IGFBP-3）是很好的筛查指标，且灵敏度和特异度较 GH 高。IGF-1 和 IGFBP-3 更适合筛查身体矮小，对早熟（precocious puberty）和肢端肥大症（acromegaly）也有诊断价值。

二、抗利尿激素

由神经垂体分泌的抗利尿激素（antidiuretic hormone，ADH）又称为血管升压素（vasopressin，VP）。刺激 ADH 分泌的最主要因素是血液高渗状态、血管内血容量以及细胞外液量减少。ADH 的主要生理作用是促进远端肾小管和集合管对水的重吸收，调节有效血容量、渗透压及血压。对多尿和精神性多饮患者要进行 ADH 检查。

【标本类型】

血浆。

【参考区间】

1.4~5.6pmol/L。

【临床意义】

1. ADH 增高 常见于抗利尿激素分泌异常综合征（syndrome of inappropriate antidiuretic hormone，SIADH）、异位抗利尿激素的产生、糖尿病肾病所致的尿崩症、急性间歇性卟啉病等。

2. ADH 降低 常见于肾病综合征、中枢性尿崩症、精神性多饮、输入大量等渗溶液、体液容量增多等。

【评价】

1. 诊断价值 ADH 主要用于多尿和低钠状态的鉴别诊断，也有助于诊断尿液浓缩稀释功能紊乱，特别是糖尿病肾病所致的尿崩症、SIADH 等。但是，ADH 一般不用于诊断 SIADH，因为其表现为低钠、血浆渗透压降低和尿液渗透压增高，这些变化足以对甲状腺功能、肾上腺功能、血容量正常的 SIADH 做出诊断。

2. 影响因素

（1）ADH 可被血液的肽酶水解，标本采集后所有的操作都应在 4℃下进行，冷冻标本可放置数月。

（2）检查结果受尿量的影响，尿标本量要准确。应排除多尿、少尿的影响（常见肾脏疾病、腹腔积液、药物等因素），以保证结果的准确度。

（3）近期接受放射性药物治疗可导致结果假性增高或降低。

3. **与检查相关的临床须知**　ADH 浓度有明显的生理性波动，夜间高于白天。由于孕妇血液含有可水解 ADH 的肽酶，所以用于孕妇的采血管，要加入肽酶抑制剂。

三、促甲状腺激素

促甲状腺激素（thyroid stimulating hormone，TSH）是在腺垂体的特异性嗜碱性细胞内合成的。TSH 与甲状腺滤泡上皮细胞膜的 TSH 受体结合，发挥刺激甲状腺细胞的发育、合成与分泌甲状腺激素，增高血液 TT_3、TT_4 浓度的作用。垂体释放 TSH 是人体发挥甲状腺素生理作用的中枢调节机制。TSH 检查的适应证：①诊断原发性甲亢或甲减，筛查先天性甲状腺功能减退；②与 FT_4、T_3 联合检查诊断甲状腺激素耐受者，与 FT_4 联合检查评价继发性甲状腺功能障碍；③对甲状腺疾病药物治疗的随访观察；④评估高催乳素血症和高胆固醇血症。

【标本类型】

血清。

【参考区间】

2~10mU/L（化学发光法）。

【临床意义】

1. **TSH 增高**　常见于原发性甲减。异位 TSH 分泌综合征、垂体 TSH 异常分泌综合征、单纯性甲状腺肿、腺垂体功能亢进、甲状腺炎等均可引起 TSH 浓度增高。应用多巴胺拮抗剂、含碘药物等也可使 TSH 浓度增高。

2. **TSH 降低**　常见于甲亢、继发性甲减（促甲状腺激素释放激素分泌不足）、腺垂体功能减退、皮质醇增多症、肢端肥大症等。过量应用糖皮质激素和抗甲状腺药物也可使 TSH 浓度降低。

【评价】

1. **诊断价值**　TSH 是诊断原发性甲减最灵敏的指标。另外，TSH 浓度可以作为甲减患者应用甲状腺激素替代治疗的疗效观察指标。

2. **影响因素**

（1）血清嗜异性抗体可与免疫球蛋白试剂发生反应，从而干扰检查结果。常接触动物或动物血清制品患者的检查结果易受影响。

（2）硫脂类、静脉注射促甲状腺激素释放激素、服用类固醇激素可使结果偏低。

（3）低碘饮食可使结果偏高，新生儿、孕妇可略偏高。

3. **与检查相关的临床须知**

（1）已有甲状腺功能减退，且证据明确，但 TSH 浓度并未增高，则可能存在垂体功能减退。

（2）TSH 浓度小于 0.1mU/L，提示有原发性甲亢或外源性甲状腺功能亢进，且有心房颤动的危险。

（3）血清 TSH 是评价甲状腺功能的最佳初始指标，不建议对无症状人群进行常规筛查，但可以对高危人群进行筛查。

四、促肾上腺皮质激素

促肾上腺皮质激素（adrenocorticotropic hormone，ACTH）是由腺垂体分泌的多肽激素。ACTH 刺激肾上腺皮质增生，合成并分泌糖皮质激素、盐皮质激素和雄激素。ACTH 受促肾上腺皮质激素释放激素（corticotropin releasing hormone，CRH）的调节及血清皮质醇浓度的反馈调节。ACTH 检查的适应证：鉴别诊断皮质醇增多症，鉴别肾上腺皮质功能减退，可疑异位 ACTH 分泌等。

【标本类型】

血浆。

【参考区间】

早上 8 时：25~100ng/L；下午 6 时：10~80ng/L。

【临床意义】

血浆 ACTH 浓度增高或降低、昼夜节律消失，提示肾上腺皮质功能紊乱。应结合血清皮质醇激素水平变化，判断肾上腺皮质功能紊乱的类别和病变部位。ACTH 和皮质醇浓度变化的临床意义见表 11-4。

表 11-4　ACTH 和皮质醇浓度变化的临床意义

ACTH	皮质醇	临床意义
增高	增高	下丘脑、垂体病变或异位 ACTH 综合征所致的肾上腺皮质功能亢进
降低	增高	原发性肾上腺皮质功能亢进症，单纯性肥胖
增高	降低	原发性皮质功能减退症或先天性原发性肾上腺皮质增生症
降低	降低	下丘脑、垂体病变所致的继发性肾上腺皮质功能减退症

【评价】

1. **诊断价值**　ACTH 是肾上腺皮质功能紊乱的诊断指标，但只有采用皮质醇进行标准化或抑制试验检查的 ACTH 结果才能用于临床。

2. **影响因素**

（1）血浆 ACTH 不稳定，室温下容易失活，而且容易黏附于玻璃制品上，标本应避免与玻璃制品接触。另外，采集标本后要冰浴并快速送检。

（2）某些药物，如胰岛素、安非他命、甲氧氯普胺等可导致 ACTH 浓度增高。

（3）孕酮以及皮质醇等作用效果相类似的其他药物，可引起 ACTH 浓度降低。

3. 与检查相关的临床须知 ACTH 释放呈昼夜变化,表现为清晨的浓度高,夜间的浓度低。因此,了解血浆标本的采集时间对解释检查结果非常重要。

五、黄体生成素

黄体生成素(luteinizing hormone,LH)是垂体前叶分泌的促性腺激素。对于女性,LH 经血流到达卵巢,在下丘脑 - 垂体 - 卵巢调节环路中发挥作用,控制月经周期。LH 在月经周期的中期呈现最高峰,诱导排卵和形成黄体。男性的 LH 主要作用是刺激睾丸细胞产生睾酮。因此,LH 是卵巢和睾丸类固醇激素生物合成的主要调节因子。LH 检查的适应证:异常月经周期的评估,不孕症的诊断,围绝经期(perimenopause)激素替代疗法的评估。

【标本类型】

血清。

【参考区间】

LH 参考区间(化学发光法)见表 11-5。

表 11-5 LH 和 FSH 参考区间(化学发光法)

性别	分期	LH/(IU/L)	FSH/(IU/L)
女性	卵泡期	5~30	4~17
	排卵前期	4~15	4~15
	黄体期	4~15	4~15
	绝经期	30~200	30~200
男性		6~23	4~13

【临床意义】

1. LH 增高 原发性性腺发育不全、多囊卵巢综合征(polycystic ovarian syndrome,PCOS)、绝经期、子宫内膜异位症等。

2. LH 降低 垂体或下丘脑功能不全、厌食症、食欲旺盛、晚期前列腺癌、重度抑郁、营养不良、Kallmann 综合征等。

【评价】

1. 诊断价值

(1)主要用于异常月经周期、不孕症的评估,以及围绝经期激素替代治疗的评估。连续检查 LH 可用于卵巢排卵预测(在 LH 增高后 30h 发生排卵)。

(2)与卵泡刺激素联合检查可用于鉴别男性原发性和继发性性腺功能减退症。

2. 影响因素

(1)血清嗜异性抗体可与免疫球蛋白试剂发生反应,从而干扰检查结果,常与动物或动物血清制品接触的患者易受影响。

（2）地高辛、口服避孕药和吩噻嗪等可使 LH 浓度降低。

3. 与检查相关的临床须知

（1）解释结果需要结合患者的临床表现，包括病史以及其他相关信息。

（2）血清 LH 增高是 PCOS 的常见特征，但总睾酮增高和高雄激素表现是诊断 PCOS 的最佳指标。

六、卵泡刺激素

卵泡刺激素（follicle stimulating hormone，FSH）是垂体前叶分泌的促性腺激素，其合成和释放受下丘脑促性腺激素释放激素（gonadotropin-releasing hormone，GnRH）的影响。女性 FSH 在下丘脑 - 垂体 - 卵巢调节环路中发挥作用，控制月经周期，可促进卵泡成熟，并在月经周期中与 LH 同步变化。FSH 对于青春期发育和男女生育功能非常重要。FSH 检查的适应证：异常月经周期的评估，不孕症的诊断，围绝经期（perimenopause）激素替代疗法的评估。

【标本类型】

血清。

【参考区间】

FSH 参考区间见表 11-5。

【临床意义】

1. FSH 增高 原发性性腺功能衰竭、卵巢或睾丸发育不全、绝经后、Klinefelter 综合征等。

2. FSH 降低 下丘脑功能紊乱、脑垂体功能紊乱、妊娠、厌食症等。

【评价】

1. 诊断价值 FSH 主要用于异常月经周期的评估、不孕症的评估，以及围绝经期激素替代治疗的评估。FSH 和 LH 浓度持续增高提示为原发性卵巢衰竭；若降低或低于参考区间提示为继发性卵巢衰竭。

2. 影响因素

（1）检查结果受体内嗜异性抗体干扰，接受免疫球蛋白治疗的患者可产生抗体。

（2）皮质类固醇、口服避孕药可使结果降低。

3. 与检查相关的临床须知

（1）由于垂体分泌 FSH 呈脉冲式，应多次采集标本进行检查，单次标本检查不能反映实际情况。

（2）解释检查结果必须结合患者的病史及其他相关信息。

（3）绝经前女性的基础 FSH 与年龄、月经周期和规律性、吸烟有关。FSH 随着月经周期变化，并不能准确地提示绝经状态到绝经期的转变。

（4）FSH 可参与诊断女性闭经、男性青春期延迟、性无能和不孕症。

七、泌乳素

泌乳素（prolactin，PRL）是由垂体前叶分泌的多肽激素，其功能是触发和维持产后乳汁的分泌。PRL 检查的适应证见表 11-6。

表 11-6　PRL 检查的适应证

性别	适应证
女性	闭经、月经稀少、无排卵性月经周期（anovulatory cycles），黄体功能不全，溢乳，乳房痛、乳腺病，男性化表现，不孕症
男性	性欲和性功能障碍，伴有或不伴有乳腺发育的性腺功能减退
两者均有	丘脑和垂体病变

【标本类型】

血清。

【参考区间】

男性<15μg/L；女性<20μg/L；分娩时 150~200μg/L（化学发光法）。

【临床意义】

1. **PRL 生理性增高**　睡眠、哺乳、乳头刺激、妊娠、产后泌乳、应激状态（如胰岛素引起的低血糖、手术等）。

2. **PRL 病理性增高**　甲减、垂体肿瘤（泌乳素瘤等）、下丘脑 - 垂体轴病变、肾衰竭、HIV 感染、SLE、晚期多发性骨髓瘤等。

【评价】

1. **诊断价值**　血清 PRL 主要用于诊断高泌乳素血症。

2. **影响因素**

（1）PRL 分泌具有昼夜节律性变化，白天逐渐降低，睡眠后又逐渐增高，清晨到达峰值。因此，应于 8~10 时采集血液标本。

（2）吩噻嗪、氟哌啶醇、利血平、甲基多巴、雄激素、阿片制剂、西咪替丁、甲氧氯普胺等，以及妊娠可使 PRL 浓度增高。左旋多巴可使 PRL 浓度降低。

3. **与检查相关的临床须知**

（1）PRL 浓度大于 200μg/L 提示泌乳素瘤，但是，泌乳素瘤患者 PRL 浓度也可轻度增高。

（2）PRL 浓度轻度增高或高于参考区间上限伴有明显的临床表现，建议连续多次检查 PRL，如多次 PRL 浓度均在参考区间上限，可采用多巴胺激动剂进行诊断性治疗。

（3）解释检查结果应结合病史以及其他临床信息。

（4）伴有乳腺女性化的性腺功能减退症状是男性高泌乳素血症的特点，如性欲减退和性功能丧失或溢乳等。

第五节 性腺激素检查

一、睾酮

睾酮（testosterone）是男性最重要的雄激素，男性睾酮几乎全部在睾丸间质细胞线粒体内合成。睾酮主要在肝脏灭活，随尿液排出。血清睾酮浓度反映了睾丸的分泌功能。血清睾酮主要与清蛋白和性激素结合球蛋白（sex hormone binding globulin，SHBG）结合，只有2%的游离睾酮具有活性。睾酮检查的适应证：可疑睾丸功能紊乱的诊断，雄激素缺乏以及睾酮替代治疗的监测。

【标本类型】

血清。

【参考区间】

血清睾酮的参考区间（化学发光法）见表11-7。

表 11-7 血清睾酮的参考区间（化学发光法）

单位：ng/L

性别	青春期（后期）	成年	绝经后
男性	100~200	300~1 000	
女性	100~200	200~800	80~350

【临床意义】

1. **睾酮增高** 见于睾丸间质细胞瘤、男性性早熟（sexual precocity）、先天性肾上腺皮质增生症、PCOS、肾上腺皮质功能亢进症、女性雄激素综合征（androgen syndrome，AGS）等，也见于女性肥胖症、中晚期妊娠及应用雄激素等。

2. **睾酮降低** 见于染色体异常（如 Klinefelter 综合征）、睾丸不发育症（testicular agenesis）等，也见于睾丸炎症、外伤、肿瘤、放射性损伤等。

【评价】

1. **诊断价值**

（1）睾酮是诊断男性生殖功能障碍、垂体性腺激素功能、阳痿以及隐睾症等疾病的主要依据，也有助于卵巢肿瘤和多毛症的诊断，以及男性性早熟的评估。

（2）男性性腺功能减退的诊断要结合临床症状和体征，以及2次确认的血清睾酮浓度。LH 和 FSH 可鉴别诊断原发性（促性腺激素分泌过多）与继发性（促性腺激素分泌不足）性腺功能减退。

2. 影响因素

(1)睾酮分泌具有昼夜节律性,上午 8 时为分泌高峰。短暂的剧烈运动可提高其浓度,而持续性疲劳可降低其浓度。几乎所有严重疾病,尤其是肝肾、心血管疾病,以及紧张、麻醉药物(美沙酮、海洛因)、抗真菌药物均可引起睾酮浓度降低。

(2)应注意少数患者极高浓度的分析物特异性抗体、链霉亲和素或钙抗体对检查结果的影响。

(3)磷脂酰胆碱、达那唑、19- 去甲睾丸酮等药物影响睾酮的检查。

(4)酒精、雄激素和甾体类药物可降低睾酮浓度,雌激素可增高睾酮浓度。

3. 与检查相关的临床须知

(1)避免溶血,采集标本前患者不得接受放射性治疗或体内核素检查。

(2)女性总睾酮大于 2 000ng/L,提示肾上腺或卵巢雄性化肿瘤(尤其是伴随严重多毛症时)。

(3)隐睾症、无精子症和少精子症患者的睾酮浓度正常。

(4)为了获得准确可靠的结果,应在一天内不同时间点进行多次检查。

二、孕酮

孕酮(progesterone)是最重要的天然孕激素,孕酮浓度与黄体的生长及退化密切相关。孕酮受排卵时间的影响,所以可通过监测排卵时间的变化,判断黄体、胎盘的分泌功能。孕酮检查的适应证:评价黄体的功能,监测是否排卵。

【标本类型】

血清。

【参考区间】

血清孕酮的参考区间(化学发光法)见表 11-8。

表 11-8　血清孕酮的参考区间(化学发光法)

单位:μg/L

时期	早	晚
卵泡期	0.7 ± 0.1	0.4 ± 0.1
黄体期	11.6 ± 1.5	5.7 ± 1.1
排卵期	1.6 ± 0.2	−

【临床意义】

1. **孕酮增高**　生理性增高表明女性处于排卵期。病理性增高主要见于葡萄胎、多胎妊娠、妊娠高血压综合征、卵巢肿瘤、先天性肾上腺皮质增生症等。

2. **孕酮降低**　常见于各种原因所致的原发性性腺功能减退,如卵巢发育不全,也可见于下丘脑和垂体病变所致的继发性性腺功能减退、黄体功能不全、胚胎发育不良、妊娠毒血症（先兆子痫）、胎儿死亡等。

【评价】

1. 诊断价值

（1）孕酮可用于监测排卵、评估黄体功能，以及早期自然流产的风险，有助于生育功能诊断。

（2）联合检查 hCG 可用于鉴别正常与异常妊娠。

2. 影响因素

（1）对于接受高剂量生物素治疗的患者（＞5mg/d），必须在末次生物素治疗 8h 后采集标本。

（2）治疗剂量的保泰松可对检查产生干扰，使孕酮检查结果降低。

（3）少数患者极高浓度的分析物特异性抗体、链霉亲和素或钙抗体会影响检查结果。

3. 与检查相关的临床须知

（1）孕酮低于 10μg/L 提示异位妊娠，孕酮低于 5μg/L 提示不孕。

（2）检查前 1 周不要接触放射性物质。

三、雌二醇

雌二醇（estradiol，E_2）主要是卵巢产生的 17β- 雌二醇，是生物活性最强的雌激素。在 FSH 作用下，E_2 主要在成熟卵泡中合成，血浆中 70%E_2 与 SHBG 结合，其余为游离型 E_2。E_2 检查的适应证：不孕症激素治疗的监测，卵巢功能的评估。

【标本类型】

血清。

【参考区间】

男性：7.3~36.7pmol/L（平均），成年男性：50~200pmol/L。

女性：青春期前 7.3~28.7pmol/L，卵泡期 94~433pmol/L，黄体期 499~1 580pmol/L，排卵期 704~2 200pmol/L，绝经期 40~100pmol/L。

【临床意义】

1. E_2 增高　常见于女性早熟、男性女性化、卵巢肿瘤以及性腺母细胞瘤、垂体瘤等，也可见于肝硬化、妊娠期、心绞痛、SLE 等。男性随着年龄增长，E_2 浓度也逐渐增高。

2. E_2 降低　常见于各种原因所致的原发性性腺功能减退，如卵巢发育不全，也可见于下丘脑和垂体病变所致的继发性性腺功能减退等。卵巢切除、青春期延迟、原发性或继发性闭经、绝经、口服避孕药等可使 E_2 降低。

【评价】

1. 诊断价值　血清 E_2 是评价下丘脑 - 垂体 - 生殖腺功能的指标之一，促性腺激素增高伴有低浓度的 E_2 提示原发性卵巢衰竭。

2. 影响因素

（1）标本避免溶血，肥胖男性患者、吸烟者的 E_2 浓度增高。

（2）孕期 E_2 可能被高浓度雌三醇所影响。

（3）患者体内嗜异性抗体可干扰检查结果，有动物接触史或接受免疫球蛋白治疗的患者会产生抗体。

3. 与检查相关的临床须知　E_2 浓度受各生理因素的影响，要根据患者生理变化、月经周期和促性腺激素浓度综合分析。

第六节　内分泌功能实验室检查项目的选择与应用

一、甲状腺功能的实验室检查

（一）首选项目

1. **血清 TSH**　TSH 是目前评价甲状腺功能最常用、最可靠、最灵敏的指标，是诊断甲减的最灵敏指标。目前，TSH 已经基本取代 TRH 兴奋试验和 T_3 抑制试验。

2. **血清 TT_3 和 TT_4**　TT_3 和 TT_4 可以直接了解甲状腺的功能，对于 T_3 型和 T_4 型甲亢有特殊的诊断价值。

3. **血清 FT_3 和 FT_4**　血液 FT_3、FT_4 以游离状态存在，不受 TBG 影响，可用于诊断甲亢、甲减。FT_3、FT_4 诊断甲亢的价值高于 TT_3、TT_4。在甲亢治疗过程中，FT_3 是疗效观察的较好指标，诊断价值优于 FT_4。

（二）次选项目

1. **血清 TG**　TG 是提示甲状腺肿瘤残留和复发的标志物，检查血清 TG 浓度有助于判断预后和监测治疗效果。

2. **血清 TGAb 和 TPOAb**　慢性淋巴细胞性甲状腺炎患者 TGAb 和 TPOAb 阳性率分别为 80%~90% 和 90%~100%。Graves 病患者两者分别为 50%~70%、50%~80%。

3. **血清 TRAb**　①诊断 Graves 病；②评价抗甲状腺药物治疗 Graves 病的疗效，预测复发；③诊断 Graves 眼病（Graves ophthalmopathy，GO）；④预测新生儿和哺乳儿甲状腺功能紊乱；⑤评估 Graves 病患者亲属 Graves 病发病的倾向。

4. **血清 rT_3**　rT_3 主要用于观察甲状腺激素的代谢情况。甲亢患者 TT_4 浓度增高，rT_3 浓度也增高；甲减患者 TT_4 浓度降低，rT_3 浓度降低。

（三）常见疾病的实验室诊断标准

1. **甲状腺性甲亢**　TSH 浓度降低（一般小于 0.1mIU/L），TT_4、FT_4、TT_3、FT_3 浓度增高。T_3 型甲亢时仅有 TT_3、FT_3 浓度增高，Graves 病的 TRAb 常增高。

2. **继发性甲亢**　血清 TSH 浓度增高，TT_4、FT_4、TT_3、FT_3 浓度增高。

3. **原发性甲减**　血清 TSH 浓度增高，TT_4、FT_4、TT_3、FT_3 浓度降低。

4. **继发性甲减**　血清 TSH 浓度降低，TT_4、FT_4、TT_3、FT_3 浓度降低。

二、甲状腺功能亢进症的实验室检查

(一) 首选项目

1. **血清 TSH** 早期诊断甲亢和预测复发的符合率依次为 TSH>FT_3>FT_4>TT_3>TT_4。

2. **血清 FT_3、FT_4** FT_3、FT_4 诊断甲亢的价值高于 TT_3 和 TT_4。在甲亢治疗过程中,FT_3 是疗效观察的较好指标,其价值优于 FT_4。

3. **血清 TT_3、TT_4** 目前主要应用 FT_3 和 FT_4 替代 TT_3 和 TT_4,但是 TT_3、TT_4 对于 T_3 型或 T_4 型甲亢有其特殊的作用。

(二) 次选项目

1. **血清 rT_3** rT_3 浓度变化与 TT_3、TT_4 维持一定比例,尤其是与 TT_4 变化一致,可以作为了解甲状腺功能的指标。

2. **血清 TGAb 和 TPOAb** 50%~90%Graves 眼病患者伴有滴度不等的血清 TGAb 和 TPOAb,持续高滴度的血清 TGAb 和 TPOAb 常预示以后发生自发性甲减的可能性较大。

(三) 常见疾病的实验室诊断标准

血清 FT_3、FT_4 浓度增高或 TT_3、TT_4、TSH 浓度降低($\leqslant 0.1mIU/L$)符合甲亢的诊断,仅 FT_3 或 FT_4 浓度正常可考虑为 T_3 型甲亢;仅 FT_4 或 TT_4 浓度增高而 FT_3 或 TT_3 浓度正常可考虑为 T_4 型甲亢;血清 TSH 浓度降低,FT_3、FT_4 浓度正常,符合亚临床型甲亢的诊断。

三、甲状腺功能减退症的实验室检查

(一) 首选项目

1. **血清 TSH** TSH 是诊断甲减的最灵敏指标。当 TSH $\geqslant 5mIU/L$,应进一步检查 FT_3、FT_4、TGAb、TPOAb,用于早期明确亚临床型甲减或自身免疫性甲状腺疾病(autoimmune thyroid disease,AITD)的诊断。

2. **血清 TGAb 和 TPOAb** TGAb、TPOAb 可以评估不同类型的自身免疫性甲状腺疾病患者甲状腺受损的程度。TGAb 和 TPOAb 还可用于鉴别 AITD 与非自身免疫性甲状腺疾病。如果亚临床甲减患者存在 TGAb 和 TPOAb,其原因可能为 AITD,且进展为临床型甲减的可能性比较大。Graves 病患者若存在较高滴度的 TGAb 和 TPOAb,发生自发性甲减的可能性较大。

(二) 次选项目

次选项目是血清 TT_3、TT_4。病情较重的甲减患者血清 TT_3、TT_4 浓度均降低,而轻型甲减患者血清 TT_4 比 TT_3 灵敏。

(三) 常见疾病的实验室诊断标准

如果 TSH 浓度大于 5mU/L 可考虑原发性甲减。若患者无甲减表现,但 TSH 浓度增高,伴有或不伴有 FT_4 降低,一般可诊断为原发性亚临床甲减。TSH、TT_3、TT_4 同时降低可诊断为继发性垂体性甲减。筛查新生儿甲减的标准与临床型甲减的诊断标准不同,其血清 TSH 的临界值一般定为 20mIU/L。

四、肾上腺皮质功能减退症的实验室检查

(一)首选项目

1. 皮质醇 清晨血清皮质醇小于138nmol/L可诊断为肾上腺皮质功能减退症,若多次检查清晨血清皮质醇的均值小于276nmol/L,应进一步检查以证实诊断;清晨血清皮质醇≥552nmol/L可排除肾上腺皮质功能减退症。对于急性危重患者,基础皮质醇检查结果在参考区间内则不能排除诊断。

2. ACTH兴奋试验

(1)快速ACTH兴奋试验:用于检查肾上腺皮质的储备功能。由于原发性肾上腺功能减退症患者内源性ACTH已经极大地促进了皮质醇的分泌,应用外源性ACTH后,其皮质醇分泌不增加。外源性ACTH刺激后血清皮质醇峰值小于500nmol/L,支持肾上腺皮质功能减退症的诊断。

(2)连续ACTH兴奋试验:原发性慢性肾上腺皮质功能减退症对ACTH刺激无反应或反应低下。如连续ACTH刺激后,24h尿液游离皮质醇或尿液17-OHCS反应低下,分别小于200μg/24h或小于27.6μg/24h,支持原发性慢性肾上腺皮质功能减退症的诊断。

(二)次选项目

1. 尿液游离皮质醇 肾上腺皮质功能减退症游离皮质醇常降低,但也可接近正常。因此,比较ACTH兴奋试验前后尿游离皮质醇的变化,对诊断更有价值。

2. 尿液17-OHCS和尿17-KS 原发性慢性肾上腺皮质功能减退症患者尿液17-OHCS和尿液17-KS浓度多低于正常。

3. ACTH可用于鉴别原发性和继发性肾上腺皮质功能减退症 原发性肾上腺皮质功能减退症患者垂体分泌ACTH浓度增高,多大于55pmol/L。继发性肾上腺皮质功能减退症患者血清ACTH浓度常低于参考区间下限。

4. 胰岛素低血糖试验 健康人注射胰岛素后,血糖可降至2.8mmol/L以下,ACTH浓度增高达30pmol/L以上。继发性肾上腺皮质醇减退者血清ACTH和皮质醇浓度不增高。

5. CRH兴奋试验 正常反应为刺激后,ACTH和皮质醇浓度峰值≥原基础值的100%,继发性肾上腺皮质功能减退刺激后ACTH和皮质醇上升不足。

(三)常见疾病的实验室诊断标准

清晨血清皮质醇浓度小于138nmol/L为诊断肾上腺皮质功能减退症的主要依据,若多次检查清晨血清皮质醇的均值小于276nmol/L应做进一步检查。清晨血清皮质醇浓度≥552nmol/L可排除肾上腺皮质功能减退症。ACTH浓度增高多支持原发性肾上腺皮质功能减退症的诊断,ACTH浓度降低多支持继发性肾上腺皮质功能减退症的诊断。

(闫海润)

第十二章　心肌损伤实验室检查

心血管疾病是一种常见病,具有高患病率、高致残率和高死亡率的特点,已成为我国城乡居民最主要的死亡原因之一。其中,冠状动脉粥样硬化性心脏病(coronary atherosclerotic heart disease),简称为冠心病(coronary heart disease,CHD),是城市人口的前三位死因之一,且其发病率和死亡率呈持续上升状态,严重威胁人类健康。

心血管疾病主要的病理组织学基础是动脉粥样硬化,影像学、心电学、实验诊断学等方法可为诊断动脉粥样硬化、心肌损伤及其严重程度、判断预后等提供重要信息。

第一节　心肌损伤标志物检查

心肌损伤标志物(cardiac injury markers)是指心肌损伤时心肌组织释放到外周血,被检查到的蛋白质类和 / 或酶类物质。1979 年,WHO 提出的急性心肌梗死(acute myocardial infarction,AMI)诊断标准包括:①典型的持续性胸痛病史;②典型的缺血性心电图改变,包括 ST 段抬高和异常 Q 波;③心肌酶学的改变。以上 3 项中的 2 项阳性可诊断为 AMI。而临床判断急性心肌损伤常依赖于病史和心电图,但心电图诊断 AMI 的阳性率只有 81%,另有 19% 患者则要依靠心肌损伤标志物进行诊断。2000 年,欧洲心脏病学会(ESC)和美国心脏病学会(ACC)重新修订心肌梗死的诊断标准,将心肌损伤标志物作为诊断心肌梗死急性发病的必要条件。因此,心肌损伤标志物对于急性胸痛患者的诊断和鉴别诊断具有重要意义。同时,某些标志物也是评估病情和判断预后的灵敏指标。

理想的心肌损伤标志物的特性有:①高度的特异度,即标志物主要或仅存在于心肌组织,且含量较高;②高度的灵敏度,即早期心肌组织损伤或功能受累后,短时间内释放入血,并可以被检查到,同时在血液的持续时间(即窗口期)足够长;③可反映小范围心肌损伤,其血液浓度(或活性)与心肌损伤或功能异常程度有一定关系;④可用于评估心肌梗死的范围、判断预后;⑤可用于评估溶栓效果;⑥其诊断价值已被证实,检查方法简便、快速。

一、心肌肌钙蛋白

肌钙蛋白(troponin,Tn)是骨骼肌收缩的主要调节蛋白,与钙结合的部分称为肌钙蛋白 C(TnC),与原肌球蛋白结合的部分称为肌钙蛋白 T(TnT),含抑制因子部分称为肌钙蛋白 I(TnI)。骨骼肌和心肌的 TnC 是相同的,TnT 有 3 种亚型:即心肌肌钙蛋白 T(cardiac troponin T,cTnT)及快、慢骨骼肌肌钙蛋白(sTnT)。TnI 也有 3 种亚型,即心肌肌钙蛋白 I(cardiac troponin I,cTnI)及快、慢骨骼肌肌钙蛋白(sTnI)。

cTnT 和 cTnI 是存在于心肌细胞内的特异性肌钙蛋白,AMI 发生后,心肌细胞胞质游离的 cTn(6%~8%)释放入血,使其浓度迅速升高。cTn 增高可持续 4~10d,甚至可达 3 周,这与 cTn 半衰期较长、局部坏死的心肌组织不断释放 cTn 有关。因此,cTn 对于诊断 AMI 具有较高的灵敏度和特异度。

随着检查技术的发展,更灵敏、更早地检查心肌细胞损伤的方法已经被应用于临床,cTn 检查已进入高敏(high sensitivity)时代。肌钙蛋白检查方法在同时满足以下 2 个条件时被称为高敏肌钙蛋白(high sensitivity cardiac troponin,hs-cTn):①超过 50% 健康人群外周血能稳定检查到 cTn,且结果等于或高于检出限;②检查结果在健康人群生物参考区间上限的 99 百分位值(99%upper reference limit,99%URL)浓度下变异系数(CV)≤10%,否则为普通 cTn(con-cTn)。

con-cTn 检查方法也应达到以下要求:①在 20%~50% 健康人群外周血能够稳定地检查到 cTn;②检查结果在 99%URL 浓度下,变异系数(CV)≤20%。

（一）心肌肌钙蛋白 T

心肌肌钙蛋白 T(cTnT)属于心肌肌原纤维蛋白,心肌损伤后 cTnT 释放入血。绝大多数 cTnT 以复合物的形式存在,只有 6%~8% 以游离形式存在于心肌细胞胞质。当心肌细胞发生缺血缺氧、变性坏死时,cTnT 便释放到血液中。cTnT 检查的适应证:诊断 AMI、监测 AMI 病情发展,评估溶栓治疗的效果,评估不稳定型心绞痛(unstable angina pectoris,UAP)患者的预后,诊断微小心肌损伤和伴有骨骼肌损伤的心肌损伤。

【标本类型】

血清。

【参考区间】

1. con-cTnT ① 0.02~0.13μg/L;②>0.2μg/L 为临界值;③>0.5μg/L 可诊断 AMI。

2. hs-cTnT 区分性别的第 99 百分位参考上限。

【临床意义】

1. **诊断 AMI** AMI 发生后 1h 血清 hs-cTnT 即可升高,3~6h 可检查到血清 con-cTnT 增高,10~24h 达峰值,其峰值可为参考区间的 30~40 倍,10~15d 天后可逐渐恢复正常。同时 cTnT 还可用于判断 AMI 面积大小。

2. **判断微小心肌损伤** hs-cTnT 浓度变化能反映 UAP 患者发生的微小心肌损伤(minor myocardial damage,MMD)。

3. **评估溶栓疗法** cTnT 还可用于评估溶栓效果,观察冠状动脉是否复通。溶栓成功患者的 cTnT 浓度呈双峰,第 1 个峰高于第 2 个峰。

4. **预测血液透析患者心血管事件** 肾衰竭患者的反复血液透析可引起血流动力学和血脂异常,及时检查血清 cTnT 浓度变化,可预测其心血管事件的风险。cTnT 浓度增高提示预后不良或发生猝死的危险性增大。

【评价】

1. 诊断价值

(1)cTnT 是目前诊断 AMI 首选的、最好的确定性标志物之一,是诊断 UAP、心脏创伤和心外科手术后伴有微小心肌梗死的最可靠的标志物。

(2)cTnT 对 AMI 诊断具有良好的灵敏度和特异度,cTnT 浓度增高比 cTnI 明显;UAP 患者 cTnT 浓度增高幅度大于 cTnI。cTnT 在预测 AMI 后 30d 的死亡率方面优于 cTnI。

2. 影响因素

(1)正常男性 hs-cTn 稍高于女性,可能与心脏大小有关。老年人 hs-cTn 普遍高于青年人,这可能是由于老年人的多种基础疾病导致了心肌微小病变,但目前并不建议采用单独的老年人的参考区间,con-cTn 检查可能难以发现这种差异。

(2)可引起 hs-cTn 升高的疾病或状态较多,如快速性心律失常、心力衰竭、高血压急症、休克、败血症、烧伤、心肌炎、特发性心肌病、结构性心脏病、主动脉夹层、肺栓塞、肺动脉高压、肾衰竭及其相关心脏病、冠状动脉痉挛、急性神经系统事件、心脏挫伤或心脏手术、甲减和甲亢、浸润性疾病、心肌药物毒性或中毒、极限耐力训练、横纹肌溶解等。

(二) 心肌肌钙蛋白 I

心肌肌钙蛋白 I(cTnI)以复合物和游离形式存在于心肌细胞胞质中,当心肌损伤时,cTnI 较早地出现在外周血。血清 cTnI 浓度变化可以反映心肌细胞损伤的程度。

【标本类型】

血清。

【参考区间】

1. con-cTnI　<0.2μg/L,>1.5μg/L 为临界值。

2. hs-cTnI　区分性别的第 99 百分位参考上限。

【临床意义】

cTnI 与 cTnT 的临床意义相同。

【评价】

1. 诊断价值

(1)cTnI 是灵敏和特异的 AMI 标志物,对于 UAP 和微小心肌损伤有较高的诊断价值。相对 cTnT 而言,cTnI 有较低的初始灵敏度和较高的特异度。另外,cTnI 在诊断梗死面积、判断再灌注方面也有重要价值。

(2)cTnI 对心肌梗死早期诊断的特异度高于 CK-MB,其峰值的灵敏度和特异度为 100% 和 96%,高于 CK-MB(88%,93%)。由于其存在时间长,对超过 36~48h 的心肌梗死的诊断比 CK-MB 更灵敏。

(3)cTnI 是诊断伴有肌病、肾脏疾病或多脏器功能衰竭时心肌损伤的首选标志物。

2. 影响因素

(1)RF 及自身抗体、纤维蛋白等可使 cTnI 浓度假性增高。

（2）抗凝剂对 cTnI 有影响，如肝素及 EDTA-K$_2$ 抗凝血浆的 cTnI 浓度较血清低。溶血、黄疸以及脂血对 cTnI 的检查也有一定的影响，溶血可使检查结果假性增高或降低，黄疸可使结果假性降低。

（3）生理变化及其他疾病对 cTnI 检查结果的影响与 cTnT 相同。

3. 与检查相关的临床须知

（1）hs-cTnI 与 hs-cTnT 价值相同，不必同时检查。

（2）AMI 患者血液 cTnI 与 CK-MB 质量（CK-MBmass）浓度、肌红蛋白几乎同时增高。

（3）由于 con-cTnI 灵敏度较低，可漏诊早期或微小心肌梗死。所以，推荐检查 hs-cTnI。

（4）怀疑急性心肌损伤应多次采集标本进行检查，以确诊及观察病情进展，注意记录采集标本的时间。

（5）单一检查结果可能有偏差，对胸痛患者一般要进行胸痛后的动态连续检查，以便明确诊断。

二、肌酸激酶

肌酸激酶（creatine kinase，CK）也称为肌酸磷酸激酶（creatine phosphatase kinase，CPK），是一个与细胞内能量运转、肌肉收缩、ATP 再生有直接关系的重要激酶，主要存在于需要大量能量供应的组织中，以骨骼肌、心肌最多，其次是脑组织和平滑肌，肝脏、胰腺和红细胞中 CK 含量极少。

【标本类型】

血清。

【参考区间】

成人血清 CK 活性（速率法）：男性 50~310U/L，女性 40~200U/L。

【临床意义】

1. CK 活性增高

（1）诊断 AMI：AMI 发病 3~8h CK 活性即明显增高，峰值在 10~36h，3~4d 恢复正常。由于 CK 在 AMI 发作 6h 以前和 36h 以后灵敏度较低，所以发病 8h 内 CK 活性不增高，不能排除 AMI，但发病 24h 后 CK 活性若小于参考区间上限，可排除 AMI。

（2）判断梗死范围：CK 活性与梗死面积有一定相关，可大致判断梗死范围和再梗死。

（3）心肌炎和肌肉疾病：心肌炎、多发性肌炎、横纹肌溶解症、进行性肌营养不良和重症肌无力患者 CK 活性明显增高。

（4）溶栓治疗：溶栓治疗后出现再灌注，CK 活性增高，使其峰值提前。如果发病后 4h 内 CK 活性达峰值，提示冠状动脉的再通能力为 40%~60%。

（5）其他：甲状腺功能低下、妊娠、肿瘤、神经肌肉疾病和脑部疾病等患者的 CK 活性增高。

2. CK 活性降低　主要见于长期卧床、甲亢、激素治疗的患者。

【评价】

1. 诊断价值

（1）CK 主要用于心肌梗死、骨骼肌疾病和炎症性疾病的诊断。由于其检查快速、经济，是广泛应用的 AMI 标志物，其对 AMI 诊断的特异度不高，但 CK 正常有较高的阴性预测值。

（2）CK 活性变化可大致判断心肌梗死面积和心肌再梗死，也有助于判断再灌注治疗的效果。

（3）由于 CK 特异度不高，所以难以鉴别心肌损伤、骨骼肌疾病和损伤，而且 CK 对于微小心肌损伤灵敏度较差。

2. 影响因素

（1）CK 活性受性别、年龄、种族、生理状态的影响。由于男性肌肉容量大，其 CK 活性高于女性；新生儿出生时由于骨骼肌损伤和暂时性缺氧，可使 CK 活性增高；运动后可导致 CK 活性明显增高，且运动越剧烈、时间越长，CK 活性增高越明显。

（2）服用海洛因、可卡因、抗抑郁药对 CK 活性有影响，可使其假性增高。

（3）红细胞本身不含 CK，轻度溶血无影响。中度及重度溶血时，因红细胞释放出腺苷酸激酶、ATP 及 G6PD，可使 CK 活性假性增高。

（4）手术也可导致 CK 活性增高，其增高的程度与肌肉损伤的程度、手术范围、手术时间有密切关系。

3. 与检查相关的临床须知

（1）采集标本前禁止进行剧烈运动、肌内注射、心导管术等，以免造成 CK 活性增高。

（2）怀疑急性心肌损伤时应进行多次检查，以确诊及观察病情进展，注意记录标本采集的时间。

（3）由于外科手术及其他肌肉损伤都可使 CK 活性增高，因此检查 CK 活性的同时一般需要同时检查其同工酶，以用于鉴别诊断。

三、肌酸激酶同工酶 MB

CK 是由 M 和 B 两个亚基组成的二聚体，形成 CK-BB（CK_1）、CK-MB（CK_2）和 CK-MM（CK_3）同工酶。CK-BB 主要存在于脑组织中，但在肺脏等组织也有分布。CK-MM 和 CK-MB 主要存在于各种肌肉组织中，骨骼肌以 CK-MM 为主（98%~99%），CK-MB 极少（1%~2%）；而心肌组织 CK-MB 占 15%~25%，相对含量在所有组织中最高，CK-MM 占 80% 左右。因此，对于心肌损伤，CK-MB 是较 CK 更为特异的血清标志物。CK-MB 可分为 CK-MB_1 和 CK-MB_2，MB_2 是 CK-MB 在心肌细胞中的主要存在形式，当心肌组织损伤时血清 CK-MB_2 浓度在短时间内迅速增高。CK-MB 亚型及两者的比值常用于 AMI 的诊断、溶栓治疗监测和 UAP 患者预后判断。

【标本类型】

血清。

【参考区间】

免疫抑制法：① CK-MB<10U/L,CK-MB/CK<5%；② CK-MB$_1$<0.71U/L；③ CK-MB$_2$<1.0U/L；④ MB$_2$/MB$_1$<1.4。

【临床意义】

1. CK-MB 增高

(1)早期诊断 AMI：CK-MB 对早期诊断 AMI 的灵敏度及特异度均明显高于总 CK。在发病后 3~8h CK-MB 浓度增高,9~30h 达高峰,48~72h 恢复正常水平。

(2)判断再发心肌梗死：心肌梗死 3~5d 后 CK-MB 浓度持续增高,或恢复正常后再次增高,提示梗死范围扩大或有新的梗死发生。

(3)其他心肌损伤：心绞痛、心包炎、慢性心房颤动、安装起搏器等患者 CK-MB 浓度增高。

2. CK-MB$_1$ 和 CK-MB$_2$ 增高　CK-MB$_1$、CK-MB$_2$ 对诊断 AMI 具有更高的灵敏度和特异度,明显高于 CK-MB。以 CK-MB$_1$ 浓度小于 0.71U/L,CK-MB$_2$ 浓度小于 1.0U/L,MB$_2$/MB$_1$ 大于 1.5 为临界值,则 CK-MB 亚型于发病后 2~4h 诊断 AMI 灵敏度为 59%,4~6h 为 92%,而 CK-MB 仅为 48%。但 CK-MB 亚型的检查技术要求高,不能及时反映心肌损伤情况,尚未广泛应用。

【评价】

1. 诊断价值

(1)CK-MB 是诊断 AMI 的特异性标志物,其特异度和灵敏度均优于 CK。尤其 CK-MB 亚型可用于 AMI 发病的早期诊断。CK-MB 对判断梗死面积和检查心肌再梗死等有较高价值。由于 CK-MB 特异度高于 CK,因此联合检查 CK-MB 和 CK 可鉴别骨骼肌损伤和心肌损伤。

(2)AMI 发病后 4~12h 内 CK-MBmass 的灵敏度较 CK-MB 同工酶或总 CK 活性更高。

2. 影响因素

(1)美国心脏协会(American Heart Association,AHA)和欧洲心脏病协会(European Society of Cardiology,ESC)推荐化学发光法检查 CK-MBmass,而酶免疫抑制法检查 CK-MB 则采用生化分析仪,因其检查快速,已被广为应用。CK-BB 活性增高或产生巨 CK 时,可影响酶免疫抑制法检查 CK-MB 活性的准确度。

(2)溶血可干扰生化仪的检查结果,主要是由于红细胞腺苷酸激酶等物质可参与反应过程,且血红蛋白可引起光学干扰。

3. 与检查相关的临床须知

(1)CK-MB 的不足：① CK-MB 的心肌特异度很高,但骨骼肌可含有 5% 的 CK-MB；②肾衰竭患者 CK-MB 浓度增高；③在 AMI 发病后 6h 内 CK-MB 的灵敏度较低,不能早期诊断心肌损伤。

(2)怀疑急性心肌损伤应进行多次检查,以确诊及观察病情进展,注意记录标本采集的时间。一般与 CK 同时检查。

(3)怀疑 CK-MB 活性假性增高时,应检查其他同工酶或使用化学发光免疫法进行确认。

(4) 当 CK/CK-MB 比值过高时,应进行外周血 WBC 计数与分类计数、cTn 和 Mb 浓度检查,以辅助诊断 AMI。

四、肌红蛋白

血清肌红蛋白(myoglobin,Mb)来源于损伤的骨骼肌和心肌组织。健康人血清 Mb 浓度极低。Mb 相对分子质量小,且位于胞质内,故其出现较早。Mb 是目前 AMI 发生后最早的、可被检查到的标志物,诊断 AMI 的早期灵敏度较高,同时可作为快速溶栓治疗的评估指标,但是非心肌特异性的指标。另外,Mb 也可用于评估骨骼肌疾病的病情,以及复合性创伤或横纹肌溶解并发肾衰竭的危险等。

【标本类型】

血清。

【参考区间】

1. **定性** 阴性。

2. **定量** ELISA 法 50~85μg/L;RIA 法 6~85μg/L,>75μg/L 为临界值。

【临床意义】

1. **早期诊断 AMI 和判断心肌再梗死** AMI 患者胸痛发作后 30min~2h 内血清 Mb 浓度即可增高,6~9h 达到高峰,24~36h 恢复至正常水平。Mb 阴性预测值为 100%。在胸痛发作 2~12h 内,如 Mb 阴性则可排除 AMI。因其消除快,如发生再梗死,血清 Mb 浓度可再次增高。

2. **判断再灌注** Mb 可用于判断再灌注是否成功。梗死血管发生再灌注患者的血清 Mb 可较早出现一个陡峭的增高峰,恢复正常的时间(10~20h)也早于接受常规治疗的患者(24~36h)。溶栓治疗后 Mb 出现快速陡峭峰,提示再灌注成功。其阴性预测值高于其他标志物,因而最适合于判断溶栓治疗效果。

3. **辅助诊断骨骼肌相关疾病** 外科手术、骨骼肌损伤、进行性肌萎缩、休克、慢性肾衰竭和肌内注射等患者的血清 Mb 浓度也增高。因此,Mb 可用于评估骨骼肌疾病病情变化、复合性创伤或横纹肌溶解并发肾衰竭的危险等。

【评价】

1. **诊断价值**

(1) Mb 是诊断 AMI 的早期灵敏的标志物,但不是特异的标志物,在排除 AMI 诊断方面价值较高。由于窗口期很短,其判断再梗死的价值较高。但由于其特异度较差,所以应结合特异度较高的心肌损伤标志物,共同诊断或排除急性心肌损伤。

(2) Mb 可与 ECG 同时早期诊断 AMI,无 ECG 改变的 Mb 浓度增高提示发生心肌梗死的可能性极大。

(3) Mb 对辅助诊断骨骼肌相关疾病也有一定价值。

2. **影响因素**

(1) 抗凝剂对 Mb 检查结果有影响,血清 Mb 浓度一般高于血浆。

（2）溶血对 Mb 检查也有一定的影响,溶血可使检查结果假性增高。

3. 与检查相关的临床须知

（1）作为早期诊断 AMI 的标志物,Mb 仍有以下缺点:①特异度较差;②窗口期太短,AMI 发作后 16h 后易出现假阴性。

（2）Mb 半衰期短(10~20min),所以在 AMI 常规治疗过程中,极易出现 Mb 迅速大幅度增高的现象(微灌注现象)。

（3）在采集标本前,禁止患者进行剧烈运动、肌内注射、心导管术等,以防 Mb 浓度增高。

（4）激素类药物对检查结果有影响,应在使用前采集血液标本。

（5）尿毒症和肌肉创伤患者 Mb 浓度增高程度大于心肌梗死患者。

五、脂肪酸结合蛋白

按照组织特异性不同,脂肪酸结合蛋白(fatty acid binding protein,FABP)可分为心脏型、小肠型、肝脏型、脂肪细胞型、脑细胞型、肾脏型、骨骼肌型、银屑病相关型、表皮型 9 种亚型。心脏脂肪酸结合蛋白(heart fatty acid binding protein,H-FABP)是一种特异性、大量存在于心肌组织中的可溶性细胞质蛋白,其在心肌的含量比骨骼肌高 10 倍,在其他器官组织的含量很低。因此,健康人血浆和尿液 H-FABP 浓度极低,但在心肌缺氧时 H-FABP 释放至细胞外,可用于早期诊断心肌梗死(再梗死)和监测溶栓治疗效果。

【标本类型】

血浆。

【参考区间】

H-FABP$<5\mu g/L$。

【临床意义】

1. 早期诊断 AMI 和判断再梗死　H-FABP 对于早期诊断 AMI 有较高的灵敏度,可以帮助及早发现超急期 AMI 患者。AMI 发病后 30min~3h 血浆 H-FABP 浓度即开始增高,6~8h 达到峰值,24~30h 内恢复正常,故可作为 AMI 损伤的早期标志物。与 Mb 一样,H-FABP 也可用于早期排除 AMI。

2. 其他　骨骼肌损伤、肾衰竭患者血浆 FABP 浓度也可增高。

【评价】

1. 诊断价值　H-FABP 是诊断心肌损伤的早期标志物,但不是特异性标志物,其灵敏度和特异度均较高,且诊断 AMI 的特异度高于 CK-MB,尤其可用于发现超急性期 AMI 和排除 AMI 的诊断。H-FABP 同时也可作为理想的再梗死诊断标志物。

2. 影响因素

（1）若使用免疫比浊法检查 H-FABP,RF 及自身抗体等可导致结果假性增高,纤维蛋白也可使结果假性增高。

（2）肿瘤患者 H-FABP 浓度可假性增高。

（3）溶血、黄疸、严重脂血可对检查结果有影响。

3. 与检查相关的临床须知

（1）与 Mb 不同，H-FABP 浓度大于骨骼肌，因此 Mb/H-FABP 比值可以鉴别心肌损伤与骨骼肌损伤。Mb/H-FABP 比值小于 10 可能为心肌梗死或心肌损伤。

（2）由于 H-FABP 浓度在 AMI 早期即增高，因此出现临床症状后应尽早检查 H-FABP。AMI 心肌损伤标志物的变化见表 12-1。

表 12-1　AMI 心肌损伤标志物的变化

指标	开始增高时间 /h	峰值时间 /h	恢复正常时 /h	灵敏度 /%	特异度 /%
CK	3~8	10~36	72~96	–	–
CK-MB	3~8	9~30	48~72	17~62	92~100
cTnT	3~6	10~24	240~360	50~59	74~96
cTnI	4~6	14~36	120~240	6~44	93~99
Mb	0.5~2	6~9	24~36	50~59	77~95
H-FABP	0.5~3	6~8	24~30	78	–

第二节　心脏功能标志物检查

充血性心力衰竭（congestive heart failure，CHF）是指以肺循环淤血、体循环淤血、血容量负荷过重的表现为主要特征的心力衰竭。目前，心脏超声是确诊心力衰竭最有用的非创伤的方法。但仅依靠心脏超声诊断心力衰竭，其灵敏度不高，故血液特异性的神经体液因子可以用于辅助诊断和预测心功能受损。

一、B 型利钠肽

B 型利钠肽（B-type natriuretic peptides，BNP），也称为脑利钠肽或心室利钠肽，是脑和心室产生的一种神经激素，BNP 分泌主要是由心室容量性扩张和压力负荷过大所致。血液利钠肽有 BNP 和氨基末端利钠肽前体（N-terminal pro-brain natriuretic，peptide，NT-proBNP）两种形式。其生理作用相似，主要为促进尿和尿钠的排泄、扩张血管、抑制肾素活性、抑制醛固酮活性、抑制交感活性和抑制血管平滑肌增生，因此两者均可作为心力衰竭的标志物。

【标本类型】

血清或血浆。

【参考区间】

BNP<100ng/L；NT-proBNP<300ng/L。

【临床意义】

1. 早期诊断 CHF　BNP 是一个较为可靠的 CHF 诊断指标，其增高程度和 CHF 严重程度相一致,是诊断心力衰竭首选的实验室检查指标。

2. 判断 CHF 的预后和预测危险程度 BNP 是心力衰竭预后和危险分层的预测指标。而且血浆 BNP 与活动受限程度有很好的相关性,同时也是心功能状况恶化的预测指标。

3. 排除 CHF 诊断 BNP 有很高的阴性预测值,BNP 正常可排除心力衰竭。

4. 对呼吸困难的鉴别诊断 BNP 用于鉴别 CHF 和非心源性因素引起的呼吸困难,如慢性阻塞性肺疾病(COPD),其特异度高,阴性预测值高。BNP 可以提高对呼吸困难诊断的准确度,但不是唯一的诊断指标,仍然需要结合病史、体征和其他检查。

【评价】

1. **诊断价值** BNP 对 CHF 诊断具有重要的早期诊断价值,在预测 CHF 危险程度及判断预后方面有重要价值。BNP 诊断 CHF 的灵敏度和特异度均较高,BNP 大于 100ng/L 的灵敏度为 90%,特异度为 76%。BNP 小于 100ng/L 的阴性预测值为 90%。所以,BNP 具有很高的阴性预测值和鉴别诊断价值。

尽管 BNP 和 NT-proBNP 的生理作用相似,且都能作为诊断 CHF 的标志物,但其在诊断 CHF 方面各有特点。

(1)健康人血浆 BNP 和 / 或 NT-proBNP 水平相似,但 NYHA 心功能分级 Ⅰ ~ Ⅲ 级患者的 NT-proBNP 比 BNP 高 4 倍,且心功能受损患者 NT-proBNP 增高程度大于 BNP。因此,NT-proBNP 比 BNP 更适合作为早期心力衰竭的标志物。

(2)左室射血分数(left ventricular ejectional fractions,LVEF)、运动时间和内生肌酐清除率是 NT-proBNP 的独立预测因子。

2. **影响因素**

(1)抗凝剂对 BNP 和 NT-proBNP 检查结果有影响,如枸橼酸盐抗凝血浆的检查结果较 EDTA 抗凝血浆低。

(2)采集标本前停用 β 受体拮抗剂和钙通道阻滞剂、强心剂、利尿剂和血管扩张剂等。

(3)溶血、黄疸以及脂血对 BNP 和 NT-proBNP 可有一定的影响。BNP 和 NT-proBNP 浓度也与年龄有一定关系。

(4)某些心肺疾病、肾衰竭、肝硬化等患者的 BNP 和 NT-proBNP 浓度也可增高,应结合临床资料进行分析。

3. **与检查相关的临床须知**

(1)BNP 是较为可靠的 CHF 诊断指标,如果怀疑 CHF,应首选 BNP,结果异常者再进一步行超声和其他检查。

(2)不推荐 BNP 作为一般人群左心衰竭的筛查指标,有明显 CHF 症状的患者,BNP 不是必查项目,但 BNP 有助于指导和监测心力衰竭的治疗和判断预后。

二、半乳糖凝集素 -3

半乳糖凝集素(galectin)属于凝集素超家族,其中,半乳糖凝集素 -3(galectin-3,Gal-3)主要存在于细胞质,它广泛分布于肿瘤细胞、上皮细胞、成纤维细胞和巨噬细胞及其他炎性细胞。Gal-3 在心力衰竭的发生发展过程中发挥重要作用,它能够趋化巨噬细胞游走、促进纤维细胞增生、诱导心肌纤维化,从而导致心肌重构。

【标本类型】

血浆。

【参考区间】

建立本实验室参考区间。

【临床意义】

CHF 患者血浆 Gal-3 浓度明显增高,而且 Gal-3 加速了 CHF 的发生与发展,其与 CHF 患者的不良预后相关,高浓度 Gal-3 增加了 CHF 的发生率和病死率。对于伴有呼吸困难的失代偿期的 CHF 患者,血浆 Gal-3 浓度与患者的心功能明显相关,并可作为 4 年病死率的有效评价指标。

【评价】

1. **诊断价值**　血浆 Gal-3 是急性、慢性 CHF 有力的预测指标,也是 CHF 预后独立的预测指标,对于 LVEF 正常的 CHF 也有预测价值。

2. **影响因素**

(1)若使用 ELISA 双抗体夹心法,RF 及自身抗体等对检查有潜在的影响。

(2)溶血、黄疸以及脂血对 Gal-3 浓度可有一定的影响。

3. **与检查相关的临床须知**　由于 Gal-3 具有多种生物学功能,血浆 Gal-3 浓度与 CHF 和心肌重构密切相关。

三、可溶性生长刺激表达基因 2 蛋白

生长刺激表达基因 2(suppression of tumorigenesis 2,ST2)蛋白是白介素 -1(IL-1)受体的家族成员之一,分为可溶性生长刺激表达基因 2(sST2)蛋白和跨膜性 ST2(ST2L)蛋白。sST2 蛋白属于心肌细胞应激生化标志物,反映了心脏压力和容量负荷情况,当心脏受到容量或压力负荷变化等机械牵张刺激时,sST2 蛋白升高,竞争性结合 IL-33,可阻断 IL-33/ST-2L 的内源性心肌保护作用,进而引起心肌重构和纤维化,影响心脏功能。

【标本类型】

血清。

【参考区间】

建立本实验室参考区间。

【临床意义】

sST2 蛋白与 BNP 同属于反映心肌负荷情况的标志物。sST2 蛋白在心力衰竭的诊断、预后判断、危险分层方面均有重要的价值。

【评价】

1. **诊断价值**　与 BNP 相比,sST2 蛋白不受年龄、性别、肾功能及体重指数等因素的影响。sST2 蛋白与其他心肌标志物联合检查,可以显著提高心肌反向重构预测的准确度。同

时,连续检查 sST2 蛋白可以动态监测心力衰竭及心肌纤维化的发生发展。

2. **影响因素** 由于目前采用的是免疫学方法,标本量多少、标本的离心程度、检测试剂质量等均可干扰检查结果。

3. **与检查相关的临床须知** 主要检查方法有高度敏感的酶联免疫吸附试验和快速定量侧流免疫测定法,但其结果的稳定性和标准化尚需要加强。

第三节 心血管炎症标志物检查

炎症是早期动脉硬化形成的启动步骤,炎症产物促进了动脉硬化的发展,且慢性炎症可导致平滑肌增生。因此,超敏 C 反应蛋白(hs-CRP)和白介素 -6(IL-6)等血清标志物被广泛应用于评价粥样斑块的炎症反应。

一、超敏 C 反应蛋白

C 反应蛋白(C-reaction protein,CRP)是急性时相反应蛋白,是感染的重要标志物,是更灵敏、更实用的损伤或炎症指标。近年来,由于超敏感检查技术的应用,能更准确地检查出低浓度的 CRP,即超敏 C 反应蛋白(hypersensitive C-reaction protein,hs-CRP),提高了检查的灵敏度和准确度。

【标本类型】
血清。

【参考区间】
<3.0mg/L。

【临床意义】

1. **炎症指标** hs-CRP 作为非特异性炎症指标,主要用于筛查微生物感染,评价炎症性疾病的活动度,监测 SLE、白血病和外科手术后并发症的感染、新生儿败血症和脑膜炎、肾移植后的排异反应、宫内感染等。

2. **CHD 的独立危险因素** CRP 是 CHD 的独立危险因素,CRP 浓度增高反映了动脉硬化患者的炎症程度,也可预测斑块破裂的可能性,因此 CRP 也是 CHD 的独立预测因子。

3. **判断 CHD 预后和治疗效果** hs-CRP 与冠状动脉疾病的不良预后有关,与其他炎症标志物相比,hs-CRP 更能反映 CHD 的进程。因此,hs-CRP 是判断 CHD 患者预后与评价疗效的指标之一。

【评价】

1. **诊断价值**

(1)hs-CRP 是灵敏但不特异的炎症指标,只能辅助判断炎症过程。

(2)hs-CRP 是一个动脉粥样硬化独立危险因子,其浓度增高与 CHD 患者心血管事件发生率和病死率相关,也可以预测心血管疾病的急性并发症和血管成形术后的再狭窄。

(3)hs-CRP 浓度与健康人群未来发生心血管事件的风险密切相关,可作为筛查未来发生心血管事件的指标。2003 年,AHA 和 CDC 制定了判断心血管疾病发生危险性的新标准:① hs-CRP 浓度小于 1mg/L 为低度危险;② hs-CRP 浓度为 1~3mg/L 为中度危险;③ hs-CRP 浓度大于 3mg/L 为高度危险。hs-CRP 浓度 ≥ 2mg/L 是我国患者发生心血管疾病的有效预测因子。

2. 影响因素

(1)免疫比浊法检查 hs-CRP 时,RF 及自身抗体等可使结果假性增高,脂血标本及纤维蛋白也可使结果假性增高。

(2)外科手术、应激状态及其他急性时相反应均可使 hs-CRP 浓度增高。孕妇及新生儿 hs-CRP 浓度较高。

(3)溶血、黄疸可对 hs-CRP 的检查可有一定的影响。

3. 与检查相关的临床须知

(1)采集标本前禁止进行剧烈运动、心导管术等,以免造成 hs-CRP 浓度增高。

(2)使用激素类药物可对检查结果产生影响,应在使用前采集标本。

(3)单次检查并不能反映 hs-CRP 基础水平,连续或多次检查可以监测 hs-CRP 浓度的变化。

二、白细胞介素 -6

白细胞介素 -6(IL-6)既有促炎作用,又有抗炎活性,它不仅参与了炎症反应,而且也参与了心脏代谢调节。因此,IL-6 与多种心血管疾病相关,在许多心血管疾病的病理生理进程中发挥重要作用。

【标本类型】

血清。

【参考区间】

<10ng/L。

【临床意义】

IL-6 浓度增高与 CHD 危险程度和不良预后相关。UAP 患者 IL-6 浓度不仅关系到病情严重程度,也是其并发症的预测因子。发生并发症的 UAP 患者 IL-6 浓度较无并发症者高。

IL-6 浓度与左心室功能不全的严重程度相关,也与交感神经、肾素 - 血管紧张素系统激活程度相关。因此,IL-6 浓度增高提示心功能分级降低、射血分数减少及预后差。另外,心肌 IL-6 表达增高可加重 CHF。因此,IL-6 也可能是心功能恶化的一个预测指标。

IL-6 浓度增高也见于:①多克隆 B 细胞激活或自身免疫病患者,如 SLE 等;②淋巴细胞系肿瘤,如 MM、淋巴瘤等;③烧伤、急性感染、移植排异反应等。

【评价】

1. 诊断价值 IL-6 作为炎症指标,对许多心脏相关疾病有一定诊断价值。但特异度低,不能作为确定性标志物。

2. 影响因素

(1)RF、自身抗体及纤维蛋白对某些免疫学方法产生影响,可使结果假性增高。

(2)外科手术、外伤等均可使 IL-6 浓度增高。

(3)溶血、黄疸以及脂血可对 IL-6 浓度有一定影响。

3. 与检查相关的临床须知

(1)采集标本前禁止进行剧烈运动、心导管术等,以免使 IL-6 浓度增高。

(2)激素类药物可对检查结果有影响,应在使用前采集血液标本。

第四节　心肌损伤实验室检查项目的选择与应用

一、冠心病相关标志物

(一)冠心病危险因素相关标志物

冠心病发病与许多因素有关,可以通过危险因素预测患冠心病的风险。目前,与实验室检查指标有关的冠心病危险因素主要包括 TC 浓度增高,hs-CRP、IL-6 等炎症性因子浓度增高,以及凝血因子浓度增高等。hs-CRP 作为冠心病的独立危险因素,与动脉粥样硬化的发生发展密切相关。

(二)心肌缺血标志物

在动脉硬化和血栓共同作用下,血管腔狭窄达 50%~70% 时,患者有心电图缺血变化或有临床表现。对无典型症状的患者,早期诊断主要依靠静息心电图的变化,再结合血脂、hs-CRP、IL-6 等危险因素来综合判断。

稳定性心绞痛患者多无心肌损伤,但心绞痛提示冠状动脉阻塞加重,此时患者多有典型的症状和心电图改变。而 cTnT、cTnI 等一些灵敏的心肌损伤标志物可帮助诊断心肌有无损伤,且其动态变化更有价值。

(三)AMI 标志物

1. 选择标志物　cTnT 或 cTnI 是目前诊断 AMI 最好的标志物,应首选 hs-cTn,如果 hs-cTn 未见增高(阴性),应间隔 1~3h 再次检查,并与首次结果进行比较;若 hs-cTn 浓度增高超过 20%,应考虑为急性心肌损伤。若 2 次检查结果仍不能明确诊断而提示 AMI 可能,则在 3~6h 后重复检查。单次检查 hs-cTn 低于检测限(limit of detection,LoD)可排除胸痛时间超过 3h 患者的 AMI 风险。单次检查 con-cTn 阴性,或低于 LoD 则不可直接排除 AMI,应在 6h 后再次检查,观察其动态变化。

若不能检查 cTnT 或 cTnI,可检查 CK-MBmass 或活性,CK-MB 还可评价溶栓治疗效果,以及在 AMI 早期阶段评价心肌有无再梗死。

2. **检查标志物的频度** 心肌损伤标志物的灵敏度常与发病后的时间有密切关系,峰值浓度与判断梗死面积有关,这都与合理的检查频度有关。

(1)排除 AMI 的检查频率:在缺少决定性心电图诊断依据时,确定有无 AMI 的心肌损伤标志物检查频度是:入院时即刻,入院后 1~3h、3~6h、12h 或第 2 天清晨各检查 1 次。

(2)对已有确诊 AMI 的心电图改变的检查频度:50%AMI 患者在送达医院时已有急性心肌损伤的心电图变化,对这些患者应考虑应用溶栓或经皮冠状动脉血管成形术(percutaneous transluminal coronary angioplasty,PTCA)等治疗措施,不必考虑过多地检查心肌损伤标志物,其检查频度可减少(如 2 次 /d,早 8:00 和晚 8:00),以进一步明确诊断、估计梗死范围以及确定有无再梗死等。短时间内可恢复正常的标志物,如 Mb、H-FABP 和 CK-MBmass 更能有效地确定有无再梗死。

3. **判断再灌注** 心肌损伤标志物可作为无创的再灌注评估指标。检查再灌注状态时至少要观察 0 时间(即治疗开始时)、1 时间(治疗开始后 90min)的标志物的变化。可以选择早期标志物作为判断再灌注的指标,如 Mb、H-FABP,或特异度和灵敏度均较高的 cTn 和 CK-MB。

4. **判断梗死面积** 初步判断梗死面积也是心肌损伤标志物的重要作用之一。判断梗死面积时,一般选用与梗死范围相关性良好的指标,如 cTn 和 CK-MB 等。

(四)心肌损伤标志物的应用原则

1. **放弃部分心肌酶学** 不再将 LDH、AST 等用于诊断急性心肌损伤。cTnT 或 cTnI 取代 CK-MB 成为心肌损伤的首选标志物。若暂时不能检查 cTnT 或 cTnI,可以继续保留 CK 和 CK-MB。

2. **只检查 1 项心肌肌钙蛋白** 只检查 cTnT 或 cTnI,不必同时进行 2 项检查。如果已检查 1 项心肌肌钙蛋白,不必同时检查 CK-MBmass。

3. **合理选择标志物** 发病 6h 后就诊的患者,无需检查早期标志物,此时只需检查确定性标志物,如心肌肌钙蛋白。

4. **综合分析** 每种标志物必须与 AMI 发病后的检查时间相联系,由于心肌损伤持续时间的不确定性,不能采用单一的结果来判断是否发生 AMI,必须进行综合分析。

二、充血性心力衰竭标志物

CHF 是许多心血管疾病,如 AMI、先天性心脏病等的后期表现,尤其以左心衰竭更常见。CHF 的实质是心室功能减退,表现为心脏射血分数(ejection fraction,EF)降低,健康人 EF 一般大于 60%,如射血分数低于 40% 称为心力衰竭。50% 心力衰竭患者无明显症状,因此心力衰竭标志物检查对诊断很有帮助。目前,BNP、sST2 蛋白与 Gal-3 作为心力衰竭的标志物,可以有效地预测心力衰竭的发生和判断预后。

sST2 蛋白、NT-proBNP 和 hs-TnT 等指标联合检查可应用于预测 5 年内死亡和 / 或心力衰竭住院的风险。

(胡 敏 陈若虹)

第十三章　免疫功能实验室检查

随着医学科学的发展,免疫功能实验室检查在临床诊断中的作用越来越大。通过应用免疫学理论和技术,研究疾病的发病机制和转归,从而对疾病进行诊断和防治。免疫功能实验室检查常用于免疫相关疾病(如感染性疾病、自身免疫病、免疫缺陷病等)的诊断、病情监测、疗效判断与发病机制的研究。

第一节　体液免疫功能检查

一、免疫球蛋白

免疫球蛋白(immunoglobulin,Ig)是一组由浆细胞合成和分泌的、具有抗体活性或抗体样活性的蛋白质,主要存在于人体血液、体液、外分泌液及 B 淋巴细胞膜上,是人体体液免疫功能的重要指标,免疫球蛋白定量检查可用于监测疾病的发展和治疗转归。

(一) 免疫球蛋白 M

免疫球蛋白 M(immunoglobulin M,IgM)占免疫球蛋白的 5%~10%,当人体受到抗原刺激后,IgM 是最早出现的抗体,具有很强的凝集抗原的能力,在感染早期的免疫防御中起到重要作用。

【标本类型】

血清。

【参考区间】

ELISA 法:0.5~2.6g/L。

免疫比浊法:0.40~2.80g/L。

【临床意义】

血清 IgM 浓度变化的临床意义见表 13-1。

表 13-1 血清 IgM 浓度变化的临床意义

变化	临床意义
病理性增高	提示近期感染,见于病毒性肝炎初期、RA、SLE 等。脐血 IgM>0.2g/L 提示宫内感染。原发性巨球蛋白血症患者 IgM 呈单克隆性明显增高
病理性降低	IgG 型重链病、IgA 型 MM、先天性免疫缺陷症、免疫抑制疗法后、淋巴系统肿瘤和肾病综合征等

【评价】

1. **诊断价值** IgM 可有效地激活补体系统,参与病原生物感染早期的免疫应答。IgM 具有很强的抗感染作用,在杀菌、溶血、促进吞噬与凝集作用方面是 IgG 的 500~1 000 倍,因此,IgM 是急性感染或近期感染灵敏的诊断指标之一。

2. **影响因素** 不同年龄、不同性别 IgM 浓度不一致,婴幼儿低于成人,女性稍高于男性。

3. **与检查相关的临床须知**

(1)从妊娠 20 周起,胎儿自身就可合成大量 IgM,胎儿和新生儿 IgM 浓度是成人水平的 10%,随年龄的增长而增高,8~16 岁达到成人水平。

(2)新生儿脐血 IgM 浓度大于 0.2g/L 表明可能有宫内感染(如风疹病毒、巨细胞病毒感染、梅毒、弓形体感染等)。

(二)免疫球蛋白 G

免疫球蛋白 G(immunoglobulin G,IgG)主要由脾脏和淋巴结中的浆细胞合成与分泌,是人体含量最多和最主要的免疫球蛋白,占免疫球蛋白总量的 70%~80%,在人体免疫防御中起重要作用,大多数抗病原生物类抗体均属 IgG。另外,IgG 也是唯一能通过胎盘的免疫球蛋白,通过天然被动免疫使新生儿获得免疫抗体。

【标本类型】

血清。

【参考区间】

ELISA 法:7.0~16.6g/L。

免疫比浊法:7.0~16.0g/L。

【临床意义】

血清 IgG 浓度变化的临床意义见表 13-2。

表 13-2 血清 IgG 浓度变化的临床意义

变化	临床意义
病理性增高	①多克隆性增高(IgG、IgA、IgM 均增高)常见于各种慢性感染、慢性肝脏疾病、淋巴瘤、肺结核、链球菌感染以及自身免疫病[如 SLE、类风湿性关节炎(RA)等] ②单克隆性增高常见于免疫增殖疾病,如 MM,以 IgG 型多见,其次为 IgA 型,IgD 型和 IgE 型罕见
病理性降低	常见于各种先天性和获得性体液免疫缺陷病、联合免疫缺陷病,也可见于重链病、轻链病、肾病综合征、病毒感染、甲亢和使用免疫抑制剂等

【评价】

1. **诊断价值** IgG 出现于 IgM 之后，其增高是再次免疫应答的标志。IgG 作为免疫功能紊乱常规检查中的一个主要的非特异性指标，在免疫相关疾病的诊断、疗效观察及发病机制研究中具有重要作用。此外，IgG 可以通过胎盘进入胎儿体内，使胎儿获得免疫抗体，同时 IgG 也是引起 HDFN 的抗体。

2. **影响因素** 不同年龄、不同性别 IgG 浓度不一样，婴幼儿低于成人，女性稍高于男性。

3. **与检查相关的临床须知** 由于 IgG 可以通过胎盘屏障，在孕期 22~28 周，胎儿血清 IgG 浓度与母体血清 IgG 浓度相等，出生后来自母体的 IgG 逐渐减少，到第 3~4 个月婴儿血清 IgG 浓度降至最低，随后婴儿自身逐渐开始合成 IgG，血清 IgG 浓度逐渐增高，16 岁前达到成人水平。

（三）免疫球蛋白 A

免疫球蛋白 A（immunoglobulin A，IgA）主要是由肠系膜淋巴组织中的浆细胞产生的，分为血清型 IgA 与分泌型 IgA，前者占免疫球蛋白的 10%~15%，后者主要存在于分泌液（唾液、泪液等）中。IgA 具有抗病原生物、抗毒素的作用，分泌型 IgA 在人体局部免疫中起着重要作用，是人体抗感染、抗过敏的重要免疫屏障。

【标本类型】

血清。

【参考区间】

ELISA 法：0.7~3.5g/L。

免疫比浊法：0.7~5.0g/L。

【临床意义】

血清 IgA 浓度变化的临床意义见表 13-3。

表 13-3 血清 IgA 浓度变化的临床意义

变化	临床意义
病理性增高	IgA 型 MM、SLE、RA、肝硬化、湿疹和肾脏疾病等
病理性降低	反复呼吸道感染、非 IgA 型 MM、重链病、轻链病、原发性和继发性免疫缺陷病、自身免疫病、代谢性疾病等

【评价】

1. **诊断价值** 免疫球蛋白 A 具有抗病原生物、抗毒素的功能，分泌型 IgA 对保护呼吸道、消化道黏膜等具有重要意义，与局部感染、炎症或肿瘤病变密切相关。IgA 可作为呼吸道感染、免疫功能紊乱疾病的辅助检查指标。

2. **影响因素** 不同年龄、不同性别 IgA 浓度不一样，婴幼儿低于成人，女性稍高于男性。

3. **与检查相关的临床须知**

（1）儿童 IgA 浓度比成人低，且随着年龄增长而增高，16 岁前达到成人水平。

（2）IgA 不足者易患自身免疫病，并且可产生 IgA 抗体。

(四) 免疫球蛋白 E

免疫球蛋白 E(immunoglobulin E,IgE)为健康人群血清中最少的一种免疫球蛋白,主要由鼻咽部、扁桃体、支气管及胃肠道黏膜固有层的浆细胞合成,它是一种亲细胞性介导 I 型变态反应的抗体,与寄生虫感染、变态反应及皮肤过敏等有关。

【标本类型】

血清。

【参考区间】

0.1~0.9mg/L(ELISA 法)。

【临床意义】

1. 血清 IgE 浓度变化　血清 IgE 浓度变化的临床意义见表 13-4。

表 13-4　血清 IgE 浓度变化的临床意义

变化	临床意义
病理性增高	IgE 型 MM、重链病、肝脏疾病、结节病、RA、寄生虫感染以及各种过敏性疾病(如过敏性哮喘、过敏性鼻炎、间质性肺炎、荨麻疹、嗜酸性粒细胞增多症、疱疹样皮炎等)
病理性降低	先天性或获得性丙种球蛋白缺乏症、恶性肿瘤、长期应用免疫抑制剂和共济失调性毛细血管扩张症(Louis-Bar 综合征)等

2. 特异性 IgE 水平变化　主要用于过敏性疾病,如过敏性哮喘、过敏性鼻炎、过敏性休克、荨麻疹、特应性皮炎、食物过敏症等的诊断、鉴别诊断及寻找过敏原。尤其是对过敏性哮喘的诊断,其特异度强、灵敏度高,对寻找过敏原有重要意义。

【评价】

1. 诊断价值　IgE 主要用于 I 型变态反应性疾病的辅助诊断。IgE 还能介导抗体依赖性细胞介导的细胞毒(ADCC)作用,与其他免疫球蛋白一起为免疫功能紊乱性疾病的诊断与疗效观察提供依据。血清总 IgE 检查作为一种筛查试验,对超敏与非超敏反应性疾病的鉴别诊断有一定的价值,但无特异性。

2. 影响因素　IgE 受遗传、种族、性别、年龄、地域、环境及吸烟史等多种因素影响。

3. 与检查相关的临床须知　新生儿脐血 IgE 浓度很低,出生后随着年龄增长而逐渐增高,12 岁时达到成人水平。

(五) M 蛋白

M 蛋白(M protein)又称为单克隆免疫球蛋白或副蛋白,是一种由单克隆浆细胞异常增殖产生的、具有相同结构和电泳迁移率的免疫球蛋白分子或其分子片段,属于异常的免疫球蛋白,其抗体活性极低。

【标本类型】

血清。

【参考区间】

阴性(蛋白电泳法、免疫电泳法)。

【临床意义】

1. **M蛋白阳性** 提示单克隆免疫球蛋白增殖性疾病,常见于MM(包括轻链病)、巨球蛋白血症等。淋巴瘤、重链病、良性M蛋白血症也可出现M蛋白阳性。

2. **M蛋白阴性** 健康人或部分M蛋白阴性的MM患者。

【评价】

1. **诊断价值** M蛋白是单克隆免疫球蛋白增殖性疾病重要的诊断指标之一。MM(包括轻链病)是M蛋白血症典型代表性疾病,占M蛋白血症的35%~65%,其中以IgG型最多(约占50%),其次是IgA型、轻链病(型)。

2. **影响因素** 溶血标本中的血红蛋白、陈旧血清聚合的IgG、RF阳性等,常导致蛋白电泳出现假阳性。

二、补体

补体(complement,C)是一组具有酶原活性的糖蛋白,由经典途径的9种成分C1~C9、旁路途径的3种成分及其衍生物组成。补体属于人体非免疫系统的组成成分。生理情况下,活化的补体系统可促进人体的防御功能,有利于人体清除病原微生物。病理情况下,补体参与破坏自身组织和自身细胞,而造成免疫损伤。

(一)总补体溶血活性

总补体溶血活性主要反映的是补体经典途径9种成分(C1~C9)的综合水平,根据补体的溶血活性检查其总浓度。采用补体50%溶血试验(complement hemolysis 50%assay,CH50)检查总补体溶血活性。

【标本类型】

血清。

【参考区间】

50~100kU/L(试管法)。

【临床意义】

1. **CH50增高** 主要见于急性炎症、组织损伤和某些恶性肿瘤及妊娠(尤其后3个月)等。

2. **CH50降低** 血清CH50低于参考区间称为低补体血症,见于各种免疫复合物性疾病,如肾小球肾炎、自身免疫病(如SLE)、感染性心内膜炎、病毒性肝炎和慢性肝病、重症营养不良和遗传性补体缺陷病等。

【评价】

1. **诊断价值** CH50用于筛查某些自身免疫病,评估免疫形成的程度,虽然其灵敏度低,但可以满足对血清补体浓度检查的要求。另外,CH50也是RF和ANA的辅助诊断指标。

2. **影响因素** 补体对热不稳定,室温下易失活,因此要求采集标本后尽快送检,并且避免溶血。

(二)C3

补体3(complement 3,C3)是补体系统含量最多的成分。C3是经典途径和旁路途径被激活的关键物质,也是最常应用的补体成分。

【标本类型】

血清。

【参考区间】

0.8~1.5g/L（免疫比浊法）。

【临床意义】

1. **C3 增高**　见于急性炎症、传染病早期、急性组织损伤、恶性肿瘤、移植排异反应。

2. **C3 降低**　①补体合成原料不足,如营养不良;②补体合成能力降低,主要见于肝硬化、肝坏死等患者;③补体消耗过多,如 SLE 活动期、急性链球菌感染后肾小球肾炎(病毒性肾炎则多数正常)、基底膜增殖性肾小球肾炎、狼疮性肾炎、慢性活动性肝炎等;④补体丢失过多,如烧伤等;⑤先天性补体缺乏,如遗传性 C3 缺乏症。

【评价】

1. **诊断价值**　血清 C3 浓度比 CH50 更灵敏,C3 对于自身免疫病诊断、观察病情和疗效具有重要价值。C3 也可用于评估 SLE 的活动性。

2. **影响因素**　补体易失活、降解,采集标本后应尽快送检(避免溶血),及时分离血清并尽快检查。

3. **与检查相关的临床须知**

(1)若 C3 降低同时伴有 C3 裂解产物（C3 split product,C3SP）浓度增高,说明 C3 消耗过多。70% 急性肾小球肾炎患者早期血清 C3 浓度降低,85% 以上的链球菌感染后肾炎患者血清 C3 浓度降低,而 85% 以上的病毒性肾炎患者血清 C3 浓度正常。

(2)C3 水平降低可能引起休克。

（三）C4

补体 4（complement 4,C4）参与补体的经典途径激活,在补体活化、防止免疫复合物沉着、中和病毒等方面发挥作用。

【标本类型】

血清。

【参考区间】

0.2~0.6g/L（免疫比浊法）。

【临床意义】

与血清 C3 的临床意义基本相同。血清 C4 浓度降低还见于 MM、IgA 肾病、遗传性血管神经性水肿、AIHA、遗传性 C4 缺乏症等。

【评价】

1. **诊断价值**　C4 可用于感染、自身免疫病、先天性补体缺乏症、免疫复合物病的诊断和鉴别诊断,SLE 患者血清 C4 浓度降低要早于 C3,但在疾病缓解时比 C3 恢复得要晚。

2. **影响因素**　补体易失活、降解,采集标本后应尽快送检(要避免溶血),及时分离血清并尽快检查。

第二节 细胞免疫功能检查

由于免疫系统或其他系统的疾病,或由于免疫接种或某些治疗措施及某些外界环境因素的影响,免疫细胞的数量或功能可能发生变化。因此,进行细胞免疫检查,对于某些疾病的诊断和发病机制研究、免疫治疗或预防接种的效果评估,以及评估环境因素对人体免疫功能的影响,都具有重要的意义。

一、T淋巴细胞亚群

T淋巴细胞亚群是一群高度异质性的细胞群体,根据细胞表面分化抗原、T淋巴细胞表面受体、归巢受体(homing receptor)和对抗原应答等的不同,T淋巴细胞可分成多个亚群。流式细胞术淋巴细胞亚群表型分析对了解淋巴细胞的分化、功能和鉴别新的淋巴细胞亚群具有重要价值。

(一)T淋巴细胞表型亚群

根据T淋巴细胞表面分化抗原表达的不同(与功能有关)可分为$CD4^+$T淋巴细胞和$CD8^+$T淋巴细胞,它们的共同表型特征是表达CD3。T淋巴细胞表型亚群检查的项目主要包括T淋巴细胞总数、$CD4^+$细胞、$CD8^+$细胞和CD4/CD8比值。

【标本类型】

EDTA抗凝静脉血。

【参考区间】

T淋巴细胞表型亚群的参考区间见表13-5,CD4/CD8比值为1.5~2.5(流式细胞术法)。

表13-5 T淋巴细胞表型亚群的参考区间(占总淋巴细胞%)

项目	参考区间
T淋巴细胞($CD3^+$)	61~85
$CD4^+$细胞	28~58
$CD8^+$细胞	19~48

【临床意义】

T淋巴细胞肿瘤患者$CD3^+$细胞数量绝对值明显增多。发育早期的T淋巴细胞肿瘤,如急性T淋巴细胞白血病,$CD3^+$细胞数量增多的同时,CD3抗原表达强度常明显减弱。T淋巴母细胞淋巴瘤浸润骨髓或外周血,CD3抗原表达强度减弱。

1. $CD4^+$细胞减少 见于巨细胞病毒感染、慢性活动性肝炎、恶性肿瘤、先天性免疫缺陷病、艾滋病、应用免疫抑制剂的患者。$CD4^+$细胞绝对值变化可用于艾滋病的免疫状态分析、疗效观察及预后判断。

2. **CD8⁺细胞增多** 见于传染性单核细胞增多症急性期、自身免疫病,如 SLE、艾滋病初期、慢性活动性肝炎、肿瘤及病毒感染等。

3. **CD4/CD8 比值** CD4/CD8 比值降低见于 SLE 肾病、传染性单核细胞增多症、急性巨细胞病毒感染、骨髓移植恢复期等。艾滋病患者 CD4/CD8 比值显著降低(多在 0.5 以下)。CD4/CD8 比值增高见于肺腺癌、扁平上皮细胞癌、类风湿性关节炎、1 型糖尿病等。若器官移植后 CD4/CD8 较移植前明显增高,则可能发生了排异反应。常见疾病与 T 淋巴细胞亚群的关系见表 13-6。

表 13-6 常见疾病与 T 淋巴细胞亚群的关系

疾病	CD3⁺细胞	CD4⁺细胞	CD8⁺细胞	CD4/CD8
肿瘤	↓↓	↓↓	↑↑	↓↓
再生障碍性贫血				↑
粒细胞减少症		↓	↑	↓
过敏性皮炎	↓	↓	↓	
类风湿关节炎		↑(活动期)	↓	↑
系统性红斑狼疮		↓(活动期)	↑↓	↑
膜性肾小球肾炎			↓	↑
1 型糖尿病			↑	↑
乙型肝炎			↑	↓
自身溶血性贫血		↑		
上呼吸道感染		↓	↑	↑
传染性单核细胞增多症			↑(急性期)	↓
巨细胞病毒感染		↓	↑	↓
结核病			↑	
疟疾				↓
血吸虫病				↓
艾滋病		↓		↓

注:↓:降低;↓↓:明显降低;↑:升高;↑↑:明显升高;↑↓:可升高可降低。

【评价】

1. **诊断价值** T 淋巴细胞亚群可评估不同情况下体内免疫功能状态,具有辅助诊断疾病的作用。

2. **影响因素**

(1)年龄:不同年龄人群 T 淋巴细胞亚群不同,婴幼儿期 CD4⁺细胞明显高于成年人,CD8⁺细胞明显低于成年人;随着年龄增长逐渐向成年人接近,3~5 岁时达到较为稳定水平,直至进入老年期。

(2)性别:女性 CD3⁺细胞、CD4⁺细胞、CD4/CD8 比值均明显高于男性。

3. **与检查相关的临床须知** 采集标本后要及时混匀,避免标本凝固。在分析 T 淋巴细胞亚群的数量变化时,要分清楚是绝对值增多还是百分比增高。

(二) T 淋巴细胞功能亚群

按 T 淋巴细胞功能,$CD4^+$ 细胞又可分为辅助性 T 淋巴细胞(Th 细胞,表型 $CD3^+CD4^+CD8^-CD29^+$)、诱导性 T 淋巴细胞(Ti 细胞,表型 $CD3^+CD4^+CD8^-CD29^-$)。$CD8^+$ 细胞又分为抑制性 T 淋巴细胞(Ts 细胞,表型 $CD3^+CD4^-CD8^+CD5^+CD28^-$)、细胞毒 T 淋巴细胞(Tc 或 CTL,表型 $CD3^+CD4^-CD8^+CD5^+CD28^-$)和调节性 T 淋巴细胞(regulatory T cell,Treg)。

根据其产生的细胞因子及功能,Th 细胞又分为 Th1、Th2 和 Th17 等小亚群,其数量和构成比例变化与某些疾病有关。

【标本类型】

肝素抗凝静脉血。

【参考区间】

各实验室应建立自己的参考区间。

【临床意义】

1. **Th1/Th2 细胞**

(1)Th1 细胞增高见于结核病、丙肝病毒感染、多发性硬化、类风湿关节炎、接触性皮炎以及移植排异反应等;Th1 细胞降低见于艾滋病和过敏性哮喘等。

(2)Th2 细胞可分泌 IL-4、IL-5、IL-6、IL-10 等细胞因子,介导体液免疫应答,在过敏性和感染性疾病、拮抗胞外病原体、B 淋巴细胞增殖分化以及哮喘病等方面具有重要作用。

(3)Th1/Th2 亚群之间的平衡在免疫应答调节中起着关键作用,因此 Th1/Th2 平衡失调与多种疾病的发生、发展和预后有着密切关系。如感染性疾病、自身免疫病、过敏性疾病以及移植排异反应等都与 Th1/Th2 平衡有关。

2. **Th17 细胞** Th17 细胞分泌的 IL-17 是一种强力促炎因子,具有多效应性,可诱导严重的自身免疫反应,与类风湿关节炎、多发性硬化、SLE、自身免疫性糖尿病、哮喘、移植排异反应等密切相关;IL-17 可直接破坏类风湿性关节炎患者的骨和软骨;HIV 感染者的 IL-17 浓度明显增高。

3. **Treg** 是在人体免疫系统中发挥负向调节作用的细胞,它既能抑制不恰当的免疫反应,又能限定免疫应答的范围、程度及作用时间,对效应细胞的增殖、免疫活性的发挥起抑制作用。Treg 细胞可以拮抗 Th17 细胞功能,在免疫病理、移植物耐受、组织自身免疫反应和维持人体免疫平衡方面发挥重要作用。

(1)Treg 细胞数量降低:见于自身免疫病(如类风湿关节炎、SLE、自身免疫性糖尿病)、早期移植排异反应、细菌或病毒感染性疾病、过敏性哮喘等。

(2)Treg 细胞数量增多:见于实体肿瘤患者,清除 Treg 细胞可以重建抗肿瘤免疫。

【评价】

1. **诊断价值** T 淋巴细胞功能亚群可用于评估细胞免疫状态。

2. **影响因素** 能络合钙离子的抗凝剂可限制钙依赖性激活过程,影响细胞活化。标本超过 8h 其活性损失,导致所检查的细胞数量假性降低。

3. **与检查相关的临床须知**　采集全血标本时要避免使用络合钙离子的抗凝剂,如枸橼酸 - 枸橼酸盐 - 葡萄糖(acid citrate dextrose,ACD)与 EDTA,可使用肝素抗凝剂。另外,标本要及时送检、尽快检查。

二、自然杀伤细胞活性

自然杀伤细胞(natural killer cell,NKC)是一群既不需要经抗原刺激,也不需要抗体参与,能直接杀伤某些靶细胞的淋巴细胞,其表型为 $CD3^-/CD56^+/CD16^+$。

【标本类型】

EDTA 抗凝静脉血。

【参考区间】

^{51}Cr 释放法:6.5%~47.8%。

流式细胞术法:13.8% ± 5.9%。

【临床意义】

1. **NKC 活性降低或数量减少**

(1)肿瘤:特别是中晚期或伴有转移的患者。某些白血病和白血病前期患者 NKC 活性随着病情进展而逐渐降低,以急性期降低最为明显,缓解期 NKC 活性也偏低。

(2)感染:柯萨奇病毒、心肌炎病毒、流感病毒等感染患者的 NKC 活性降低;某些细菌性和真菌性疾病患者的 NKC 活性降低。

(3)免疫缺陷症:Chediak-Higashi 综合征(先天性白细胞颗粒异常综合征)患者伴有先天性 NKC 缺陷;重症联合免疫缺陷症患者的 T 淋巴细胞、B 淋巴细胞、NKC 功能同时缺陷。

(4)噬血细胞综合征(hemophagocytic syndrome):NKC 活性降低或 NKC 完全缺乏。

2. **NKC 活性增高或数量增多**　MM、肺结核等疾病。NKC 肿瘤患者的 NKC 数量常增多,同时伴有免疫表型的异常和功能异常。

【评价】

1. **诊断价值**　NKC 天然杀伤能力是评估 NKC 功能状态的一个重要指标,也是诊断噬血细胞综合征的条件和指标之一。

2. **与检查相关的临床须知**　标本采集后要及时混匀、尽快检查,并避免标本凝固。

第三节　自身抗体检查

自身抗体(autoantibody)是指针对自身组织、器官、细胞和细胞内成分的抗体,多数自身免疫病患者血液中存在着自身抗体,而健康人无或极少出现自身抗体。自身抗体对自身免疫病的诊断、病情监测和疗效评价具有重要意义。

一、常用的自身抗体筛查项目

（一）类风湿因子

类风湿因子（rheumatoid factor，RF）是变性 IgG 刺激人体产生的一种自身抗体，无种属特异性。主要存在于类风湿性关节炎（rheumatoid arthritis，RA）患者的血清和关节液内。常见的 RF 主要为 IgM 型，也有 IgG、IgA 和 IgE 型。RF 检查的适应证：可疑类风湿性关节炎、Ⅱ型混合型冷球蛋白血症。

【标本类型】

血清。

【参考区间】

1:1 阴性（胶乳凝集法）；阴性（ELISA 法）；小于 20 000U/L（免疫比浊法）。

【临床意义】

1. **类风湿性疾病**　① RF 阳性率可高达 70%~90%；② IgG 型 RF 与患者的滑膜炎、血管炎和关节外症状有关；IgM、IgA 型的效价与病情严重程度和骨质破坏有关，如果 IgM 型 RF 大于 80kU/L 常提示预后不良。

2. **其他自身免疫病**　RF 阳性还可见于多发性肌炎、硬皮病、干燥综合征（Sjögren syndrome，SS）、SLE、AIHA、慢性活动性肝炎等。

3. **感染性疾病**　传染性单核细胞增多症、结节病、感染性心内膜炎等 RF 也可呈阳性，但特异度不高。

【评价】

1. **诊断价值**　RF 主要用于鉴别 RA 与其他慢性炎症性关节炎，是 RA 诊断标准之一（表 13-7、表 13-8）。但 RF 特异度、阳性预测值较低。

表 13-7　美国风湿病学会（ACR）的 RA 诊断标准（1987 年）

标准	评价
晨僵	关节及其周围僵硬感至少持续 1h（≥6 周）
3 个或 3 个区域以上关节部位的关节炎	软组织肿胀或积液（不单纯是骨隆起）累及以下 14 个区域（左侧或右侧近端指间关节、掌指关节、腕关节、跖趾关节、踝关节、膝关节）中 3 个或以上（病程 ≥6 周）
手关节炎	腕关节、掌指关节或近端指间关节中，至少有 1 个关节肿胀（病程 ≥6 周）
对称性关节炎	两侧关节同时受累（双侧近端指间关节、掌指关节及跖趾关节受累时，不一定绝对对称）（病程 ≥6 周）
类风湿结节	在骨突部位，伸肌表面或关节周围有皮下结节
RF 阳性	任何检查方法证实血清 RF 异常（而该方法在健康人群中的阳性率<5%）
影像学改变	在手或腕的后前位像上有典型的 RA 影像学改变：包括骨质侵蚀或受累关节及其邻近部位有明显的骨质脱钙

注：以上 7 条满足 4 条或 4 条以上，并除外其他关节炎可诊断为 RA。

表 13-8 ACR/ 欧洲抗风湿病联盟(EULAR)的 RA 分类及评分标准(2009 年)

项目	程度	评分
关节受累情况(0~5 分)	1 个中到大关节	0
	2~10 个中到大关节	1
	1~3 个小关节	2
	4~10 个小关节	3
	超过 10 个关节(其中 ≥ 1 个小关节)	5
血清学检查(0~3 分)	RF 或抗环瓜氨酸肽(CCP)抗体(抗 CCP 抗体)均阴性	0
	RF 或抗 CCP 抗体低滴度阳性	2
	RF 或抗 CCP 抗体高滴度阳性	3
急性时相反应蛋白(0~1 分)	CRP 和 ESR 均无异常	0
	CRP 或 ESR 异常	1
症状持续时间(0~1 分)	<6 周	0
	≥6 周	1

注:①受累关节是指关节肿胀、疼痛;②小关节包括:掌指关节、近端指间关节、第 2~5 跖趾关节、腕关节,不包括第 1 腕掌关节、第 1 跖趾关节和远端指间关节;③大关节是指肩关节、肘关节、髋关节、膝关节和踝关节;④ ≥6 分可诊断为 RA。

2. 影响因素 血清标本应新鲜,置于 2~8℃不超过 2d,长时间保存要在 –20℃条件下保存,否则会出现假阴性结果。

3. 与检查相关的临床须知

(1)目前常采用 IgG 吸附的胶乳颗粒凝集试验,只能检出 IgM 类 RF。采用 RIA 或 ELISA 等方法可检查 IgG 和 IgA 类 RF。

(2)RF 滴度可判断 RA 活动性,持续高滴度 RF 提示处于 RA 活动期。RF 是否转阴或降低,可作为评价 RA 药物疗效的一种指标,也可以作为预后判断的一项客观指标。如果在患者血清中存在高效价的 RF 并伴有严重的关节功能受损,提示预后不良。

(3)低滴度 RF 可见于健康老人。

(二)非器官特异性抗体

非器官特异性抗体主要包括抗核抗体(anti-nuclear antibodies,ANA)、抗线粒体抗体(anti-mitochondrial antibodies,AMA)和抗 DNA 抗体(anti-DNA antibody)。ANA 是指抗各种细胞核成分(包括脱氧核糖核蛋白、DNA、可提取性核抗原和 RNA 等)的自身抗体的总称。AMA 是一种针对细胞质的线粒体内膜和外膜蛋白成分的抗体,无器官和种属特异性,主要是 IgG。抗 DNA 抗体主要有抗双链 DNA(double stranded DNA,ds-DNA)抗体及抗单链 DNA(single stranded DNA,ss-DNA)抗体。非器官特异性抗体检查的适应证见表 13-9。

表 13-9 非器官特异性抗体检查的适应证

指标	适应证
ANA	怀疑系统性风湿性疾病(systematic rheumatic disease,SRD),如 SLE、SS、系统性硬化病、皮肌炎、混合性结缔组织病(mixed connective tissue disease,MCTD)等。排除 SLE 与 MCTD。可疑药物介导的红斑狼疮
AMA	可疑原发性胆汁性肝硬化,鉴别原发性胆汁性肝硬化与肝外胆汁淤积
抗 ds-DNA 抗体	可疑 SLE,监测 SLE 病情等

【标本类型】

血清。

【参考区间】

阴性。

【临床意义】

1. ANA 阳性

(1)35%~75% 的 65 岁以上的老年人呈阳性(低滴度阳性)。

(2)最多见于 SLE,对于未经治疗的 SLE,其阳性率达 80%~100%;尤其是活动期 SLE 几乎 100% 阳性,经皮质激素治疗后,阳性率可降低。

(3)所有药物性狼疮、MCTD、系统性硬化病(85%~95%)、多发性肌炎(30%~90%)、自身免疫性肝炎(狼疮样肝炎)(95%~100%)、原发性胆汁性肝硬化(95%~100%)。其他可见于干燥综合征、RA、慢性淋巴细胞性甲状腺炎、重症肌无力等。

2. AMA 阳性 见于原发性胆汁性肝硬化(primary biliary cirrhosis,PBC)(阳性率达 90% 以上)、慢性活动性肝炎和门脉性肝硬化(阳性率为 25%),但胆总管和肝外胆汁淤积为阴性。此外,健康人群也有少数人呈阳性(阳性率低于 10%)。

3. 抗 DNA 抗体阳性 常见于 SLE,活动期 SLE 患者阳性率 70%~90%,效价较高,并与疾病活动性密切相关。其他自身免疫病也有少量抗 ds-DNA 抗体阳性,但此类患者一般认为是 SLE 重叠综合征。抗 ss-DNA 抗体阳性可见于多种自身免疫病。

【评价】

1. 诊断价值

(1)ANA 是自身免疫病非常灵敏的指标,尤其是活动性 SLE 非常灵敏的指标,常作为筛查自身免疫病的主要指标。但是 ANA 阴性不能完全排除 SLE,还需要进行其他检查。

(2)AMA 是 PBC 的特异性抗体,且抗体效价甚高,M2 亚型效价大于 1∶80 时对 PBC 的特异度达 97%,灵敏度达 98%。同时也是 PBC 与胆道梗阻的鉴别指标。但 AMA 抗体滴度与 PBC 的活动度和预后无关。

(3)抗 ds-DNA 抗体对 SLE 有很高的特异度,可用于鉴别 SLE 和其他自身免疫病,几乎在所有 SLE 患者血清抗 ds-DNA 抗体均为阳性,也是 SLE 的诊断标准之一(表 13-10),对 SLE 的诊断和治疗监控极为重要。高滴度抗 ss-DNA 抗体仅见于 SLE,且滴度与疾病活动度和肾小球肾炎发生呈中度相关。抗 ss-DNA 抗体阳性可见于多种自身免疫病,但特异度较差。

表 13-10　美国风湿病学会(ACR)的 SLE 诊断标准(2011 年)

病变	标准
红斑	颧部固定、扁平或隆起的红斑,或盘状红斑或手足远端的小血管炎和紫癜级红斑
脱发	弥漫性或斑秃
光过敏	对日光有明显的反应,日晒部位出现红斑或丘疹,或蝶形红斑加重,或病情转为活动性
口腔溃疡	无痛性口腔或鼻咽部溃疡
关节炎	非侵蚀性关节炎,累及 2 个或更多的外周关节,有压痛、肿胀或积液
浆膜炎	胸膜炎和 / 或心包炎
肾脏病变	尿蛋白 >0.5g/24h
神经病变	癫痫发作或精神症状或脑炎
血液学异常	血细胞三系减少。贫血、白细胞减少或淋巴细胞减少、血小板减少
免疫学异常	抗 ds-DNA 抗体阳性,抗 Sm 抗体阳性,或梅毒血清学 / 抗磷脂抗体阳性,补体减少(C3、C4、CH50)
抗核抗体	抗核抗体阳性

注:其中 4 项阳性(临床 2 项,免疫学 2 项)即可诊断。临床 2 项以上,第 10、11 项有 3 项阳性,则诊断更加肯定。

2. **影响因素**　血清标本应新鲜,置于 2~8℃不超过 2d,长时间保存需要置于 −20℃条件下,否则会出现假阴性结果。溶血、脂血、黄疸对检查结果影响较小。

3. **与检查相关的临床须知**

(1)ANA 在风湿性疾病的总体阳性率只有 50%,由于其特异度低,不能作为不同自身免疫病之间的鉴别指标。如果 ANA 呈阳性,则需要检查其他特异性的自身抗体来进一步明确诊断。连续监测血清 ANA 滴度对自身免疫病病情观察、疗效判断及预后评估具有重要价值。

(2)ANA 可分成边缘型、均质型、斑点型及核仁型 4 种主要的荧光核型,核型的确定对临床诊断有进一步参考价值(表 13-11)。

表 13-11　不同 ANA 荧光类型特点、相关抗体及疾病的关系

荧光类型	特点	相关抗体	疾病
均质型	细胞核呈均匀一致的荧光	抗 ds-DNA 抗体、抗组蛋白抗体、抗核小体抗体	SLE、硬皮病、皮肌炎
边缘型	细胞核边缘有荧光带	抗 ds-DNA 抗体	SLE 活动期
颗粒型或斑点型	细胞核内有散在的荧光颗粒	抗 Sm 抗体、抗 SS-A 抗体、抗 SS-B 抗体、抗核糖核蛋白(RNP)抗体等	SS、硬皮病等
核仁型	核仁呈均匀的荧光	抗 Scl-70 抗体、抗原纤维蛋白抗体、抗 PM-scl 抗体	进行性系统性硬化病(PSS)、重叠综合征

二、常用自身抗体诊断项目

(一) 抗可提取性核抗原多肽抗体谱

经盐水或磷酸盐缓冲液处理后,很容易从胞核中提取出可提取性核抗原(extractable nuclear antigen, ENA),ENA 是由多种相对分子质量不同的多肽构成,即 Sm、核糖体、Scl-70、SS-A、JO-1、SS-B、RNP 等,不含 DNA。ENA 刺激人体产生的一组自身抗体,称为抗 ENA 抗体。抗 ENA 抗体检查的适应证见表 13-12。

表 13-12　抗 ENA 抗体检查的适应证

抗体	适应证
抗 RNP 抗体	重叠综合征(overlap syndrome),SLE,系统性硬化,RA,多发性肌炎等
抗 Sm 抗体	SLE 等
抗 SS-A 抗体	原发性或继发性 SS,SLE,亚急性皮肤性狼疮,新生儿狼疮等
抗 SS-B 抗体	原发性 SS,SLE 等
抗 Scl-70 抗体	系统性硬化的分型和预后等
抗 JO-1 抗体	多发性肌炎、皮肌炎、肺泡纤维化,抗合成酶综合征(anti-synthetase syndrome, ASS)
抗组蛋白抗体	药物介导性红斑狼疮(drug-induced lupus erythemotosus)

【标本类型】

血清。

【参考区间】

阴性(免疫条带法、ELISA 法)。

【临床意义】

常见的抗 ENA 抗体阳性的临床意义见表 13-13。

表 13-13　常见的抗 ENA 抗体阳性的临床意义

抗体	临床意义
抗 RNP 抗体	MCTD 阳性率可达 95%~100%(灵敏度为 95%~100%,特异度低),其在 SLE 患者阳性率为 30%~40%。也见于 RA、系统性硬化等
抗 Sm 抗体	主要见于 SLE(灵敏度为 30%~40%,特异度高)
抗 SS-A 抗体	主要见于 SS(灵敏度 60%~70%,特异度低),但也可见于 SLE 等,阳性率为 30%~40%
抗 SS-B 抗体	SS 患者阳性率为 50%~60%,SLE 阳性率为 13%
抗 Scl-70 抗体	系统性硬化(灵敏度为 15%~20%,特异度高)
抗 Jo-1 抗体	多发性肌炎及皮肌炎
抗组蛋白抗体	SLE 及药物性狼疮

【评价】

1. 诊断价值

(1)抗 RNP 抗体主要与 MCTD 相关,也是 MCTD 的特异性诊断指标之一,常与抗 Sm

抗体同时出现。抗 RNP 抗体阴性基本可排除 MCTD。

（2）抗 Sm 抗体是 SLE 的特异性标志之一，特异度达 99%，同时检查抗 ds-DNA 和抗 Sm 抗体，可提高 SLE 的诊断率。

（3）抗 SS-A 抗体和抗 SS-B 抗体对 SS 的诊断有很大的帮助，是 SS 诊断标准中 2 项自身抗体指标。

1）抗 SS-A 抗体对 SS 诊断灵敏度高。对有结缔组织病的育龄女性的抗 SS-A 抗体检查具有重要价值。抗 SS-A 抗体阳性与新生儿 SLE 和先天性心脏传导阻滞的风险相关。

2）抗 SS-B 抗体对 SS 诊断的特异度高，但抗 SS-B 抗体的直接致病性和预测疾病恶化的能力尚不清楚。

（4）抗组蛋白抗体虽不是 SLE 特异性抗体，但其与 SLE 的活动有关，连续监测抗组蛋白抗体对 SLE 的病情观察、疗效判断及预后评估具有重要价值。

（5）抗 Scl-70 抗体、抗 Jo-1 抗体分别是系统性硬化（systemic sclerosis，SSc）、多发性肌炎（polymyositis，PM）及皮肌炎（dermatomyositis，DM）的标志性抗体。抗 Scl-70 抗体阳性结果对 SSc 的预测值大于 95%。

2. 影响因素　血清标本应新鲜，置于 2~8℃不超过 2d，长时间保存需要置于 –20℃条件下，否则会出现假阴性结果。溶血、脂血、黄疸对检查结果影响较小。

3. 与检查相关的临床须知　在无明显的 ANA 情况下，ENA 阳性无意义。

（二）抗乙酰胆碱受体抗体

抗乙酰胆碱受体抗体（anti-acetylcholine receptor antibody，AchRA）是针对骨骼肌细胞上的乙酰胆碱受体的一种自身抗体。AchRA 为多克隆抗体，大部分属于 IgG。AchRA 检查的适应证：可疑重症肌无力（myasthenia gravis，MG）患者。

【标本类型】

血清。

【参考区间】

阴性（间接免疫荧光法、ELISA 法）。

【临床意义】

大约 90%MG 患者 AchRA 呈阳性，其他眼肌障碍患者全部呈阴性，约 1/3 胸腺瘤患者可出现阳性。AchRA 还可作为 MG 患者疗效观察指标。

【评价】

1. 诊断价值　AchRA 对 MG 患者具有致病作用，对 MG 活动期和全身性 MG 患者的灵敏度为 75%，但在 MG 早期，如单纯眼外肌受累时，其灵敏度较低。AchRA 对 MG 特异度可达 100%。

2. 影响因素　肌萎缩侧索硬化症患者用蛇毒治疗后 AchRA 可出现假阳性。

3. 与检查相关的临床须知　AchRA 滴度与临床表现的严重程度相关。

（三）抗平滑肌抗体

抗平滑肌抗体（anti-smooth muscle antibody，ASMA）主要为 IgG，也有 IgM。无器官和

种属特异性,一般不结合补体。其靶抗原包括微纤维(G 型肌动蛋白和 F 型肌动蛋白)、中级纤维(波形蛋白和结蛋白)和微管。

【标本类型】

血清。

【参考区间】

阴性(间接免疫荧光法、ELISA 法)。

【临床意义】

ASMA 阳性主要见于自身免疫性肝炎(autoimmune hepatitis,AIH)、原发性胆汁性肝硬化、急性病毒性肝炎。F 型肌动蛋白与自身免疫性肝炎、原发性胆汁性肝硬化相关,G 型肌动蛋白与酒精性肝硬化相关,波形蛋白与病毒感染、系统性自身免疫病、RA 相关。

【评价】

1. **诊断价值** ASMA 是 AIH 相对特异的标志,灵敏度较高,早期检出率可达 80%。肝外性胆汁淤积、药物性肝损害、肝硬化及肝癌患者 ASMA 检出率低,无诊断价值。自身抗体在慢性肝脏疾病中的诊断价值见表 13-14。

表 13-14 自身抗体在慢性肝脏疾病中的诊断价值

指标	ANA	ASMA	SLA	LKM	ANCA	ASGPR	AMA
灵敏度	+++	+++	++	+++	+++	++	+++
特异度	+	+	++	+	+	+	++
诊断的预见性	-	-	++	-	-	-	-
预后判断	+	+	-	-	-	++	-

注:+++>95%,++>90%,+>50%,-<50%。

SLA:抗可溶性肝抗原抗体,LKM:肝肾微粒体抗体,ANCA:抗中性粒细胞胞质抗体,ASGPA:抗去唾液酸糖蛋白抗体。

2. **影响因素** 血清标本应新鲜,置于 2~8℃不超过 2d,长时间保存需要置于 -20℃条件下,否则会出现假阴性结果。溶血、脂血、黄疸对检查结果影响较小。

3. **与检查相关的临床须知** 自身抗体对慢性肝脏疾病的鉴别诊断、疗效观察等有一定的价值。

(四)抗心磷脂抗体

抗心磷脂抗体(anti-cardiolipin anibody,ACA)是一组针对各种带负电荷磷脂的自身抗体。ACA 与内皮细胞或血小板膜上的磷脂结合,破坏细胞功能,导致血液高凝状态;ACA 与红细胞结合,在补体的参与下,可引起溶血性贫血。ACA 是抗磷脂抗体中的一种,特异度较强,能干扰磷脂依赖的凝血过程,与自身免疫病和抗磷脂综合征(APS)的关系较为密切。

【标本类型】

血清。

【参考区间】

阴性（ELISA 法）。

【临床意义】

ACA 阳性见于 SLE、类风湿关节炎、干燥综合征等自身免疫病患者、反复自然流产患者、抗磷脂综合征患者,也可见于肿瘤、感染（AIDS、麻风、疟疾等）、血小板减少症、脑血管病、心肌梗死等患者。

【评价】

1. 诊断价值

（1）SLE 患者 ACA 阳性率可达 70%~80%。血清及脑脊液 ACA 有助于神经精神性狼疮（狼疮脑病）的诊断。

（2）高水平的 IgG 型 ACA 是急性脑血管病预后不良的征兆。

（3）RA 患者 ACA 的阳性率可达 33%~49%,并可反映疾病进展程度。

（4）约 70% 未经治疗的 ACA 阳性患者可发生自发性流产和宫内死胎,尤其是 IgM 型 ACA 可作为自发性流产的评价指标。

2. 影响因素　血清标本应新鲜,置于 2~8℃条件下保存不超过 5d,在 −20℃条件下可长期保存,避免反复冻融,否则会出现假阴性结果。

3. 与检查相关的临床须知　ACA 可干扰磷脂依赖的凝血过程,抑制内皮细胞释放前列环素;同时与凝血系统异常、血栓形成、血小板减少等密切相关,并与疾病的发生也有关联。

第四节　免疫功能实验室检查项目的选择与应用

一、免疫球蛋白及补体

体液免疫功能检查包括免疫球蛋白及补体,其在免疫功能紊乱性疾病的诊断与疗效观察中具有重要意义,在选择与应用时应注意:

1. 检查时机　为了准确检查免疫球蛋白浓度,应于治疗前检查,特别是应用肾上腺皮质激素类和丙种球蛋白治疗。

2. 动态观察　观察疗效时应进行动态观察,各种分泌型 MM 患者治疗后免疫球蛋白浓度呈降低趋势,直到完全缓解时才恢复正常,治疗无效或复发时将呈持续增高或再次增高。

3. 注意年龄　婴幼儿、儿童血清免疫球蛋白浓度较成人低,必须根据实际年龄组的参考区间分析结果。

4. 联合检查　免疫球蛋白增高可分为多克隆性增高与单克隆性增高,多克隆性增高见于多种慢性感染、肝癌及自身免疫病;单克隆性增高常见于免疫增殖性疾病,如分泌型 MM。

因此,如有不明原因的球蛋白增高,应进一步检查免疫球蛋白,以利于自身免疫病及浆细胞恶性增殖性疾病的早期诊断。

5. **综合分析**　补体与免疫球蛋白、免疫细胞共同完成人体的免疫反应,在病原生物感染、自身免疫病的诊断及疗效观察中具有重要意义。因此,要综合分析免疫球蛋白、免疫细胞及补体在感染及免疫功能紊乱性疾病中的作用。

二、自身抗体

自身抗体是诊断自身免疫病的重要指标,但在选择和应用时应注意:

1. **综合分析**　分析自身抗体的临床意义时要考虑其灵敏度和特异度。如 RF 阴性并不能排除 RA,阳性也不能诊断 RA。因此不能把单一项目结果绝对化,而需要结合患者的临床表现及有关检查结果,并根据疾病的诊断标准综合分析。

2. **选择指标**　对于自身免疫病的诊断,应同时选用灵敏度高的 ANA 进行筛查,并同时选用具有诊断价值的特异性自身抗体,以明确诊断。

3. **注意定量**　对于自身抗体阳性的患者,还应继续进行滴度或定量检查,以有利于观察疾病进程和治疗效果。

4. **生物差异**　健康人群也可出现自身抗体,并随着年龄增长而阳性率增高,但抗体的滴度和亲和力均较低。

(尹卫东)

第十四章　肿瘤标志物实验室检查

肿瘤标志物(tumor marker,TM)是恶性肿瘤在发生和增殖过程中,由肿瘤细胞合成、释放,或由非肿瘤细胞经肿瘤细胞诱导后合成的物质。检查肿瘤患者血液或体液TM,对肿瘤的辅助诊断、鉴别诊断、疗效观察和复发的监测,以及预后的评价具有一定的价值。

常用的肿瘤标志物包括蛋白质、激素、酶(同工酶)、多胺及癌基因等。肿瘤标志物的应用原则有:①并非所有的TM都可用于肿瘤的确诊和筛查;②TM有助于监测肿瘤的治疗效果或肿瘤复发、监测病程、准确发现肿瘤组织来源;③TM有时有助于评估肿瘤的范围和预后;④不能仅凭一次检查结果就做出诊断;⑤应在治疗之前检查TM基础水平,并注意其影响因素;⑥联合检查多个TM可以提高诊断的灵敏度和特异度。

TM检查的适应证:高危人群中恶性肿瘤的早期检查和初步诊断、判断预后与监测治疗、早期监测肿瘤复发。由于TM的器官特异性和肿瘤特异性较差,且阳性预测值较低,因此,TM不适合于无症状人群的筛查。

第一节　蛋白类标志物

一、甲胎蛋白

甲胎蛋白(alpha-fetoprotein,AFP)是胎儿早期肝脏和卵黄囊合成的一种糖蛋白,出生后不久即消失。当肝细胞或生殖腺胚胎组织发生恶变时,有关基因重新被激活,使原来已经丧失合成AFP能力的细胞重新恢复合成能力,导致血清AFP明显增高。AFP检查的适应证见表14-1。

表 14-1　AFP 检查的适应证

分类	适应证
绝对适应证	肝细胞癌
	胚胎细胞肿瘤(如睾丸、卵巢、外生殖器肿瘤)
	胚胎细胞肿瘤或原发性肝细胞癌患者治疗的随访

续表

分类	适应证
相对适应证	肝硬化患者向原发性肝细胞癌发展的监测
	有胚胎细胞肿瘤高危因素患者(如隐睾症或睾丸肿瘤患者的单卵孪生兄弟姐妹)的监测
	睾丸肿瘤切除后的监测(对侧有继发肿瘤的高风险)

【标本类型】

血清。

【参考区间】

≤20μg/L(ELISA 法);<13.4μg/L(CLIA 法);<7.0μg/L(ECLIA 法)。各实验室应建立自己的参考区间。

【临床意义】

1. **肝脏疾病** 原发性肝细胞癌患者血清 AFP 浓度增高,诊断阈值大于 300μg/L,但约有 10% 的患者 AFP 为阴性。病毒性肝炎、肝硬化患者 AFP 也有不同程度的增高(20~200μg/L)。动态观察 AFP 浓度和 ALT 活性变化有助于鉴别诊断。

2. **生殖腺疾病** 生殖腺胚胎癌(睾丸癌、卵巢癌、畸胎瘤等)、胃癌或胰腺癌患者血清 AFP 浓度也可增高。

3. **妊娠** 孕妇血清 AFP 浓度异常增高,应考虑可能是胎儿神经管缺损畸形。

【评价】

1. **诊断价值**

(1)血清 AFP 联合肝脏超声检查可作为原发性肝细胞癌(primary liver cell cancer)或胚胎细胞肿瘤(germ cell tumors)高风险人群的筛查指标。高危人群以 HBV 和 / 或 HCV 感染者、长期酗酒者,以及有原发性肝癌家族史者为主,筛查年龄男性 ≥40 岁,女性 ≥50 岁开始,宜每隔 6 个月检查 1 次。

(2)血清 AFP 是判断原发性肝癌预后的重要标志物,高浓度血清 AFP 提示预后不良。

2. **影响因素**

(1)RF、嗜异性抗体可使 ELISA 法出现假阳性。溶血标本、细菌污染的标本易致检查结果不准确。

(2)电化学发光免疫分析法(ECLIA)的检查结果不受黄疸、溶血、脂血及生物素的影响,但对于接受高剂量生物素(>5mg/d)治疗患者,必须在末次治疗 8h 后才能采集标本。

3. **与检查相关的临床须知**

(1)孕妇血清或羊水 AFP 浓度与孕龄有关。妊娠 3 个月后孕妇 AFP 浓度开始增高,7~8 个月达高峰,以后逐渐下降,但多低于 300μg/L,分娩后 3 周恢复正常。

(2)放射治疗(irradiation)和化学药物治疗(chemotherapy)时,由于肿瘤细胞急性破坏和肿瘤溶解综合征(tumor lysis synddrome)可引起 AFP 释放,造成血清 AFP 浓度一过性增高。

(3)AFP 可用于筛查胎儿(孕 15~20 周)是否存在神经管缺陷。

（4）血清 AFP 可作为监测肝癌患者对治疗反应的指标，血清 AFP 浓度降低越明显，提示治疗越有效。

（5）血清 AFP 可用于肝癌患者术后的随访，手术后 2 年内检查 1 次 /3 个月，3~5 年内检查 1 次 /6 个月。

二、癌胚抗原

癌胚抗原（carcinoembryonic antigen，CEA）是一种胚胎性抗原。胎儿早期胃肠道上皮组织、胰腺和肝脏细胞合成 CEA，妊娠 6 个月后 CEA 浓度逐渐减低，出生后血清 CEA 浓度极低。CEA 检查的适应证：监测结直肠癌（colorectal carcinomas）患者术后的复发、肝脏肿瘤的鉴别诊断。

【标本类型】

血清，血浆。

【参考区间】

≤5.0μg/L（ELISA、CLIA 法）；≤3.4μg/L（ECLIA 法）。各实验室应建立自己的参考区间。

【临床意义】

CEA 浓度明显增高主要见于结直肠癌、甲状腺髓样癌、胰腺癌、乳腺癌、胃癌、肺癌等患者。当病情好转时 CEA 浓度下降，病情加重时 CEA 浓度可增高。另外，CEA 浓度轻度增高也可见于结肠炎、胰腺炎、肝脏疾病、肺气肿及支气管哮喘等患者。

【评价】

1. **诊断价值**

（1）CEA 是一种较为广谱的肿瘤标志物，一般不用于无症状人群的肿瘤筛查，也不能作为诊断某种恶性肿瘤的特异性指标，无鉴别诊断价值。但血清 CEA 浓度可作为判断肿瘤预后的指标之一，血清 CEA 持续升高，提示预后不良。

（2）CEA 对肿瘤的筛查既不灵敏也不特异，但结直肠癌患者血清 CEA 的灵敏度高于其他肿瘤标志物，常作为首选指标，也可作为结肠癌术后随访指标。

2. **影响因素**

（1）RF、嗜异性抗体可导致检查结果假阳性。溶血标本、细菌污染的标本易导致检查结果不准确。

（2）肝素化患者或以肝素管采集血液标本对 CEA 定量检查的精确度有影响。

（3）ECLIA 法检查结果不受黄疸、脂血及生物素的影响，但对于接受高剂量生物素（>5mg/d）治疗的患者，必须在末次治疗 8h 后才能采集标本。

3. **与检查相关的临床须知**

（1）连续随访检查血清 CEA，对于恶性肿瘤术后治疗监测、预后判断及监测有无转移具有重要价值。一般情况下，治疗后 2 年内检查 1 次 /3 个月，3~5 年内检查 1 次 /6 个月。

（2）检查胃液和唾液 CEA 对诊断胃癌有一定价值。

三、前列腺特异性抗原

前列腺特异性抗原（prostate specific antigen，PSA）是由前列腺腺泡和导管上皮细胞分泌的一种单链糖蛋白。80% 血清总 PSA（t-PSA）以结合形式存在，20% 以游离形式存在，称为游离 PSA（f-PSA）。PSA 检查的适应证：前列腺癌筛查（年龄大于 50 岁无明显症状的男性），前列腺癌患者治疗前疾病分期、治疗效果和病情监测。

【标本类型】

血清、血浆。

【参考区间】

t-PSA ≤ 4.0μg/L，f-PSA ≤ 0.93μg/L，f-PSA/t-PSA＞0.25（ELISA、CLIA 法、ECLIA 法）。各实验室应建立自己的参考区间。

【临床意义】

1. 前列腺癌

（1）60%~90% 前列腺癌患者血清 t-PSA 浓度明显增高；前列腺癌切除术后，90% 患者血清 t-PSA 浓度明显降低。

（2）前列腺癌切除术后 t-PSA 浓度无明显降低或再次增高，提示肿瘤转移或复发。

（3）当 t-PSA 为 4.0~10.0μg/L 时，f-PSA/t-PSA 比值＜0.1 提示前列腺癌。

2. 前列腺良性病变　14% 的良性前列腺肿瘤、前列腺结节状增生或急性前列腺炎患者血清 PSA 浓度增高。

【评价】

1. 诊断价值

（1）PSA 是筛查前列腺癌的有价值的标志物，其灵敏度和特异度较低，不是理想标志物，但 f-PSA/t-PSA 比值对前列腺癌诊断的特异度和灵敏度较高。前列腺癌诊断的"金标准"依然是前列腺活检。PSA 与直肠指诊（digital rectal examination，DRE）联合检查可显著提高前列腺癌的诊断率。

（2）PSA 常与直肠指诊、经直肠超声（transrectal ultrasonography，TRUS）联合检查用于无明显症状的、大于 50 岁人群的前列腺癌的筛查。

2. 影响因素

（1）活动时 PSA 浓度高于静坐时，静坐时可降低 ≤ 50%，住院患者静卧 3d 后血清 PSA 浓度下降 17%，因此在检查 PSA 前患者应避免剧烈活动。

（2）射精可使血清 PSA 浓度在 48h 内出现暂时性增高，所以在检查前需禁欲至少 2d。

3. 与检查相关的临床须知

（1）前列腺按摩、前列腺穿刺、导尿和直肠镜检查后，血清 PSA 和前列腺酸性磷酸酶（PAP）浓度可增高，应注意避免其对诊断的影响。

（2）PSA 虽然有其组织特异性，但对前列腺癌不具有特异性。

（3）向患者解释检查的目的与意义，标本采集前 1 周内避免任何前列腺检查。

（4）由于前列腺增生也可使 PSA 浓度增高，因此，PSA 不是筛查前列腺癌的决定性指标。

（5）直肠指诊是检查前列腺癌的基础方法，与 PSA 联合检查的意义更大。

（6）PSA 是前列腺癌患者术后随访的重要指标，对原发性或继发性前列腺癌的分期、监测疗效和病情变化有重要意义。

四、鳞状上皮细胞癌抗原

鳞状上皮细胞癌抗原（squamous cell carcinoma antigen，SCCA）是肿瘤相关抗原 TA-4 的亚型，是由鳞状上皮细胞癌细胞产生的一种糖蛋白。SCCA 检查的适应证：监测子宫颈、肺、食管、肛门和头颈部区域鳞状细胞癌患者的治疗效果和病情变化。

【标本类型】

血清、血浆。

【参考区间】

≤1.5μg/L（CLIA、MEIA、ELISA 法）。各实验室应建立自己的参考区间。

【临床意义】

1. **恶性疾病** 宫颈癌、肺鳞状细胞癌、食管癌、卵巢癌、子宫癌和颈部鳞状上皮细胞癌等患者血清 SCCA 浓度增高，可用于恶性肿瘤的治疗效果、复发、转移或预后的评价。

2. **良性疾病** 部分良性疾病，如银屑病和特应性皮炎等皮肤病、肾衰竭、良性肝脏疾病、乳腺良性疾病、上呼吸道感染等患者 SCCA 浓度也可增高。

【评价】

1. **诊断价值** SCCA 不是鳞状细胞癌的特异性标志物，其灵敏度和特异度较低，一般不用于宫颈鳞状细胞癌和肺鳞状细胞癌的筛查。但动态观察 SCCA 对鳞状细胞癌的疗效及预后判断、复发监测具有重要价值。

2. **影响因素**

（1）SCCA 不受性别、年龄及吸烟的影响，但因其在皮肤表面的中层细胞内含量丰富，因此采集标本可导致 SCCA 假阳性。

（2）汗液、唾液及气溶胶（喷嚏）污染均可导致 SCCA 假阳性。

3. **与检查相关的临床须知**

（1）健康女性良性生殖器损伤时 SCCA 的特异度为 100%，CIN Ⅰ~Ⅲ 期损害时 SCCA 的特异度为 93%~97%。血清 SCCA 浓度与宫颈癌淋巴结情况、临床表现相关，但与肿瘤的分化程度、年龄及其他实验室检查结果无关。

（2）血清 SCCA 浓度大于 30μg/L，提示宫颈癌复发和存活期缩短。宫颈癌患者经治疗后 SCCA 浓度持续增高 2~6 周，则提示肿瘤复发。

五、细胞角蛋白 19 片段

细胞角蛋白 19 片段（cytokeratin fragment 19，CYFRA 21-1）是细胞角蛋白 19 的一个可

溶性片段,多存在于肺癌、食管癌等患者的肿瘤细胞内,是非小细胞肺癌(non small cell lung cancer,NSCLC)较灵敏的标志物。

【标本类型】

血清。

【参考区间】

<1.8μg/L(ELISA 法),<3.3μg/L(ECLIA 法)。各实验室应建立自己的参考区间。

【临床意义】

NSCLC 患者 CYFRA21-1 阳性率明显增高。其他恶性肿瘤,如膀胱癌、食管癌、鼻咽癌、卵巢癌和宫颈癌等也有不同程度的增高。

【评价】

1. **诊断价值**　血清 CYFRA21-1 一般不用于肺癌的筛查,但可作为 NSCLC 的首选标志物之一,特别是对鳞状细胞癌具有辅助诊断价值。

2. **影响因素**　肝炎、肝硬化、胰腺炎、肺炎、肺结核、肾衰竭等良性疾病患者血清 CYFRA21-1 也可有一定程度的升高。

3. **与检查相关的临床须知**

(1)血清 CYFRA21-1 是 NSCLC 预后和疗效监测的重要指标,其浓度持续升高,提示预后不良和 / 或疾病进展。

(2)血清 CYFRA21-1 可作为 NSCLC 随访和复发监测指标,治疗后 2 年内检查 1 次 /3 个月,3~5 年内检查 1 次 /6 个月。

第二节　酶类标志物

一、α-L- 岩藻糖苷酶

α-L- 岩藻糖苷酶(α-L-fucosidase,AFU)是一种催化含岩藻糖基的糖蛋白、糖脂等生物活性大分子水解的溶酶体酸性水解酶,广泛存在于人体组织细胞、血液和体液中,参与体内糖蛋白、糖脂和寡糖的代谢。

【标本类型】

血清。

【参考区间】

<40U/L(速率法)。

【临床意义】

1. **AFU 活性增高**　常见于原发性肝细胞癌,其阳性率为 81.2%。某些转移性肝癌、肺癌、乳腺癌、卵巢癌或子宫癌等患者血清 AFU 活性增高,肝硬化、慢性肝炎和消化道出血等非肿瘤性疾病患者血清 AFU 活性也可轻度增高。

2. **AFU 活性降低** 见于岩藻糖苷贮积病(fucosidosis),由于含岩藻糖苷的糖蛋白、糖脂和寡糖中的岩藻糖苷水解反应受阻,引起岩藻糖苷贮积病。

【评价】

1. **诊断价值**

(1)AFU 是原发性肝细胞癌较为灵敏的指标,是原发性肝细胞癌的诊断标志物之一。动态观察血清 AFU 活性对判断原发性肝细胞癌的治疗效果、评估预后和预测复发有重要意义。

(2)AFP 阴性的原发性肝细胞癌和小肝癌患者血清 AFU 阳性率均为 70% 以上,故 AFU 与 AFP 联合检查可提高原发性肝细胞癌诊断的阳性率(可达 93.1% 以上)。

2. **影响因素** 酶类标志物不稳定,易降解,应在标本采集后及时分离血浆,低温保存,并及时检查。

二、前列腺酸性磷酸酶

前列腺酸性磷酸酶(prostatic acid phosphatase,PAP)是一种前列腺外分泌物中能水解磷酸酯的糖蛋白,在酸性环境中活性最强,能水解有机磷酸酯。

【标本类型】

血清。

【参考区间】

≤2.0μg/L(RIA、CLIA 法)。

【临床意义】

前列腺癌患者血清 PAP 活性明显增高,其增高的程度与肿瘤相关。前列腺增生、前列腺炎等患者血清 PAP 活性也可增高。

【评价】

1. **诊断价值** PAP 对前列腺癌的诊断、疗效观察、判断术后有无复发转移及预后有重要意义。PAP 对诊断前列腺癌的特异度高于 PSA(可达 96%),但灵敏度低于 PSA。两者同时检查可提高对前列腺癌诊断的阳性率。当前列腺癌病情好转时,血清 PAP 活性降低;PAP 活性再次增高时提示肿瘤复发、转移及预后不良。

2. **影响因素**

(1)酶类标志物不稳定,易降解,应在标本采集后及时分离血浆,低温保存,并及时检查。

(2)前列腺按摩、前列腺穿刺、射精、导尿和直肠镜检查后,血清 PAP 活性可增高,应注意其对诊断的影响。

三、神经元特异性烯醇化酶

神经元特异性烯醇化酶(neuron specific enolase,NSE)在脑组织的活性最高,其次为周围神经和神经内分泌组织,非神经组织、血清和脑脊液 NSE 活性最低。它与神经内分泌组织起源的肿瘤有关,特别是小细胞肺癌(small cell lung cancer,SCLC)。NSE 检查的适应证:SCLC、神经母细胞瘤(neuroblastoma),神经内分泌肿瘤的治疗效果和病情监测。

【标本类型】

血清、脑脊液。

【参考区间】

<13μg/L(ELISA 法);<16.3μg/L(ECLIA 法)。各实验室应建立自己的参考区间。

【临床意义】

1. **肺癌** ① SCLC 患者血清 NSE 活性明显增高,其诊断灵敏度为 80%,特异度为 80%~90%,而 NSCLC 患者血清 NSE 活性无明显增高;②血清 NSE 活性与 SCLC 的临床分期呈正相关,故血清 NSE 对 SCLC 病情监测、疗效评价及预测复发具有重要的价值。

2. **神经母细胞瘤** NSE 是神经母细胞瘤的标志物,其灵敏度可达 90% 以上。发病时血清 NSE 活性明显增高,治疗有效时则降低,而复发后又增高。

【评价】

1. **诊断价值** 血清 NSE 一般不用于肺癌的筛查,但 NSE 是 SCLC 首选标志物之一。SCLC 患者 NSE 明显高于肺腺癌、肺鳞癌、大细胞肺癌等 NSCLC,具有辅助诊断价值。

(1)NSE 是 SCLC 高特异度和高灵敏度的标志物,对 SCLC 诊断的灵敏度为 80%,特异度为 80%~90%。NSE 也是 SCLC 与 NSCLC 的鉴别诊断指标,但 NSE 更多用于观察神经内分泌肿瘤患者的疗效与病情变化。

(2)NSE 由于灵敏度高,也可作为神经母细胞瘤的标志物,其灵敏度达 90%,对于神经母细胞瘤早期诊断具有较高的价值,同时也用于监测神经母细胞瘤的病情变化、评价疗效和监测复发。

2. **影响因素**

(1)酶类标志物不稳定,易降解,应在标本采集后及时分离血清,低温保存,并及时检查。

(2)红细胞与血小板含有大量 NSE,溶血可使血清 NSE 活性增高,产生假阳性结果。

(3)ECLIA 法检查结果不受黄疸、溶血、脂血及生物素的影响,但对于接受高剂量生物素(>5mg/d)治疗的患者,必须在末次治疗 8h 后才能采集标本。

3. **与检查相关的临床须知**

(1)NSE 增高也可见于良性病变,如良性肺部疾病、脑部疾病等(如脑血管性脑膜炎、脊髓小脑变性、脑缺血和脑梗死等)。

(2)NSE 可作为 SCLC 随访和复发监测的指标,治疗后 2 年内检查 1 次 /3 个月,3~5 年内检查 1 次 /6 个月。

第三节　糖类标志物

一、糖类抗原 50

糖类抗原 50（carbohydrate antigen 50,CA50）是一种以唾液酸脂和唾液酸糖蛋白为主的糖脂抗原,也是一种肿瘤相关抗原。

【标本类型】

血清。

【参考区间】

<20 000U/L（IRMA、CLIA 法）。

【临床意义】

CA50 浓度增高可见于胰腺癌、胆（管）囊癌、原发性肝细胞癌、卵巢癌、结直肠癌、胃癌、乳腺癌、子宫癌等患者,特别是胰腺癌患者血清 CA50 浓度增高最为明显。

另外,慢性肝脏疾病、溃疡性结肠炎、黑色素瘤、淋巴瘤、自身免疫病等患者血清 CA50 浓度也可增高。

【评价】

1. 诊断价值

（1）CA50 是一种非特异性广谱肿瘤标志物,由于 CA50 与 CA19-9 有一定的交叉抗原性,所以主要用于胰腺癌、结直肠癌等消化系统恶性肿瘤的辅助诊断。

（2）动态观察 CA50 浓度变化对监测肿瘤发展、判断疗效及预后、监测肿瘤复发有价值。

（3）CA50 对良性和恶性胸腔积液、腹腔积液有鉴别诊断价值。

2. 影响因素

（1）标本中存在 RF、嗜异性抗体或被细菌污染,均可出现非特异性干扰,而导致假阳性结果。

（2）为了保持抗原分子的稳定性,标本均应及时离心分离血清,于 4℃环境下保存,并在 24h 内检查完毕。

二、糖类抗原 125

糖类抗原 125（carbohydrate antigen 125,CA125）为一种糖蛋白类肿瘤相关抗原,存在于卵巢肿瘤上皮细胞内。CA125 检查的适应证：可疑卵巢癌,监测卵巢癌的治疗效果,作为 CA19-9 之后诊断胰腺癌的次选标志物。

【标本类型】

血清。

【参考区间】

<35 000U/L（ELISA、CLIA、ECLIA 法）。各实验室应建立自己的参考区间。

【临床意义】

1. **恶性肿瘤** 卵巢癌患者血清 CA125 浓度明显增高,其阳性率高达 60%~90%。其他恶性肿瘤,如宫颈癌、乳腺癌、胰腺癌、胆道癌、肝癌、胃癌、结直肠癌、肺癌等也有一定的阳性率。

2. **良性病变** 良性卵巢肿瘤、子宫肌瘤、子宫内膜异位症、盆腔炎、卵巢囊肿等患者血清 CA125 浓度也可增高。肝硬化失代偿期患者血清 CA125 浓度明显增高。妊娠 3 个月内的孕妇血清 CA125 浓度也可增高。

【评价】

1. **诊断价值**

（1）CA125 一般不用于无症状卵巢癌的筛查,主要用于协助诊断卵巢癌,评估疗效和监测病情变化,是卵巢癌的首选标志物,但特异度低,确诊还需要结合临床症状、影像学特征等。

（2）CA125 可作为 CA19-9 之后的胰腺癌诊断的次选标志物。

2. **影响因素**

（1）标本中存在 RF、嗜异性抗体可致 ELISA 法出现假阳性结果;溶血标本、细菌污染的标本易致检查结果不准确。

（2）为了保持抗原分子的稳定性,标本均应及时离心分离血清,于 4℃保存,并在 24h 内检查完毕。

（3）ECLIA 法检查结果不受黄疸、脂血及生物素的影响,但对于接受高剂量生物素（>5mg/d）治疗的患者,必须在末次治疗 8h 后才能采集标本。

3. **与检查相关的临床须知**

（1）妊娠 3 个月内的孕妇血清 CA125 浓度可增高;一些处于月经期的非妊娠妇女血清 CA125 浓度也会轻度增高。

（2）CA125 的决定水平为 35 000U/L,联合盆腔检查和超声检查可用于鉴别盆腔良性与恶性肿瘤。

三、糖类抗原 15-3

糖类抗原 15-3（carbohydrate antigen 15-3,CA15-3）是由抗原决定簇、糖和多肽组成的糖蛋白,是一种与乳腺癌等恶性肿瘤相关的抗原。CA15-3 主要用于监测转移性乳腺癌患者的治疗效果和病情变化。

【标本类型】

血清。

【参考区间】

<30 000U/L（ELISA 法）;<31 300U/L（CLIA 法）;≤ 25 000U/L（ECLIA 法）。各实验室应建立自己的参考区间。

【临床意义】

1. **恶性肿瘤**

(1)乳腺癌:早期患者血清 CA15-3 的阳性率低,0~Ⅰ期为 0,Ⅱ期<1%,Ⅲ期约为 12%;当有肿瘤多脏器转移时的阳性率可达 78%。乳腺癌治疗有效者 CA15-3 浓度降低,其增高则提示病情恶化。

(2)其他恶性肿瘤:如肺癌、结肠癌、胰腺癌、卵巢癌、宫颈癌、原发性肝细胞癌等患者血清 CA15-3 也有一定的阳性率。

2. **良性病变**　如肝脏、胃肠道、肺脏、乳腺、卵巢等的非恶性疾病患者 CA15-3 也可呈阳性,但一般低于 10%。

【评价】

1. **诊断价值**

(1)CA15-3 一般不用于无症状人群乳腺癌的筛查,目前是乳腺癌诊断的重要指标,其灵敏度为 63%,但特异度低,不适用于乳腺癌的筛查或诊断,但可用于监测乳腺癌治疗效果和病情变化,是诊断乳腺癌转移的首选标志物。

(2)CA15-3 可作为 CA125 之后的卵巢癌诊断的次选标志物。

2. **影响因素**

(1)为了保持抗原分子的稳定性,采集标本后应及时离心分离血清,于 4℃保存,并在 24h 内检查完毕。

(2)ECLIA 法的检查结果不受黄疸、溶血、脂血的影响,但对于接受高剂量生物素(>5mg/d)治疗的患者,必须在末次治疗 8h 后才能采集标本。

3. **与检查相关的临床须知**

(1)动态观察 CA15-3 浓度对乳腺癌疗效观察、复发监测、判断转移具有重要价值。CEA 与 CA15-3 联合检查可提高诊断乳腺癌复发和转移的灵敏度。

(2)良性病变常伴有 CA15-3 浓度一过性增高,病情痊愈后则可恢复正常。恶性肿瘤患者治疗前血清 CA15-3 浓度逐渐增高,其程度与肿瘤大小、分期以及转移部位有关。血清 CA15-3 浓度持续性增高提示治疗无效。

四、糖类抗原 19-9

糖类抗原 19-9(carbohydrate antigen 19-9,CA19-9)是一种既无肿瘤特异性,又无器官特异性的糖蛋白,也称为胃肠道癌抗原(gastrointestinal cancer antigen,GICA)。CA19-9 检查的适应证:可疑胰腺癌、肝癌、胆管癌或胃癌及其病情监测;结直肠癌和卵巢癌(次选标志物)的诊断与病情监测。

【标本类型】

血清。

【参考区间】

<37 000U/L(ELISA、CLIA 法);<27 000U/L(ECLIA 法)。各实验室应建立自己的参考

区间。

【临床意义】

1. 恶性肿瘤

(1)胰腺癌：胰腺癌患者血清 CA19-9 浓度显著增高,可达参考区间均值的 600 倍以上。CA19-9 浓度增高的程度与肿瘤的发展有关,CA19-9 浓度低者预后较好;胰腺癌治疗有效者 CA19-9 浓度下降,复发时 CA19-9 浓度可再度增高。

(2)其他恶性肿瘤：如肝癌和胆管癌、胃癌、结直肠癌、卵巢癌等患者血清 CA19-9 浓度也增高。

2. 良性病变 急性胰腺炎、胆汁淤积性胆管炎、胆石症、急性肝炎、肝硬化等患者血清 CA19-9 浓度也可有不同程度增高。

【评价】

1. 诊断价值

(1)CA19-9 一般不用于胰腺癌的筛查,但其可作为胰腺癌的首选肿瘤标志物,可用于胰腺、肝胆肿瘤和胃癌患者的诊断、治疗效果和复发的监测等。CA19-9 对胰腺癌的诊断价值优于 CEA。

(2)CA19-9 与 CEA 联合检查对胃癌诊断的准确率可达 85%。

2. 影响因素

(1)标本中存在 RF、嗜异性抗体可致 ELISA 法出现假阳性结果。溶血标本、细菌污染的标本易致检查结果不准确。

(2)为了保持抗原分子的稳定性,标本均应及时离心分离血清,于 4℃ 保存,并在 24h 内检查完毕。

(3)ECLIA 法的检查结果不受黄疸、溶血、脂血的影响,但对于接受高剂量生物素(>5mg/d)治疗的患者,必须在末次治疗 8h 后才能采集标本。

3. 与检查相关的临床须知

(1)许多良性病变患者血清 CA19-9 浓度不增高,急性肝、胆、胰腺病变或病情加重时,CA19-9 浓度可一过性短暂增高,或持续性轻度增高。当病情好转或痊愈后血清 CA19-9 浓度可恢复正常。

(2)未经治疗的恶性肿瘤患者血清 CA19-9 浓度明显增高,主要见于胰腺癌、肝癌、胆管癌和胃癌,肿瘤切除后 2~4 周可恢复正常。肿瘤复发或转移时的较早表现为血清 CA19-9 浓度再度增高或持续增高。

五、糖类抗原 242

糖类抗原 242(carbohydrate antigen 242,CA242)是一种唾液酸化的鞘糖脂抗原,在健康人和良性病变患者血清 CA242 浓度较低,常作为胰腺癌和结直肠癌的标志物。

【标本类型】

血清。

【参考区间】

≤20 000U/L（ELISA法）。各实验室应建立自己的参考区间。

【临床意义】

CA242浓度增高主要见于胰腺癌、胆囊癌、结直肠癌、胃癌患者，也见于结肠、胃、肝、胰腺和胆道的非肿瘤性疾病患者。此外，卵巢癌、子宫癌和肺癌患者的阳性率较CA50高。

【评价】

1. **诊断价值**　CA242常作为胰腺癌和结直肠癌的标志物，并用于与良性的肝、胆、胰及肠道疾病相鉴别，良性病变患者CA242浓度多正常或一过性增高。但许多恶性肿瘤患者CA242浓度均增高，其特异度较低，因此，CA242只是辅助诊断指标。

2. **影响因素**

（1）标本中存在类风湿因子、嗜异性抗体可致ELISA法出现假阳性结果。溶血标本、细菌污染的标本易导致检查结果不准确。

（2）为了保持抗原分子的稳定性，标本均应及时离心分离血清，于4℃保存，并在24h内检查完毕。

六、糖类抗原72-4

糖类抗原72-4（carbohydrate antigen 72-4，CA72-4）是一种糖蛋白抗原，为胃肠道和卵巢肿瘤的标志物。CA72-4检查的适应证：胃癌的病情和疗效监测，卵巢癌的筛查。

【标本类型】

血清。

【参考区间】

<6 900U/L（ECLIA法）。各实验室应建立自己的参考区间。

【临床意义】

1. **恶性肿瘤**　胃癌患者CA72-4阳性率为45%，且其浓度与胃癌分期有明显的相关性，一般在Ⅲ~Ⅳ期CA72-4浓度增高，伴有转移者阳性率更高。CA72-4浓度在术后可迅速下降至正常水平。

其他恶性肿瘤，如卵巢癌CA72-4阳性率为67%、结直肠癌为47%、乳腺癌为40%、胰腺癌为47%。

2. **良性病变**　许多良性病变患者血清CA72-4浓度可增高，如胰腺炎、肝硬化、风湿性疾病、卵巢囊肿、良性胃肠道疾病等。

【评价】

1. **诊断价值**

（1）CA72-4是监测胃癌患者病情、评价疗效和判断胃癌转移的首选标志物，其灵敏度优于CEA和CA19-9（胃癌次选标志物），可与CEA或CA19-9联合应用，但不适用于筛查。

（2）CA72-4是卵巢癌的次选标志物，与CA125联合检查对诊断原发性和复发性卵巢癌的特异度可达100%。

2. **影响因素**

（1）为了保持抗原分子的稳定性，标本均应及时离心分离血清，于 4℃ 保存，并在 24h 内检查完毕。

（2）ECLIA 法的检查结果不受黄疸、溶血、脂血及生物素的影响，但对于接受高剂量生物素（>5mg/d）治疗的患者，必须在末次治疗 8h 后才能采集标本。

3. **与检查相关的临床须知**

（1）CA72-4 与 CA19-9 联合检查对胃癌的诊断灵敏度从 42% 增加到 57%，而与 CEA 联合检查的灵敏度只增加到 51%。

（2）CA72-4 与 CEA 联合检查对结直肠癌的诊断灵敏度从 45% 增加到 60%。

（3）CA125 与 CA72-4 联合检查对卵巢癌的诊断灵敏度从 47% 增加到 58%，CA72-4 与癌相关血清抗原（cancer associated serum antigen，CASA）联合检查对浆液性卵巢癌的灵敏度从 36%~50% 增加到 61%，对黏液性卵巢癌从 21% 增加到 47%。

（4）恶性肿瘤患者治疗前血清 CA72-4 浓度逐渐增高，其程度与肿瘤大小、分期以及转移部位有关。良性病变患者血清 CA72-4 浓度常轻度增高或呈一过性增高，病情好转或痊愈后可恢复正常。

第四节　其他标志物

本节主要介绍胃泌素释放肽前体。

胃泌素释放肽前体（pro-gastrin releasing peptide，ProGRP）是胃泌素释放肽（GRP）的前体结构，在血液中较为稳定，是 SCLC 较好的标志物。

【标本类型】

血清。

【参考区间】

<46ng/L（ELISA 法），<63ng/L（CLIA 法）。各实验室应建立自己的参考区间。

【临床意义】

血清 ProGRP 增高可见于 SCLC，以及甲状腺髓样癌等某些神经内分泌细胞肿瘤；泌尿系统、呼吸系统等某些良性疾病患者血清 ProGRP 也可增高。

【评价】

1. **诊断价值**　血清 ProGRP 一般不用于肺癌的筛查，但其可作为 SCLC 的首选标志物之一，具有辅助诊断价值。血清 ProGRP 也可用于 SCLC 与 NSCLC 的鉴别诊断，与 NSE 联合检查时可提高对 SCLC 检查的阳性率。

2. **影响因素**　肾衰竭患者血清 ProGRP 升高。

3. 与检查相关的临床须知

（1）血清 ProGRP 可作为 SCLC 预后评估指标，其持续升高，提示预后不良。

（2）血清 ProGRP 也可作为 SCLC 的疗效监测指标和随访、复发监测指标。SCLC 患者治疗后血清 ProGRP 浓度明显降低，提示治疗有效，若血清 ProGRP 持续升高，提示疗效不佳。SCLC 患者在治疗后 2 年内检查 1 次 /3 个月，3~5 年内检查 1 次 /6 个月，以作为随访和复发的监测指标。

第五节　肿瘤标志物的选择与应用

一、肿瘤标志物的选择

迄今为止，还未发现一种既特异又灵敏的 TM，同一肿瘤可能出现多种 TM 的变化，而一种 TM 又可出现于多种肿瘤患者的血清。因此，联合检查一些灵敏度和特异度较高的 TM，有利于提高肿瘤诊断的阳性率。动态检查 TM 既有利于良性疾病与恶性肿瘤的鉴别，也有利于检查肿瘤的复发、转移和判断预后等。常用肿瘤标志物的选择见表 14-2。

表 14-2　常用肿瘤标志物的选择

肿瘤	首选标志物	次选标志物
小细胞肺癌	NSE，ProGRP	无
非小细胞肺癌	CYFRA21-1	CEA、SCCA
原发性肝细胞癌	AFP	AFU、GGT
胰腺癌	CA19-9	CA242、CA125、CEA
胆管癌	CA19-9	无
胃癌	CA72-4	CEA、CA19-9
食管癌	无	SCCA、CEA
耳鼻咽喉肿瘤	无	SCCA、CEA
结直肠癌	CEA	CA19-9、CA242、CA72-4
膀胱癌	无	TPA、CEA
乳腺癌	CA15-3	CEA
卵巢癌	CA125	CA72-4、CA19-9、CA15-3、AFP
宫颈癌	SCCA	CEA、CA125
前列腺癌	PSA	PAP

注：TPA. 组织多肽抗原（tissue polypeptide antigen）。

二、肿瘤标志物的应用

由于 TM 的器官特异性、肿瘤特异性及阳性预测值均较低,因此,TM 不适宜用于无症状人群的肿瘤筛查。血液或体液 TM 浓度受多种因素的影响,如产生 TM 的肿瘤细胞数量、肿瘤大小、肿瘤转移和肿瘤分级、TM 合成速度、肿瘤细胞或细胞表面 TM 释放速度、TM 表达、肿瘤血液供应、肿瘤组织坏死程度、TM 分解速度及抗体等。如何选择与应用 TM 具有十分重要的意义。TM 的临床应用与评价见表 14-3。

表 14-3　TM 的临床应用与评价

临床应用	评价
高危人群恶性肿瘤的早期检查	有肿瘤家族史和有症状的患者,肿瘤发生率较高。如肝硬化患者检查 AFP,可疑胚胎细胞肿瘤患者检查 AFP、hCG,大于 50 岁的前列腺腺瘤患者检查 PSA,可疑甲状腺髓样癌患者检查降钙素(CT)
初步诊断	①一般通过病史、临床表现、影像学或内镜检查及手术探查等,对恶性肿瘤做出初步诊断,很少是通过 TM 确诊的
	②不能仅凭 TM 阳性或浓度增高确诊,且大多数 TM 的器官特异性不高,因此,TM 阳性(或浓度增高)不能进行绝对的定位诊断。但是,有些肿瘤的大小与治疗前 TM 水平有高度相关性。如 CEA 与结直肠癌,CA125 与卵巢癌,PSA、PAP 与前列腺癌,细胞角蛋白 19 片段(CYFRA21-1)与肺癌等
治疗效果监测	治疗前(尤其是术前)TM 增高,而治疗后 TM 下降是预后良好的指标,如果治疗后 TM 不下降或下降不明显,提示肿瘤切除不彻底或存在多发性肿瘤的可能
	①初诊时表达的 TM 可能是治疗效果监测的标志物
	②所检查的 TM 可作为评估肿瘤预后的指标,如胚胎细胞肿瘤的 AFP、hCG,结直肠癌的 CEA,肺癌的 CYFRA21-1,乳腺癌的 CA15-3、CEA,卵巢癌的 CA125,MM 的 β_2 微球蛋白等
	③治疗后的 TM 浓度下降或转为阴性可用于初步评估残留肿瘤组织和肿瘤完全消除的程度
	④ TM 浓度下降至参考区间内或下降 95% 以上提示治疗有效
	⑤ TM 浓度下降但仍处于参考区间以上,提示有肿瘤组织残留和 / 或转移
	⑥ TM 浓度下降至参考区间内一段时间后又增高提示肿瘤可能复发或转移
评估预后	① TM 基础水平越高,肿瘤处于晚期的可能性越大,且预后差
	② TM 基础水平正常或轻度增高可能提示肿瘤不再复发的时间延长,以及存活期延长
肿瘤复发的早期监测	TM 是肿瘤治疗后(术后)非常重要的非侵入性监测指标,TM 浓度增高的速度可用于评价肿瘤发展和转移。治疗后(术后)TM 浓度降至正常,肿瘤复发后 TM 浓度则增高

（刘成玉）

第十五章　病原体感染的实验室检查

能够引起感染性疾病的微生物和寄生虫称为病原体（pathogen）。感染性疾病（infectious disease）是指由各种病原体（细菌、病毒、真菌、寄生虫、衣原体和支原体等）感染后所致的疾病，包括传染性疾病（communicable disease）和非传染性疾病。为了确定感染是否发生和感染的性质，并采取有效的预防和治疗措施，以防止感染传播所造成的危害，需进行感染性疾病的病原学诊断，而实验室检查是明确病原学诊断最重要的手段。

第一节　标本采集与运送

根据临床诊治目的及各种病原体所致感染性疾病的病程，确定标本采集的时间、部位和方法。

一、标本采集的基本原则

1. **必须有申请单**　采集前申请单应包括以下内容：①患者姓名、性别、年龄、科室和唯一识别码；②标本采集部位，必要时注明拟采集时间；③检查项目；④患者的相关临床资料，如旅行史、接触史，必要时还应注明初步诊断、用药情况和治疗效果等。

2. **严格无菌操作**　采集标本所用器材及容器均应无菌、无消毒剂和无抗菌药物，避免污染标本。

3. **标本量要适宜**　标本量要适宜，标本量过少或过多可导致假阴性结果。

4. **正确保存与运送标本**　采集的标本应置于相对密封的容器中，立即送检，以防标本干燥和病原体死亡。不能立即送检的标本，必须正确保存。

5. **生物安全防护**　运送传染病患者的标本，须严格按照《病原微生物实验室生物安全风险管理指南》等条例和制度执行。

6. **不合格标本的处理**　不合格标本的标准：①标记错误或信息不全的标本；②采集容器错误的标本；③明显被污染的标本；④标本量不符合要求；⑤标本类型错误；⑥标本采集时间不符合要求；⑦标本转运条件不符合要求。

退回不合格标本时，要及时通知医生，说明标本不合格的原因，并重新正确采集标本。

若是较为珍贵、难以二次采集的标本,可作为"让步标本"(concession specimen)进行检查,并与医生及时沟通。

二、不同类型标本采集与运送

1. **血液(供培养用)**　血液培养是明确菌血症或脓毒症诊断的重要方法,其标本的采集和运送除遵循上述基本原则外,还应满足国内外权威机构颁布的指南的要求,如血培养的原则与步骤(CLSI M47-A Principles and Procedures for Blood Cultures)等,以避免采集和运送不符合要求,而导致的假性结果。

(1)采集指征:患者出现以下一种或几种临床表现时,可考虑血液培养:①发热(≥38℃)或体温降低(≤36℃);②寒战;③白细胞增多(>10.0×10⁹/L,尤其是核左移);④粒细胞减少(<1.0×10⁹/L);⑤血小板减少,不能用造血系统疾病进行解释时;⑥皮肤和黏膜出血,不能用造血系统疾病进行解释时;⑦昏迷;⑧多器官衰竭;⑨局部严重感染;⑩腹腔感染等。

(2)采集时机:推荐在抗生素使用之前采集血培养标本(怀疑感染性心内膜炎,推荐在几分钟内采集 2~3 套血进行培养)。对已应用抗生素治疗的患者,则在下次用抗生素之前采集标本。

(3)采集方法及采集量:通常采用肘前区静脉穿刺采血法,成人和儿童通常先后从 2 个点进行采血。①成人每个采血点采集 16~20ml 血液,注入 2 个成人血培养瓶(需氧瓶和厌氧瓶各 1 个);②儿童每个采血点采集 1~5ml 血液,注入 1 个儿童专用瓶(不少于 0.5ml,量少可影响病原体的检出率);③婴幼儿患者采集标本总量不应超过总血容量的 1%;④特殊患者24h 内需在不同部位采集血液标本 3 套,以提高检出率。

(4)将血液标本置于培养瓶中立即室温送检,实验室收到标本后应尽快放入培养箱。如不能及时送检,应将培养瓶置于室温环境中保存,血培养瓶接种前后均不得冷藏或冷冻。

2. **脑脊液与浆膜腔积液**

(1)采集指征:①疑为脑膜炎时应立即采集脑脊液,尽量在应用抗生素之前采集标本;②伴有胸痛、发热、胸腔积液等症状,疑为胸膜炎时采集胸腔积液;③腹部有积液伴腹痛、肌紧张、呕吐、肠鸣音减弱或消失等症状,疑为腹膜炎时采集腹腔积液;④伴有心悸、发热、乏力等症状,疑为心包炎时采集心包积液。

(2)脑脊液采集:由医生采用腰椎穿刺法无菌采集脑脊液,并至少将其置于 3 支无菌试管中,第 1 管脑脊液用于化学检查,第 2 管用于微生物学检查,第 3 管用于细胞学检查等。脑脊液细菌培养所需最低标本量为 1ml,真菌培养为 2ml。为提高阳性率,还可将脑脊液标本注入儿童血培养瓶内进行增菌处理。另外,脑膜炎奈瑟菌、肺炎链球菌和流感嗜血杆菌等病原菌的抵抗力弱,不耐寒、容易死亡,脑脊液标本采集后应立即保温送检。

(3)浆膜腔积液采集:①由医生分别通过胸腔穿刺、腹腔穿刺和心包腔穿刺法无菌采集胸腔积液、腹腔积液和心包积液;②浆膜腔积液等常因标本含菌量少,且厌氧菌在此类标本中占较大比例,故宜采集较大量标本,直接送检或注入培养瓶(厌氧瓶和需氧瓶)中送检,以保证检出率。

3. 尿液

(1)采集指征:①有典型的尿急、尿频和尿痛等泌尿道感染症状;②肉眼脓尿或血尿;③尿常规检查白细胞和/或亚硝酸盐阳性;④不明原因发热,无其他局部症状;⑤留置导尿管患者出现发热;⑥膀胱排空功能受损。当患者出现以上症状时应考虑采集尿液进行病原菌的培养。

(2)尿道外口寄居有正常菌群,故采集尿液标本时更应注意无菌操作。

(3)采集方法:①采集清洁中段尿液。排尿前先用肥皂水清洗外阴和尿道口,再用清水冲洗尿道口周围,嘱患者排出前几毫升尿液后,不停止排尿,收集中段尿液于无菌容器中;②需要厌氧菌培养时,可行耻骨上膀胱穿刺采集尿液标本,再转移到无菌容器运送并立即接种,但应防止医源性感染;③排尿困难的患者可采用导尿法采集尿液;④无自控能力的患儿可采用采集包采集尿液,但因很难避免会阴部菌群的污染,故只在检查结果阴性时才有意义。

(4)送检时间:采集尿液标本后,将标本置于无菌带盖容器内尽快送检,并及时定量接种。

4. 粪便

(1)采集指征:当患者出现腹痛、腹泻、粪便性状异常(稀便、水样便、脓血),或排便时伴有里急后重等症状时,应考虑采集粪便进行病原菌培养。

(2)采集方法:尽可能在急性期和使用抗生素之前采集粪便标本。在自然排便后,采集含有脓液或黏液部分。根据目标病原菌的种类,选用合适的培养基,以提高阳性检出率。如疑为副溶血弧菌引起的腹泻,应选择碱性蛋白胨水(alkaline peptone water,APW)或卡-布(Cary-Blair)运送培养液。另外,排便困难的患者或婴幼儿可采集直肠肛周拭子。

(3)一次粪便培养阴性不能完全排除胃肠道病原体感染,对于传染性腹泻患者需要连续送检 3d 以上。

(4)在明确了病原体的诊断与治疗后,为避免患者成为带菌者,应在不同的时间间隔内,至少连续培养 3 次阴性后才能出院。

5. 痰液及其他呼吸道标本

(1)采集指征:①咳出脓性痰液或铁锈样痰液;②咯血;③呼吸困难、呼吸急促或哮喘;④发热伴有白细胞增高;⑤胸部影像学检查提示肺部感染。

(2)采集方法:①上呼吸道标本可通过鼻拭子、咽拭子或鼻咽拭子进行采集;②下呼吸道标本主要为痰液,必要时可采集支气管肺泡灌洗液和支气管分泌物等。通常采用自然咳痰法采集痰液标本,另外为避免正常菌群的污染,经气管镜或使用保护性支气管毛刷采集的灌洗液和分泌物标本,是下呼吸道病原学诊断的理想标本。

(3)符合要求的痰液标本中鳞状上皮细胞应≤10 个/低倍视野。

(4)痰液采集后置于无菌带盖痰盒内,尽快送检。

6. 泌尿生殖系统分泌物标本

(1)采集指征:①患者出现斑疹、丘疹、囊肿、糜烂、溃疡等皮肤黏膜损害;②女性患者出现阴道分泌物增多、性状异常,疑为阴道炎、阴道溃疡、宫颈炎等;③男性患者出现尿频、尿急、尿痛、尿道分泌物增多,疑为尿道炎、附睾炎、前列腺炎等。

(2)采集方法:根据不同疾病的特征及检查目的采集不同标本,如性传播疾病常采集尿道口分泌物、外阴糜烂面病灶边缘分泌物、阴道宫颈口分泌物和前列腺液等。对生殖道疱疹常采用疱疹液,盆腔脓肿患者则于直肠子宫陷凹处穿刺,采集脓液。

(3)标本采集后宜在室温下 2h 内送检(淋病奈瑟菌需要保温立即送检),室温保存时间不超过 24h。

7. 创伤、组织和脓肿标本

(1)采集指征:①局部有红、肿、热、痛等化脓性感染的特征;②患者有头痛、发热、全身不适、乏力等全身症状。

(2)采集方法:对损伤范围较大的创伤,应从不同部位采集多份标本,首先用无菌生理盐水或 75% 酒精擦拭去除表面分泌物,采用注射器或无菌拭子采集脓液及病灶深部分泌物。对于脓肿,皮肤消毒后用无菌注射器穿刺采集脓液。

(3)如果标本量小,加无菌等渗盐水以防干燥。

(4)疑为厌氧菌感染,采集脓液后立即排净注射器内空气,将针头插入无菌橡皮塞,尽快送检。

8. 眼部、耳部标本

(1)采集指征

1)眼部感染:患者出现结膜炎、巩膜炎、角膜炎及眼部异物等疑为有眼部感染疾病时,应采集眼分泌物标本。

2)耳部感染:患者出现外耳炎、中耳炎和内耳炎等症状,应采集耳部标本。

(2)采集方法:使用拭子采集眼部标本,也可在局部麻醉后取角膜刮屑。外耳道疖和中耳炎患者可用拭子采集标本,鼓膜穿刺可用于新生儿和老年人。

(3)标本采集后应立即送检,防止干燥。

9. 血清
用于检查特异性抗体与抗原,以辅助诊断感染性疾病。无菌采集血液标本,待血液凝固后离心则可获得血清(需要时,可 56℃ 加热 30min 以灭活补体成分,灭活血清长期保存需保存于 −80℃)。

10. 其他标本
用于其他特殊检查的标本,应事先与实验室沟通,按要求操作,以提高诊断效率。

【评价】

①标本的正确采集、转运和保存是保证病原体检查结果准确的基础,也是病原学诊断的前提条件;②医生在充分评估患者病情的基础上,根据临床诊断,详细填写检查申请单。

第二节 细菌感染

临床实验室可通过显微镜检查、细菌分离培养鉴定、免疫学和分子生物学检查等方法，明确感染的病原体。直接显微镜检查对感染性疾病的诊断具有一定的意义，但明确诊断常需要对病原体进行分离培养和鉴定。另外，对于难以培养或不能培养的细菌，则需要通过免疫学方法检查细菌的抗原或特异性抗体，或通过分子生物学方法检查细菌核酸，以明确感染的病原体。

细菌培养成功后，可通过药敏试验（drug susceptible test）检查细菌对各种抗菌药物的敏感性，以指导临床合理用药。此外，也可通过药敏试验监测耐药菌发生率的变化，以控制和预防耐药菌株的流行。

药敏试验主要有稀释法、纸片扩散法（又称为 K-B 法）、E-test 法和自动化仪器法，结果报告形式常为敏感（susceptible，S）、中介（intermediate，I）和耐药（resistant，R），而定量试验则报告最低抑菌浓度（minimum inhibitory concentration，MIC）。抗菌药物的选择应遵循临床和实验室标准协会（Clinical and Laboratory Standards Institute，CLSI）制定的原则。通常将抗菌药物分为 4 组供选择：A 组为首选药物及常规试验报告的药物；B 组为与 A 组平行作药敏试验，但选择性报告；C 组为替代性或补充性药物；U 组为某些仅用于或首选治疗泌尿道感染的抗生素。

一、金黄色葡萄球菌

金黄色葡萄球菌（*Staphylococcus aureus*，*S.aureus*）感染较常见，其产生的多种致病物质可引起多种疾病。①局部感染：包括皮肤的软组织感染，如疖、痈、毛囊炎、蜂窝织炎和伤口感染等，此外还可引起支气管炎、肺炎和中耳炎等内脏器官的感染；其临床特征为感染较局限、脓液黏稠并略带淡黄色；②全身感染：如金黄色葡萄球菌菌血症和脓毒症等；③毒素性疾病：主要由金黄色葡萄球菌外毒素所致，如食物中毒、假膜性结肠炎、烫伤样皮肤综合征和中毒性休克综合征（toxic shock syndrome，TSS）等。

【标本类型】

根据感染部位的不同，可采集血液、尿液、脑脊液、穿刺液、痰液、脓液、分泌物和粪便等标本，尽量避免病灶周围正常菌群的污染。

【参考区间】

金黄色葡萄球菌检查的参考区间见表 15-1。

表 15-1　金黄色葡萄球菌检查的参考区间

方法或指标	参考区间
显微镜检查(革兰氏染色)	未见革兰氏阳性球菌
无菌部位标本的培养	未见细菌生长
有正常菌群标本的培养	未见致病菌生长
金黄色葡萄球菌 DNA 检查	阴性
葡萄球菌肠毒素	阴性

【临床意义】

金黄色葡萄球菌是人类重要的致病菌,可引起社区和医院感染。明确诊断金黄色葡萄球菌感染对临床治疗和预后观察具有重要意义。

当抗菌药物敏感试验(antimicrobial susceptibility test,AST)结果显示头孢西丁的 MIC>8.0μg/ml 或苯唑西林的 MIC>4.0μg/ml 可报告耐甲氧西林金黄色葡萄球菌(methecillin resistant *S.aureus*,MRSA),多由 *mecA* 编码的低亲和力的青霉素结合蛋白 PBP2a 所致,对绝大部分青霉素类和头孢菌素类抗生素耐药。随着 MRSA 发生率的不断上升和万古霉素的大量使用,目前已出现对万古霉素中介和耐药的金黄色葡萄球菌。

【评价】

1. **诊断价值**　无菌部位体液涂片显微镜检查找到革兰氏阳性球菌,可快速为诊断提供初步依据,但不能确定为金黄色葡萄球菌感染,需进一步进行细菌分离培养与鉴定,以明确诊断。

2. **干扰因素**　细菌分离培养后,通过飞行时间质谱仪法或生物化学反应鉴定金黄色葡萄球菌,是明确金黄色葡萄球菌感染的依据,但由于金黄色葡萄球菌是人体正常菌群,因此应采集真正病灶处的标本,以避免正常菌群的污染。

3. **与检查相关的临床须知**　抗菌药物选择应根据 AST 结果,防止耐药性菌株的扩散。一旦报告为 MRSA,除了耐甲氧西林外,对绝大多数青霉素类和头孢菌素类抗生素均耐药。

二、大肠埃希菌

大肠埃希菌(*Escherichia coli*,*E.coli*)属于条件致病菌,其随粪便排放到自然界,可污染食品或水源,其数量多少可代表被污染的程度,故常作为水的卫生学指标。该菌可合成维生素 B 和维生素 K,供人体需要;另外,大肠埃希菌还可抑制腐败菌及病原菌的过度增殖,当其离开肠道进入其他部位时,可引起化脓性感染。

【标本类型】

根据感染部位的不同,可采集血液、尿液、痰液、穿刺液、分泌物或粪便(新鲜脓血便、黏液便)等。

【参考区间】

大肠埃希菌检查的参考区间见表 15-2。

表 15-2　大肠埃希菌检查的参考区间

方法或指标	参考区间
显微镜检查(革兰氏染色)	未见革兰氏阴性杆菌
无菌部位标本的培养	未见细菌生长
有正常菌群标本的培养	未见致病菌生长
大肠埃希菌 DNA 检查	阴性
内毒素(LPS)	<10ng/L(阴性)

【临床意义】

大肠埃希菌是感染性疾病中重要的病原体,常引起化脓性疾病、肺炎、脑膜炎、菌血症等疾病以及伤口、泌尿系统和肠道等感染。

大肠埃希菌能产生超广谱 β- 内酰胺酶(ESBLs)、头孢菌素酶、金属酶和 / 或肺炎克雷伯碳青霉烯酶(klebsiella pneumoniae carbapenemase,KPC)、水解青霉素类、头孢菌素类、单环 β- 内酰胺类和碳青霉烯抗生素,导致多种抗生素治疗无效。

【评价】

1. **诊断价值**　分离培养是大肠埃希菌感染的确诊方法,进一步分型对于不同疾病的诊断具有重要的临床意义。

2. **干扰因素**

(1)大肠埃希菌的性状与其他肠杆菌科的细菌相似,正确区分不同病原体是感染性疾病诊断的关键。

(2)一些肠道外感染常合并其他细菌感染,而形成混合感染,确定致病菌是疾病治疗的根本。

3. **与检查相关的临床须知**

(1)生化反应、血清分型以及毒素测定有助于明确大肠埃希菌感染的诊断。

(2)抗菌药物选择应根据 AST 结果,防止耐药性菌株扩散,且一旦出现碳青霉烯类抗生素抵抗,应引起高度重视。

三、铜绿假单胞菌

铜绿假单胞菌(*Pseudomonas aeruginosa*,*P.aeruginosa*)是假单胞菌属的代表菌种,属于非发酵菌,为医院感染的常见病原菌之一,含有多种毒力因子。

【标本类型】

根据感染部位的不同,可采集血液、脑脊液、尿液、痰液、穿刺液、胸腔积液、腹腔积液、引流液或分泌物等。

【参考区间】

铜绿假单胞菌检查的参考区间见表 15-3。

表 15-3　铜绿假单胞菌检查的参考区间

方法或指标	参考区间
显微镜检查（革兰氏染色）	未见革兰氏阴性杆菌
无菌部位标本的培养	未见细菌生长
有正常菌群标本的培养	未见致病菌生长
铜绿假单胞菌 DNA 检查	阴性
内毒素（LPS）	<10ng/L（阴性）

【临床意义】

铜绿假单胞菌为条件致病菌，在假单胞菌属的感染中铜绿假单胞菌感染占 70%。当各种原因引起人体抵抗力低下时，极易引起感染，包括烧伤创面、皮肤、肺部、泌尿道等的感染，甚至可引起心内膜炎和败血症等，本菌还可引起婴幼儿类似沙门菌感染和霍乱样的严重腹泻。

铜绿假单胞菌能够通过质粒或染色体介导产生金属酶和超广谱 β- 内酰胺酶等多种水解酶，能够改变抗菌药物作用靶点，并具有主动外排系统，导致青霉素类、头孢菌素类和碳青霉烯抗生素等众多抗生素治疗无效。此外，铜绿假单胞菌还能通过生成生物膜而形成天然的耐药屏障。

【评价】

1. **诊断价值**　分离培养是铜绿假单胞菌感染的确诊方法。由于铜绿假单胞菌对抗生素的耐药性呈上升趋势，药敏试验结果可为临床用药提供指导。

2. **干扰因素**　铜绿假单胞菌的性状与其他非发酵菌相似，应注意鉴别。

3. **与检查相关的临床须知**　在呼吸道标本中分离出铜绿假单胞菌，应考虑口腔或上呼吸道定植的可能性。

铜绿假单胞菌在抗生素治疗的过程中可能产生诱导性耐药，对于初次敏感的菌株，在治疗 3~4d 后有必要再检查其药敏结果。

四、结核分枝杆菌

近年来，由于 AIDS 发病率呈上升趋势，AIDS 患者又极易感染结核分枝杆菌（*Mycobacterium tuberculosis*，*M.tuberculosis*）。近年来，耐多药结核病（multiple drug resistant tuberculosis，MDR-TB）和 HIV 的双重感染者增多。因此，结核病已成为威胁人类健康的一个严重的全球性公共卫生问题。世界卫生组织（WHO）《2022 年全球结核病报告》显示，2021 年全球新发结核病患者 1 060 万，发病率为 134/10 万，160 万人死于结核病，比 2020 年（150 万）和 2019 年（140 万）均有所回升。2019 年 WHO 公布的全球死因数据表明，结核病是单一传染源的头号死亡原因，也是全球第 13 大死因。

【标本类型】

根据感染部位的不同，可采集痰液、支气管吸出物、尿液、粪便、血液、脑脊液、胸腔积液、腹腔积液、关节液和组织活检标本等。

【参考区间】

结核分枝杆菌检查的参考区间见表 15-4。

表 15-4　结核分枝杆菌检查的参考区间

方法或指标	参考区间
显微镜检查(抗酸染色)	未找到抗酸杆菌
分离培养	未见结核分枝杆菌生长
结核分枝杆菌抗原测定	阴性
结核菌素纯蛋白衍生物(PPD)试验	阴性
结核分枝杆菌抗体测定	阴性
γ 干扰素释放试验	阴性
结核分枝杆菌 DNA 测定	阴性

【临床意义】

快速、准确识别结核分枝杆菌,可为疾病的发生、发展、转归及治疗、预后观察提供依据。但是,耐多药,特别是耐利福平和异烟肼结核分枝杆菌的出现,为结核病的治疗带来了巨大挑战。可通过 AST 选择合适的治疗药物,主要包括抗结核一线药物乙胺丁醇、利福平、异烟肼和吡嗪酰胺,二线药物氧氟沙星、莫西沙星、卡那霉素和阿米卡星等。

【评价】

1. **诊断价值**　直接涂片检查可为快速诊断提供初步证据。分离培养与鉴定是结核分枝杆菌的确诊方法,但培养周期较长。采用分子生物学技术检查结核分枝杆菌 DNA,具有较高的灵敏度与特异度,且能检查耐药基因。

2. **干扰因素**

(1)结核分枝杆菌与非结核分枝杆菌感染的症状相似,其生物学形状也类似,抗酸染色均呈阳性,应注意鉴别。

(2)采用分子生物学技术检查结核分枝杆菌 DNA,不能区分是活菌还是死菌,因此在治疗过程中要注意鉴别。

(3)卡介苗接种者结核分枝杆菌特异性抗体可呈阳性。

3. **与检查相关的临床须知**

(1)AIDS 患者易合并结核分枝杆菌感染,由于其免疫功能低下,可能会导致结核分枝杆菌特异性抗体、γ 干扰素释放试验与 PPD 试验出现阴性,其他免疫功能低下患者也会出现类似情况。

(2)由于无确切方法预测患者将来是否会发展成为活动性结核,定期进行胸部 X 线检查,对于监测 PPD 试验为阳性的患者有很大价值。

第三节 病 毒 感 染

细胞培养是病毒分离培养常用的方法,应根据病毒嗜性选择合适的组织细胞。结合临床症状、流行病学特点、标本来源、易感动物范围和细胞病变等特点可对病毒进行初步鉴定,结合血清学检查(中和试验、补体结合试验、血凝抑制试验等)可进行最终鉴定。由于病毒分离培养相对烦琐且时间长,故对于病毒感染,检查血液或体液的特异性抗原或抗体也是常用的方法。利用核酸杂交技术和 PCR 技术检查病毒核酸,或采用免疫标记技术检查组织细胞内的病毒抗原和胞外游离病毒抗原,也是一种有效的诊断方法。另外,显微镜检查仍是病毒实验诊断不可忽视的手段。

一、人轮状病毒

人轮状病毒(human rotavirus,HRV)是引起婴幼儿胃肠炎和腹泻的主要病原体,也是引起较大儿童及成人腹泻的主要病原体。HRV 引起的急性胃肠炎主要经粪 - 口途径传播,常通过与感染者直接或间接接触而传染,水源污染可造成感染的暴发流行。婴幼儿感染 HRV 所致急性胃肠炎,可致其免疫功能降低,从而转为慢性胃肠炎。

【标本类型】
粪便或血清。

【参考区间】
HRV 抗原、HRV-RNA、抗 HRV-IgM 抗体和抗 HRV-IgG 抗体:阴性。

【临床意义】
HRV 标志物的临床意义见表 15-5。

表 15-5　HRV 标志物的临床意义

指标	临床意义
HRV 抗原	诊断 HRV 感染,具有较高的特异度
HRV-RNA	诊断 HRV 感染,具有更高的灵敏度与特异度
抗 HRV-IgM 抗体	早期诊断 HRV 感染
抗 HRV-IgG 抗体	采集发病早期和恢复期双份血清进行检查,如抗体水平有 4 倍或以上的增长则有诊断意义

【评价】
1. **诊断价值**　粪便 HRV 抗原和 / 或 HRV-RNA 阳性是诊断 HRV 感染最直接的证据。抗 HRV-IgM 抗体是早期诊断 HRV 感染的重要指标,而抗 HRV-IgG 抗体常用于流行病学

调查。

2. **干扰因素**　如果接种了 HRV 疫苗,抗 HRV-IgG 抗体可持续阳性。

3. **与检查相关的临床须知**

(1)HRV 抗原、HRV-RNA、抗 HRV-IgM 抗体和抗 HRV-IgG 抗体均存在窗口期(从感染到标志物阳性的时间)。抗 HRV-IgG 抗体窗口期>抗 HRV-IgM>HRV 抗原>HRV-RNA,因此应根据病程选择合适的标志物。

(2)粪便检出 HRV 抗原和 / 或 HRV-RNA,提示存在 HRV 感染,但患者的症状缓解后数天,粪便 HRV 抗原或 HRV-RNA 仍可呈阳性。

二、肝炎病毒

肝炎病毒(hepatitis viruses)是指以侵害肝脏为主,并引起病毒性肝炎的一组病毒。肝炎病毒主要有 5 种,即甲型肝炎病毒(hepatitis A virus,HAV)、乙型肝炎病毒(hepatitis B virus,HBV)、丙型肝炎病毒(hepatitis C virus,HCV)、丁型肝炎病毒(hepatitis D virus,HDV)、戊型肝炎病毒(hepatitis E virus,HEV)。除了 HBV 为双链 DNA 病毒外,其余均为单链 RNA 病毒。

(一)甲型肝炎病毒标志物

HAV 是微小 RNA 病毒,内部含单链 RNA,常通过消化道进行传播。当人体感染了 HAV 后可产生 IgM 和 IgG 型抗体。HAV 标志物检查的适应证见表 15-6。

表 15-6　HAV 标志物检查的适应证

标志物	适应证
HAV 抗原	可疑急性 HAV 感染
HAV-RNA	可疑急性 HAV 感染,对可能被 HAV 污染血液制品的检查
抗 HAV-IgG 抗体	确定个体对 HAV 的免疫状态、了解 HA 的流行情况
抗 HAV-IgM 抗体	诊断或排除急性 HAV 感染

【标本类型】

血清、血浆、粪便及肝活检组织。

【参考区间】

抗 HAV-IgG、抗 HAV-IgM、HAV 抗原和 HAV-RNA:阴性(接种 HAV 疫苗者,抗 HAV-IgG 可呈阳性)。

【临床意义】

HAV 标志物的临床意义见表 15-7。

表 15-7 HAV 标志物的临床意义

标志物	临床意义
HAV 抗原	急性 HAV 感染的证据
HAV-RNA	阳性对早期确诊甲型肝炎具有重要价值
抗 HAV-IgM 抗体	HAV 感染早期产生的抗体,发病后数天即可阳性,是新近感染的证据
抗 HAV-IgG 抗体	晚于抗 HAV-IgM 抗体出现,是一种保护性抗体,持续多年或终生,常用于流行病学调查与免疫力的评估

【评价】

1. **诊断价值** 抗 HAV-IgM 抗体是目前 HAV 感染最主要的检查指标,其阳性是新近 HAV 感染的标志,其灵敏度和特异度较高。

2. **干扰因素**

(1)由于高浓度的肝素可抑制 PCR 反应,因此不建议采用肝素抗凝血浆检查 HAV-RNA。

(2)血液嗜异性抗体、抗动物抗体与类风湿因子等可干扰免疫检查,导致抗 HAV 抗体呈假阳性或假阴性。

3. **与检查相关的临床须知**

(1)抗 HAV-IgG 抗体的窗口期>抗 HAV-IgM>HAV 抗原>HAV-RNA,因此,在 HAV 感染早期可出现 HAV-RNA 阳性,而抗 HAV 抗体阴性的现象。

(2)甲型肝炎为一种自限性疾病,因此在 HAV 急性感染的康复期,则可出现 HAV-RNA 阴性,而抗 HAV 抗体阳性的现象。

(二)乙型肝炎病毒标志物

HBV 是乙型肝炎的病原体,主要通过血液途径进行传播,亦可由性接触传播或母婴垂直传播。HBV 感染后,少部分患者可自动康复,而大部分患者则转为 HBV 慢性感染。人体感染 HBV 后可产生相应的免疫反应,形成 3 种不同的抗原抗体系统,即乙型肝炎病毒表面抗原(hepatitis B virus surface antigen,HBsAg),乙型肝炎病毒表面抗体(hepatitis B virus surface antibody,anti-HBs,抗 HBs 抗体);乙型肝炎病毒 e 抗原(hepatitis B virus e antigen,HBeAg),乙型肝炎病毒 e 抗体(hepatitis B virus e antibody,anti-HBe,抗 HBe 抗体);乙型肝炎病毒核心抗原(hepatitis B virus core antigen,HBcAg),乙型肝炎病毒核心抗体(hepatitis B virus core antibody,anti-HBc,抗 HBc 抗体)。

临床上常规检查的是 HBsAg、HBeAg、抗 HBs、抗 HBc 和抗 HBe 抗体,急性乙型肝炎后自动康复患者标志物的顺序通常为:HBsAg→HBeAg→抗 HBc 抗体→抗 HBe 抗体→抗 HBs 抗体,而慢性乙型肝炎患者则为 HBsAg→HBeAg→抗 HBc 抗体→抗 HBe 抗体。由于 HBV 基因变异和人体免疫功能的变化,使某些 HBV 血清标志物常有缺失或反应减弱,甚至为阴性。因此,HBV 血清标志物检查结果与病情之间可不一致。HBV 血清标志物检查的适应证见表 15-8。

表 15-8 HBV 血清标志物检查的适应证

标志物	适应证
HBsAg	①急性或慢性乙型肝炎患者的诊断；②献血员的筛查；③慢性乙型肝炎治疗疗效的监测
抗 HBs 抗体	①针对 HBV 免疫力的评估；②评价接触乙型肝炎患者后感染的风险
抗 HBc 抗体	①急性或慢性乙型肝炎患者的诊断；②活动性乙型肝炎的评估
HBeAg	①急性或慢性乙型肝炎患者的鉴别诊断；②评价急性和慢性乙型肝炎的传染性和 HBV 的复制能力；③评价抗病毒治疗的疗效
抗 HBe 抗体	①急性或慢性乙型肝炎患者的诊断；②评价急性和慢性乙型肝炎的传染性和 HBV 的复制能力；③评价抗病毒治疗的疗效

【标本类型】

血清或血浆。

【参考区间】

HBsAg、HBeAg、抗 HBs 抗体、抗 HBc 抗体、抗 HBe 抗体和 HBV-DNA：阴性（接种 HBV 疫苗者，抗 HBs 抗体可呈阳性）。

【临床意义】

1. HBV 血清标志物的临床意义　HBV 血清标志物阳性的临床意义见表 15-9。常选用 HBsAg、抗 HBs 抗体、HBeAg、抗 HBe 抗体、抗 HBc 抗体作为检查指标，其组合检查的临床意义见表 15-10。

表 15-9 HBV 血清标志物阳性的临床意义

指标	临床意义
HBsAg	HBV 感染的最直接证据，在潜伏期即可呈阳性。发病 6 个月 HBsAg 尚未转阴提示已发展为慢性乙型肝炎
抗 HBs 抗体	保护性抗体，阳性表示人体对 HBV 有免疫力，见于乙型肝炎恢复期、既往感染的康复者和乙型肝炎疫苗接种后
HBeAg	在 HBV 复制时产生，并从感染的肝细胞内释放入血，阳性提示 HBV 复制，有较强的传染性，持续阳性提示可能转为慢性乙型肝炎或肝硬化
抗 HBe 抗体	常见于 HBeAg 转阴的患者，提示 HBV 大部分被清除，传染性低，但并非保护性抗体，仍有传染性
HBcAg	提示 HBV 复制活跃，传染性强
抗 HBc 抗体	不是保护性抗体，表明 HBV 在复制，具有传染性。急性感染时，抗 -HBc 抗体主要为 IgM 型，是近期感染的指标。在发病后 1 个月左右产生 IgG 型抗体，可持续数年或终生，是既往感染的指标
HBV-DNA	诊断乙型肝炎的直接证据，提示 HBV 复制并具有传染性
前 S1 蛋白	提示病毒复制活跃，具有较强的传染性
抗前 S1 抗体	HBV 的中和抗体，能阻止 HBV 入侵肝细胞，较早出现提示预后良好。阳性见于急性乙型肝炎恢复早期，表示 HBV 正在或已经被清除
前 S2 蛋白	提示病毒复制活跃，具有较强的传染性
抗前 S2 抗体	乙型肝炎急性期及恢复早期，提示 HBV 正在或已经被清除，病情好转，预后好

表 15-10　HBV 血清标志物组合检查的临床意义

HBsAg	抗 HBs 抗体	HBeAg	抗 HBe 抗体	抗 HBc 抗体	临床意义
+	−	+	−	−	急性 HBV 感染早期,HBV 复制活跃
+	−	+	−	+	急性或慢性乙型肝炎,HBV 复制活跃,传染性强
+	−	−	+	+	急性或慢性乙型肝炎,HBV 复制减弱或停止
+	−	−	−	+	急性或慢性乙型肝炎,HBV 复制减弱或停止
+	+	+	−	+	不同亚型 HBV 或 HBV 的突变株再感染
−	+	−	+	+	HBV 感染恢复期
−	+	−	−	+	HBV 感染恢复期
−	−	−	−	+	抗体越低表明 HBV 复制能力越弱
−	−	−	+	+	HBV 低水平复制
−	+	−	−	−	HBV 感染恢复期或接种乙型肝炎疫苗后

2. HBV-DNA 与 HBV 血清标志物的关系

(1)与 HBsAg 的关系:血清 HBsAg 呈阳性,一般情况下 HBV-DNA 也呈阳性。但在有效治疗后,HBV-DNA 阴转显著早于 HBsAg,可出现 HBsAg 阳性而 HBV-DNA 阴性的现象。另外,由于 HBsAg 窗口期>HBV-DNA,因此在 HBV 感染的早期可出现 HBV-DNA 阳性,而 HBsAg 阴性的现象。

(2)与抗 HBs 抗体的关系:HBV 感染恢复期,抗 HBs 抗体为阳性,HBV-DNA 一般为阴性,但少部分患者亦可呈阳性。如果肝组织 HBV-DNA 一直呈阳性,说明 HBV 还未完全被清除。

(3)与 HBeAg、抗 HBe 抗体和抗 HBc 抗体的关系:HBeAg 阳性患者的 HBV-DNA 几乎为阳性,但在有效治疗后,其 HBV-DNA 阴转的时间显著早于 HBeAg,可出现 HBeAg 阳性而 HBV-DNA 阴性的现象。HBeAg 阴性而抗 HBe 抗体和抗 HBc 抗体阳性,仅表明病毒复制减弱,此时仍有 80% 患者血清 HBV-DNA 呈阳性。

3. 抗病毒药物治疗乙型肝炎的疗效评价　采用定量 PCR 法,检查乙型肝炎患者在治疗前后血清 HBV-DNA 载量的变化,可用于判断治疗效果,也有助于确定有效的治疗方案。

4. 其他　筛查献血员,防止 HBV 输血后感染,监测血液制品的传染性、乙型肝炎疫苗的安全性等。

【评价】

1. 诊断价值

(1)HBsAg 是 HBV 感染后血清最早出现的抗原分子,是诊断乙型肝炎的重要指标之一,而抗 HBs 抗体一般出现于乙型肝炎急性感染的恢复期,是乙型肝炎康复的标志。

(2)HBeAg 是 HBV 复制和传染性强的标志,而抗 HBe 抗体持续时间较长,表明 HBV 复制和传染性降低。

（3）抗 HBc 抗体是反映肝细胞受到 HBV 侵害的一项指标。

（4）前 S1 蛋白、前 S2 蛋白阳性提示病毒复制活跃，具有较强的传染性。

（5）HBV-DNA 是 HBV 感染最直接、最灵敏和最特异的指标。当人体感染 HBV 时，血液中 HBV-DNA 是早于抗原抗体的指标，因此，可为急性 HBV 感染早期诊断提供直接证据。

2. 干扰因素

（1）由于高浓度的肝素可抑制 PCR 反应，因此不建议肝素抗凝血浆用于检查 HBV-DNA。

（2）血液嗜异性抗体、抗动物抗体与类风湿因子等可干扰免疫检查，导致 HBsAg 等指标呈假阳性或假阴性。

3. 与检查相关的临床须知

（1）HBsAg 是诊断急性或慢性乙型肝炎的首选项目，HBsAg 阳性的所有患者都具有传染性。

（2）HBeAg 阳性比 HBeAg 阴性患者的传染性更强，且更有可能发展为慢性肝炎。

（3）生物安全性问题

1）所有疑似感染者必须按照感染的标准进行防范，直至确诊为止。

2）必须按照防范标准，采集 HBV 携带者或乙型肝炎患者的血液和体液标本时，一定要避免锐器伤。当发生意外锐器伤时，要及时挤出血液，同时采用杀菌肥皂清洗伤口，并报告有关部门。有血液飞溅到工作服或污染操作环境时，必须妥善处理。

3）处在暴露感染的个体，必须尽快进行免疫。皮肤损伤接触 HBV 者必须在 24h 内实施 HBV 免疫球蛋白和 HBV 疫苗免疫。性接触 HBV 者必须在 14d 内实施 HBV 免疫球蛋白和 HBV 疫苗免疫。

4）HBsAg 阳性者永远不能献血。

（三）丙型肝炎病毒标志物

HCV 为丙型肝炎的病原体，是一种单股正链 RNA 病毒，主要通过血液传播，是引起输血后肝炎的病原体之一。HCV 急性感染后有部分患者能自动康复，其主要诊断指标为抗 HCV 抗体和 HCV-RNA。HCV 感染的血清学标志物检查的适应证见表 15-11。

表 15-11　HCV 感染的血清学标志物检查的适应证

标志物	适应证
抗 HCV 抗体	①可疑急性或慢性 HCV 感染，确定既往 HCV 感染；②确定献血员是否被 HCV 感染
HCV-RNA	①判断抗 HCV 抗体阳性人群当前是否感染 HCV；②在抗 HCV 抗体阴性时诊断近期 HCV 感染；③评价干扰素和抗逆转录病毒药物的治疗指征，并观察疗效；④肝移植术后早期检查 HCV 的再次感染

【标本类型】

血清或血浆。

【参考区间】

抗 HCV 抗体和 HCV-RNA：阴性。

【临床意义】

HCV 血清标志物的临床意义见表 15-12。

表 15-12 HCV 血清标志物的临床意义

指标	临床意义
HCV-RNA	确诊 HCV 当前感染
抗 HCV 抗体	常见于急性丙型肝炎、慢性丙型肝炎和 HCV 急性感染后自动康复者

【评价】

1. **诊断价值** 抗 HCV 抗体阳性是诊断 HCV 感染的重要依据，包括当前感染和既往感染而现已康复者，而 HCV-RNA 多用于区分当前感染、既往感染而现已康复者。

2. **干扰因素**

(1)血液嗜异性抗体、抗动物抗体与类风湿因子等可干扰免疫检查，可导致抗 HCV 抗体呈假阳性或假阴性。

(2)不建议肝素抗凝血浆用于检查 HCV-RNA。另外，由于 HCV-RNA 易被降解，不正确处理标本可导致假阴性。

3. **与检查相关的临床须知**

(1)采用抗 HCV 抗体筛查人群 HCV 感染者，阳性不能区分当前感染和既往感染，需采用 RT-PCR 技术检查 HCV-RNA，如 HCV-RNA 阳性提示 HCV 当前感染。

(2)抗 HCV 抗体的窗口期大于 HCV-RNA，因此在 HCV 感染的早期，可出现抗 HCV 抗体阴性而 HCV-RNA 阳性的现象。

(四)丁型肝炎病毒标志物

HDV 是一种 RNA 病毒，只有与 HBV 共存的条件下才能感染患者。诊断 HDV 感染的指标包括 HDVAg、抗 HDV-IgM 抗体、抗 HDV-IgG 抗体和 HDV-RNA。HDV 感染的血清学标志物检查的适应证见表 15-13。

表 15-13 HDV 感染的血清学标志物检查的适应证

标志物	适应证
抗 HDV-IgG 抗体	急性或慢性 HDV 感染，既往 HDV 感染
抗 HDV-IgM 抗体	急性 HDV 感染
HDVAg	急性或慢性 HDV 感染
HDV-RNA	急性或慢性 HDV 感染，监测抗病毒治疗的效果

【标本类型】

血清或血浆。

【参考区间】

HDVAg、抗 HDV-IgM、抗 HDV-IgG 和 HDV-RNA：阴性。

【临床意义】

HDV 血清标志物的临床意义见表 15-14。

表 15-14 HDV 血清标志物的临床意义

标志物	临床意义
HDVAg	常见于急性丁型肝炎早期,慢性 HDV 感染时 HDV 抗原可呈波动性反复阳性
HDV-RNA	对早期确诊丁型肝炎具有特异性,提示存在 HDV 感染及病毒复制
抗 HDV-IgM 抗体	常见于 HDV 急性感染
抗 HDV-IgG 抗体	急性 HDV 感染,抗 HDV-IgG 抗体稍晚于抗 HDV-IgM 抗体出现,可在体内长期存在

【评价】

1. **诊断价值** 抗 HDV 抗体阳性是急性或慢性 HDV 感染的标志。急性 HDV 感染患者抗 HDV-IgM 抗体常呈阳性,但 HDV-RNA 的灵敏度和特异度更高,是确诊 HDV 感染的灵敏指标。

2. **干扰因素**

(1)血液嗜异性抗体、抗动物抗体与类风湿因子等可干扰免疫检查,可导致抗 HDV 抗体呈假阳性或假阴性。

(2)不建议采用肝素抗凝血浆检查 HDV-RNA。另外,由于 HDV-RNA 易被降解,因此标本处理不正确可导致假阴性。

3. **与检查相关的临床须知**

(1)HBV 合并 HDV 感染比单纯 HBV 感染更严重。

(2)抗 HDV 抗体只用于 HBsAg 阳性患者的检查。80%~90% 丁型肝炎继发于 HBV 感染,极少数患者是 HBV 和 HDV 同时感染。

(五)戊型肝炎病毒标志物

HEV 是一种 RNA 病毒,其传播方式是粪 - 口传播。传染源多为隐性感染者、潜伏期及急性期患者,主要侵犯青壮年。病毒感染后,人体可产生抗 HEV-IgM 抗体和抗 HEV-IgG 抗体。HEV 感染的血清学标志物检查的适应证见表 15-15。

表 15-15 HEV 感染的血清学标志物检查的适应证

标志物	适应证
抗 HEV-IgG 抗体	诊断戊型肝炎,检查既往 HEV 感染
抗 HEV-IgM 抗体	诊断新近 HEV 感染
HEV-RNA	诊断新近 HEV 感染

【标本类型】

血清和血浆。

【参考区间】

抗 HEV-IgM 抗体、抗 HEV-IgG 抗体和 HEV-RNA：阴性。

【临床意义】

HEV-RNA 阳性对确诊戊型肝炎最具特异性。抗 HEV-IgM 抗体阳性常见于 HEV 急性感染，抗 HEV-IgG 抗体阳性见于 HEV 急性感染恢复期。

【评价】

1. **诊断价值** 抗 HEV-IgM 抗体出现和消失均较早，持续时间短，是 HEV 急性感染的诊断指标。

2. **干扰因素**

(1)血液嗜异性抗体、抗动物抗体与类风湿因子等可干扰免疫检查，可导致抗 HEV 抗体呈假阳性或假阴性。

(2)不建议肝素抗凝血浆用于检查 HEV-RNA。另外，由于 HEV-RNA 易被降解，因此不正确的标本处理可导致假阴性。

3. **与检查相关的临床须知**

(1)急性期患者抗 HEV-IgM 抗体可存在 2~3 个月。恢复期患者抗 HEV-IgG 抗体可存在约 1 年，效价 ≥ 急性期 4 倍者提示 HEV 新近感染。

(2)HEV-RNA 阳性确认 HEV 感染存在，是诊断戊型肝炎的特异性指标。

三、胎儿先天性感染

胎儿先天性感染是指胎儿在母体内受到的感染，尤其当孕妇感染了弓形虫（toxoplasma gondii，TOX）、巨细胞病毒（cytomegalovirus，CMV）、风疹病毒（rubella virus，RUV）、单纯疱疹病毒（herpes simplex virus，HSV）和其他微生物（others）时，可导致流产、死胎、胎儿畸形，或出现婴幼儿智力低下、视听障碍等远期严重后果。引起胎儿先天性感染的这些病原体称为"TORCH"，并列为孕前和孕期检查的重点项目。

（一）弓形虫抗体

【标本类型】

血清。

【参考区间】

阴性（CLIA 法或 ELISA 法）。

【临床意义】

母亲在妊娠期间感染了 TOX，可传给胎儿，可出现流产、死胎或新生儿出现各种症状等。在抵抗力降低的情况下，隐匿性感染患者（如 HIV 感染、器官移植等）可出现急性感染的表现。

单独抗 TOX-IgM 抗体阳性可见于急性和 / 或先天性弓形虫病，提示近期感染。抗

TOX-IgM 抗体和抗 TOX-IgG 抗体同时阳性可见于弓形虫感染。单独抗 TOX-IgG 抗体阳性见于既往感染 TOX,但如双份血清抗体水平呈 4 倍或 4 倍以上增加,提示再次感染或隐匿性感染转为急性感染。

【评价】

1. **诊断价值** 抗 TOX 抗体为 TOX 感染的一种血清标志物,如阳性可采集羊水检查 TOX DNA,用于明确是否发生了宫内感染。

2. **干扰因素** 血液嗜异性抗体、抗动物抗体与类风湿因子等可干扰免疫检查,导致抗 TOX 抗体呈假阳性或假阴性。

3. **与检查相关的临床须知**

(1)抗 TOX-IgM 抗体是近期感染的指标。妊娠早期抗 TOX-IgM 抗体阳性,结合其他方法确诊 TOX 后,应及时终止妊娠;发生在妊娠中晚期,应确定是否有宫内感染。

(2)对所有无症状 HIV 阳性患者进行抗 TOX-IgG 抗体检查,抗体水平增高有助于诊断中枢神经系统的 TOX 感染。

(二) 风疹病毒抗体

【标本类型】

血清。

【参考区间】

阴性(CLIA 法、ELISA 法)。

【临床意义】

单独抗 RUV-IgM 抗体阳性提示近期感染,可见于急性和 / 或先天性风疹病毒感染。抗 RUV-IgM 抗体和抗 RUV-IgG 抗体同时阳性见于风疹病毒感染。单独抗 RUV-IgG 抗体阳性常见于既往感染风疹病毒,但如双份血清抗体水平呈 4 倍或 4 倍以上增加,提示再次感染。

【评价】

1. **诊断价值** 抗 RUV-IgM 抗体常用于诊断急性感染,抗 RUV-IgG 抗体常用于诊断既往感染,以监测人群风疹隐性感染及疫苗接种的效果。

2. **干扰因素** 血液嗜异性抗体、抗动物抗体与类风湿因子等可干扰免疫检查,导致抗 RUV 抗体呈假阳性或假阴性。

3. **与检查相关的临床须知**

(1)抗 RUV-IgM 抗体阳性常提示有近期感染,对早期诊断 RUV 感染,以及决定孕妇是否需要终止妊娠有指导意义。抗 RUV-IgG 抗体阳性是既往感染的指标,提示曾经感染过 RUV,且有一定免疫力。

(2)婴儿出生时如有特异性的高效价抗 RUV-IgG 抗体和抗 RUV-IgM 抗体,可确诊为先天性风疹。先天性风疹综合征患儿抗 RUV-IgM 抗体阳性持续时间较长,常持续 1~2 年。风疹再次感染者抗 RUV-IgM 抗体阳性率较低、效价低,且持续时间短。

(3)抗 RUV-IgM 抗体一般在 4~5 周内消失,抗 RUV-IgG 抗体伴随终生。

（4）妊娠 3 个月感染风疹病毒，流产、死产和先天性畸形的发生率明显提高。

（三）人类巨细胞病毒抗体

【标本类型】

血清。

【参考区间】

阴性（CLIA 法、ELISA 法）。

【临床意义】

抗 HCMV 抗体为 HCMV 感染的一种血清标志物，阳性见于既往或活动性 HCMV 感染。其中抗 HCMV-IgM 抗体单独阳性提示目前或近期感染 HCMV，但是 HCMV 感染后低滴度的抗 HCMV-IgM 抗体可能持续 1 年以上。抗 HCMV-IgG 抗体出现稍晚，是既往感染的指标，但双份血清抗体水平呈 4 倍或 4 倍以上增加，提示活动性感染。

母亲初次感染 HCMV 的婴儿易患严重的巨细胞包涵体病（cytomegalic inclusion disease，CID），免疫抑制的患者输入感染 HCMV 血液制品或移植 HCMV 感染者的器官可罹患间质性肺疾病（interstitial lung disease，ILD）。

【评价】

1. 诊断价值　HCMV-DNA 是早期诊断免疫抑制或免疫缺陷患者活动性 HCMV 感染的指标。抗 HCMV-IgM 抗体阳性提示活动性感染，抗 HCMV-IgG 抗体阳性常用于诊断既往感染。

新生儿血清抗 HCMV-IgM 抗体阳性提示先天性感染，由于母亲的抗 HCMV-IgG 抗体可通过胎盘传给胎儿，并且可在新生儿体内维持 6 个月以上，所以新生儿抗 HCMV-IgG 抗体阳性无诊断价值。

2. 干扰因素

（1）血液嗜异性抗体、抗动物抗体与类风湿因子等可干扰免疫检查，导致抗 HCMV 抗体呈假阳性或假阴性。

（2）HCMV 在普通人群的感染率较高，故必须结合患者的临床表现，才能准确做出诊断，并进行抗病毒治疗。

3. 与检查相关的临床须知

（1）抗 HCMV-IgG 抗体和抗 HCMV-IgM 抗体对诊断 HCMV 感染的特异度不确定，结合 HCMV-DNA 检查更有意义。

（2）HCMV 感染后常可致血液淋巴细胞和单核细胞增多，PLT 计数减少。肝脏损伤可引起血清 ALT、AST 增高。

（3）抗 HCMV 抗体可用于筛查器官移植的受者与供者，而且器官移植后的患者，尤其是骨髓移植患者应每周监测抗 HCMV-IgG 抗体水平，必要时监测 HCMV-DNA。

（4）采用抗 HCMV 抗体阴性的成分血较去白细胞的血液制品，能更有效地预防 HCMV 感染。

（四）单纯疱疹病毒抗体

【标本类型】

血清。

【参考区间】

阴性（CLIA 法、ELISA 法）。

【临床意义】

抗 HSV-IgM 抗体阳性提示活动性感染,而抗 HSV-IgG 抗体常用于诊断既往感染。初次感染后,抗 HSV 抗体滴度在短暂升高后会逐渐降低,并稳定在一定的水平。分娩时新生儿可通过产道感染 HSV,并可引起局部皮肤损伤或多脏器损伤。

【评价】

1. **诊断价值**　抗 HSV-IgM 抗体是感染早期的诊断指标,抗 HSV-IgG 抗体常用于流行病学调查,但如双份血清抗体水平呈 4 倍或 4 倍以上增加,提示再次感染。

2. **干扰因素**

(1)血液嗜异性抗体、抗动物抗体与类风湿因子等可干扰免疫检查,导致抗 HSV 抗体呈假阳性或假阴性。

(2)抗 HSV-IgM 抗体阴性并不能完全排除 HSV 近期感染,必要时进行 HSV DNA 检查。

3. **与检查相关的临床须知**

(1)原发型生殖道疱疹对胎儿的危害大,妊娠早期应终止妊娠,晚期则以剖宫产为最佳分娩途径。

(2)如用于急性感染诊断,应采取急性期和恢复期双份血清,同时检查血清抗 HSV-IgG 抗体和抗 HSV-IgM 抗体。

(3)免疫缺陷患者(肿瘤、AIDS 和化疗患者)和骨髓移植的受者及供者,均需要检查抗 HSV 抗体。

四、人类免疫缺陷病毒

人类免疫缺陷病毒 1 和 2（HIV-1/HIV-2）检查主要用于诊断 HIV 感染和获得性免疫缺陷综合征（acquired immunodeficiency syndrome，AIDS）。血清抗 HIV 抗体已作为输血、手术和细胞治疗前、器官移植和 AIDS 高危患者等的检查指标。

【标本类型】

血清、唾液、尿液。

【参考区间】

抗 HIV 抗体、HIVp24 抗原、抗 HIV 抗体/HIVp24 抗原联合检查和 HIV-RNA：阴性。

【临床意义】

抗 HIV 抗体/HIVp24 抗原和/或 HIV-RNA 阳性是诊断 HIV 感染的重要依据,而且 HIV-RNA 定量检查有助于判断 HIV 复制能力与治疗效果,也可用于判断发生水平传播与母婴垂直传播的风险。

【评价】

1. 诊断价值

(1)诊断 AIDS 必须结合典型的临床表现和特异性血清标志物,包括抗 HIV 抗体确认试验阳性和 / 或 HIV-RNA 阳性。

(2)抗 HIV 抗体 /HIVp24 抗原筛查试验阳性不能用于确诊 HIV 感染,阳性需经 2 种筛查试验复核,复核阳性后再用免疫印迹对抗体进行确认,或采用分子生物学方法检查 HIV-RNA,若免疫印迹确认抗 HIV 抗体阳性或 HIV-RNA 阳性,即可确诊 HIV 感染。

2. 干扰因素

(1)血液嗜异性抗体、抗动物抗体与类风湿因子等可干扰免疫检查,可导致抗 HIV 抗体呈假阳性或假阴性。

(2)当患者病情发展到 AIDS 时,由于免疫系统衰减和病毒滴度增加,可再次出现血清学转换,即抗 HIV 抗体阴性而 HIVp24 抗原和 / 或 HIV-RNA 阳性。

3. 与检查相关的临床须知

(1)抗 HIV 抗体的窗口期>抗 HIVp24 抗原>HIV-RNA。

(2)联合检查 HIV-1 和 HIV-2 已经取代了单独检查 HIV-1,并用于血液标本、血液制品和器官移植供者的筛查。

(3)对于接受 HIV 检查的被检查者,必须签署一份知情同意书,并为被检查者保密。

(4)所有结果(包括阳性、阴性)必须记录于被检查者的健康档案,并保护其隐私。抗 HIV 抗体阳性必须向公共卫生相关部门报告。

(5)注意标本采集的安全性,并将标本置于标有生物危害的转运箱中送检。

五、SARS 冠状病毒

SARS 冠状病毒(SARS *coronavirus*,SARS-CoV)是导致严重急性呼吸综合征(severe acute respiratory syndrome,SARS)的病原体。

【标本类型】

血清、呼吸道分泌物和粪便。

【参考区间】

抗 SARS-CoV 抗体和 SARS-CoV RNA:阴性。

【临床意义】

一般 SARS-CoV 感染人体 10d 后,血清中可出现抗 SARS-CoV 抗体。因此,抗 SARS-CoV 抗体阳性是确诊 SARS 的重要依据,但最直接判断感染依据是 SARS-CoV RNA 阳性。

【评价】

1. 诊断价值 SARS-CoV RNA 阳性是诊断 SARS-CoV 感染最重要、最直接的依据,而抗 SARS-CoV 抗体阳性是重要的补充。

2. 干扰因素

（1）不能使用木质的拭子采集鼻腔部和咽部标本，以免影响 SARS-CoV RNA 的检查结果。

（2）其他冠状病毒感染，可能会导致 SARS-CoV 抗体或抗原出现假阳性。

3. 与检查相关的临床须知

（1）注意标本采集的安全性，并将标本置于标有生物危害的转运箱中送检。

（2）详细询问患者的病史（旅行史、生活史和与疑似患者的接触史等）。

（3）注意保护自己，不能使用 SARS 患者用过的、未经过彻底消毒的物品。

六、新型冠状病毒

新型冠状病毒（severe acute respiratory syndrome coronavirus 2，SARS-CoV-2）是新型冠状病毒感染的病原体。新型冠状病毒感染是一类以发热、咳嗽和乏力为常见症状，主要累及呼吸系统的急性新发传染病。SARS-CoV-2 以呼吸道飞沫与接触为主要传播途径，人群普遍易感。

【标本类型】

鼻咽拭子、口咽拭子、痰、血清。

【参考区间】

SARS-CoV-2 RNA、SARS-CoV-2 抗原、抗 SARS-CoV-2 抗体：阴性（接种疫苗后可能会出现阳性）。

【临床意义】

SARS-CoV-2 RNA 可于人体感染 SARS-CoV-2 后 2d 左右，在咽部检查到，是诊断 COVID-19 的"金标准"。SARS-CoV-2 抗原检查可用于 COVID-19 的快速筛查，阴性不能排除感染，但阳性与传染性密切相关。抗 SARS-CoV-2 抗体通常在感染后 10d 左右呈阳性，因此抗 SARS-CoV 抗体阳性也是诊断 COVID-19 的重要依据。但由于疫苗接种以及隐性感染等原因，需要对抗体水平进行连续检查，前后 2 次抗体水平呈 4 倍或 4 倍以上增加，才有诊断价值，否则常作为流行病学调查的指标。SARS-CoV-2 RNA 联合特异性抗体检查的临床意义见表 15-16。

表 15-16　SARS-CoV-2 RNA 联合特异性抗体检查的临床意义

RNA	IgM	IgG	临床意义
阳性	阴性	阴性	可能处于感染的极早期，此时抗体可能未产生或已经产生但未达到所用方法的检查下限
阳性	阳性	阴性	可能处于感染早期，提示现症或新近感染，此时 IgM 已经产生但 IgG 尚未产生，或产生量未达到所用方法的检查下限
阳性	阳性	阳性	可能处于感染进展期，此时病毒复制活跃，但人体已经对病毒有了一定的免疫力
阳性	阴性	阳性	可能处于感染恢复期，此时 IgM 逐渐下降，但 IgG 长期保持较高浓度

续表

RNA	IgM	IgG	临床意义
阴性	阴性	阳性	可能是既往感染或已接种疫苗,必要时继续对抗体和核酸进行监测
阴性	阳性	阳性	对抗体进行监测,若 IgG 持续升高可确认感染且可能处于进展期;若 IgM 转阴可能处于恢复期;核酸检测假阴性;疫苗接种后
阴性	阳性	阴性	对抗体进行监测,若 IgG 转阳可确认感染且可能处于早期;若结果无变化则可能为 IgM 假阳性;疫苗接种早期
阴性	阴性	阴性	易感者

【评价】

1. **诊断价值**　SARS-CoV-2 RNA 是新型冠状病毒感染病原学诊断的"金标准",SARS-CoV-2 抗原是诊断的直接证据,但灵敏度不高。抗 SARS-CoV-2 抗体可作为 SARS-CoV-2 RNA 检查的重要补充,也可用于判断免疫力。

2. **干扰因素**

(1)血液嗜异性抗体、抗动物抗体与类风湿因子等可干扰免疫检查,导致抗 SARS-CoV-2 抗体呈假阳性或假阴性。

(2)其他冠状病毒感染,可能会导致 SARS-CoV-2 抗体或抗原的假阳性。

3. **与检查相关的临床须知**

(1)抗 SARS-CoV-2 抗体的窗口期＞抗 SARS-CoV-2 抗原＞SARS-CoV-2 RNA。

(2)注意标本采集的安全性,采样人员需按照国家相关规定进行全流程防护。标本采集包装后,使用专用转运箱保存,尽快将标本转运至实验室并及时进行消毒。

(3)SARS-CoV-2 RNA 和抗原阴性均不能排除 SARS-CoV-2 感染,可能与病程、标本类型和标本质量密切相关,应结合临床表现、影像学检查及其他实验室检查进行综合诊断,以防漏诊。

第四节　真　菌　感　染

真菌(fungus)种类繁多,有些真菌可引起人类感染性、中毒性及变态性疾病。近年来,由于抗生素的广泛应用和免疫功能低下患者的增多,机会性真菌感染明显增多。

一、皮肤癣菌

皮肤癣菌是一类嗜角质的丝状真菌,一般不侵犯皮下等深部组织和内脏,故不引起全身性感染。

【标本类型】

皮屑、甲屑、感染的毛发、脓痂等标本,放到无菌容器中及时送检。

【参考区间】

直接显微镜检查:阴性。分离培养:未见致病性真菌生长。

【临床意义】

皮肤癣菌侵犯人体皮肤、指甲、毛发等部位的角蛋白组织,并生长繁殖致病,只要反复接触患者均可能被感染,易复发,与年龄、性别无关。

【评价】

1. 诊断价值　直接显微镜检查是诊断浅部真菌感染的主要手段,分离培养是诊断皮肤癣菌感染的直接证据。

2. 干扰因素　由于环境中丝状真菌较多,应注意鉴别。

3. 与检查相关的临床须知　患者在接受真菌检查前24h,不能局部用药。

二、白假丝酵母菌

白假丝酵母菌(*Candida albicans*)是最常见的条件致病菌之一,近年来,由于抗生素、类固醇激素、免疫抑制剂及抗肿瘤药物的广泛应用,深部感染白假丝酵母菌的发病率日益增高。

【标本类型】

根据感染的部位不同,可采集患者的血液、尿液、痰液、脑脊液及分泌物等标本,放到无菌容器中及时送检。

【参考区间】

白假丝酵母菌检查的参考区间见表 15-17。

表 15-17　白假丝酵母菌检查的参考区间

指标	参考区间
直接显微镜检查	未见可疑真菌孢子或菌丝
染色显微镜检查	未见假菌丝和芽生孢子
分离培养	未见致病性真菌生长
特异性抗体	阴性
白假丝酵母菌 DNA 检查	阴性
1,3-β-D- 葡聚糖(G 试验)	阴性

【临床意义】

白假丝酵母菌广泛存在于周围环境,通常是人的体表、口腔、上呼吸道和阴道黏膜的寄生菌,在人体正常菌群失调或免疫力降低时,可侵袭人体多个部位,引起各种疾病。

(1)长期应用广谱抗生素和糖尿病患者易感染白假丝酵母菌,白假丝酵母菌也可感染人工喂养的新生儿及尿道插管的患者。

(2)在妊娠后期,外阴阴道假丝酵母菌感染可通过产道传给胎儿。

【评价】

1. 诊断价值

(1)显微镜检查见到真菌菌丝及孢子可快速确认假丝酵母菌感染。

(2)分离培养可明确诊断病原体的种属。

(3)白假丝酵母菌抗体检查有助于假丝酵母菌感染的诊断。

2. 干扰因素　除了白假丝酵母菌外,假丝酵母菌属尚有至少几十个种,因其致病力及耐药特征差别较大,故需鉴别。

3. 与检查相关的临床须知

(1)普通人群抗体阳性率可达25%,间隔10~14d 的 2 份血清抗体水平呈 4 倍或 4 倍以上的增高,则提示急性感染。

(2)白假丝酵母菌 DNA 检查是白假丝酵母菌感染的诊断方法。

(3)G 试验阳性可确定是深部真菌感染,但不能确定是何种深部真菌感染。

三、新型隐球菌

隐球菌主要经呼吸道吸入孢子感染,最初感染灶多为肺部,可引起轻度炎症。肺部感染后并不引起症状,但当人体抵抗力降低时,新型隐球菌可从肺部播散至全身其他部位,最易侵犯的是中枢神经系统,引起慢性脑膜炎。

【标本类型】

痰液、脑脊液及骨髓等标本,置于无菌容器中及时送检。

【参考区间】

新型隐球菌检查的参考区间见表 15-18。

表 15-18　新型隐球菌检查的参考区间

指标	参考区间
显微镜检查(墨汁染色法)	未见疑似新型隐球菌
分离培养	未见致病性真菌生长
荚膜抗原检查	阴性
新型隐球菌 DNA 检查	阴性

【临床意义】

新型隐球菌感染一般为外源性感染,主要侵犯肺脏、脑及脑膜,也可侵犯皮肤、骨骼和关节。隐球菌病好发于细胞免疫功能低下者,如 AIDS、恶性肿瘤、糖尿病、器官移植及大剂量使用糖皮质激素者。

【评价】

1. 诊断价值　脑脊液墨汁染色或隐球菌荚膜抗原检查可以快速诊断新型隐球菌性脑膜炎。

2. 干扰因素　隐球菌脑膜炎易误诊为结核性脑膜炎,还应与化脓性脑膜炎、病毒性脑膜炎、脑脓肿、脑蛛网膜炎、脑血管疾病、吉兰-巴雷综合征等相鉴别。

3. **与检查相关的临床须知**

(1)隐球菌荚膜多糖抗原检查多用于肺部或中枢神经系统隐球菌病的诊断,脑脊液或血清抗原阳性是隐球菌病的确诊证据。

(2)目前多采用胶体金免疫层析法,其灵敏度和特异度均较高,隐球菌抗原检查出现假阴性与抗原浓度过低有关。另外,抗原浓度过高也可出现弱阳性或假阴性(前带效应),可以通过稀释后再检查。

四、曲霉属

曲霉属(*Aspergillus*)种类很多,以烟曲霉组、黄曲霉组和黑曲霉组最为常见。曲霉菌可以引起原发感染,也可致继发感染,出现超敏反应、浅部感染、肺曲霉菌病、侵袭性(播散性)曲霉菌病等。

【标本类型】

根据感染的部位不同,可采集痰液、脓液、分泌物、皮屑、尿液及粪便等标本于无菌容器中,并及时送检。

【参考区间】

曲霉菌检查的参考区间见表 15-19。

表 15-19 曲霉菌检查的参考区间

指标	参考区间
直接显微镜检查	未见可疑曲霉孢子或菌丝
分离培养	未见致病性曲霉菌生长
曲霉菌抗原	阴性
曲霉菌抗体	阴性
曲霉菌 DNA	阴性
半乳甘露聚糖抗原检查(GM 试验)	阴性(不同试剂的阴性判定界值及适用标本有差异,一般为<0.5,以试剂说明书为准)

【临床意义】

曲霉菌是条件致病菌,可侵犯人体许多部位。呼吸系统和全身性曲霉病发病有增高的趋势。烟曲霉是最常见的致病曲霉,致病力强,它不仅可引起肺支气管的变态反应,产生过敏性肺支气管曲霉病,也可寄生于肺内,形成曲菌球。同时还可引起侵袭性肺部感染、血液播散性感染、颅内感染等。部分曲霉菌除了直接感染和发生变态反应外,还可产生毒素,引起食物中毒或致癌等。

【评价】

1. **诊断价值** 显微镜检查可见较粗的分生孢子头和足细胞,有隔菌丝(septahypha)是曲霉菌的特征性表现,可做出初步诊断,确诊需要进一步培养或核酸检测。

2. **干扰因素** 由于属内的种较多,鉴定比较困难,但注意不同菌种其耐药性有差异。

3. **与检查相关的临床须知**

(1)G试验和GM试验检查的物质不同,而且均存在假阳性,因此联合检查可以提高对侵袭性真菌病的诊断能力。

(2)空气中真菌的孢子含量很高,采集标本的工具和容器等要经过严格的高压灭菌。

第五节 其他病原体感染

除细菌、病毒、真菌感染以外,人体还会被其他病原体的感染,如梅毒螺旋体、支原体、衣原体和寄生虫等。

一、梅毒螺旋体

梅毒螺旋体(*Treponema pallidun*)是梅毒的病原体,只感染人类,因而梅毒患者是唯一传染源,主要是经过性接触和血液进行传播,也可经过胎盘垂直传播,引起胎儿先天性感染,导致流产、早产、死胎。感染早期主要表现为皮肤黏膜的损伤,未经有效治疗则可侵犯眼、骨骼、心血管及神经系统等多系统多脏器,造成损害,可严重危害身体健康。

【标本类型】

梅毒硬下疳、扁平疣和黏膜斑等皮损的渗出液,淋巴结穿刺液,血清,脑脊液,羊水。

【参考区间】

梅毒螺旋体检查的参考区间见表15-20。

表15-20 梅毒螺旋体检查的参考区间

指标	参考区间
暗视野显微镜检查	未见密螺旋体
梅毒螺旋体DNA	阴性
梅毒螺旋体非特异性抗体血清学试验(VDRL、RPR)	阴性
梅毒螺旋体抗体明胶颗粒凝集试验(TPPA)	阴性
梅毒螺旋体特异性抗体血清学试验(ELISA、CLIA)	阴性

【临床意义】

局部分泌物中发现典型的梅毒螺旋体,结合典型的临床表现,对梅毒的诊断具有确诊价值,但阳性率低,且很多梅毒患者不一定能采集到局部分泌物。一期、二期和三期梅毒患者非特异性抗体检查的阳性率分别为74%~87%、100%和34%~94%,而特异性抗体的阳性率分别为70%~100%、100%和95%~98%。具体临床意义见表15-21。

表 15-21　梅毒螺旋体血清学检查的临床意义

非特异性抗体血清学试验	特异性抗体血清学试验	临床意义
阳性	阳性	现症或既往梅毒感染
阳性	阴性	梅毒可能性低,常提示其他疾病
阴性	阳性	既往感染(已治疗或自愈)或极早期梅毒
阴性	阴性	健康人群或极早期梅毒

【评价】

1. **诊断价值**　显微镜检查阳性结合典型的临床表现可确诊梅毒。RPR 等梅毒螺旋体非特异性抗体是判断梅毒活动性的重要指标,也是判断治疗效果的重要依据,而特异性抗体是梅毒螺旋体感染的标志,可长期存在。

2. **干扰因素**

(1)老年人群梅毒螺旋体特异性与非特异性抗体假阳性率偏高。

(2)自身免疫病患者梅毒螺旋体特异性或非特异性抗体的检查均可出现假阳性。

3. **与检查相关的临床须知**　目前一般采用反向梅毒筛查策略,即先采用基于 ELISA 或 CLIA 等的自动化方法,筛查梅毒螺旋体特异性抗体,阳性再采用 RPR 等梅毒螺旋体非特异性抗体检查方法进行验证,如两种方法的结果存在差异,则需采用 TPPA 进一步确认。

二、华支睾吸虫

华支睾吸虫病(clonorchiasis)又称为肝吸虫病,是由华支睾吸虫(clonorchis sinensis)寄生在人的肝胆管内所引起的以肝胆病变为主的一种人畜共患的寄生虫病。华支睾吸虫又称为肝吸虫(liver fluke),成虫寄生于人和多种哺乳动物的肝胆管内。

【标本类型】

粪便、十二指肠引流液、血清。

【参考区间】

显微镜检查:未发现虫卵;特异性抗体、特异性基因:阴性。

【临床意义】

肝吸虫的致病主要是由于成虫吸附于管壁而导致的损害、虫体的机械性阻塞,以及虫体的排泄物、分泌物和代谢产物的化学性刺激所引起。病变多发生在肝脏的次级胆管,胆管上皮脱落、增生,管壁变厚、管腔变窄,加之大量虫体寄生造成胆管阻塞、胆汁淤积和胆管扩张,引起胆汁淤积性黄疸,其周围纤维组织增生,严重时可使附近的肝实质萎缩甚至硬化。若合并细菌感染,可发生胆管炎和胆囊炎。虫卵、死亡的虫体以及脱落的胆管组织碎片可在胆道内构成结石的核心,发生胆石症。华支睾吸虫感染与原发性胆管性肝癌有一定关系。

【评价】

1. **诊断价值**　免疫学方法检查华支睾吸虫特异性抗体的灵敏度、特异度较高。

2. 干扰因素

(1)华支睾吸虫的虫体抗原成分包括表膜抗原、代谢抗原、全虫粗抗原和去膜虫体抗原，其中以代谢抗原的灵敏度较高。

(2)寄生于人体的吸虫主要有肝吸虫、姜片虫、肺吸虫、斯氏狸殖吸虫和日本血吸虫。另外，还有肝片形吸虫、异形吸虫、棘口吸虫、曼氏血吸虫和埃及血吸虫等，要注意鉴别。

(3)免疫学方法广泛应用，但不同方法的灵敏度和特异度不同。利用 DNA 探针技术和 PCR 技术检查寄生虫 DNA 片段，其灵敏度更高，但应注意死亡的寄生虫会引起阳性反应。

3. 与检查相关的临床须知

(1)注意粪便标本的采集，取晨起初次大便的前端部分 5~10g，连续 3 次送检，有助提高检出率。

(2)在疫区凡有原因不明的肝损害者，应考虑本病的可能。

三、溶组织内阿米巴

溶组织内阿米巴是阿米巴痢疾（amebic dysentery）的病原体，阿米巴寄生在结肠内，也可侵犯肝、肺、脑等器官，引起肠外阿米巴病。

【标本类型】

血清、粪便、肝脓肿穿刺液。

【参考区间】

显微镜检查：未见滋养体和包囊；血清特异性抗体：阴性。

【临床意义】

阿米巴痢疾仅由溶组织阿米巴引起，粪便中发现含有细胞的滋养体，应高度怀疑为溶组织阿米巴感染。血清特异性抗体滴度大于 1∶128 提示有活动性感染或近期感染，滴度大于 1∶256 提示有活动性阿米巴病，滴度小于 1∶32 可排除阿米巴感染。

【评价】

1. 诊断价值 粪便显微镜检查是有效的诊断方法，通过显微镜观察到滋养体或包囊是确诊的重要依据，但未发现滋养体或包囊不能排除感染。

2. 干扰因素

(1)抗生素、灌肠和钡剂可影响检查结果。

(2)阿米巴滋养体自粪便排出后会迅速死亡，故要采集新鲜粪便（黏液脓血部分）并及时送检。

(3)采集标本的容器必须清洁、干燥、无尿液和水分混入、无农药残留、无泥土和杂质污染。气温较低时要为标本保温，以防滋养体死亡。

3. 与检查相关的临床须知

(1)由于阿米巴多在脓肿壁的边缘，因此，要靠近脓肿壁的边缘采集脓液标本。

(2)由于粪便显微镜检查具有极高的诊断价值，所以体外培养法极少应用。

第六节　病原体感染实验室检查项目的选择与应用

不同病原体所致感染性疾病的临床表现可能不同,但实验诊断方法基本类似:①直接显微镜检查病原体;②病原体分离与鉴定;③利用免疫学方法检查病原体抗原成分,和检查人体对病原体抗原成分产生的抗体;④利用分子生物学方法检查病原体核酸。病原体检出和鉴定完成后,结合病史、症状或体征,可快速做出诊断和制订治疗方案。

在病原体的实验诊断方法中,标本经分离和培养得到的阳性结果最具有诊断价值。特别是细菌与支原体,还可进行药敏试验。但阴性结果并不能完全排除感染的可能,常因标本采集运送不当、培养条件不适合、病原体为苛养菌或已使用抗生素治疗等原因,而出现假阴性结果。尤其是直接涂片显微镜检查有细菌,而培养为阴性者,需考虑是否为 L 型细菌、厌氧菌或苛氧菌。

病原体的抗原成分检查有助于早期诊断感染性疾病,阳性结果提示某种感染性病原体的存在,但对存在正常菌群的标本,需考虑共同抗原引起的交叉反应,必须在设有严格对照试验和排除试验时,其阳性结果才有意义。

核酸检测已成为目前感染性疾病早期诊断的方法。由于 PCR 方法具有很高的灵敏度,且影响因素较多,可能出现假阳性和假阴性。因此,核酸检测阳性只能说明标本内有某种病原体的核酸,但是难以肯定近期感染。

血清学试验是重要的感染性疾病检查方法,用已知特异性抗原检查患者体内存在的特异性抗体,以出现 IgM 抗体或高效价 IgG 抗体为阳性结果。如怀疑再次感染,常需要进行双份血清特异性抗体 IgG 的动态检查,如呈 4 倍或 4 倍以上的增加,则有诊断价值。IgM 不仅可用于早期诊断,而且还可用于鉴别原发性感染与复发性感染,但 RF 对检查有干扰。其他常用的感染性指标检查的临床应用见表 15-22。

表 15-22　其他常用的感染性指标检查的临床应用

检查项目	临床应用
EB 病毒壳抗原 IgM 抗体	辅助诊断传染性单核细胞增多症
EB 病毒壳抗原 IgA 抗体	辅助诊断鼻咽癌
布鲁菌凝集试验	辅助诊断布鲁菌病
柯萨奇病毒抗体	用于诊断无菌性脑膜炎、手足口病等
冷凝集试验	辅助诊断支原体肺炎
流行性乙型脑炎病毒抗体	辅助诊断流行性乙型脑炎
脑膜炎双球菌抗原检查	辅助诊断流行性脑脊髓膜炎
疟原虫抗体和抗原	辅助诊断疟疾

续表

检查项目	临床应用
囊虫抗体	辅助诊断囊虫病
日本血吸虫抗体	辅助诊断日本血吸虫感染
肾综合征出血热病毒抗体	辅助诊断肾综合征出血热
嗜异性凝集试验及吸收试验	辅助诊断传染性单核细胞增多症
外斐反应	辅助诊断立克次体感染（斑疹伤寒、斑点热和恙虫病）
幽门螺杆菌抗体	辅助诊断幽门螺杆菌感染

（李一荣）

第十六章　常见疾病的实验诊断

患者首次就医时几乎都是诊断结果未明。虽然，医生从病史采集和体格检查中所得到的资料足以对疾病做出初步诊断，并据此进行相应的治疗，但循证医学的发展需要更多的资料来完善诊疗计划。此时，医生主要依靠的就是诊断性检查（diagnostic tests），也称为辅助检查（auxiliary examination）。辅助检查包括实验诊断、心电图（electrocardiogram，ECG）、脑电图（electroencephalogram，EEG）、肌电图（electromyogram，EMG）、肺功能、X 线检查、超声成像（ultrasonic tomography，USG）、内镜检查、核素检查与其他临床常用诊断技术等。本章主要阐述常见疾病的实验诊断，如果实验诊断指标选用恰当，其结果可为医生提供很大的帮助，尤其为诊断和鉴别诊断提供重要的依据，有时还能对组织器官的功能做出判断。

第一节　消化系统疾病的实验诊断

一、病毒性肝炎

病毒性肝炎（viral hepatitis）是由肝炎病毒引起的以肝脏损害为主的一组全身性感染性疾病。

（一）肝脏功能

1. 血清酶学

（1）转氨酶：转氨酶对肝细胞损伤的诊断是一个灵敏而不特异的指标，且 ALT 对肝细胞损伤诊断的灵敏度高于 AST。但 AST 反映肝细胞损伤程度比较灵敏。①急性肝炎：ALT 与 AST 活性均显著增高，以 ALT 增高为主，DeRitis 比值小于 1；②慢性肝炎：ALT 与 AST 活性轻度增高或正常，DeRitis 比值小于 1；如 DeRitis 比值大于 1，则提示可能转为慢性活动性肝炎；③急性重症肝炎：转氨酶活性变化可与肝损伤程度不成正比，且 AST 活性增高比 ALT 增高明显。若病情恶化时，可出现"胆酶分离"现象。

（2）GGT：①急性肝炎 GGT 活性中度增高，但增高幅度明显低于 ALT。若持续增高提示转为慢性肝炎，或病变活动、病情恶化；②在肝炎恢复期，GGT 活性仍增高，提示尚未痊愈，如果 GGT 活性长期增高可能提示肝坏死。

2. **胆红素** STB、CB、UCB 浓度均增高，STB 浓度多为 17.1~171μmol/L，CB/STB 比值为 20%~50%。尿液胆红素呈阳性。

3. **蛋白质** 急性肝炎患者血清蛋白质多无变化，慢性肝炎患者血清球蛋白浓度增高、清蛋白浓度降低，A/G 比值降低或倒置。急性及轻症肝炎患者蛋白电泳多无异常，慢性肝炎血清清蛋白浓度降低，α_1、α_2、β 球蛋白也有降低的倾向，慢性活动性肝炎血清 γ 球蛋白浓度增高尤为显著。

4. **凝血酶原时间（PT）** 严重肝细胞损伤患者 PT 延长，应用维生素 K 无效。重型肝炎患者凝血酶原活动度（prothrombin activity，PTA）明显降低。

不同严重程度慢性肝炎的实验诊断结果异常程度见表 16-1。

表 16-1　不同严重程度慢性肝炎的实验诊断结果异常程度

项目	轻度	中度	重度
ALT 和 / 或 AST	≤ 正常 3 倍	> 正常 3 倍	> 正常 3 倍
胆红素	≤ 正常 2 倍	> 正常 2~5 倍	> 正常 5 倍
清蛋白 /(g/L)	≥ 35	>32~<35	≤ 32
A/G	≥ 1.4	>1.0~<1.4	≤ 1.0
γ 球蛋白 /%	≤ 21	>21~<26	≥ 26
PTA/%	>70	60~70	<60~>40
ChE/(U/L)	>5 400	>4 500~ ≤ 5 400	≤ 4 500

（二）病毒血清学

肝炎病毒血清学检查主要用于诊断病毒性肝炎或接触史，以及乙型肝炎疫苗免疫接种情况。病毒性肝炎血清学检查结果与临床意义见表 16-2。

表 16-2　病毒性肝炎血清学检查结果与临床意义

血清学检查结果	临床意义
抗 HAV（总抗体）抗体阳性	现有或既往 HAV 感染，获得免疫力
抗 HAV-IgM 抗体阳性	急性 HAV 感染
HBsAg 阳性	急性或慢性 HBV 感染
HBeAg 阳性	急性或慢性 HBV 感染，传染性强
抗 HBc-IgM 抗体阳性	急性 HBV 感染
抗 HBc-IgG 抗体阳性	现有或既往 HBV 感染
抗 HBe 抗体阳性	无症状 HBV 携带，或有既往感染史
抗 HBs 抗体阳性	既往 HBV 感染，对 HBV 有免疫力
抗 HCV 抗体阳性	现有或既往 HCV 感染
抗 HDV-IgM 抗体阳性	急性 HDV 感染
抗 HDV 抗体阳性	近期或既往 HDV 感染

二、肝硬化

肝硬化(hepatic cirrhosis)是肝实质和肝内胆管慢性疾病所致的结果,肝细胞损伤后发生变性坏死,进而肝细胞再生和纤维结缔组织增生、肝纤维化形成,最终发展为肝硬化。实验诊断结果可提示肝脏功能受损的程度,并根据临床表现做出诊断,但只有肝脏组织学检查结果方可用于确诊肝硬化。肝硬化的严重程度可根据腹腔积液、肝性脑病程度、血清胆红素和清蛋白浓度以及 PT 来评价(表 16-3)。

表 16-3　肝硬化 Child-Turcotte-Pugh 评分

项目	1分	2分	3分
腹腔积液	无	轻度	中度~重度
肝性脑病(期)	无	1~2	3~4
血清胆红素 /(μmol/L)	<34	34~51	>51
血清清蛋白 /(g/L)	>35	28~35	<28
INR	<1.3	1.3~1.5	>1.5
PT 较参考区间延长 /s	1~3	4~6	>6

注:评价标准——A 级:≤6 分;B 级:7~9 分;C 级:≥10 分。

(一)肝脏功能

1. 血清酶学

(1)转氨酶:转氨酶活性取决于肝细胞坏死和肝纤维化的程度,终末期血清转氨酶活性可正常或降低。

(2)ALP:肝硬化患者 ALP 活性轻度增高。

(3)MAO:MAO 可反映肝纤维化的过程,是诊断肝脏纤维化的参考指标,但对早期肝硬化的诊断并不灵敏。

(4)ChE:肝硬化患者 ChE 活性降低,其降低的程度与肝脏实质损伤成正比,ChE 活性持续降低提示预后不良。

2. 胆红素　严重的肝硬化患者 STB 和 CB 浓度增高,血清胆红素浓度持续增高提示预后不良。

3. 蛋白质　肝硬化患者血清清蛋白浓度降低和 / 或球蛋白浓度增高,导致 A/G 比值降低或倒置。蛋白电泳显示清蛋白降低,α_1、α_2、β 球蛋白也有减少倾向;失代偿的肝硬化患者 γ 球蛋白显著增高。

4. PT　代偿期 PT 正常,失代偿期 PT 延长,应用维生素 K 无效。

5. 胆汁酸(BA)　肝硬化患者血清 BA 浓度明显增高。当血清 BA、转氨酶和胆红素增高不呈比例时,可考虑为肝硬化。

（二）其他

1. **血清学**　肝炎病毒血清学检查有助于肝硬化病因诊断。

2. **病理学**　肝脏穿刺组织学检查可见肝组织弥漫性纤维化、有假小叶和再生结节。

三、结直肠癌

结直肠癌（colorectal carcinoma）是常见的消化道恶性肿瘤。

（一）粪便

1. **理学检查**　排便习惯和粪便性状改变，多为排便次数增多、腹泻、便秘，或腹泻与便秘交替；粪便呈黏液便、血便或脓血便，粪便变细等，常有里急后重。

2. **FOBT**　结直肠癌患者 FOBT 呈持续阳性，可作为筛查试验。

（二）肿瘤标志物

70%~90% 的结直肠癌患者血清 CEA 明显增高。CEA 虽非结直肠癌所特有标志物，但多次检查并观察其动态变化，对结直肠癌的预后评估及监测术后复发有一定意义。

（三）肠镜检查

肠镜检查是最可靠的筛查方法，具有高灵敏度和高特异度。检查时可直接清除癌前息肉。40 岁后应做首次肠镜检查，若有适应证则需要定期检查。如果首次检查为阴性，只需每 10 年检查 1 次。但结肠镜检查价格高、需要肠道准备，且有一定的并发症风险。

四、急性胰腺炎

急性胰腺炎（acute pancreatitis）是一种具有潜在致命性的疾病，与胰酶在胰腺细胞内被激活有关，本应分泌进入肠道消化食物的胰酶对胰腺组织进行自身消化，引起胰腺的炎症、水肿、坏死、出血和液化，导致胰管阻塞，阻止胰酶释放入肠道，进一步加重急性胰腺炎的病变程度。

（一）血清酶学

1. **AMY**　血清 AMY 是急性胰腺炎最常用的实验诊断指标。血清 AMY 活性一般于急性胰腺炎发作 2~12h 开始增高，12~72h 达到峰值，3~5d 恢复正常。

2. **LPS**　血清 LPS 是反映胰腺损伤的标志物，比血清 AMY 更有特异度。急性胰腺炎发病后 3~6h，LPS 活性开始增高，24h 达到峰值，可持续 7~10d，对急性胰腺炎后期更具诊断价值。

（二）尿液淀粉酶

当血清 AMY 活性正常或轻度增高时，尿液 AMY 对诊断急性胰腺炎有参考价值。血清 AMY 增高后 24h 内尿液 AMY 增高，当血清 AMY 恢复到正常时，尿液 AMY 仍持续 7~10d。但尿液 AMY 与其清除率有关，急性胰腺炎患者 AMY 的尿液清除率较肌酐有所增高，因此，淀粉酶 / 肌酐清除率比值增高。

（三）非特异性指标

如中性粒细胞增多（有时伴有核左移）、血糖浓度增高、轻度高胆红素血症和血钙浓度降低,血清转氨酶、ALP 活性也可增高。

(四) 评价预后

许多实验诊断指标有助于评估急性胰腺炎的预后,以下相关指标提示预后较差:年龄 >55 岁,白细胞计数大于 15×10^9/L,LDH 活性大于 600U/L,血糖浓度大于 9.99mmol/L,清蛋白浓度低于 32g/L,血钙浓度低于 2mmol/L,动脉 PaO_2 低于 60mmHg,BUN 浓度大于 16mmol/L。

五、腹泻

腹泻(diarrhea)是指排便次数增多(大于 3 次 /d),粪便量增多(大于 200g/d),且粪便稀薄(含水量大于 85%)或带有黏液、脓血或未消化的食物残渣等。肠道细菌、病毒、寄生虫感染是腹泻常见的原因,粪便检查是诊断腹泻的常规项目。

(一) 粪便理学

直肠和 / 或乙状结肠炎患者多有便意频繁和里急后重,每次排粪便量少,有时只排少量气体和黏液,粪便颜色较深,多呈胶胨状,可混有血液。小肠病变的腹泻无里急后重,粪便呈水样、色较淡、恶臭,无肉眼脓血便。

(二) 粪便有形成分

1. **细胞及其他成分** 腹泻患者粪便常出现细胞、脂肪小滴、细菌及食物残渣等变化,其诊断价值见表 7-27 和表 7-28。

2. **病原生物** 检查球菌和杆菌的比例、有无真菌、结核分枝杆菌和寄生虫或寄生虫卵等。

粪便检查对非感染性腹泻也具有鉴别诊断价值。分泌型腹泻与渗出型腹泻的鉴别及细菌性痢疾与阿米巴痢疾的鉴别见表 16-4、表 16-5。

表 16-4 分泌型与渗出型腹泻的鉴别

项目	分泌型	渗出型
发病原因	病毒性肠炎、大肠埃希菌感染、急性胃肠炎、霍乱	细菌性痢疾、艰难梭状芽孢杆菌感染、伪膜性肠炎
病变部位	十二指肠、空肠	回肠、结肠
病变性质	无形态改变	炎症、渗出、溃疡
大便性状	量多、水样	量少、脓血便
镜下改变	炎症细胞少见	大量脓细胞和红细胞
中毒症状	较轻	严重

表 16-5　细菌性痢疾与阿米巴痢疾的鉴别

项目	细菌性痢疾	阿米巴痢疾
发病时间	夏秋多发,可呈流行	散发
潜伏期	1~7d	数周~数月
发病情况	起病急、发热、中毒症状明显	起病慢、中毒症状轻
症状	腹痛、腹泻、里急后重	腹痛、里急后重轻
体征	左侧腹痛、压痛明显	右侧腹部压痛,但较轻
粪便次数及量	次数多而量少	次数少而量多
粪便性状	黏液脓血便、无臭	暗红色果酱样、有腐臭
镜下改变	大量脓细胞、红细胞及吞噬细胞	红细胞多、白细胞少,有夏科-雷登结晶
病原体	痢疾杆菌	阿米巴滋养体
血液检查	白细胞总数和中性粒细胞增多	早期白细胞总数和中性粒细胞轻度增高

六、乳糜泻

乳糜泻(coeliac disease)又称为麦胶性肠病(gluten-induced enteropathy)、非热带性脂肪泻(nontropicsprue),是在易感人群中发生的一种多系统紊乱的自身免疫病,可能是由于小麦蛋白(一种来源于小麦、黑麦、大麦和燕麦的食用麸质中的蛋白)、组织谷氨酰胺转移酶(tissue transglutaminase,tTG)和一种交联酶所组成的复合物损伤黏膜所致。以营养不良结合自身免疫病的临床表现为主,80%~97% 的患者有腹泻。典型者呈脂肪泻,粪便色淡、量多、油脂状或泡沫样,常漂浮于水面,多有恶臭。每天大便次数从数次至十余次。多数患者有经常性或间歇性腹泻;少数早期患者或轻型患者可无腹泻,甚至可有便秘,常可被漏诊。

目前,诊断乳糜泻有赖于内镜检查,但需要活检,价格昂贵。某些实验诊断指标也有较高的灵敏度和特异度。但在无小麦蛋白膳食时,症状消退、血清学效价消失、组织学检查结果恢复是确诊的主要依据。

1. **血常规检查**　Hb 浓度降低,表现为轻度低色素大细胞性贫血(hypochromic macrocytic anemia),血涂片检查可见靶形红细胞,Heinz 小体和豪-乔小体(染色质小体),白细胞计数可减少。

2. **粪便检查**　粪便色淡、量多、油脂状或泡沫样,常漂浮于水面,多有恶臭。显微镜检查可见大量脂肪滴。

3. **血清学检查**

(1)抗肌内膜抗体(anti-endomysial antibody IgA,抗 EMA-IgA 抗体):应用广泛,标本容易采集,灵敏度大于 85%、特异度大于 95%,可支持诊断,或对高危人群的筛查。

(2)抗小麦蛋白抗体(IgA):价格低廉,应用广泛,标本容易采集。IgA 缺乏者为阳性,儿童患者可能更灵敏。

（3）抗 tTG-IgA 抗体：最可靠的非侵入性检查，价格低廉，应用广泛，标本容易采集，灵敏度和特异度高。

4. **胃肠钡餐检查**　空肠中段、远端弥漫性扩张、皱襞肿胀或消失，呈雪花样钡斑，钡剂通过小肠时间延长等可提示诊断。

5. **小肠活检**　结果可靠，是一项"金标准"检查。虽无特异性的黏膜损伤，但病变具有特征性。绒毛萎缩和黏膜扁平化；光镜下绒毛结构模糊，隐窝肥厚、分支，可见核分裂象增多，基底膜有片状增厚。

第二节　心脏疾病的实验诊断

一、急性冠状动脉综合征

急性冠状动脉综合征（acute coronary syndrome，ACS）是指 CHD 急性发病的临床类型，包括 ST 段抬高型心肌梗死（ST segment elevation myocardial infarction，STEMI）、非 ST 段抬高型心肌梗死（non-ST segment elevation myocardial infarction，NSTEMI）和不稳定型心绞痛（unstable angina pectoris，UAP）。

（一）心肌损伤标志物

1. **肌钙蛋白的诊断价值**　肌钙蛋白（cardiac troponin，cTn）是目前诊断 ACS 主要的标志物。UAP 患者血清心肌损伤标志物一般无异常增高，NSTEMI 患者 cTn 浓度或 CK-MB 活性常明显增高。早期明确诊断 NSTEMI 是有效治疗的前提，血清 cTn 浓度增高是诊断 NSTEMI 的"金标准"。

但是，由于大多数 NSTEMI 患者在症状发生后 4h 左右血清 cTn 浓度才增高，部分患者甚至出现假阴性结果。因此，cTn 不是 NSTEMI 的早期诊断指标。2011 年，ESC 指南将 hs-cTn 推荐为快速筛查 NSTE-ACS 的指标。hs-cTn 可以提早 3h 发现 AMI，且 0、3h、6h 连续动态监测对于急性胸痛的诊断以及鉴别诊断有重要价值。

hs-cTnT 或 hs-cTnI 及 CRP 浓度增高是诊断 NSTEMI 的重要指标，对于怀疑 ACS 患者，总 CK、AST 和 LDH 活性不再作为心肌损伤检查的初始指标。

2. **心肌损伤标志物在 NSTEMI 危险分层中的作用**　美国心脏病学会（ACC）、美国心脏协会（AHA）将具有临床表现、诊断性检查结果的一项作为分层的指标，但是中危患者无高危的特征，低危患者无高危和中危的特征（表 16-6）。

目前，在 cTn 基础上，hs-cTnT 和 hs-cTnI，BNP、NT-proANP、CysC 也用于 NSTE-ACS 危险分层。

表 16-6　NSTE-ACS 的 ACC/AHA 危险分层标准

分层	标准
高危	①缺血症状在 48h 内恶化；②长时间静息性胸痛（大于 20min）；③低血压，新出现杂音或杂音突然变化、心力衰竭，心动过速或心动过缓，年龄大于 75 岁；④静息性心绞痛伴一过性 ST 段改变（大于 0.05mV），新出现束支传导阻滞或持续性室性心动过速；⑤cTnI、cTnT 浓度明显增高
中危	①既往有心肌梗死、周围血管疾病或脑血管疾病、冠脉搭桥或使用阿司匹林；②长时间（大于 20min）静息性胸痛已缓解，或过去 2 周内新发 CCS 分级 III 级或 IV 级心绞痛，但无长时间静息性胸痛，并有中度或重度 CAD 的可能，夜间心绞痛；③年龄大于 70 岁；④T 波倒置大于 0.2mV，病理性 Q 波或多个导联静息 ST 段压低小于 0.1mV；⑤cTnI、cTnT 浓度轻度增高
低危	①心绞痛的频率、程度、持续时间延长，诱发胸痛阈值降低，2 周至 2 个月内新发心绞痛；②胸痛期间心电图正常或无变化；③心肌损伤标志物正常

注：CCS. 加拿大心血管病学会（Canadian Cardiovascular Society）。

（二）ACS 新标志物

1. **C 反应蛋白**　CRP 是一种急性时相反应蛋白。血浆 CRP 浓度与动脉硬化性疾病（如 ACS）有密切关系，但 CRP 浓度仅呈轻度增高。临床上常以 hs-CRP 代替 CRP，其检出灵敏度可达到 0.15mg/L。

与血清 TC、LDL-C 相比，血浆 CRP 是一个相当稳定的标志物。hs-CRP 是预测健康人群发生首次心脑血管意外强有力的预警因子。cTnT 浓度不增高的严重 UAP 患者 hs-CRP 浓度大于 3mg/L，心脏事件的发生率明显高于 hs-CRP 浓度不增高患者；hs-CRP 和 cTnI 浓度均阴性的 ACS 患者预后良好。

2. **糖原磷酸化酶同工酶 BB**　糖原磷酸化酶同工酶 BB（glycogen phosphorylase BB，GPBB）不是心肌特异性标志物，但 GPBB 诊断 ACS 的灵敏度高于 Mb、CK-MB mass 和 cTn。GPBB 不仅是一个心肌损伤标志物，而且是早期心肌微小缺血性损伤的标志物，对于心肌缺血性损伤、早期 AMI 的诊断以及判断 UAP 预后有意义。在胸痛发作后 3h 血浆 GPBB 的灵敏度明显高于 Mb、CK-MB mass、cTn。UAP 患者血浆 GPBB 浓度增高早于心电图变化。

3. **心脏脂肪酸结合蛋白**　心脏脂肪酸结合蛋白（H-FABP）不是心肌特异性标志物，与 Mb 不同的是，心肌的 H-FABP 浓度高于骨骼肌。在 AMI 发生后 2~4h Mb 与 H-FABP 浓度同时增高，几小时达到高峰，24h 后恢复至参考区间。Mb/H-FABP 比值可用于鉴别心肌或骨骼肌损伤。Mb/H-FABP 比值小于 10 提示心肌梗死或心肌损伤。

心肌梗死血清心肌标志物的特征与意义见表 16-7。

表 16-7　心肌梗死血清标志物的特征与意义

特征	意义
最早出现	Mb、CK 亚型、GPBB、H-FABP
特异度高	cTnT、cTnI、CK-MB、CK 亚型

续表

特征	意义
广泛性诊断	cTnT、cTnI、LDH、肌球蛋白重链和轻链
风险划分	cTnT、cTnI、CK-MB
再灌注标志	Mb、cTnT、cTnI、CK 亚型
2~4d 后再梗死标志	CK-MB

（三）其他指标

心肌梗死患者心肌非特异性指标也会发生变化，见表 16-8。

表 16-8　心肌梗死患者心肌非特异性指标变化与评价

指标	评价
凝血系统	AMI 患者 Fg、纤溶酶原激活抑制物浓度增高，F1+2 片段、凝血酶抗凝血酶复合物增高
白细胞	AMI 发病 24h 内白细胞计数可增多，峰值可达 $(10\sim20)\times10^9$/L，伴轻度核左移，白细胞计数增多的程度与梗死的心肌面积无相关性
ESR	AMI 第 2 天 ESR 加快，4~5d 达峰值，ESR 加快可持续数周。ESR 加快的程度与 AMI 的严重程度和预后无相关性
细胞因子	AMI 发生后细胞因子（如 IL-6 和 TNFα）增高
应激类激素	AMI 发生后儿茶酚胺、糖皮质激素增高

二、心力衰竭

心力衰竭（heart failure，HF）是各种心脏结构或功能性异常所导致心室充盈和 / 或射血功能受损，心排血量不能满足机体组织代谢需要，以肺循环和 / 或体循环淤血，器官、组织血液灌注不足为临床表现的一组综合征，主要表现为呼吸困难、体力活动受限和体液潴留。

1. **利钠肽**　BNP 是心室肌受牵拉而分泌的一种激素，是心室超负荷的主要标志物。临床上既可检查 BNP，也可检查 N 末端脑利钠肽前体（NT-proBNP），多数情况下两者临床价值一致，但参考区间不同。BNP 可用于心力衰竭的诊断和短期预后判断，还可以使用重组的 BNP 来治疗顽固性心力衰竭。BNP 完全正常几乎可以肯定排除心力衰竭。BNP 浓度越高，心力衰竭短期预后越差。BNP 检查有助于指导治疗、观察病情和提供有用的危险分层信息。ESC 已将 BNP 或 NT-proBNP 纳入患者临床检查项目，综合考虑患者的病史、体格检查、ECG 及影像学结果可做出诊断。NYHA 制定的心力衰竭分级与 NT-proBNP 浓度有密切关系。

BNP 浓度小于 35ng/L、NT-proBNP 浓度小于 125ng/L 不支持 CHF 的诊断，其灵敏度和特异度低于对 AHF 的诊断。BNP 和 / 或 NT-proBNP 浓度显著增高或降低（小于 30%）均提示心力衰竭预后不良。CHF 患者 BNP 和 NT-proBNP 浓度变化与评价见表 16-9。

表 16-9　CHF 患者 BNP 和 NT-proBNP 浓度变化与评价

疾病	评价
无症状心衰（NYHA Ⅰ）	BNP 和 NT-proBNP 浓度明显增高,但灵敏度和特异度较低,不适合健康人群筛查
症状明显的心衰（NYHA Ⅱ~Ⅳ）	休息后 BNP 和 NT-proBNP 浓度明显增高,与心衰严重程度较相关,可用于监测病程与疗效
心脏瓣膜病	疾病早期 NT-proBNP 浓度增高主要是由于心房扩张所致,BNP 浓度增高主要是由于心室超负荷所致
左心室肥厚,梗阻性心肌病	BNP 是诊断左心室肥厚和梗阻性心肌病的最佳指标
扩张型心肌病	由于心房和心室均可受累,BNP 和 NT-proBNP 均有诊断意义
AMI	亚急性期 AMI 患者 BNP 和 NT-proBNP 浓度增高提示长期预后不良
心衰伴肾功能受损	肾衰竭患者 BNP 和 NT-proBNP 浓度均增高（通过肾脏清除障碍）,但其对心力衰竭的诊断价值有限。即使治疗有效,BNP 和 NT-proBNP 浓度也难以恢复到参考区间

2. 其他指标

（1）右心衰竭患者血清胆红素浓度和 ALT、GGT 活性可增高,如果心力衰竭病情改善,肝大、黄疸消退,ALT 活性可在 1~2 周内恢复正常。

（2）血清尿素浓度可增高,可出现轻度氮质血症。

（3）可有轻度蛋白尿,尿液可见少量透明管型、颗粒管型和红细胞。心力衰竭晚期可发生甲状腺功能减退、皮质醇降低,这是难治性心力衰竭加重和难治的原因。

三、感染性心内膜炎

感染性心内膜炎（infective endocarditis,IE）是指由细菌、真菌和其他病原微生物（如病毒、立克次体、衣原体等）直接感染而产生心脏瓣膜或心室壁内膜的炎症。

1. 血培养　阳性血培养结果是诊断 IE 的最直接证据,具有决定性诊断价值,并可为治疗提供依据,75%~85% 的 IE 患者血培养呈阳性。

（1）采血时机和标本量：①急性 IE 患者宜在应用抗生素前 1~2h 采集 2~3 份血液标本；②亚急性 IE 患者宜在应用抗生素前 24h 采集 3~4 份血液标本；③已经使用过抗生素的患者应每天进行血培养,共 3d,以提高检出率；④以寒战或体温骤升时采集标本为佳,每次采集标本 10~15ml,并更换采集部位（要严格皮肤消毒）；⑤应用抗生素的患者,标本量不宜过多,以免血液中的抗生素不能被培养基稀释,而影响细菌生长。

（2）观察时间：至少 2 周,当培养结果为阴性时应为 3 周。确诊必须是 2 次以上血培养阳性。

（3）标本来源：动脉血培养阳性率并不高于静脉血。在罕见的情况下,血培养阴性,而骨髓培养可阳性。

2. 血液检查　IE 患者 RBC 计数减少和 Hb 浓度降低,呈正细胞正色素性贫血。在无并发症的情况下,白细胞计数正常或轻度增多,有时可见轻度核左移。急性 IE 患者有时可发生急性溶血性贫血,白细胞计数增高和明显核左移。PLT 计数正常或减少。约有 90% 患者 ESR 加快。血清清蛋白浓度降低,球蛋白浓度增高。

3. 尿液检查　50% 患者有轻度蛋白尿和镜下血尿,间质性肾炎或肾梗死患者可出现肉眼血尿、脓尿,尿素氮和肌酐浓度增高。并发弥漫性肾小球性肾炎的患者尿液中可出现红细胞管型和大量蛋白尿。肠球菌性和金黄色葡萄球菌性心内膜炎常导致菌尿症,此时尿培养也有助于诊断。

4. 免疫学检查　90% 患者的循环免疫复合物(circulating immunocomplex,CIC)浓度增高;25% 患者有高丙种球蛋白血症。

四、心包炎

心包炎(pericarditis)是心脏壁层与脏层的炎症,是最常见的心包病变,可分为急性心包炎和慢性心包炎。急性心包炎常伴有胸痛和心包积液,心包炎症持续 3 个月以上称为慢性心包炎,常引起缩窄性心包炎。

化脓性心包炎患者白细胞和中性粒细胞计数增多,血清 CK、CK-MB 活性及 cTnT 或 cTnI 浓度正常或轻度增高。ESR 加快和 CRP 浓度增高。常见心包炎的实验诊断结果见表 16-10。

表 16-10　常见心包炎实验诊断结果

项目	风湿性	结核性	化脓性	非特异性
血培养	阴性	阴性	可阳性	阴性
白细胞计数	中度增高	正常或轻度增高	明显增高	正常或增高
ASO 滴度	常增高	正常	正常或增高	正常或增高
心包积液				
量	较少	常大量	较多	较少~中等
外观	多为草绿色	多为血性	脓性	草黄色或血性
ADA/(U/L)	<30	≥30	<30	<30
细胞分类	中性粒细胞为主	淋巴细胞为主	中性粒细胞为主	淋巴细胞为主
细菌	无	有时可找到结核分枝杆菌	有	无

(李　静)

第三节　内分泌疾病的实验诊断

一、甲状腺功能亢进症

甲状腺功能亢进症（hyperthyroidism），简称甲亢，其特点是高代谢和交感神经的兴奋性增高，由于病因不同，临床表现亦不同。

（一）实验室指标变化

1. 血清 TSH 和甲状腺激素　超敏促甲状腺素（super thyroid stimulating hormone，sTSH）可作为甲亢筛查单一指标。甲亢患者 TSH 浓度常小于 0.1mIU/L，但垂体性甲亢 TSH 浓度不降低或增高。血清 FT_4 和 FT_3 浓度不受 TBG 的影响，较 TT_4、TT_3 更能直接反映甲状腺的功能状态，但稳定性差。当有影响 TBG 的因素（如妊娠、服用雌激素、病毒性肝炎、低蛋白血症、使用糖皮质激素等）及遗传性 TBG 异常时，应检查 FT_3、FT_4。

2. 甲状腺自身抗体

（1）甲状腺刺激性抗体（thyroid stimulating antibody，TSAb）是 Graves 病的致病抗体，其阳性提示甲亢的病因是 Graves 病。一般情况下常将 TSH 受体抗体（thyrotropin receptor antibody，TRAb）阳性视为 TSAb 阳性。TSAb 也是判断 Graves 病预后和抗甲状腺药物停药的指标。

（2）Graves 病患者甲状腺过氧化物酶抗体（TPOAb）和甲状腺球蛋白抗体（TgAb）阳性率显著增高，是其自身免疫性病因的依据。

3. 甲状腺摄 ^{131}I 功能试验　由于 sTSH 灵敏度的提高，甲状腺 ^{131}I 摄取率已不作为甲亢诊断的常规指标，但对于甲状腺毒症的病因仍有鉴别意义。甲亢患者 ^{131}I 摄取率增高，摄取高峰前移（如 Graves 病，多结节性甲状腺肿伴甲亢等）；破坏性甲状腺毒症时（如亚急性甲状腺炎、产后甲状腺炎等），即使甲状腺激素浓度呈现升高，但 ^{131}I 摄取率降低。

4. 甲状腺核素静态显像　主要用于对可触及的甲状腺结节性质的判断，对多结节性甲状腺肿伴甲亢和自主高功能腺瘤的诊断意义较大。

（二）实验室诊断

1. 甲亢的诊断　①高代谢的症状和体征；②甲状腺肿大；③血清 TT_4、FT_4、TT_3、FT_3 浓度增高，TSH 浓度降低。具备上述三项，同时除外非甲亢性甲状腺毒症，即可确诊。

Graves 病的诊断标准：①甲亢诊断成立；②甲状腺弥漫性肿大（触诊和超声证实）；③眼球突出和其他浸润性眼征；④胫前黏液性水肿；⑤ TRAb、TPOAb 阳性。①②项为诊断的必备条件，③④⑤项为诊断的辅助条件。

2. T_3 型甲亢与 T_4 型甲亢

（1）T_3 型甲亢：T_3 浓度显著高于 T_4，而 TT_4、FT_4 浓度正常，TT_3、FT_3 浓度增高，TSH 浓度

降低,^{131}I 摄取率增高。

(2)T_4 型甲亢:大约有 1/3 甲亢患者 T_3 浓度正常,甲亢伴其他严重性疾病患者,由于外周组织 $5'$ 脱碘酶活性降低或缺乏,T_4 转换为 T_3 减少,仅表现为 T_4 浓度增高。

3. **亚临床甲亢**　是指血清 TSH 浓度低于参考区间下限,而 TT_3、TT_4 在参考区间内,不伴或伴有轻度的甲亢症状。

4. **妊娠与甲亢**　妊娠期甲亢最常见类型是 Graves 病。另一种疾病是妊娠一过性甲状腺毒症,其发生与 hCG 浓度增高有关。患者血清 TSH 浓度降低、FT_4 浓度增高、TRAb 阴性。

二、亚急性甲状腺炎

亚急性甲状腺炎(subacute thyroiditis)是最常见的甲状腺痛性疾病,以短暂疼痛的破坏性甲状腺组织损伤、伴全身炎症反应为特征,男女发病比例为 1:4.3,40~50 岁女性为发病高峰。

1. **ESR**　病程早期 ESR 加快,大于 50mm/h 支持诊断,ESR 不加快也不能排除诊断。

2. **甲状腺素**　甲状腺毒症期呈现血清 T_4、T_3 浓度增高、TSH 降低与甲状腺 ^{131}I 摄取率降低(常低于 2%)的双向分离现象。甲减期的血清 T_4、T_3 浓度下降,TSH 回升,^{131}I 摄取率恢复。恢复期的甲状腺激素浓度和甲状腺 ^{131}I 摄取率逐渐恢复正常。

3. **甲状腺核素扫描($^{99}Tc^m$ 或 ^{123}I)**　早期甲状腺无摄取或摄取低下对诊断有帮助。

4. **自身抗体检查**　TPOAb、TgAb、TRAb 呈阴性或低滴度阳性。

三、甲状腺功能减退症

甲状腺功能减退症(hypothyroidism)简称甲减,是由甲状腺激素合成和分泌减少或组织利用不足导致的全身代谢减低综合征。甲减的患病率为 1% 左右,女性较男性多见,随着年龄增长患病率逐渐增高。

(一)实验室指标变化

1. **甲状腺激素**　血清 TSH 和 TT_4、FT_4 是诊断甲减的第一线指标。原发性甲减患者血清 TSH 增高,FT_4 和 TT_4 均降低,其变化的程度与病情严重程度相关。亚临床甲减仅表现为 TSH 增高,TT_4 和 FT_4 正常。

2. **自身抗体**　TPOAb、TgAb 作为确定原发性甲减病因的重要指标,也是诊断自身免疫性甲状腺炎(如慢性淋巴细胞性甲状腺炎、萎缩性甲状腺炎)的主要指标。

3. **其他**　轻中度贫血,血清 TC 浓度、CK 活性可增高,部分患者血清催乳素浓度增高、蝶鞍增大,但需要与垂体催乳素瘤鉴别。

(二)实验室诊断

1. **妊娠与甲减**　由于受多种因素的影响,孕妇 TSH 和甲状腺激素的参考区间与普通人群不同。在妊娠早期 TSH 参考区间低于非妊娠人群 30%~50%,目前以 2.5mIU/L 作为妊娠早期 TSH 参考区间的上限。由于妊娠期 FT_4 波动较大,TT_4 浓度升高较稳定,大约为非妊娠时参考区间的 1.5 倍,因此推荐 TT_4 评估孕妇的甲状腺功能状态。

2. 中枢性甲减 典型患者血清 TSH 和 TT_4 均降低,但有约 20% 的患者基础血清 TSH 浓度正常或轻度升高。

3. 甲状腺激素抵抗综合征 甲状腺激素抵抗综合征(syndrome of resistance to thyroid hormone,SRTH)的实验诊断结果,取决于垂体和外周组织对甲状腺激素不灵敏的程度和代偿程度。部分患者基础 TSH 浓度正常,但是相对于增高的 T_3、T_4 而言,TSH 浓度是不适当的,患者有甲减的表现。

4. 甲状腺功能正常的病态综合征 也称为低 T_3 综合征、非甲状腺疾病综合征,患者血清 TT_3 降低,rT_3 增高,TT_4 和 FT_4 正常或轻度增高,TSH 正常。病情严重患者的 TT_4 和 FT_4 浓度降低,而 TSH 仍然正常,称为低 T_3-T_4 综合征。患者的基础疾病经治疗后,甲状腺激素浓度可逐渐恢复正常。

四、皮质醇增多症

皮质醇增多症,又称为库欣综合征(Cushing syndrome,CS),是指由于各种原因导致肾上腺分泌过量的糖皮质激素所引起的病症的总称,主要表现为满月脸、多血质外貌、向心性肥胖、痤疮、紫纹、高血压、糖代谢异常、低血钾和骨质疏松等。

实验诊断指标是诊断皮质醇增多症的重要依据,不同实验诊断指标的灵敏度与特异度均不一致。

(一) CS 的内分泌学诊断

1. 疑诊 CS 的筛查试验

(1)24hUFC:24hUFC 不受 CBG 浓度影响,超过参考区间上限为阳性,诊断 CS 的灵敏度可达到 91%~96%,但至少检查 2 次。饮水过多($\geq$5L/d)、任何增高皮质醇分泌的生理或病理应激状态都可使 24hUFC 增高,而出现假阳性结果;中度、重度肾衰竭患者 GFR 小于 60ml/min 时可出现 24hUFC 明显降低的假阴性结果。

(2)午夜血清/唾液皮质醇:CS 患者午夜血清皮质醇的低谷消失,CS 的午夜血清皮质醇浓度 $\geq$50nmol/L,诊断的灵敏度达 100%,但特异度仅为 20%。唾液皮质醇呈游离状态,其浓度与血清游离皮质醇浓度平行。午夜唾液皮质醇用于诊断 CS 的灵敏度为 92%~100%,特异度为 93%~100%。

(3)过夜 1mg 地塞米松抑制试验(overnight 1mg dexamethasone suppression test,ODST):服药后血清皮质醇浓度 $\geq$50nmol/L 为不抑制,诊断 CS 的灵敏度大于 95%、特异度约为 80%。

(4)经典小剂量地塞米松抑制试验(low-dose dexamethasone suppression test,LDDST):以检查前 24hUFC 或清晨血清皮质醇作为对照,若 24hUFC 未能降低到参考区间下限以下,或服药后血清皮质醇浓度 $\geq$50nmol/L(18μg/L),为 LDDST 不被抑制。

若 2 项以上检查异常,则高度怀疑 CS,需要做下一步的定位检查。

2. CS 的定位实验诊断

(1)血液 ACTH:血液 ACTH 小于 2.2pmol/L(10ng/L),则为 ACTH 非依赖性 CS,如果

ACTH 大于 4.4pmol/L（20ng/L）则为 ACTH 依赖性 CS。

（2）经典大剂量 DST（high-dose dexamethasone suppression test，HDDST）：以检查前 24hUFC 或血清皮质醇作为对照，在服药第 2 天检查 24hUFC 或服药 2d 后检查清晨血清皮质醇，若 24hUFC 或血清皮质醇浓度降低到参考区间的 50% 以下为 HDDST 被抑制，支持 CS 的诊断。HDDST 鉴别 CS 与异位 ACTH 综合征的灵敏度为 60%~80%，特异度为 80%~90%。

（二）影像学诊断

CS 是垂体分泌 ACTH 腺瘤所致，影像学检查主要是为了发现并定位垂体腺瘤。MRI 是诊断垂体腺瘤的首选方法，如鞍区动态增强 MRI 检查。

五、肾上腺皮质功能减退症

原发性慢性肾上腺皮质功能减退症（chronic adrenocortical hypofunction）又称为 Addison 病。因双侧肾上腺皮质被破坏，肾上腺糖皮质激素和盐皮质激素分泌缺乏所致。其主要病因是自身免疫性肾上腺炎和肾上腺结核，少见病因如双侧肾上腺切除、淋巴瘤、白血病细胞浸润和肿瘤转移等。

1. **血糖和糖耐量试验**　可见空腹低血糖，OGTT 呈低平曲线。

2. **血浆皮质醇及 24hUFC**　总皮质醇基础值 ≤30μg/L 可确诊为肾上腺皮质减退症，≥200μg/L 可排除此病。24hUFC 可降低血清皮质醇的昼夜节律变化及波动，更能反映肾上腺皮质功能的实际情况。

3. **血浆 ACTH**　原发性肾上腺皮质功能减退症患者血浆 ACTH 浓度显著增高。

4. **其他**　可见低血钠、高血钾，肾上腺 CT 可发现病变。

六、原发性醛固酮增多症

原发性醛固酮增多症（primary aldosteronism，PA）简称原醛症，是由于肾上腺皮质球状带分泌过量醛固酮，而导致体内潴钠排钾，血容量增多，肾素血管紧张素系统活性被抑制，患者主要表现为高血压伴低血钾。临床诊断要首先明确是否有高醛固酮血症，然后确定其病因。

（一）实验室指标变化

1. **低血钾及不适当尿钾排泄增多**　原醛症患者的血钾浓度一般为 2~3mmol/L，如果小于 3.5mmol/L，尿钾大于 30mmol/24h，提示患者有不适当的排钾增多。

2. **醛固酮分泌增高及不被抑制**　由于醛固酮分泌易受体位、血容量及血钠浓度的影响，因此单独检查基础醛固酮浓度对原醛症的诊断价值有限，需采用抑制试验，以证实醛固酮分泌增多且不被抑制，则具有较大诊断价值。

3. **血浆肾素活性降低及不被兴奋，体位试验阳性**　醛固酮浓度增高和肾素活性降低是原醛症的特征性改变，但肾素活性易受多种因素影响，因此仅凭基础肾素活性或单次血浆醛固酮肾素比值（aldosterone renin ratio，ARR）正常不足以排除原醛症，需要动态监测血浆肾素活性变化。

4. 影像学检查

(1)肾上腺 B 超:可检出直径大于 1.3cm 以上的肿瘤,但对小腺瘤则难以确诊。

(2)肾上腺 CT 扫描:是肾上腺病变定位诊断的首选方法,并可用于鉴定其类型,其诊断正确率 70%~90%,但应除外一些无功能肾上腺意外瘤。

(二)筛查

1. 筛查对象　低钾血症已不是筛查原醛症的良好指标,也不需要对所有高血压患者进行原醛症的筛查。筛查原醛症的适应证是:

(1)持续性高血压(血压大于 150/100mmHg);使用 3 种常规降压药,其中包括利尿剂,血压仍大于 140/90mmHg。

(2)高血压合并自发性或利尿剂所致的低钾血症。

(3)高血压合并肾上腺意外瘤。

(4)早发性高血压家族史或早发(<40 岁)脑血管意外家族史的高血压患者。

(5)患者有高血压的一级亲属。

(6)高血压合并阻塞性睡眠呼吸暂停(obstructive sleep apnea,OSA)。

2. 筛查方法　ARR 是原醛症首选筛查指标。常用体位刺激试验:清晨 8 时空腹卧位采集血液标本后,立即静脉注射呋塞米 40mg(明显消瘦者按 0.7mg/kg 体重计算,超重者亦不超过 40mg),然后请患者立位活动 4h 后再采集标本,立即检查血浆肾素、血管紧张素 Ⅱ 及醛固酮。

(1)筛查前准备:①尽量将血钾纠正至参考区间内;②维持正常钠盐摄入;③停用对 ARR 影响较大药物至少 4 周;④血管紧张素转换酶抑制剂(ACEI)、血管紧张素受体拮抗剂(ARB)、钙通道阻滞剂(CCB)类等药物可增高肾素浓度,降低醛固酮,导致 ARR 假阴性,因此 ARR 阴性不能排除原醛症,需停用上述药至少 2 周再次进行检查;⑤β 受体拮抗剂、中枢 α_2 受体拮抗剂(可乐定或甲基多巴)、非甾体类抗炎药等可降低肾素浓度,导致 ARR 假阳性;⑥如血压控制不佳,可使用 α 受体拮抗剂及非二氢吡啶类 CCB;⑦口服避孕药及人工激素替代治疗可能降低肾素浓度,一般无需停服避孕药物,除非有更好更安全的避孕措施。

(2)标本采集:①清晨起床后保持非卧位状态至少 2h,静坐 5~15min 后采集标本;②尽量避免溶血;③送检过程需要保持室温(不要将采血管置于冰上),血浆经离心后立即冷冻保存。

(3)影响 ARR 因素:①年龄。大于 65 岁患者肾素较醛固酮浓度降低明显,以致 ARR 增高。②性别。女性月经前期及排卵期 ARR 较同年龄的男性高。③采血时间、近期饮食情况、体位等。④药物因素。⑤采血方法。⑥血钾浓度。⑦肌酐浓度。导致 ARR 假阳性和假阴性的因素见表 16-11。

表 16-11　导致 ARR 假阳性和假阴性的因素

因素	对醛固酮影响	对肾素影响	对 ARR 影响
药物因素			
β 受体拮抗剂	↓	↓↓	↑（假阳性）
中枢 α₂ 受体拮抗剂	↓	↓↓	↑（假阳性）
非甾体类抗炎药	↓	↓↓	↑（假阳性）
排钾利尿剂	→↑	↑↑	↓（假阴性）
潴钾利尿剂	↑	↑↑	↓（假阴性）
ACEI	↑	↑↑	↓（假阴性）
ARB	↓	↑↑	↓（假阴性）
二氢吡啶 CCB	→↓	↑	↓（假阴性）
血钾状态			
低血钾	↓	→↑	↓（假阴性）
高血钾	↑	→↓	↑（假阳性）
钠盐摄入			
低钠饮食	↑	↑↑	↓（假阴性）
高钠饮食	↓	↓↓	↑（假阳性）
年龄增长	↓	↓↓	↑（假阳性）
其他因素			
肾功能不全	→	↓	↑（假阳性）
妊娠	↑	↑↑	↓（假阴性）
肾血管性高血压	↑	↑↑	↓（假阴性）
恶性高血压	↑	↑↑	↓（假阴性）

注：↑表示增高；↑↑表示明显增高；↓表示降低；→↓表示正常或降低；→↑表示正常或增高。

（4）结果判断：ARR 作为原醛症最常用的筛查指标，已被广泛应用于临床，特别是门诊开展随机 ARR 检查，可明显地提高检出率，易于早期诊断和治疗。ARR 最常用切点是 30（此时肾素活性单位为 $ng \cdot ml^{-1} \cdot h^{-1}$，醛固酮浓度单位为 ng/dl）。

（三）确诊方法

ARR 筛查原醛症有一定的假阳性，可联合一种或几种确诊方法以避免过度诊断。

1. **生理盐水输注试验**　其灵敏度和特异度分别达到 95.4% 和 93.9%，但由于检查时血容量快速增加后可诱发高血压危象及心力衰竭，对于血压难以控制、心功能不全及严重低钾血症的患者不应进行此项检查。

2. **卡托普利试验**　操作简单且安全性较高。清晨卧位检查醛固酮及肾素浓度，予以口服 25mg 卡托普利，2h 后于坐位检查醛固酮及肾素浓度。由于卡托普利抑制了血管紧张素

Ⅱ的生成,健康人或原发性高血压患者血浆醛固酮浓度被抑制到416pmol/L以下,而原醛症患者则不被抑制,醛固酮浓度增高(为基础值的120%或大于416pmol/L)。

七、甲状旁腺功能减退症

甲状旁腺功能减退症(hypoparathyroidism)是因甲状旁腺激素(PTH)产生减少,而引起的钙、磷代谢异常。其特征是手足搐搦、癫痫样发作、低钙血症和高磷血症,长期口服钙剂和维生素D制剂可使病情得到控制。

1. 血液生化

(1)血钙:血钙浓度≤2.13mmol/L。有明显症状的患者,血总钙浓度≤1.88mmol/L,血游离钙浓度≤0.95mmol/L。

(2)血磷:多数患者血磷浓度增高,部分患者血磷浓度正常。

(3)碱性磷酸酶:正常。

(4)PTH:多数患者PTH浓度低于正常,也可无异常,因低钙血症对甲状旁腺的刺激较强烈,当血总钙浓度≤1.88mmol/L时,PTH应有5~10倍的增高。所以低钙血症时,如PTH浓度正常,则属于甲状旁腺功能减退,因此,检查PTH时应同时分析血钙的变化。

2. 尿液　尿钙排量减少;肾小管重吸收磷增高,尿磷排量减少,部分患者可无异常。

八、原发性甲状旁腺功能亢进症

原发性甲状旁腺功能亢进(primary hyperparathyroidism,PHPT),简称为原发性甲旁亢,是由于甲状旁腺原发病变引起PTH过多分泌,从而导致的一组临床症候群,包括高钙血症、低磷血症和反复发作的肾结石、肾钙盐沉着症和广泛的骨吸收等。以单个甲状旁腺腺瘤最常见,少数为甲状旁腺增生或甲状旁腺癌。

1. 血钙　可呈现持续性增高或波动性升高,少数患者血钙持续正常(正常血钙PHPT),因此必要时需要反复检查。判断血钙浓度时应注意采用清蛋白浓度进行校正。清蛋白浓度低于40g/L(4.0g/dl)时,每降低10g/L(1.0g/dl)会引起血钙浓度降低0.2mmol/L(0.8mg/dl)。

$$校正后血钙(mg/dl)=实测血钙(mg/dl)+0.8×[4.0-实测血清清蛋白(g/dl)]$$

2. 血磷　呈现低磷血症。如出现高磷血症则提示肾功能不全或高磷摄入。甲旁亢时,PTH使肾脏对碳酸氢盐的重吸收减少,而对氯的重吸收增多,因此可导致高氯血症,血氯/磷比值增高(>33)。

3. 血清ALP　呈现高碱性磷酸酶血症。血清ALP活性增高提示存在骨骼损害,B-ALP活性增高更为特异,其浓度愈高则提示骨病变愈严重或可能同时存在佝偻病或骨软化症。其他的骨代谢生化指标(如骨钙素、Ⅰ型原胶原N末端前肽或Ⅰ型胶原C末端肽交联等)出现浓度增高。

4. 尿液钙　血钙增加时常伴有尿钙增加,但家族性低尿钙性高钙血症除外。女性患者尿钙大于250mg/24h,男性大于300mg/24h,或24h尿钙排出大于4mg/kg。但对于合并骨软化症或严重维生素D缺乏症患者,尿钙可不增多。

5. **血清 PTH**　PTH 对甲旁亢的诊断至关重要。当高钙血症患者伴有血清 PTH 浓度增高或在参考区间上限水平,则考虑原发性甲旁亢的诊断。因肿瘤所致的非甲旁亢引起的高钙血症,由于 PTH 检查对 PTH 相关蛋白无交叉反应,此时 PTH 分泌受抑制,血清 PTH 浓度低于参考区间。

6. **血清维生素 D**　PHPT 患者常见维生素 D 缺乏,合并佝偻病或骨软化症时可伴有严重的维生素 D 缺乏,血清 25 羟维生素 D 浓度低于 20ng/ml,甚至低于 10ng/ml。由于 PTH 的高浓度,血清 $1,25-(OH)_2D_3$ 浓度则可增高。

九、垂体生长激素瘤

垂体生长激素瘤是因垂体前叶生长激素细胞腺瘤或增生,分泌生长激素过多,引起软组织、骨骼及内脏增生肥大及内分泌代谢紊乱。以肢端肥大症为多见类型,主要临床特征包括面貌丑陋、手足厚大、皮肤粗厚、头痛眩晕和显著乏力等。

1. **血清 GH**　肢端肥大症患者 GH 分泌丧失了正常的昼夜节律性,分泌 GH 脉冲频率增高,且血清 GH 基础值与空腹结果均增高。此外,糖尿病控制不佳、肾衰竭、营养不良等因素均可使基础 GH 浓度升高。因此,单次随机 GH 测定不应作为诊断的可靠依据。

2. **血清 IGF-1**　血清 IGF-1 浓度是反映慢性 GH 过度分泌的最优指标。绝大部分活动性肢端肥大症患者 IGF-1 浓度增高。血清 IGF-1 与 IGFBP-3 结合,其半衰期长,在 24h 内血浓度变化很小,且不受采血时间、进餐与否、睾酮和地塞米松等的影响,可作为筛选和评价预后的指标。

3. **尿液 GH**　尿液 GH 可反映一段时间内 GH 分泌量,而且与血清 IGF-1 浓度呈正相关。肢端肥大症患者 24h 或 12h 尿液 GH 排泄量常较健康人高 50~100 倍。

第四节　代谢性疾病的实验诊断

一、糖尿病

糖尿病(diabetes mellitus,DM)是由遗传和环境因素共同作用而引起的一组以糖代谢紊乱为主要表现的临床综合征,以慢性(长期)高血糖为主要特征,最严重的急性并发症是糖尿病酮症酸中毒(DKA)、非酮症高渗性昏迷或乳酸性酸中毒。长期糖尿病可引起多个系统器官的慢性并发症,导致功能障碍和衰竭,成为糖尿病致残或病死的主要原因。

(一)实验室检查

1. 糖代谢异常严重程度或控制程度

(1)尿液检查

1)糖尿:尿糖阳性是诊断糖尿病的重要依据,阳性只是提示血糖超过肾糖阈,阴性仍不能排除糖尿病。当肾脏病变时,肾糖阈值增高,虽然血糖增高,但尿糖呈阴性。妊娠期肾糖阈值降低,虽然血糖正常,尿糖可呈阳性。

2)蛋白尿:一般无并发症患者的蛋白尿为阴性或偶有清蛋白尿,随着病情加重,尿蛋白排出量逐渐增高。伴有糖尿病肾病患者尿液微量清蛋白排泄率增高。

3)酮尿:重症患者或饮食失调伴有酮症酸中毒,或感染、高热等出现尿酮体阳性。

4)管型尿和镜下血尿:①弥漫性肾小球硬化症患者可见透明管型或颗粒管型;②镜下血尿偶见于伴有高血压、肾小球硬化症、肾小动脉硬化症、肾盂肾炎、肾乳头炎伴坏死或心力衰竭患者;③白细胞增多常提示有尿路感染或肾盂肾炎。

(2)血液检查

1)血糖和 OGTT:血糖增高作为诊断糖尿病的主要依据,同时也是判断糖尿病病情和控制情况的主要指标。血糖测定反映的是瞬间血糖状态,诊断糖尿病时必须采用静脉血浆检查血糖,治疗过程中随访血糖控制程度时可用便携式血糖仪(毛细血管全血测定)。

当血糖高于参考区间而又未达到诊断糖尿病标准时,必须进行 OGTT。$2h\ PG \geqslant 11.1mmol/L$ 是诊断糖尿病的依据之一。糖尿病患者 OGTT 表现为 $FPG \geqslant 7.0mmol/L$,葡萄糖耐量峰时后延,常在 1h 后出现,且峰值 $\geqslant 11.1mmol/L$,2h 不能恢复至正常水平。

糖代谢异常的诊断主要依据血糖与糖尿病特有的慢性并发症(糖尿病视网膜病变)、糖尿病发生风险的关系来确定。糖尿病诊断、糖代谢状态分类标准见表 16-12 和表 16-13。

表 16-12　糖尿病的诊断标准(WHO,2011 年)

诊断标准	静脉血浆葡萄糖浓度 /(mmol/L)[a]
糖尿病症状(烦渴多饮、多食、多尿、不明原因的体重降低) + 随机血糖	$\geqslant 11.1$
或 + 空腹血糖(FPG)	$\geqslant 7.0$
或 + 葡萄糖负荷后 2hPG	$\geqslant 11.1$
或 +HbA$_{1c} \geqslant 6.5\%$	
无糖尿病症状者,需重复检查	

注:空腹状态指至少 8h 未进食热量;随机血糖是指不考虑上次用餐时间,1 天中任意时间的血糖,不能用来诊断 IFG 或 IGT;[a]. 只有相对应的 2h 毛细血管血糖有所不同。糖尿病:$2hPG \geqslant 11.1mmol/L$;IGT:2h 血糖 $\geqslant 7.8mmol/L$ 且 $<11.1mmol/L$。

表 16-13　糖代谢状态分类(WHO,1999 年)

糖代谢状态	FPG/(mmol/L)	2hPPG/(mmol/L)
正常血糖	<6.1	<7.8
IFG	$6.1 \sim <7.0$	<7.8
IGT	<7.0	$7.8 \sim <11.1$
DM	$\geqslant 7.0$	$\geqslant 11.1$

注:IFG 和 IGT 统称为糖调节受损(IGR),也称为糖尿病前期。

2）糖化血红蛋白（GHbA₁）和糖化白蛋白（GA）：HbA$_{1c}$已作为评估长期血糖控制状况的"金标准"和重要的调整用药的依据。GA 同样也可与葡萄糖发生非酶催化的糖化反应，而形成果糖胺（fructosamine，FA），其形成量与血糖浓度和维持时间相关。由于 GA 浓度在血液中较稳定，其半衰期为 19d，故 FA 可反映患者近 2~3 周内总的血糖浓度，为糖尿病患者近期病情监测的指标。

2. 胰岛 β 细胞功能

（1）胰岛素释放试验：反映了基础和葡萄糖介导的胰岛素释放功能。胰岛素测定受血清中胰岛素抗体和外源性胰岛素干扰。

（2）C 肽释放试验：反映了基础胰岛素和葡萄糖介导的胰岛素释放功能。C 肽测定不受血清中的胰岛素抗体和外源性胰岛素影响。

3. 并发症　根据病情需要选用血脂、肝功能、肾功能等常规检查，急性严重代谢紊乱时的酮体、电解质、酸碱平衡检查，心脏、肝脏、肾脏、脑、眼、口腔以及神经系统的各项辅助检查等。

4. 有关病因和发病机制　GADA、IAA、ICA、IA-2A 及 ZnT8A 联合检查，胰岛素灵敏度检查，基因分析等。

（二）1 型糖尿病（T1DM）的病因分型诊断

T1DM 患者应进一步进行胰岛自身抗体的检查，以明确病因。包括胰岛细胞抗体（islet cell antibody，ICA）、谷氨酸脱羧酶抗体（glutamate decarboxylase antibody，GADA）、胰岛细胞抗原 2 抗体（islet cell antigen 2 antibody，IA-2A）、胰岛素自身抗体（insulin autoantibody，IAA）、锌转运蛋白 8 抗体（zinc transporter 8 antibody，ZnT8A）等，其中以 GADA 的灵敏度最高。推荐使用国际标准化的放射配体法进行检查，以确保其较高的灵敏度和特异度。

二、血脂异常和脂蛋白异常血症

血脂异常（dyslipidemia）是指血清 TC、TG、LDL-C 浓度增高，HDL-C 浓度降低。以 LDL-C 或 TC 升高为特点的血脂异常是动脉粥样硬化性心血管疾病（ASCVD）发病的重要危险因素。

（一）继发性或原发性高脂血症

继发性高脂血症是指由于全身系统性疾病所引起的血脂异常，可引起血脂增高的系统性疾病主要有糖尿病、肾病综合征、甲减、库欣综合征，其他疾病有肾衰竭、肝脏疾病、SLE、糖原累积症、骨髓瘤、脂肪萎缩症、急性卟啉病、多囊卵巢综合征等。此外，某些药物如噻嗪类利尿剂、非选择性 β 受体拮抗剂、糖皮质激素等也可能引起继发性血脂增高。在排除了继发性高脂血症后，即可诊断为原发性高脂血症。

（二）高脂蛋白血症的表型分型法

高脂蛋白血症（hyperlipoproteinemia，HLP）是指血清 CM、VLDL、LDL、HDL 等脂蛋白浓度过高的现象。根据血清 TC、TG 浓度、血清脂蛋白含量和血清（血浆）外观，HLP 可分为 6 型（表 16-14）。从临床实际应用考虑，血脂异常可进行简易的临床分型（表 16-15）。

表 16-14 高脂蛋白血症分型及其特征

分型	增高的脂蛋白	血脂浓度	增高的 Apo	血清外观	原因
I	CM	TC– 或↑、TG ↑↑↑	B、E、C	混浊奶油层	LPL、ApoC Ⅱ活性低
Ⅱa	LDL（β）	TC↑↑、TG 正常	B	透明或轻混	LDL 受体缺陷
Ⅱb	LDL（β）、VLDL（前β）	TC↑↑、TG↑↑	B、C Ⅱ、Ⅲ	混浊	VLDL 合成旺盛，VLDL 转化亢进
Ⅲ	IDL（β-VLDL）	TC↑↑、TG↑↑	E、C Ⅱ、Ⅲ	混浊、漂浮	IDL 异化速率降低
Ⅳ	VLDL（前β）	TC↑ 或正常、TG↑↑	E、C Ⅱ、Ⅲ	混浊	VLDL 处理慢
Ⅴ	CM、VLDL（CM、前β）	TC↑、TG↑↑↑	E、C Ⅱ、Ⅲ	上层奶油样、下混浊	LPL、CⅡ活性低、VLDL、CM 处理慢

表 16-15 血脂异常的临床分型

类型	TC	TG	HDL-C	相当于 WHO 分型
高胆固醇血症	增高			Ⅱa
高甘油三酯血症		增高		Ⅳ、Ⅰ
混合型高脂血症	增高	增高		Ⅱb、Ⅲ、Ⅳ、Ⅴ
低高密度脂蛋白血症			降低	

（三）高脂血症的基因分型法

随着分子生物学的迅速发展，对高脂血症的认识已逐步深入到基因水平，发现有相当一部分高脂血症患者存在单一或多个遗传基因的缺陷。由于基因缺陷所致的高脂血症多具有家族聚集性，有明显的遗传倾向，故临床上通常称为家族性高脂血症（表 16-16）。

表 16-16 家族性高脂血症

高脂血症	血清 TC 浓度	血清 TG 浓度
家族性高胆固醇血症	中度至重度增高	正常或轻度增高
家族性 apoB 缺陷症	中度至重度增高	正常或轻度增高
家族性混合型高脂血症	中度增高	中度增高
家族性异常 β 脂蛋白血症	中度至重度增高	中度至重度增高
多基因家族性高胆固醇血症	轻度至中度增高	正常或轻度增高
家族性脂蛋白（a）血症	正常或增高	正常或增高
家族性高三酰甘油血症	正常	中度至重度增高

（四）血脂异常与心血管疾病整体危险评估

1. 血脂异常 为了及时发现血脂异常，20~40 岁成年人应至少每 5 年检查 1 次血脂，包括 TC、LDL-C、HDL-C 和 TG。对于 ASCVD 患者及其高危人群，则应每 3~6 个月检查 1 次。对于因 ASCVD 住院治疗的患者应在入院时或 24h 内检查血脂。40 岁以上男性和绝经期后女性应每年均进行血脂检查。

2. **血脂浓度分层标准**　《中国成人血脂异常防治指南（2016 修订版）》中血脂浓度分层诊断标准见表 16-17。

表 16-17　血脂浓度分层标准

单位：mmol/L

分层	TC	TG	LDL-C	HDL-C	非 HDL-C
理想范围			≤2.6		<3.4
合适水平	<5.2	<1.7	2.7~3.3		<4.1
边缘增高	5.2~6.19	1.7~2.29	3.4~4.0		4.1~4.89
增高	≥6.2	≥2.3	≥4.1		≥4.9
降低				<1.0	

三、骨质疏松症

骨质疏松症（osteoporosis，OP）是一种因骨量低下、骨微结构破坏、导致骨脆性增高、易于骨折的代谢性骨病。患者多见于绝经女性和老年男性。

1. **骨骼 X 线片**　当骨量下降超过 30% 时 X 线会出现骨质疏松症征象，不用于早期诊断。

2. **实验室检查**　血液常规、尿液常规；肝脏和肾脏功能；血钙、磷、ALP、血清蛋白电泳等。原发性骨质疏松症患者血钙、血磷浓度和 ALP 浓度通常在参考区间内，当出现骨折时 ALP 浓度可轻度升高。

3. **酌情检查项目**　为进一步鉴别诊断的需要，可酌情选择性地进行以下检查，如血沉、性激素、$1,25\text{-}(OH)_2D_3$、甲状旁腺激素、尿钙和磷、甲状腺功能、皮质醇、血气分析、尿本周蛋白，以及放射性核素骨扫描、骨髓穿刺或骨活检等检查。

4. **骨标志物**　即骨组织本身的分解和合成代谢的产物。骨标志物分为骨形成标志物和骨吸收标志物（表 16-18）。前者代表成骨细胞活动和骨形成时的骨代谢产物，后者代表破骨细胞活动和骨吸收时的代谢产物，特别是骨基质降解产物。这些标志物有助于原发性与继发性骨质疏松的鉴别、判断骨转换的类型、骨丢失速率、骨折风险的评估、了解病情进展、干预措施的选择以及疗效监测等。高转换型骨质疏松见于绝经后骨质疏松症，低转换型骨质疏松见于老年性骨质疏松症。

表 16-18　骨标志物的分类

骨形成标志物	骨吸收标志物
血清碱性磷酸酶（ALP）	空腹 2h 尿钙／肌酐比值（UCa/Cr）
骨钙素（OC）	血清抗酒石酸酸性磷酸酶（TRAP）
骨碱性磷酸酶（B-ALP）	Ⅰ型胶原交联 C 末端肽（S-CTX）

续表

骨形成标志物	骨吸收标志物
I型原胶原C‑端前肽（P1CP）	尿液吡啶啉（PYD）
I型原胶原N‑端前肽（P1NP）	尿液脱氧吡啶啉（DPD）
	尿液I型胶原交联C‑末端肽（U‑CTX）
	尿液I型胶原交联N‑末端肽（U‑NTX）

（李 岩）

第五节 造血系统疾病的实验诊断

一、红细胞疾病

（一）缺铁性贫血

铁缺乏症（iron deficiency，ID）是体内长期铁负平衡的结果，最初引起体内储存铁耗尽（iron depletion），继之发生红细胞内缺铁，称为缺铁性红细胞生成（iron deficient erythropoiesis，IDE），最后才发生缺铁性贫血（iron deficiency anemia，IDA）。

1. **血象** RBC 计数减少、Hb 浓度降低，以 Hb 浓度降低更为明显，根据贫血的程度不一，血象表现也不尽相同。

（1）轻度贫血时，RBC 计数可无异常，仅 Hb 浓度降低，红细胞形态改变不明显。

（2）中度以上贫血时则呈小细胞低色素改变，红细胞平均指数均小于正常。成熟红细胞大小不一，以小细胞为主，生理性淡染区扩大。贫血越严重，红细胞的改变越明显（图 16-1）。

（3）Ret 计数大多正常，亦可减少或轻度增多。

（4）白细胞计数正常，如近期有大量出血，中性粒细胞和 PLT 计数则可增多，贫血严重的患儿 PLT 计数可减少。

2. **骨髓象**

（1）增生活跃或明显活跃，粒红比值降低（图 16-2）。

（2）红系增生明显活跃（30% 以上），以中幼红、晚幼红为主，幼红细胞虽然增多，但各阶段红细胞体积较小，胞质量少，可见核质发育不平衡，表现为"老核幼质"。

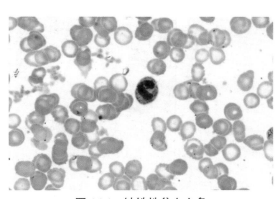

图 16-1 缺铁性贫血血象

（3）骨髓铁染色显示骨髓小粒可染铁消失，铁粒幼红细胞低于15%。富含骨髓小粒的涂片铁染色缺乏可染铁是诊断缺铁的"金标准"。

3. 铁代谢

（1）SF：SF是反映体内铁贮存的最灵敏、最可靠的指标，低于$12\mu g/L$可作为缺铁性贫血依据，其诊断符合率可达95%。

（2）SI和TIBC：IDA时SI浓度小于$8.95\mu mol/L$，TIBC大于$64.44\mu mol/L$，Tfs小于0.15。SI并非是缺铁的灵敏指标，且有昼夜变化，早晨高而夜间低，标本易被铁污染；炎症性疾病、结缔组织病和恶性肿瘤的SI均降低，肝细胞坏死可使SI增高。但TIBC较稳定。

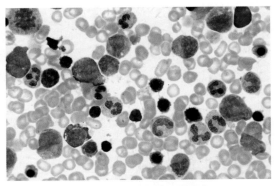

图16-2　缺铁性贫血骨髓象

（3）血清sTfR：sTfR浓度大于26.5nmol/L可诊断缺铁。sTfR浓度不受炎症、肝脏疾病和妊娠等因素的影响，可以较好地反映缺铁，其灵敏度和特异度均优于SF。

只有SI降低不能诊断为缺铁，必须是SF降低或铁染色显示细胞内铁、细胞外铁减少或消失，才能诊断为缺铁。血清Tfs一般常与SI同时检查，以判断体内铁变化的情况。

总之，采用2项以上铁代谢异常作为铁缺乏的诊断指标，可降低误诊率，减少假阳性结果。IDA属于小细胞低色素性贫血（microcytic hypochromic anemia），需要与许多疾病相鉴别（表16-19）。

表16-19　小细胞低色素性贫血的鉴别

鉴别项目	缺铁性贫血	铁粒幼细胞性贫血	珠蛋白生成障碍性贫血	慢性病性贫血
病因	缺铁	铁利用障碍	Hb异常	缺铁或铁利用障碍
网织红细胞	正常或增高	正常或增高	正常或增高	正常
血清铁蛋白	降低	增高	增高	正常或增高
血清铁	降低	增高	增高	降低
总铁结合力	增高	降低	正常	降低
未饱和铁结合力	增高	降低	降低	降低
转铁蛋白饱和度	降低	增高	增高	正常
细胞外铁	降低	增高	增高	增高
储存铁	降低	正常或增高	增高	增高
铁粒幼细胞	减少	环形铁粒幼细胞>15%	增高	减少
HbA$_2$	降低或正常	降低或正常	增高	降低

（二）巨幼细胞贫血

巨幼细胞贫血（megaloblastic anemia）是由DNA合成障碍所致的一组贫血，主要由体内缺乏维生素 B$_{12}$ 或叶酸所致,亦可由遗传性或药物等获得性 DNA 合成障碍所致。

1. **血象**

(1)RBC 计数减少、Hb 浓度降低。因发病缓慢,多数患者 Hb 浓度在 60g/L 以下,甚至为 30~40g/L。

(2)红细胞大小不均,易见椭圆形巨红细胞,并可见嗜多色性红细胞、嗜碱性点彩红细胞、豪 - 乔小体(染色质小体)及 Cabot 环。有时可出现中、晚巨幼红细胞。

(3)Ret 计数正常或轻度增多。

(4)白细胞计数正常或轻度减少。中性分叶核粒细胞呈分叶过多现象,可达 6~10 叶以上,偶见少数幼稚巨粒细胞。

(5)PLT 计数正常或减少,可见巨大血小板。

2. **骨髓象**　确定巨幼细胞贫血主要依据血细胞形态学特点。

(1)骨髓增生活跃或明显活跃(图 16-3)。

(2)有核红细胞增多,常大于 40%,以早幼红细胞为主,各阶段有核红细胞呈巨幼变,核质发育不平衡,表现为"幼核老质"。巨幼红细胞糖原染色呈阴性。

(3)粒系可见巨幼样变及核分叶过多现象。

3. **血液生化检查**

(1)因无效造血,血清 UCB 浓度可轻度增高,血清 LDH 活性增高,其中 LDH$_1$ 及 LDH$_2$ 明显增高,以前者更为显著。

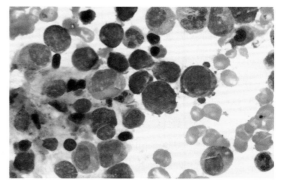

图 16-3　巨幼细胞贫血骨髓象

(2)血清叶酸浓度小于 6.8nmol/L,血清维生素 B$_{12}$ 浓度小于 148pmol/L。

4. **病因诊断**　需要借助病史、体征、胃肠道检查及寄生虫检查,分析维生素缺乏的病因。疑有恶性贫血时,需要检查血清内因子抗体和血清壁细胞抗体。

5. **诊断性治疗**　叶酸 10mg 每天 3 次口服或维生素 B$_{12}$ 50μg 肌内注射,1 次 /d,共 10d。如果用药 4~6d 后 Ret 计数增多有助于相应诊断。

(三)再生障碍性贫血

再生障碍性贫血(aplastic anemia,AA),简称再障,是由多种原因所致的骨髓造血干细胞减少和 / 或功能异常,而引起红细胞、粒细胞和血小板生成减少的一组综合征,主要表现为贫血、感染和出血。根据临床表现和血液学特点,再障可分为急性再障(acute AA,AAA)和慢性再障(chronic AA,CAA)。

1. **血象**　急性再障的全血细胞减少,呈正细胞正色素性贫血(normocytic normochromic anemia),慢性再障则表现为二系或三系细胞不同程度减少,早期常出现 PLT 计数减少。急性再障与慢性再障的血象变化见表 16-20。

表 16-20　急性再障与慢性再障的血象变化

指标	急性再障（AAA）	慢性再障（CAA）
RBC 计数、Hb 浓度	显著减少、Hb 浓度明显降低，两者平行性变化	平行性降低，多为中度或重度降低，呈正细胞正色素性贫血
Ret 计数	明显减少，绝对值小于 $0.5 \times 10^9/L$，甚至为 0	减少，绝对值低于正常，常小于 $15 \times 10^9/L$，部分患者骨髓呈局灶性增生，可有轻度增多
白细胞计数	明显减少，多数患者为 $(1.0{\sim}2.0) \times 10^9/L$。淋巴细胞相对增多，多在 60% 以上，有时可高达 90% 以上。外周血一般无幼稚细胞	减少，多在 $(2.0{\sim}3.0) \times 10^9/L$，中性粒细胞减少，但绝对值大于 $0.5 \times 10^9/L$。淋巴细胞相对增多，一般不超过 50%
PLT 计数	明显减少，常小于 $2.0 \times 10^9/L$，严重患者常小于 $1.0 \times 10^9/L$	减少，多为 $(30{\sim}50) \times 10^9/L$

2. 骨髓象

（1）急性再障（AAA）：骨髓损害广泛，骨髓小粒细小，脂肪滴明显增多，多部位穿刺均显示①骨髓增生明显减低，骨髓小粒呈粗网空架状结构，细胞稀少，造血细胞罕见，大多为非造血细胞；②粒、红两系细胞极度减少，淋巴细胞相对增多，可达 80% 以上；③巨核细胞显著减少，多数患者常无巨核细胞；④浆细胞增多。有时还可有肥大细胞（组织嗜碱细胞）、网状细胞增多（图 16-4）。

（2）慢性再障（CAA）：可出现一些局灶性代偿性造血灶，故不同穿刺部位的结果可有一定差异，有时需多部位穿刺检查及配合骨髓组织学（对 AA 的诊断价值更大），才能获得较可靠的诊断依据。典型 CAA 的骨髓象特征为：①骨髓增生减低；②红系、粒系、巨核系三系细胞均不同程度减少：常在疾病早期巨核细胞就出现减少，治疗有效时恢复最慢；③淋巴细胞相对增多，浆细胞、肥大细胞和网状细胞也可增多，但均比 AAA 少；④有时可有中性粒细胞核左移及粒细胞退行性变等现象，严重患者的幼红细胞也可出现类似表现。

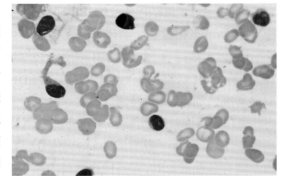

图 16-4　再生障碍性贫血骨髓象

3. 骨髓组织学　骨髓组织学检查对评价骨髓增生情况优于骨髓涂片，可提高诊断的准确度，是诊断再障的必备条件。

4. 其他检查

（1）流式细胞术检查骨髓 CD34⁺ 细胞对鉴别再障和低增生性骨髓增生异常综合征（MDS）有重要意义，再障患者 CD34⁺ 细胞显著减少（小于 0.5%），低增生性 MDS 患者则明显增多。

（2）造血祖细胞培养有助于检出有无抑制性淋巴细胞或血清中有无抑制因子。

（3）NAP 积分增高，血清溶菌酶活力降低。

(4)除了范科尼贫血染色体畸变较多外,染色体核型一般正常,如有核型异常须除外MDS。

(四)溶血性贫血

溶血性贫血(hemolytic anemia,HA)是由于各种原因使红细胞寿命缩短、破坏增多,而骨髓造血功能不能相应代偿所引起的一类贫血。主要表现为红细胞明显的代偿性增生。

1. 血象

(1)RBC 计数减少、Hb 浓度降低,两者呈平行性变化。

(2)红细胞大小不均,易见大红细胞、嗜多色性红细胞及有核红细胞(以晚幼红或中幼红细胞为主),可见豪 - 乔小体(染色质小体)、Cabot 环、嗜碱性点彩红细胞等(图 16-5)。不同原因所致的溶血性贫血,有时出现特殊的异形红细胞增多,如球形细胞、靶形红细胞、裂片细胞等,对病因诊断具有一定意义。

(3)Ret 计数增多,尤其是急性溶血时常明显增多。

(4)急性溶血时白细胞计数和 PLT 计数常增多。中性粒细胞增多,并有中性粒细胞核左移现象。

2. 骨髓象

(1)骨髓增生明显活跃。

(2)成熟红细胞形态与血象相同。红细胞系显著增生,幼红细胞常大于30%,急性溶血时甚至大于50%,粒红比值降低或倒置。各阶段幼红细胞增多,以中、晚幼红细胞增生为主。核分裂型幼红细胞多见。可见幼红细胞边缘不规则突起、核畸形、豪 - 乔小体、嗜碱性点彩红细胞等(图 16-6)。

(3)粒细胞系相对减少,各阶段细胞的比例及形态大致正常。

(4)巨核细胞系正常,淋巴细胞和单核细胞均正常。

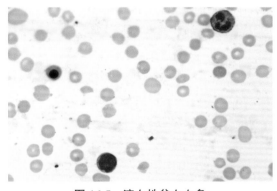

图 16-5　溶血性贫血血象

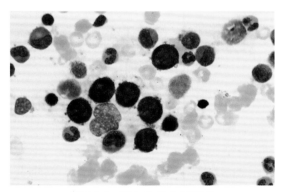

图 16-6　溶血性贫血骨髓象

3. 血液

(1)血清 UCB 浓度增高:大量溶血时,血清 UCB 浓度增高,CB 常少于总胆红素的15%。血清胆红素浓度除了取决于血红蛋白分解的程度外,尚与肝脏清除胆红素的能力密切相关。

(2) 血红蛋白血症：当严重溶血，主要是血管内溶血时，血浆游离血红蛋白浓度明显增高，但由于血液标本在体外储存时容易造成溶血，游离血红蛋白检查的实际意义并不大。

(3) 高铁血红素清蛋白血症（methemalbuminemia）：血浆游离血红蛋白易氧化为高铁血红蛋白，高铁血红蛋白又分解为高铁血红素，后者与血浆清蛋白结合形成高铁血红素清蛋白（methemalbumin）。高铁血红素清蛋白是判断溶血的一个不灵敏的指标。

(4) 血清 LDH 活性增高：其中以 LDH$_2$ 增高为主，与溶血性贫血时红细胞酶大量进入血浆有关。但应注意引起 LDH 活性增高的其他原因，故 LDH 活性增高对溶血性贫血诊断缺乏特异性。

(5) 血清 Hp 浓度降低：血管内溶血后，1 分子的 Hp 可结合 1 分子的游离血红蛋白，此种结合体很快从血液中被肝细胞所清除，3~4d 后，血清 Hp 浓度才恢复。血清 Hp 浓度降低与血管内溶血和血管外溶血均相关。

4. 尿液

(1) 尿胆原增高：急性大量溶血患者尿胆原排出量可明显增高。慢性溶血患者尿胆原并不增多，仅在肝功能异常、无法处理从肠道吸收的粪胆原时，尿液尿胆原才会增高。

(2) 含铁血黄素尿：主要见于慢性血管内溶血，被肾小管重吸收的游离血红蛋白，在肾小管上皮细胞内被分解为卟啉、铁和珠蛋白。铁以含铁血黄素形式沉积在上皮细胞内，当细胞脱落随尿液排出，即成为含铁血黄素尿（hemosiderinuria）。

(3) 血红蛋白尿：当血浆中的游离血红蛋白超过了 Hp 所结合的能力，多余的血红蛋白即可从肾小球滤出。当尿液无红细胞而隐血试验阳性时，可认为有血管内溶血。

对于溶血性贫血还需要确定血管内溶血还是血管外溶血（表 16-21）以及病因诊断（表 16-22）。

表 16-21 血管内溶血和血管外溶血的鉴别

鉴别点	血管内溶血	血管外溶血
病因	获得性多见	遗传性多见
红细胞主要破坏场所	血管内	单核吞噬细胞系统
病程	多为急性	常为慢性，急性加重
贫血、黄疸	常见	常见
肝、脾大	少见	常见
红细胞形态异常	正常或轻度异常	明显异常
红细胞脆性改变	变化小	多有改变
血浆游离血红蛋白	增高	正常或轻度增高
高铁血红素清蛋白	增高	正常
血红蛋白尿	常见	无或轻度

续表

鉴别点	血管内溶血	血管外溶血
尿含铁血黄素	慢性可见	一般阴性
骨髓再障危象	少见	急性溶血加重时可见
LDH 活性	增高	轻度增高
脾切除	无效	可有效

表 16-22 常用的溶血性贫血病因诊断项目及临床意义

项目	结果	临床意义
红细胞脆性试验	增高	遗传性球形红细胞增多症
抗人球蛋白试验	阳性	AIHA,药物免疫性溶血性贫血,新生儿同种免疫溶血症,冷凝集素综合征
酸溶血试验	阳性	PNH(作为肯定诊断)
蔗糖溶血试验	阳性	PNH(作为筛查)
高铁血红蛋白还原试验	还原率降低	G6PD 缺乏症
血红蛋白电泳	异常	常用于检查 HbC、Hbbart 等
HbA2	增高	β 珠蛋白生成障碍性贫血
HbF	增高	β 珠蛋白生成障碍性贫血
HbH 包涵体	阳性	α 珠蛋白生成障碍性贫血
异丙醇沉淀试验	阳性	有不稳定血红蛋白存在
热变性试验	沉淀率增高	存在不稳定血红蛋白,>10% 有诊断意义
镰变试验	阳性	HbS 病
冷热溶血试验	阳性	PCH

二、白细胞疾病

(一)急性白血病

急性白血病(acute leukemia,AL)是一组异质性恶性克隆性疾病,系造血干细胞/祖细胞突变引起的造血系统恶性肿瘤。其主要表现为异常血细胞(即白血病细胞)在骨髓及其他造血组织中失控制地增生,浸润各种组织,而正常造血功能受到抑制,产生相应的临床表现。按白血病细胞的形态和细胞化学特征,将急性白血病分为急性髓系白血病(acute myeloid leukemia,AML)、急性淋巴细胞白血病(acute lymphoblastic leukemia,ALL)。

1. **血象**

(1)红细胞:RBC 计数中度或重度减少、Hb 浓度中度或重度降低,呈正细胞正色素性贫血。成熟红细胞形态无明显异常,少数患者可见红细胞大小不均,或出现幼红细胞。

(2)白细胞:白细胞计数多少不定,大多数患者白细胞计数增多。白细胞计数大于 $10 \times 10^9/L$ 的白血病称为白细胞增多性白血病;白细胞计数大于 $100 \times 10^9/L$ 称为高白细胞性急性白血病(hyperleukocytic acute leukemia,HAL)。部分患者白细胞计数正常或减少,未发现幼稚细胞,当白细胞计数小于 $1.0 \times 10^9/L$ 称为白细胞不增多性白血病。

(3)血小板:早期约 50% 患者 PLT 计数小于 $60 \times 10^9/L$,晚期 PLT 计数多极度减少。

2. 骨髓象

(1)多数患者的骨髓增生明显活跃或极度活跃,少数减低,白血病性原始细胞增生呈恶性肿瘤细胞形态学特征,细胞大小相差较大,胞质量少,胞核大、形态不规则,常有扭曲、折叠、切迹、分叶或双核等。核染色质疏松,核仁明显、数量多,核质发育不平衡。胞质内易见空泡,Auer 小体有助于诊断 AML。

(2)其他系列血细胞增生受抑制而减少。

(3)分裂型细胞和退化细胞增多。ALL 可见"篮细胞"增多,AML 见 Auer 小体,急性红白血病(acute erythroleukemia,AEL)可见幼红细胞呈巨幼样变(图 16-7~ 图 16-9)。

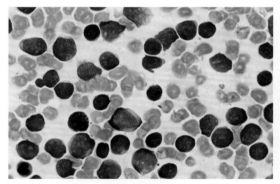

图 16-7 急性淋巴细胞白血病(L_2)骨髓象

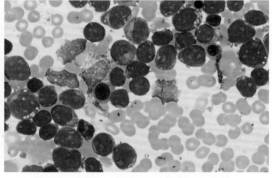

图 16-8 急性淋巴细胞白血病(L_3)骨髓象

3. 分型 1976 年,法(F)、美(A)、英(B)协作组提出了急性白血病 FAB 形态学分型方案,提出以原始细胞 ≥30% 为 AL 的诊断标准。根据原始细胞的形态学特征,将 AL 分为 ALL、AML 或称为急性非淋巴细胞白血病(acute non-lymphocytic leukemia,ANLL)(表16-23、表 16-24),此后又对 FAB 分型进行了多次的修订与补充。

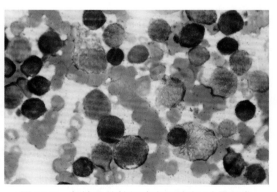

图 16-9 急性早幼粒细胞白血病(M_3)骨髓象

表 16-23　急性淋巴细胞白血病分型与标准

类型	标准
L_1	原始和幼稚淋巴细胞以小细胞(直径≤12μm)为主,胞质较少,核型规则,核仁不清楚
L_2	原始和幼稚淋巴细胞以大细胞(直径>12μm)为主,胞质较多,核型不规则,常凹陷或折叠,核仁明显
L_3	原始和幼稚淋巴细胞以大细胞为主,大小较一致。胞质较多,呈嗜碱性,内有明显的空泡,染色体、核型较规则,核仁清楚

表 16-24　急性髓系白血病分型与标准

类型	标准
M_0(急性髓系白血病微分化型, minimally differentiated AML)	骨髓原始细胞≥30%,胞质透明,嗜碱性,无嗜天青颗粒及 Auer 小体。髓过氧化酶(MPO)及苏丹黑 B 阳性<3%
M_1(急性粒细胞白血病未分化型, AML without maturation)	原粒细胞(Ⅰ型 + Ⅱ型)占骨髓非红系有核细胞(NEC)90% 以上,早幼粒细胞很少,无或罕见中幼粒细胞以下阶段
M_2(急性粒细胞白血病部分分化型, AML with maturation)	原粒细胞(Ⅰ型 + Ⅱ型)占骨髓 NEC 的 30%~89%,其他粒细胞>10%,单核细胞<20%
M_3(急性早幼粒细胞白血病,acute promyelocytic leukemia,APL)	骨髓中以多颗粒的早幼粒细胞为主,占 NEC 的 30% 以上
M_4(急性粒 - 单核细胞白血病,acute myelomonocytic leukemia,AMML)	骨髓中原始细胞占 NEC 的 30% 以上,各阶段粒细胞占 30%~80%,各阶段单核细胞>20%
M_4E_O(AML with eosinophilia)	除 M_4 特征外,嗜酸性粒细胞占 NEC 5% 以上
M_5(急性单核细胞性白血病,acute monocytic leukemia,AMOL)	骨髓 NEC 中原单核细胞、幼单核细胞及单核细胞≥80%。原单核细胞≥80% 为 M_{5a},原单核细胞(Ⅰ型 + Ⅱ型)<80% 为 M_{5b}
M_6(急性红白血病,acute erythroleukemia,AEL)	骨髓有核红细胞≥50%,NEC 中原始细胞(Ⅰ型 + Ⅱ型)≥30%
M_7(急性巨核细胞性白血病,acute megakaryoblastic leukemia,AMKL)	骨髓中原始巨核细胞≥30%,血小板抗原阳性,血小板过氧化物酶阳性

4. **细胞化学染色**　主要用于各类白血病分型诊断。常见白血病的细胞化学染色反应见表 16-25。糖原染色(PAS)除可用于鉴别上述三种白血病外,尚可用于鉴别红白血病(M_6 型)与巨幼细胞贫血,前者往往呈强阳性反应,后者反应不明显。

表 16-25　常见急性白血病类型鉴别

指标	急性淋巴细胞白血病	急性髓系白血病	急性单核细胞白血病
POX	–	分化差的原始细胞 -~+ 分化好的原始细胞 +~+++	-~+
PAS	+,成块或颗粒状	弥漫性淡红色,-/+	呈淡红色钟表盘状,-/+
NSE	–	NaF 抑制不灵敏,-~+	能被 NaF 抑制,+
NAP	增高	降低或 –	正常或增高

5. **免疫表型** 根据白血病细胞免疫学标志的表达阳性率及表达强弱,不仅可区别 ALL 与 ANLL,还可区别各亚型白血病。急性白血病多采用一线标志抗体来筛查 AML 及 T、B 淋巴系白血病,用二线标志抗体进一步确定亚型(表 16-26);急性白血病免疫分型见表 16-27~ 表 16-29。

表 16-26 急性白血病常用免疫标志

抗体	髓系	B 淋巴系	T 细胞系	非系列特异性
一线	CD13,CD117,Anti-MPO*	CD22*,CD19,CD10,CD79a*	CD3*,CD7,CD2	TdT*,HLA-DR
二线	CD33,CD14,CD15,CD11,CD61,CD41、CD42,血型糖蛋白 A	CD20,CD42,CyIg,SmIg	CD1,CD4,CD5,CD8	CD34

注: * 胞核表达,其余为胞质表达。

表 16-27 B-ALL 免疫学分型

免疫标志	Pro-B-ALL	Common-B-ALL	Pre-B-ALL	B-ALL
CD10	−	+	+/−	−/+
CD19	+	+	+/−	+
CD34	+	+	+/−	−
CD22	−	−/+	+	+
cCD79a	+	+	+	+
CD20	−	−/+	+/−	+
CyIg	−	−	+	−/+
SmIg	−	−	−	+
TdT	+	+	+	+

注: +/− 表示多数阳性,−/+ 表示多数阴性。

表 16-28 T-ALL 免疫学分型

免疫标志	Pro-T-ALL	Pre-T-ALL	cortical T-ALL	medullary T-ALL
cCD3	+	+	+	+
CD2	−	+	+	+
CD7	+	+	+	+
CD1a	−	−	+	−
CD34	+/−	+/−	−	−

免疫标志	Pro-T-ALL	Pre-T-ALL	cortical T-ALL	medullary T-ALL
TdT	+	–/+	+	+
CD4/CD8	–/–	–/–	+/+	+/–；–/+

注：+/–. 多数阳性，–/+. 多数阴性。cortical T-ALL. 皮质 T-ALL，medullary T-ALL. 成熟 T-ALL。

WHO 对髓细胞系的系列特异性标志进行了认定：髓细胞系为 MPO+（FCM，免疫组合或细胞化学）或单核细胞分化（至少 2 个标志：NSE，CD11C，CD64，CD14，溶菌酶）。髓系细胞不同细胞遗传学及原始细胞发育阶段的不同有不一样的免疫表型特征，如 APL 伴 t(15；17)(q22；q21)；PML-RARa，此类细胞多以早幼粒细胞增多为特征的 AML，以 CD34、HLA-DR、CD11b、CD11c、CD18 低表达或阴性为特征。AML-M_5 的免疫表型，一般不同程度地表达髓系抗原，如 CD13、CD33（强表达）、CD15 和 CD65，几乎所有病例均表达 HLA-DR；同时表达至少 2 个单核细胞特征性标志，如 CD14、CD4、CD64、CD36、CD300e、CD11b 等。M_6 中原始红细胞可表达 CD36、CD71 及血型糖蛋白 A，同时 CD45 阴性为与其他系别细胞不同。M_7 免疫表型也较特殊，幼稚巨核细胞可以表达一个或多个血小板糖蛋白：CD41，CD61，同时可表达 CD36；CD34、CD45 和 HLA-DR 常为阴性。

表 16-29　AML 免疫学分型

免疫标志	M_0	M_1	M_2	M_3	M_4	M_5	M_6	M_7
HLA-DR	–	+	+	–	+	+	+/+	+/–
CD34	–	+	+/–	–	+/–	+/–	–	+/–
CD33	+	+	+	+	+	+	+/–	++
CD13	+	+/–	+	+	+	+	+	未报告
CD14	–	–	+/–	–	+	+	–	未报告
CD15	–	–	+	+/–	+	+	+/–	未报告
血型糖蛋白 A	–	–	–	–	–	–	+	–
血小板 GP Ⅰb/ 或Ⅱb/Ⅲa	–	+	–	–	–	–	–	+

6. **细胞遗传学**　多数 AL 都有染色体数量和结构上的异常，表现为染色体数量的增多或丢失；染色体结构改变，如易位、缺失和倒位等。白血病完全缓解后染色体异常可消失，复发时再次出现。例如，M_3t(15；17)(q22；q21) 系 15 号染色体上的 *PML*（早幼粒白血病基因）与 17 号染色体上 *RARa*（维 A 酸受体基因），形成 *PML/RARa* 融合基因。这是 M_3 发病及用维 A 酸治疗有效的分子基础。其他常见的异常见表 16-30。此外，某些 AL 尚有 *N-ras* 癌基因点突变、活化，抑癌基因 *p53*、*Rb* 失活。

表 16-30　白血病部分亚型的染色体和基因改变

类型	染色体改变	基因改变
M_2	t(8；21)(q22；q22)	*AML1/ETO*
M_3	t(15；17)(q22；q21)	*PML/RARa，RARa/PML*
M_4E_O	inv/del(16)(q22)	*CBFB/MYH11*
M_5	t/del(11)(q23)	*MLL/ENL*
L_3（B-ALL）	t(8；14)(q24；q32)	*MYC* 与 *IgH* 并列
ALL（5%~20%）	t(9；22)(q34；q11)	*Bcr/Abl，m-Bcr/Abl*

7. 其他

(1)骨髓细胞培养 CFU-CM 严重受抑制或不生长,而白血病祖细胞集落生成单位(CFU-L)却明显增多。缓解后 CFU-L 不生长或极少成集落,CFU-CM 恢复正常。

(2)在化疗期间,血清尿酸浓度增高。尿液尿酸排泄量增多,甚至出现尿酸结晶。发生 DIC 时可出现凝血机制障碍。AMOL 患者血清和尿溶菌酶活性增高,AML 不增高,而 ALL 常降低。中枢神经系统白血病(central nervous system leukemia,CNSL)患者脑脊液的混浊度随着所含细胞数量不同而变化。脑脊液压力增高,白细胞计数增多($>10 \times 10^6$/L),蛋白质浓度增高(>450mg/L),而葡萄糖浓度减少,脑脊液涂片中可发现白血病细胞。

(二)骨髓增生异常综合征

骨髓增生异常综合征(myelodysplastic syndrome,MDS)是一组以无效造血、病态形态和外周血血细胞减少为特征的克隆性髓系肿瘤。

1. 分类　FAB 协作组将 MDS 分为 5 种类型:①难治性贫血(refractory anemia,RA);②难治性贫血伴环形铁粒幼细胞增多(refrectory anemia with ring sideroblastosis,RARS);③难治性贫血伴原始细胞增多(refractory anemia with excess of blasts,RAEB);④转化中难治性贫血伴原始细胞增多(refractory anemia with excess of blasts in transformation,RAEB-T);⑤慢性粒 - 单核细胞白血病(chronic myelomonocytic leukemia,CMML)。各型的血液学特点见表 16-31。

表 16-31　MDS 各亚型血液学特点(FAB 分型)

亚型	原粒细胞		骨髓环形铁粒幼细胞 /%*	外周血单核细胞 ×10⁹/L	Auer 小体#
	骨髓 /%	外周血 /%			
RA	<5	<1	<15	不定	−
RAS	<5	<1	≥15	不定	−
RAEB	5~20	<5		<1	−
RAEB-T	21~29	≥5		<1	±
CMML	5~20	<5		>1	−

注: *占红系细胞的 %,#见到 Auer 小体,即使其他条件不符合,亦诊断为 RAEB-T。

在 FAB 分型基础上,WHO 对 MDS 分型进行了几次修订,2016 年 WHO 修订的 MDS 诊断及分型标准(表 16-32、表 16-33),体现了知识更新、理念更新,其更加合理、更接近于疾病本质。

表 16-32　MDS 分型(WHO,2016 年)

分型	亚型
MDS 伴单系病态造血(MDS with single lineage dysplasia, MDS-SLD)	

续表

分型	亚型
MDS 伴多系病态造血（MDS with multilineage dysplasia，MDS-MLD）	
MDS 伴环形铁粒幼细胞（MDS with ring sideroblast，MDS-RS）	MDS 伴环形铁粒幼细胞和单系病态造血（MDS-RS-SLD） MDS 伴环形铁粒幼细胞和多系病态造血（MDS-RS-MLD）
MDS 伴原始细胞增多（MDS with excess blasts，MDS-EB）	MDS 伴原始细胞增多和红系为主（MDS-EB1） MDS 伴原始细胞增多和纤维化（MDS-EB2）
MDS 伴孤立 5q-［MDS associated with isolated de(5q)］	
MDS 不能分类型（MDS unclassifiable，MDS-U）	外周血原始细胞<1% 单系病态造血并全血细胞减少 根据定义的细胞遗传学异常
儿童 MDS	儿童难治性血细胞减少症（refractory cytopenia of childhood，RCC）

表 16-33　MDS 分型标准（WHO，2016 年）

分型	病态造血	血细胞减少*	环形铁粒幼红细胞	外周血与骨髓原始细胞	常规核型变化
MDS-SLD	1 系	1 或 2 系	<15% 或<5%**	骨髓<5%，外周血<1%，无 Auer 小体	任何核型，但不符合伴孤立 del(5q) MDS 标准
MDS-MLD	2 或 3 系	1~3 系	<15% 或<5%**	骨髓<5%，外周血<1%，无 Auer 小体	任何核型，但不符合伴孤立 del(5q) MDS 标准
MDS-RS-SLD	1 系	1 或 2 系	≥15% 或≥5%**	骨髓<5%，外周血<1%，无 Auer 小体	任何核型，但不符合伴孤立 del(5q) MDS 标准
MDS-RS-MLD	2 或 3 系	1~3 系	≥15% 或≥5%**	骨髓<5%，外周血<1%，无 Auer 小体	任何核型，但不符合伴孤立 del(5q) MDS 标准
MDS-EB-1	0~3 系	1~3 系	任何比例	骨髓 5%~9% 或外周血 2%~4%，无 Auer 小体	任何核型
MDS-EB-2	0~3 系	1~3 系	任何比例	骨髓 10%~19% 或外周血 5%~19% 或有 Auer 小体	任何核型

续表

分型	病态造血	血细胞减少*	环形铁粒幼红细胞	外周血与骨髓原始细胞	常规核型变化
MDS-5q–	1~3 系	1 或 2 系	任何比例	骨髓<5%,外周血<1%,无 Auer 小体	仅有 del(5q),可以伴有 1 个其他异常,但 -7 或 del(7q)除外
MDS-U					
外周血原始细胞<1%	1~3 系	1~3 系	任何比例	骨髓<5%,外周血 1%***,无 Auer 小体	任何核型
单系病态造血并全血细胞减少	1 系	3	任何比例	骨髓<5%,外周血<1%,无 Auer 小体	任何核型
根据定义的细胞遗传学异常	0	1~3 系	<15%****	骨髓<5%,外周血<1%,无 Auer 小体	有定义 MDS 的核型异常
儿童难治性血细胞减少症	1~3 系	1~3 系	无	骨髓<5%,外周血<2%	任何核型

注:*血小板减少,Hb<100g/L,PLT<100×10⁹/L,中性粒细胞绝对值<1.8×10⁹/L,极少数情况下可见不低于此指标的轻度贫血或血小板减少的 MDS,但单核细胞必须小于 1×10⁹/L;**存在 *SF3B1* 突变;***必须有 2 次不同场合检查的外周血有 1% 原始细胞记录;****环形铁粒幼细胞 ≥15%,且有明显的红系病态造血,则为 MDS-RS-SLD。

2. **血象**

(1)RBC 及 Hb 不同程度减少,多为正细胞正色素性贫血,也可表现为小细胞性或大细胞性改变。红细胞大小不均及异形,可见椭圆形大红细胞、嗜多色性红细胞、嗜碱性点彩红细胞及有核红细胞;Ret 计数减少。

(2)白细胞计数正常或减少,粒细胞可有形态异常,可见核分叶过多、Pelger-Hüet 畸形、胞质中颗粒减少或缺如或有异常大颗粒、成熟粒细胞胞质呈嗜碱性、核质发育不平衡等。可见幼稚粒细胞,或单核细胞增多。

(3)PLT 计数正常或减少,可见巨大或畸形血小板,血小板颗粒减少。

3. **骨髓象**　多数患者骨髓增生明显活跃,伴有病态造血(图 16-10)。

(1)红系细胞常明显增生,原红细胞和早幼红细胞增多。幼红细胞多有形态异常,可呈巨幼样变、核形异常,可见双核、多核、核出芽、核分叶状、核碎裂、核质发育不平衡等现象。易见幼红细胞岛,也可有环形铁粒幼细

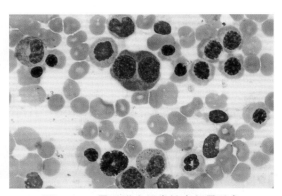

图 16-10　骨髓增生异常综合征骨髓象

胞增多。

(2)粒系细胞增生活跃或减低,原粒细胞及早幼粒细胞有不同程度增多,伴成熟障碍,可见 Auer 小体。成熟中性粒细胞核分叶过少(Pelger-Hüet 畸形)、分叶过多,胞质颗粒过少,以及巨晚幼粒和巨杆状核等。

(3)巨核细胞正常或增多。可见小原巨核细胞、多个小圆核巨核细胞、单个大圆核巨核细胞及明显畸形的巨核细胞。易见巨大血小板或畸形血小板。

4. 骨髓组织学　可见到原粒细胞及早幼粒细胞在小梁旁区或小梁间中央区形成集丛(3~5 个细胞)或集簇(>5 个细胞),称为"幼稚前体细胞异常定位"(abnormal localization of immature precursors,ALIP),每张骨髓片都能看到至少 3 个集丛或集簇为 ALIP(+)。

5. 骨髓细胞培养　粒 - 巨噬系集落形成单位(GM-CFU)集落的生长减少,集簇增多,细胞有成熟障碍。

6. 骨髓染色体　30%~50% 患者出现染色体异常,常见的变化为 5-,5q-,7-,7q-,+8,20q- 等。

三、骨髓增殖性肿瘤

骨髓增殖性肿瘤(myeloproliferative neoplasms,MPN)是一组克隆性造血干细胞疾病,表现为髓系(粒、红、巨核或肥大)细胞一系或多系增殖,临床表现为外周血一种或多种血细胞增多,肝脾大、出血倾向、血栓形成及髓外造血,病程进展缓慢,但可发生急变、骨髓纤维化及无效造血,最后转变为 AL。

(一)慢性髓细胞白血病

慢性髓细胞白血病(chronic myelocytic leukemia,CML)是起源于多能造血干细胞的恶性克隆增殖性疾病,表现为髓系各个阶段细胞的过度增殖,以外周血中性粒细胞增多,并出现幼稚粒细胞、嗜碱性粒细胞增多、贫血、PLT 计数增多和脾大为特征,具有异常的 Ph 染色体 t(9;22)(q34;q11.2)和 *Bcr/Abl* 融合基因,可从慢性期(chronic phase,CP)向加速期(accelerated phase,AP)、急变期(blastic phase or blast crisis,BP/BC)发展,如果转变为 AL,其预后较差。CML 约占全部白血病的 15%,国内慢性白血病中 90% 以上为 CML,以 20~60 岁的患者多见。

1. 血象

(1)早期 RBC 计数正常或轻度减少、Hb 浓度正常或轻度降低,随着病情发展贫血逐渐加重,急变期 RBC 计数重度减少或 Hb 浓度明显降低,一般为正细胞正色素性贫血,外周血可见有核红细胞、嗜多色性红细胞及嗜碱性点彩红细胞。

(2)白细胞显著增多为突出表现。疾病早期可为(20~50)×10^9/L,随后显著增多,多数为(100~300)×10^9/L,最高者可达 1 000×10^9/L 以上。白细胞分类可见各阶段粒细胞,慢性期以中性中幼粒细胞以下阶段为主,尤以中性晚幼粒细胞为多见,原粒细胞(Ⅰ型 + Ⅱ型)小于 10%,常伴嗜碱性粒细胞和 / 或嗜酸性粒细胞增多,单核细胞也可增多。随着病情进展,原粒细胞(Ⅰ型 + Ⅱ型)可增多,加速期原粒细胞可 ≥10%,急变期可 ≥20%(图 16-11)。

(3)早期 PLT 计数可增多(见于 1/3~1/2 患者)或正常,加速期和急变期 PLT 计数进行性减少。

2. 骨髓象

(1)骨髓增生极度活跃。

(2)粒细胞变化:①慢性期粒细胞显著增生,常在 90% 以上,粒红比值明显增高;②各阶段粒细胞均增多,以中性中幼粒细胞以下阶段为主,中性中幼粒和晚幼粒细胞居多,原粒细胞和早幼粒细胞小于 10%;③嗜碱性粒细胞和 / 或嗜酸性粒细胞明显增多,一般均小于 10%;④粒细胞常见形态异常,细胞大小不一,核染色质疏松,核质发育不平衡,胞质中出现空泡,分裂象增多等;⑤加速期和急变期患者原始细胞逐渐增多,由于 CML 是多能干细胞的病变,故可向各种细胞类型的白血病转变,以急粒变最常见,占 50%~60%,其次为急淋变,占 20%~30%(图 16-12)。

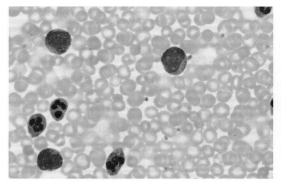

图 16-11　慢性髓细胞白血病血象

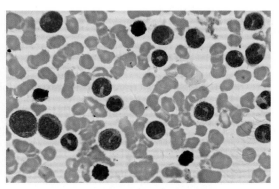

图 16-12　慢性髓细胞白血病骨髓象

(3)红细胞早期增生,晚期受抑制,成熟红细胞形态无明显异常。

(4)巨核细胞早期增多,晚期减少,可见小巨核细胞。

3. 祖细胞集落培养　慢性期骨髓和外周血粒系、巨核系、嗜酸粒系集落形成增多。进入加速期和急变期后祖细胞的增殖和分化能力减弱,集簇增多,已成为 CML 的分期指标之一。

4. NAP　90% 以上患者成熟粒细胞 NAP 阳性率和积分值明显降低。

5. 细胞遗传学　90% 以上患者骨髓中期分裂细胞都具有 Ph 染色体,即第 9 号染色体长臂与第 22 号染色体长臂发生易位,呈 t(9; 22)(q34; q11)。若用荧光原位杂交技术(FISH)检查 Ph 染色体,灵敏度更高。慢性期多为单纯 Ph 染色体,加速期和急变期还可出现双 Ph 染色体或附加其他染色体异常。

6. 融合基因　用 DNA 印迹或逆转录聚合酶链反应可发现 *Bcr/Abl* 融合基因,绝大部分 CML 患者为 *M-Bcr/Abl* 型(*P210BCR/ABL* 融合蛋白),个别为 m-型(*P190BCR/ABL* 融合蛋白)或 μ-型(*P230BCR/ABL* 融合蛋白)。所有 CML 患者 *Bcr/Abl* 融合基因均为阳性。

7. 血清生化　由于粒细胞中有维生素 B_{12} 结合蛋白,所以 CML 患者血清维生素 B_{12} 浓

度和维生素 B_{12} 结合力均显著增高。血清尿酸、LDH 浓度也均增高,化疗后因粒细胞被破坏而增高更加明显。向急变期发展时可出现高钙低钾,血清 TC 浓度可降低,其严重程度与患者生存期缩短有关。

CML 诊断不困难,凡有不明原因持续细胞数量增多、有典型的血象和骨髓象变化、NAP 阴性、脾大、骨髓细胞 Ph 阳性或检查到 *Bcr/Abl* 基因,诊断即可确定。确诊后应予以准确的分期。CML 临床分期及诊断标准见表 16-34。

表 16-34 CML 临床分期及诊断标准

分期	诊断标准
慢性期	具有 4 项者诊断成立
	(1)贫血或脾大
	(2)外周血白细胞计数 $\geqslant 30 \times 10^9/L$,粒系核左移,原粒细胞(Ⅰ型 + Ⅱ型)<10%。嗜酸粒细胞和嗜碱粒细胞增多,可有少量有核红细胞
	(3)骨髓增生明显活跃至极度活跃,以粒系增生为主,中幼粒、晚幼粒和杆状粒细胞增多,原粒细胞(Ⅰ型 + Ⅱ型)≤10%
	(4)NAP 积分极度降低或消失
	(5)Ph 染色体阳性及分子标志 *Bcr/Abl* 融合基因阳性
	(6)CFU-GM 培养显示集落或集簇较正常明显增多
加速期	具有 2 项者,可考虑为本期
	(1)不明原因的发热、贫血、出血加重和 / 或骨骼疼痛
	(2)脾脏进行性增大
	(3)不是药物引起的血小板进行性降低或增高
	(4)血液及 / 或骨髓原粒细胞(Ⅰ型 + Ⅱ型)>10%
	(5)外周血嗜碱性粒细胞>20%
	(6)骨髓中有显著的胶原纤维增生
	(7)出现 Ph 以外的其他染色体异常
	(8)对传统的抗 CML 药物治疗无效
	(9)CFU-GM 增殖和分化缺陷,集簇增多,集簇和集落的比值增高
急变期	具有 4 项之一者可诊断为本期
	(1)原粒细胞(Ⅰ型 + Ⅱ型)或原始淋巴细胞 + 幼稚淋巴细胞,或外周血、骨髓原单核细胞 + 幼稚单核细胞 $\geqslant 20\%$
	(2)外周血原粒细胞 + 早幼粒细胞 $\geqslant 30\%$
	(3)骨髓中原粒细胞 + 早幼粒细胞 $\geqslant 50\%$
	(4)有髓外原始细胞浸润
	此期临床症状、体征比加速期更恶化,CFU-GM 培养呈小簇生长或不生长

(二) 真性红细胞增多症

真性红细胞增多症(polycythemia vera,PV)是一种克隆性的以红细胞异常增生为主的慢性 MPN。其外周血总容量绝对增多,血液黏滞度增高,常伴有白细胞和 PLT 计数增多、脾大,病程中可出现出血、血栓等并发症。临床特征有皮肤黏膜红紫、脾大和血管及神经系统症状。中老年发病较多,男性略高于女性。

1. **血象** RBC 计数一般为 $(6\sim10)\times10^9$/L,Hb 浓度为男性 >165g/L、女性 >160g/L,Hct 为 55%~80%,红细胞形态多正常或轻度大小不一,偶见幼红细胞。白细胞计数可轻度增多,50% 患者 PLT 计数为 $(450\sim1\,000)\times10^9$/L,可见巨型血小板。

2. **骨髓象** 骨髓增生活跃或明显活跃,粒系、红系、巨核系细胞显著增生,尤其以幼红细胞为主,随着病情发展可合并骨髓纤维化(myelofibrosis,MF)。

3. **骨髓组织学** 骨髓组织学显示粒系、红系、巨核系三系细胞增生,造血细胞代替脂肪细胞。合并骨髓纤维化时网状纤维增多。

4. **血容量** 全血容量增多,血浆容量增多或正常。血液比重为 1.070~1.080,血黏滞度为健康人的 5~8 倍。

5. **血液生化检查** 多数患者尿酸增多,2/3 患者血液和尿液组胺浓度增高。血清维生素 B_{12} 及不饱和维生素 B_{12} 结合力 [unsaturated(vitamin)B_{12} binding capacity,UBBC] 增高。血清 α_2 球蛋白浓度降低,γ 球蛋白浓度可增高。

6. **细胞遗传学和分子病理学** 90%~95% 的 PV 患者有 *JAK2 V617* 突变或 *JAK2* 第 12 外显子突变,对 PV 有极高的诊断价值。

PV、继发性红细胞增多症(secondary erytrhrocytosis,SE)和相对性红细胞增多症(relative erytrhrocytosis,RE)的实验诊断指标变化见表 16-35。

表 16-35 PV、SE 和 RE 的实验诊断指标变化

指标	PV	SE	RE
RBC 计数	增多	增多	降低或正常
Hct	增高	增高	增高
PLT 计数	增多	正常	正常
核左移	重度	正常	正常
NRBC	增多	正常	正常
异形红细胞	增多	正常	正常
白细胞 ALP	增高	正常	正常
血清尿酸	增高	增高	正常
血清维生素 B_{12}	增高	正常	正常
血浆量	增高或正常	正常或增高	降低
血容量	增高	增高	降低或正常
骨髓细胞学	三系增生	红系增生	正常
血氧饱和度	正常	降低	正常

(三) 原发性血小板增多症

原发性血小板增多症(essential thrombocythemia,ET),也称为出血性血小板增多症,是一种以巨核细胞增生为主的造血干细胞克隆性疾病。其特征为外周血 PLT 计数持续增多,且伴功能异常,骨髓中巨核细胞过度增殖,临床有自发出血倾向和 / 或血栓形成,约半数患者有脾大。

1. **血象**

(1)少数患者因失血可呈低色素性贫血,红细胞大小不均,中心淡染区扩大,呈嗜多色性,可见嗜碱性点彩红细胞及豪 - 乔小体(染色质小体)。

(2)白细胞计数可正常或轻度增多,多为$(10\sim30)\times10^9/L$。

(3)PLT 计数大于 $450\times10^9/L$,多为$(600\sim3\ 000)\times10^9/L$,血小板形态一般正常,但有巨大型、小型及畸形,常聚集成堆,偶见巨核细胞碎片及裸核。

2. **骨髓象** 骨髓增生活跃或明显活跃,巨核系细胞显著增生,原始巨核细胞及幼稚巨核细胞增多,有大量血小板聚集成堆。

3. **出血和凝血时间** BT 延长,凝血酶原消耗时间缩短,血块退缩不良。血小板黏附功能降低。

4. **血液生化** 血清尿酸浓度、LDH 活性、酸性磷酸酶(acid phosphatase,ACP)活性均增高,NAP 活性也增高。部分患者因血小板被破坏,大量钾离子释放到血液中,可引起假性高钾血症。

5. **细胞遗传学和分子病理学** 部分患者有 21 号染色体长臂缺失(21q-),23%~57% 的 ET 患者有 *JAK2* 基因突变,3%~5% 的 ET 患者有 *MPL W515L/K* 基因突变。

(四) 原发性骨髓纤维化

原发性骨髓纤维化(primary myelofibrosis,PMF)主要表现为骨髓中巨核细胞和粒细胞显著增多伴反应性纤维结缔组织沉积,伴有髓外造血(extramedullary hemopoiesis,EH)。临床特点为起病缓慢、脾明显肿大,外周血可见幼稚红细胞和幼稚粒细胞,骨髓穿刺常干抽和骨髓增生低下。好发于中老年,男女发病率相等。

1. **血象**

(1)大多数患者就诊时均有轻重不等的贫血,晚期可有严重的贫血,多为正细胞正色素性贫血。

(2)约 70% 患者外周血出现幼稚粒细胞、幼稚红细胞。白细胞计数多增多,一般为$(10\sim30)\times10^9/L$,嗜酸性粒细胞和嗜碱性粒细胞轻度增多。

(3)PLT 计数多少不一,约 1/3 患者 PLT 计数增多,个别可达 $1\ 000\times10^9/L$。外周血可见大而畸形的血小板,偶见巨核细胞碎片或巨核细胞。血小板功能有缺陷。

2. **骨髓象** 骨髓穿刺约 1/3 患者出现"干抽"现象。骨髓涂片有核细胞常增生低下,也可见增生象。

3. **骨髓组织学** 骨髓组织学检查见到大量网状纤维组织为诊断本病的依据。

4. **血液生化检查** 血清尿酸浓度、LDH 活性、血清 ALP、维生素 B_{12} 及组胺浓度均增高。

5. **染色体** 约 50% 的患者染色体异常,常见为 C 组(多为 9 号)染色体呈三体,也可有 del(13q),del(20q)。

四、出血、凝血疾病

(一) 免疫性血小板减少症

免疫性血小板减少症(immune thrombocytopenia,ITP)是一种获得性免疫介导的血小板减少疾病,是患者对自身血小板抗原的免疫失耐受,产生免疫介导的血小板过度破坏和初步生成不足,导致血小板减少,伴有或不伴有皮肤黏膜出血,无其他引起血小板减少的明显诱因或基础疾病。按照年龄可以分为儿童 ITP 和成人 ITP。

1. **血象** 外周血 PLT 计数少于 100×10^9/L,至少 2 次检查 PLT 计数减少。部分患者由于失血导致缺铁,可有贫血。单纯 ITP 患者 Ret 计数基本正常。BT 延长,血块收缩不良。

2. **骨髓象** 骨髓巨核细胞数量增多或正常,成熟障碍,主要是体积变小、胞质内颗粒减少。产血小板的巨核细胞减少或缺如。红系、粒系无异常。

3. **HIV 和 HCV** HIV 和 HCV 感染引起的 PLT 计数减少有时很难与原发性 ITP 相鉴别,对疑似 ITP 的成人患者均应进行 HIV 和 HCV 检查。

4. **其他** PAIg 和 / 或血小板相关补体 3(PAC3)等血小板表面相关抗体增高或阳性。抗 GP Ⅱb/ Ⅲa、GPIb/ Ⅸ等抗血小板抗体的检查有助于鉴别免疫性与非免疫性血小板减少。

急性 ITP 与慢性 ITP 的鉴别见表 16-36。

表 16-36 急性 ITP 与慢性 ITP 的鉴别

指标	急性 ITP	慢性 ITP
年龄	儿童(2~9 岁)	成人,多为 20~40 岁的女性
起病	一般于感染后起病	比较隐匿
PLT 计数 /(×10⁹/L)	一般小于 20	多为 30~70
血象	轻度贫血,嗜酸性粒细胞、淋巴细胞增多	正常
巨核细胞	数量增多	数量增多、体积增大

(二) 弥散性血管内凝血

弥散性血管内凝血(disseminated intravascular coagulation,DIC)是一种在严重原发病基础上,以广泛的微血栓形成,伴随继发性纤维蛋白溶解亢进为特征的获得性全身血栓 - 出血综合征(thrombohemorrhagic syndrome)。大多数 DIC 患者起病急骤,病情复杂,发展迅猛,诊断困难,预后凶险,如不及时识别处理,常危及患者生命。

1. **一般诊断标准**

(1)存在易引起 DIC 的基础性疾病:如严重感染、恶性肿瘤、病理产科、手术及创伤、严重中毒或免疫反应等。

（2）有下列 2 项以上临床表现：①多发性出血倾向；②不易用原发病解释的微循环衰竭或休克；③多发性微血管栓塞的症状和体征。

（3）实验诊断指标：同时有 3 项以上异常（表 16-37）。

表 16-37　DIC 实验诊断指标与评价

指标	评价
PLT 计数	$<100 \times 10^9/L$，或进行性减少（肝脏疾病、白血病患者$<50 \times 10^9/L$）
血浆 Fg	$<1.5g/L$，或进行性降低，或$>4.0g/L$。白血病、恶性肿瘤患者$<1.8g/L$，肝脏疾病患者$<1.0g/L$
FDP	$>20mg/L$（肝脏疾病患者$>60mg/L$），或 D- 二聚体浓度增高或阳性
PT	缩短或较对照延长 3s 以上，或呈动态变化（肝脏疾病患者超过 5s 以上），或 APTT 延长 10s 以上
PLG 浓度和活性	降低
AT 浓度和活性	降低（肝脏疾病患者不适用）
血浆 FⅧ：C	低于 50%（肝脏疾病患者必备）

2. **疑难 DIC**　应有以下 1 项以上异常：① FⅧ：C 降低，vWF：Ag 增高，FⅧ：C/vWF：Ag 比值降低（低于 1：1）；② F1+2 浓度增高；③ PAP 浓度增高；④血液或尿液 FPA 浓度增高。

3. **DIC 前状态**　是指存在有 DIC 的病因，同时有凝血和纤溶反应的异常，但尚未达到 DIC 诊断标准。有下列 3 项以上实验诊断指标异常。

（1）采集血液标本时血液易凝固，或 PT 缩短 3s 以上。

（2）血浆血小板活化分子标志物，如 β-TG、PF1、TXB_2、P- 选择素浓度增高。

（3）凝血激活分子标志物，如 TAT、纤维蛋白肽 A（fibrinopeptide A，FPA）、SFMC 浓度增高。

（4）抗凝活性降低：AT 活性降低、PC 活性降低。

（5）血管内皮损伤分子标志物，如 ET-1、TM 浓度增高。

DIC 的鉴别诊断见表 16-38。新生儿出血的鉴别诊断见表 16-39。

表 16-38　DIC 的鉴别诊断

指标	DIC	原发性纤维蛋白溶解	血栓性血小板减少
裂片细胞	有	有	有
PLT 计数	降低	正常	正常或降低
PT	延长	延长	正常
APTT	延长	延长	正常

续表

指标	DIC	原发性纤维蛋白溶解	血栓性血小板减少
FDP	增高	增高	增高或正常
D-二聚体	增高	正常	正常
Fg	降低	降低	正常
BUN	增高	正常	增高
3P 试验	阳性	阴性	正常

表 16-39　新生儿出血的鉴别诊断

PLT 计数	PT/s	APTT/s	意义
减少	正常	正常	ITP,感染、坏死性肠炎等导致的血小板消耗增多
正常	延长	延长	维生素 K 缺乏,肝脏疾病
减少	延长	延长	DIC
正常	正常	延长	FⅧ、FIX 缺乏
正常	正常	正常	局部因素造成的出血,血管壁缺陷

五、淋巴瘤

淋巴瘤(lymphoma)是起源于淋巴结和淋巴组织的恶性肿瘤,淋巴瘤可发生于身体的任何部位,临床表现呈多样性。如果病变侵犯淋巴结,则以无痛性、进行性的淋巴结大为特点。病变如侵犯淋巴组织(如扁桃体、鼻咽部、胃肠道、骨骼或皮肤等),则以相应组织器官受损的症状为主,当淋巴瘤浸润血液和骨髓时可发生淋巴瘤细胞白血病(lymphoma cell leukemia,LCL),患者常有发热、消瘦、盗汗等全身症状。

按照组织学改变,淋巴瘤可分为霍奇金淋巴瘤(Hodgkin lymphoma,HL)和非霍奇金淋巴瘤(non-Hodgkin lymphoma,NHL),约 85% 的淋巴瘤为 NHL。

(一)霍奇金淋巴瘤

HL 是一种 B 细胞淋巴瘤,大多数起源于生发中心,主要累及淋巴结、脾脏、肝脏和骨髓。HL 见于任何年龄,以青壮年居多。

1. **血象**　常有轻度到中度的贫血,多发生于疾病晚期,贫血常为慢性病性贫血(anemia of chronic disease,ACD),很少发生溶血性贫血;白细胞计数可轻度或明显增多,以淋巴细胞增多为主,PLT 计数增多。

2. **骨髓象**　骨髓被广泛浸润或发生脾功能亢进时,可有全血细胞减少。骨髓涂片霍奇金细胞(Reed-sternberg 细胞,R-S 细胞)是 HL 浸润骨髓的依据,骨髓涂片阳性率仅 3%,但组织学检查的阳性率为 9%~22%。

3. **血液生化检查**　HL 活动期 ESR 加快,血清 ALP、LDH 活性增高,后者提示预后不良。

4. **影像学检查**　所有患者均应进行胸部、腹部和盆腔 CT 检查,CT 可显示多发、较大的软组织肿块,其内无坏死、出血或囊性变,增强扫描强化亦不明显。肿大结节最终可导致明显的占位效应。当骨骼和软组织同时受累时可进行 MRI 检查,MRI 可显示低 T_1WI 信号和由于水肿及炎症导致的高 T_2WI 信号强度的均匀信号肿块。PET-CT 用于疾病分期检查和治疗后残留病灶的检查,其灵敏度和特异度均高于 CT。

5. **组织学检查**　组织学检查是确诊 HL 的基本方法,应尽量选择较大的淋巴结,完整取出淋巴结,并避免挤压。WHO 在 Rye 分型基础上,将 HL 分为结节性淋巴细胞为主型霍奇金淋巴瘤(nodular lymphocytic predominance Hodgkin lymphoma,NLPHL)和经典型霍奇金淋巴瘤(classical Hodgkin lymphoma,CHL),其中 CHL 又分为结节硬化型霍奇金淋巴瘤(nodular sclerosis Hodgkin lymphoma,NSHL)、混合细胞型霍奇金淋巴瘤(mixed cellularity Hodgkin lymphoma,MCHL)、富于淋巴细胞型淋巴瘤(lymphocyte-rich Hodgkin lymphoma,LRHL)和淋巴细胞消减型淋巴瘤(lyphocytic depletion Hodgkin lymphoma,LDHL)。不同类型霍奇金淋巴瘤的组织学特点见表 16-40。

表 16-40　不同亚型霍奇金淋巴瘤的组织学特点

类型	形态学表现	肿瘤细胞免疫分型
NLPHL	以单一小淋巴细胞为主,其内散在大瘤细胞(呈爆米花样)	CD20+、CD30–、CD15–
CHL		
NSHL	双折光胶原纤维束分隔,病变组织呈结节状和"腔隙型"R-S 细胞	CD30+、CD15+、CD20–
MCHL	可见嗜酸性粒细胞、淋巴细胞、浆细胞和原纤维细胞,少量 R-S 细胞	CD30+、CD15+、CD20–
LRHL	嗜酸性粒细胞、浆细胞较少,R-S 细胞呈典型的 HL 特点	CD30+、CD15+、CD20–
LDHL	淋巴细胞显著减少,大量 R-S 细胞,可有弥漫性纤维化和坏死灶	CD30+、CD15+、CD20–

6. **剖腹探查**　如发热待查患者,高度怀疑淋巴瘤,B 超发现有腹腔淋巴结肿大,但无浅表淋巴结或病灶可供组织学检查,宜选择剖腹探查或腹腔镜组织学检查。

(二)非霍奇金淋巴瘤

NHL 是一组具有不同组织学特点和起病部位的淋巴瘤,易发生早期远处扩散。NHL 结外淋巴组织原发病变较 HL 更多见,NHL 还可以多中心起源,因此一旦临床确诊,病变常常已布及身体各处。

1. **实验室检查**　骨髓受累时可发生血细胞减少,某些类型 NHL 易侵犯中枢神经系统,常有脑脊液异常。血清 LDH 浓度增高可作为预后不良的指标。

2. **组织学**　诊断 NHL 依赖于肿大淋巴结或受累器官组织活检标本的组织学检查。其特点为淋巴结正常结构消失,为肿瘤组织所取代;恶性增生的淋巴细胞形态呈异形性,无 R-S 细胞;淋巴结包膜被侵犯。

3. **免疫学**　各阶段 B 淋巴细胞免疫表型的特点在亚型诊断中有很大的价值,免疫组化染色结果是分型诊断的重要依据(表 16-41)。

4. **细胞遗传学和分子遗传学**　细胞遗传学和分子遗传学对于诊断疑难患者很有帮助,NHL 染色体异位特征见表 16-42。

表 16-41　常见 NHL 典型免疫表型

类型	CD20	CD3	CD10	CD5	CD23	其他
小淋巴细胞型	+	−	−	+	+	
淋巴浆细胞型	+	−	−	−	−	Cig+
结外边缘区 MALT	+	−	−	−	−	
淋巴结边缘区	+	−	−	−	−	
滤泡型	+	−	+			
套细胞型	+		−	+	−	Cyclin D1+
弥漫大 B 细胞型	+	−				
纵隔大 B 细胞型	+					
Burkitt	+	−	+	−		TdT−
前体 T 淋巴母细胞型	−	+/−				TdT+,CD1a+/−,CD7+
间变大细胞型		+/−				CD30+,CD15,EMA+,ALK+
外周 T 细胞型	−	+/−				其他全 T 标记

表 16-42　NHL 染色体异位特征

NHL 亚型	易位	受累基因	发生率 /%
弥漫大 B 细胞型	t(3q27)	*BCL6*	35
	t(14;18)(q32;q21)	*IgH,BCL2*	15~20
	t(18;14)(q24;q32)	*MYC(c-Myc),IgH*	<5
Burkitt	t(8;14)(q24;q32)	*MYC,IgH*	100% 伴有其中之一异常,最常见为 t(8;14)
	t(8;22)(q24;q11)	*MYC,IgL*	
	t(2;8)(q12;q24)	*IgK,MYC*	
滤泡型	t(14;18)(q32;q21)	*IgH,BCL2*	~90
套细胞型	t(11;14)(q13;q32)	*BCL1,IgH*	>90
间变大细胞型	t(2;5)(p23;q35)	*ALK,NPM*	>80 of ALK+ALCLs
黏膜相关淋巴组织型	t(11;18)(q21;q21)	*API2,MALT1*	35
	t(14;18)(q21;q32)	*IgH,MALT1*	20
	t(1;14)(q22;q32)	*BCL10,IgH*	10

六、多发性骨髓瘤

多发性骨髓瘤（multiple myeloma，MM）是浆细胞异常增生的恶性疾病，其主要特征是骨髓浆细胞恶性增生，并浸润髓外软组织，以及恶性浆细胞（骨髓瘤细胞）分泌大量 M 蛋白。临床表现为骨痛、病理性骨折、贫血、高黏滞性综合征（hyperviscosity syndrome，HVS）、肾功能损害及易罹患感染等。

1. **血象**

（1）RBC 计数减少及 Hb 浓度降低，多属于正细胞正色素性贫血，少数可呈低色素性或大细胞性贫血。红细胞常呈缗钱状排列。

（2）白细胞计数正常或减少。淋巴细胞数量相对增多，有时可见少数幼稚粒细胞及幼稚红细胞。晚期患者有全血细胞数量减少，可在外周血发现骨髓瘤细胞，多为 2%~3%。如果外周血出现大量骨髓瘤细胞，大于 2×10^9/L 应诊断为浆细胞白血病（plasma cell leukemia，PCL）。

（3）PLT 计数正常或减少。

2. **骨髓象**

（1）骨髓增生活跃或明显活跃。

（2）典型的骨髓瘤细胞，早期骨髓瘤病变可呈灶性分布，骨髓瘤细胞多少不一，少者为5%~10%，多者可达 90% 以上。如果骨髓瘤细胞为 15%~20%，且具有典型的形态异常，则诊断可确立（图 16-13）。

（3）粒系、红系及巨核系细胞的比例随着骨髓瘤细胞百分率的高低而不同，可轻度减少或显著减少。

3. **免疫学**　80% 患者血清蛋白电泳可见单一的 M 带；血清免疫球蛋白检查可见单株 IgG、IgA 或 IgD 增高；免疫固定电泳可确定 M 蛋白类别。

4. **血液生化**　高钙血症、肾功能损害患者血肌酐、尿素氮浓度增高，血清清蛋白浓度降低，球蛋白浓度增高。

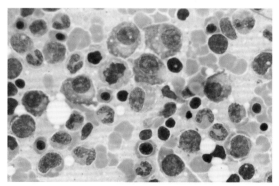

图 16-13　多发性骨髓瘤骨髓象

5. **影像学**　骨骼破坏有 3 种表现类型。

（1）弥漫性骨质疏松：早期患者脊柱、肋骨和盆骨等处易见。

（2）溶骨破坏：表现为虫蚀样骨质缺损，主要见于颅骨、锁骨、肋骨和盆骨。

（3）病理性骨折：最常见于胸腰椎，表现为压缩性骨折，其次为肋骨、锁骨、盆骨及四肢骨骼。

（沈建箴）

第六节　呼吸系统疾病的实验诊断

呼吸系统疾病是临床常见的疾病,其诊断主要依靠病史、体征和影像学检查。随着分子诊断学、微生物学、细胞生物学等实验技术的不断进步,呼吸系统疾病的发病机制将被进一步阐明,实验诊断技术的进步提高了呼吸系统疾病的诊疗水平。

一、肺部感染

肺部感染是指由病原微生物(如细菌、病毒、真菌、寄生虫等)、理化因素、免疫损伤、过敏及药物等因素引起的肺泡腔和间质组织的急性肺实质感染,以细菌性肺炎最常见。

(一)细菌性肺炎

细菌性肺炎(bacterial pneumonia)是指主要由肺炎链球菌、金黄色葡萄球菌、甲型溶血性链球菌、肺炎克雷伯菌、流感嗜血杆菌、铜绿假单胞菌等感染引起的肺部炎症,是最常见的感染性疾病之一。

1. 痰液检查

(1)痰液涂片显微镜检查:有助于早期病原微生物的筛查,并判断送检标本是否适合做细菌培养。当痰液白细胞大于 25 个 /LPF,鳞状上皮细胞小于 10 个 /LPF 时,即提示送检标本合格,并可用于细菌培养。痰液涂片吞噬细胞内有 G^+ 和 G^- 球菌,或多形短小 G^- 杆菌(流感嗜血杆菌可能)则具有诊断意义,仅见 G^- 杆菌诊断价值不大。

(2)痰液细菌培养:连续 2~3 次为同一种细菌生长,考虑为致病菌的可能性大,仅一次阳性或多次为不同细菌生长,则为致病菌的可能性较小。当痰液定量培养分离的细菌浓度 $\geqslant 10^7$cfu/ml 为致病菌,$10^5 \sim 10^7$cfu/ml 为可疑,小于 10^5cfu/ml 多为污染菌。痰液细菌培养与药敏试验对细菌性肺炎的诊断和治疗有非常重要的意义,并可根据体外药敏试验结果指导临床合理选择抗生素。

为取得准确的病原学诊断,可采用自下呼吸道直接采集标本的方法,主要有环甲膜穿刺经气管吸引(thyrocricocentesis transtracheal aspiration,TTA)、经胸壁穿刺肺吸引(LA)、防污染样本毛刷(protected specimen brush,PSB)采集标本、防污染支气管肺泡灌洗(protected bronchoalveolar lavage,PBAL)等,其中 PSB 采集标本、PBAL 已成为肺部感染尤其是医院获得性肺炎(hospital-acquired pneumonia,HAP)病原学诊断的标准采集标本方法,TTA、LA 采集标本的方法目前已较少应用。

2. 血液检查

(1)外周血白细胞计数可明显增多,主要以中性粒细胞增多为主,严重感染时常伴有明显的核左移和毒性改变。

(2)CRP 浓度可明显增高。

（3）降钙素原（procalcitonin，PCT）浓度增高。健康人 PCT 浓度小于 0.05μg/L。当 PCT 浓度增高时可提示有感染（表 16-43），可用来指导抗生素的应用。

（4）ESR：炎症发生 2~3d 后 ESR 开始加快。

（5）其他：炎症时血清铜蓝蛋白（ceruloplasmin，CER）、α_1- 抗胰蛋白酶（α_1-antitrypsin，α_1-AT）浓度均可增高。

表 16-43　PCT 浓度增高的临床意义

PCT/（μg/L）	临床意义
PCT<0.1	排除细菌感染，强烈不推荐使用抗生素
0.1 ≤ PCT<0.25	提示细菌感染可能性较小，不推荐使用抗生素
0.25 ≤ PCT<0.5	存在细菌感染的可能，建议开始抗生素治疗
PCT ≥ 0.5	提示细菌感染，强烈推荐使用抗生素治疗

3. 特殊检查

（1）病原菌核酸：检查各种病原菌的特异性核酸对诊断各种细菌性肺炎有较大的诊断价值，特别是在下呼吸道标本中检查到相应的病原菌核酸诊断意义更大。如在痰液和胸腔积液中检查到同一种病原菌的核酸，则该菌即为患者感染的病原菌。

（2）病原菌抗原：抗原检查简便、快速，可以对疾病进行早期诊断。在血液和下呼吸道分泌物中，检查到同一种病原菌的抗原对疾病的诊断意义较大。当细菌性肺炎合并胸腔积液时，可以在胸腔积液中检查到相应的病原菌抗原。

（3）血清学检查特异性抗体：急性感染时双份血清抗体效价有 4 倍及以上增高时有诊断意义。

（二）真菌性肺炎

真菌性肺炎（mycotic pneumonia）常发生于多种全身性疾病（如造血系统疾病、营养不良、结核病、各种先天或后天获得性免疫功能缺陷等）的基础上，也可继发于婴幼儿肺炎、支气管扩张症等。引起原发性真菌性肺炎的真菌大多是皮炎芽生菌、荚膜组织胞浆菌或粗球孢子菌，其次是申克孢子丝菌、隐球菌、曲霉菌或毛霉菌等菌属。

1. 真菌检查

（1）痰液涂片检查：包括涂片直接显微镜检查、革兰染色和墨汁染色显微镜检查。变应性支气管肺曲霉病患者痰液有大量的嗜酸性粒细胞及曲霉菌丝；念珠菌肺炎患者痰液有假丝酵母菌及菌丝；新型隐球菌性肺炎患者痰液墨汁染色后可找到厚荚膜新型隐球菌。

（2）抗原检查：在治疗前利用胶乳凝集法检查念珠菌甘露聚糖抗原，ELISA 检查隐球菌多糖荚膜抗原、曲霉菌半乳甘露聚糖抗原及荚膜组织胞浆菌的循环多糖抗原，其灵敏度和特异度均较高，有助于疾病的快速诊断。

（3）真菌培养：常以痰液、血液或感染组织等标本中的真菌作为诊断依据，但痰液培养阳性对白假丝酵母菌等共生菌或曲霉菌等环境中常见的真菌，则难以确定其临床意义。连续

3次以上痰液培养有假丝酵母菌生长,痰液涂片中有菌丝,可认为是致病菌。只有通过证实组织已受侵害,并从受损的组织中分离出真菌才能确定其致病作用。

2. **血液检查**　外周血白细胞计数正常或轻度增多,个别患者白细胞明显增多,且以中性粒细胞增多为主。继发性真菌性肺部感染与白细胞密切相关,当原发性疾病或使用免疫抑制剂导致白细胞计数小于 $0.1 \times 10^9/L$ 时,患者发生真菌性肺炎的可能性增大。

3. **特异性抗体检查**　在假丝酵母菌或曲霉菌感染 14d 后,患者血清可出现相应的特异性 IgE 抗体。在血清和肺泡灌洗液检查出曲霉菌抗体对诊断有意义。

(三) 肺炎支原体肺炎

肺炎支原体肺炎(mycoplasmal pneumonia)是由肺炎支原体(mycoplasma pneumoniae)感染引起的呼吸道和肺部的急性炎症改变。

1. **血液检查**　多数患者外周血白细胞计数正常,但也有少数患者白细胞计数大于 $10 \times 10^9/L$,淋巴细胞轻度增多,ESR 可加快。

2. **免疫功能检查**

(1)冷凝集素:33%~76% 患者冷凝集素呈阳性。效价大于 1∶32 以上有诊断意义,恢复期比急性期效价增高 4 倍以上诊断意义更大。

(2)肺炎支原体特异性 IgM 抗体:在感染 1 周后,肺炎支原体特异性 IgM 抗体开始增高,主要用于肺炎支原体感染的早期诊断。单次补体结合试验抗体效价 ≥ 1∶128,提示有近期感染;恢复期比急性期效价增高 4 倍以上有诊断价值,而持续高抗体效价仅提示既往或近期感染。肺炎支原体特异性 IgM 检查有可能检查到持久存在的 IgM 抗体,对单份血清阳性结果的解释应慎重。

(3)肺炎支原体抗原:直接检查肺炎支原体抗原可用于早期快速诊断。

(4)肺炎支原体特异性核酸:可以对肺炎支原体肺炎做出早期诊断,其灵敏度高。但需结合其他检查综合分析,以证明感染是近期感染,还是既往感染后体内持续存在的病原菌,或是再感染过程中的短暂带菌状态。

3. **支原体培养**　如从呼吸道分泌物标本中分离出肺炎支原体对诊断有决定性意义,若同时从胸腔积液中分离出肺炎支原体可以提示感染已转移至胸腔。但支原体培养所需时间较长,检出率较低,对技术人员的要求高,在临床上开展有一定的难度。

(四) 肺炎衣原体肺炎

肺炎衣原体肺炎(chlamydia pneumonia)是由肺炎衣原体(chlamydia pneumoniae)感染引起的急性肺部炎症。

1. **血液检查**　多数患者外周血白细胞计数无异常,有少数患者白细胞计数超过 $10 \times 10^9/L$,淋巴细胞轻度增多。

2. **衣原体检查**

(1)痰液或肺泡灌洗液直接涂片显微镜检查:典型的衣原体在宿主细胞质内可出现包涵体,痰液或肺泡灌洗液的衣原体包涵体具有一定的诊断意义。

(2)肺炎衣原体特异性抗体:患者血清 IgM 抗体效价 ≥ 1∶128 提示近期感染。急性感染时双份血清抗体效价有 4 倍以上增高,既往感染时血清 IgG 抗体效价在 1∶8~1∶256 之间。

(3)衣原体抗原:一般呈阳性,当标本量少时可造成假阴性。

(4)肺炎衣原体 TWAR 株特异性核酸:采用 PCR 或分子杂交技术可准确地检查肺炎衣原体 TWAR 株 DNA 片段,其灵敏度和特异度都非常高,可以对患者进行早期诊断。

(5)衣原体培养:在痰液或肺泡灌洗液中培养出肺炎衣原体对诊断有较大意义。衣原体培养的灵敏度为 80%~90%,特异度为 100%,是诊断肺炎衣原体肺炎的"金标准"。但由于衣原体培养的时间较长,且对培养基的要求较高,不能在无生命的培养基中生长,因此临床上很少开展此项目。

(五)病毒性肺炎

病毒性肺炎(viral pneumonia)是由于上呼吸道病毒感染,向下蔓延所致的肺部炎症。

1. 血液检查 外周血白细胞计数正常或减少,淋巴细胞常增多。疾病的后期白细胞计数可略增多,当白细胞计数大于 $15 \times 10^9/L$ 时常提示有继发细菌感染。CRP 浓度一般不增高。

2. 免疫功能检查

(1)特异性抗体:双份血清病毒特异性抗体效价增高 4 倍以上,对诊断意义较大。病毒特异性 IgM 抗体对早期诊断有意义,而血清 IgG 出现较晚,可用于流行病学的调查。

(2)病毒抗原:病毒抗原对病毒性肺炎的早期诊断有意义,特别是在下呼吸道标本或肺组织中检查到病毒抗原的意义更大。

(3)病毒核酸:应用荧光定量 PCR 等分子生物学技术检查病毒的特异性核酸,可做出快速诊断,还可根据病毒核酸量的变化来观察治疗效果。

3. 病毒培养 是确诊病毒性肺炎的方法,可根据培养出的不同病毒,诊断不同类型的病毒性肺炎,以指导临床治疗。

(六)卡氏肺孢子虫肺炎

卡氏肺孢子虫肺炎(pneumocystis carinii pneumonia,PCP)是人畜共患的机会性感染性疾病。PCP 是一种少见的肺炎,主要发生于免疫功能低下的儿童或 HIV 感染者。

1. 血液检查

(1)患者外周血白细胞计数常正常或增多,少数患者白细胞计数可减少;白细胞分类计数正常,或有核左移,嗜酸性粒细胞可轻度增多。

(2)免疫功能缺陷患者合并 PCP 时,约 90% 患者血清 LDH 活性增高,在恢复期 LDH 活性则逐渐降低。当 LDH 活性大于 450U/L 时应高度怀疑 PCP,而当 LDH 活性小于 200U/L 则 PCP 的可能性较小。

(3)PCP 患者常有严重的低氧血症和呼吸性碱中毒,晚期可有高碳酸血症与呼吸性酸中毒。

2. 病原学检查 呼吸道标本直接涂片找到卡氏肺孢子虫可确诊。其中痰液的阳性检出率为 30%~60%,支气管肺泡灌洗液的阳性检出率可达 85% 以上,肺组织活检标本的检出率可达 90% 以上。

3. 免疫功能检查

(1)卡氏肺孢子虫抗原:应用抗卡氏肺孢子虫单克隆抗体检查呼吸道分泌物或组织中的肺孢子虫抗原,灵敏度和特异度都较高,其阳性率在 95%~100%,是诊断 PCP 的较好方法。

(2)特异性抗肺孢子虫抗体:双份血清抗体的效价增高 4 倍以上对诊断 PCP 有一定意义,但其灵敏度低,对诊断 PCP 的帮助不大。

(3)卡氏肺孢子虫特异性核酸:检查呼吸道分泌物或肺组织中的肺孢子虫特异性核酸,对 PCP 的诊断有较大意义,其灵敏度和特异度均较高。对轻型患者或亚临床感染患者可做出早期诊断。

(4)T 淋巴细胞亚群:T 淋巴细胞亚群对诊断 PCP 有辅助诊断意义。当患者有肺部感染症状,而 $CD4^+T$ 淋巴细胞降低时,有肺孢子虫感染的可能,应进一步进行肺孢子虫病原学及血清学检查。

二、支气管哮喘

支气管哮喘(bronchial asthma)是由多种细胞(包括嗜酸性粒细胞、肥大细胞、T 淋巴细胞、中性粒细胞、气管上皮细胞等)和细胞组分参与的气道慢性炎症。气道反应性增高所导致反复发作的喘息、气促、胸闷和 / 或咳嗽等症状,多在夜间和 / 或凌晨发生,常伴有广泛而多变的气流阻塞,可以自行或通过治疗而逆转。如治疗不及时,可产生气道不可逆的狭窄和气道重塑。

1. 血液检查

(1)血常规:哮喘急性发作期患者外周血嗜酸性粒细胞增高,儿童患者增高较为明显;RBC 计数及 Hb 浓度变化不明显。如患者合并有慢性呼吸衰竭,RBC 计数及 Hb 浓度可轻度增高。当患者合并呼吸道感染时白细胞计数及中性粒细胞可增多。

(2)嗜酸性粒细胞直接计数:哮喘急性发作期患者嗜酸性粒细胞计数常可增多,可为 $(0.4~0.6) \times 10^9/L$,有时可高达 $(1.0~2.0) \times 10^9/L$ 或更高。

(3)血气分析:哮喘急性发作患者 PaO_2 降低(60mmHg 以下),同时由于肺泡通气量增大,$PaCO_2$ 降至 35mmHg 以下,甚至可达 25mmHg,导致呼吸性碱中毒,如果失代偿,则 pH 大于 7.45。在哮喘重度晚期,因气道闭塞加重,加之体力消耗致呼吸运动降低,通气减少可引起酸中毒,$PaCO_2$ 增高,出现呼吸性酸中毒。如果 $PaCO_2$ 继续增高,pH 降低,则为"失代偿性呼吸性酸中毒"。如果此状态持续 3~5d,肾脏发挥代偿作用导致 HCO_3^- 排泄减少,而吸收增高,pH 可能接近正常,出现"代偿性呼吸性酸中毒"。

(4)血清 IgE:约 50% 成年哮喘患者和 80% 以上哮喘患儿血清总 IgE 浓度增高。但是单纯依靠总 IgE 结果的诊断价值不大,因吸烟、寄生虫感染等血清总 IgE 均可明显增高,需要结合皮试、特异性免疫球蛋白 E(sIgE)等检查才有意义。在判断及排除引起哮喘的过敏原方面,血清 sIgE 具有较高的诊断价值。

2. 痰液细菌培养　哮喘患者痰液细菌培养通常无致病菌生长,当合并呼吸道细菌感染

时,可通过痰液培养发现和鉴定病原菌,并可进行药敏试验,以指导临床治疗。

三、支气管扩张症

支气管扩张症(bronchiectasis)是反复发生的支气管化脓性炎症,大多数继发于慢性呼吸道感染和支气管阻塞后,尤其是儿童和青年时期麻疹、百日咳后的支气管肺炎,由于支气管管壁破坏,引起支气管异常和持久性扩张。

实验诊断结果对支气管扩张的诊断只起辅助作用,但通过检查可以了解病程的进展、病情的轻重以及治疗的效果等。

1. 血液检查 患者早期血液常规变化不大,当合并感染时可有白细胞计数增多,且以中性粒细胞增多为主,病情严重时出现中性粒细胞核左移和毒性改变。当患者抵抗力降低时,白细胞计数可不增多,甚至减少。如发生反复感染和咯血可引起全身中毒症状、营养不良和贫血。

2. 痰液直接涂片检查

(1)细胞:病变早期痰液变化不大,可见少量白细胞和红细胞;反复感染时可见大量黄色或黄绿色脓痰,痰液中白细胞计数增多,以中性粒细胞增多为主;反复咯血患者痰带血丝或大量鲜红色带泡沫样血痰,显微镜下可见多少不一的红细胞,并伴有气管、支气管脱落的上皮细胞。

(2)细菌:痰液涂片革兰染色常显示为多种细菌存在,如 G^+ 双球菌大于 10 个/HPF 提示可能为肺炎链球菌,如 G^+ 球菌成堆提示可能为葡萄球菌,如有较多的 G^- 杆菌则提示可能为流感嗜血杆菌,需要进行细菌培养鉴定。

3. 痰液细菌培养 支气管扩张症患者早期痰液细菌培养可为阴性。感染加重期的痰液中可培养出病原菌,常见的细菌为肺炎链球菌、流感嗜血杆菌、卡他莫拉菌、肺炎克雷伯菌等,通过药敏试验可以筛查敏感的治疗药物。由于目前细菌的耐药菌株增多,应尽早进行多次痰液培养,如连续 2 次或 2 次以上痰液培养出同一种细菌,则可明确病原学诊断。

四、原发性支气管肺癌

原发性支气管肺癌(primary bronchogenic carcinoma)是最常见的肺部原发性恶性肿瘤。目前,肺癌的发病率和死亡率已占男性常见恶性肿瘤的首位,女性常见恶性肿瘤的第 2 位。

肺癌的确诊主要依赖于组织学、细胞学,肿瘤标志物和基因诊断等实验诊断结果具有重要的辅助诊断意义。

(一)细胞学检查

1. 脱落细胞学检查 痰液脱落细胞学检查诊断肺癌的阳性率为 60%~70%,多次送检(一般送 4~6 次)可提高阳性检出率和结果可靠性。痰液脱落细胞学检查对肺癌的诊断特点为:原发性高于继发性,中央型高于周围型,伴血丝痰液高于无血丝痰液,气管镜检查后咳出痰液的阳性检出率较高。对未发现癌细胞,但临床症状和影像学高度提示肺癌可疑的患者,需反复多次进行痰液检查,以提高诊断率。

2. 纤维支气管镜刷检或支气管液细胞学检查 在纤维支气管镜下直接刷取可疑病变部位的组织涂片,或吸取支气管液涂片作细胞学检查,可显著提高肺癌的诊断率。

3. 经皮肺部细针吸取检查 在 X 线或 CT 引导下穿刺获得标本,是肺周围型病变或转移性肿瘤的首选检查方法。主要用于经痰液、支气管液细胞学检查仍为阴性的患者、无痰液患者和肺转移病灶患者。

4. 胸腔积液细胞学检查 约 1/2 肺癌患者有胸腔积液,其中很大部分由肿瘤胸膜腔转移所致。胸腔积液检查到癌细胞有确诊价值,但其检出率较低(50% 左右),连续检查 3 次,阳性率可提高到 90%。

(二)肿瘤标志物

肿瘤标志物和基因诊断等实验诊断指标对肺癌的早期诊断和治疗效果评价具有重要价值。常见用于肺癌诊断的肿瘤标志物有 CYFRA21-1、SCCA、NSE、TPA、ProGRP 和 CEA 等,其临床意义见表 16-44。

(三)其他

原发性支气管肺癌患者常伴有血沉加快。

表 16-44 常见的肺癌肿瘤标志物

标志物	临床意义	注意事项
CYFRA21-1	肺癌患者血清和胸腔积液 CYFRA21-1 浓度明显增高,不同类型肺癌的灵敏度不同,对肺鳞癌的灵敏度最高,阳性率为 60%~80%,其次为腺癌,小细胞癌最低	在肾衰竭、肺纤维化、支气管扩张症、过敏性肺炎时也有增高
SCCA	①为肺鳞癌较特异的肿瘤标志物,阳性率约 60%;②阳性率与肺鳞癌分期呈正相关,Ⅰ 期、Ⅱ 期阳性率较低,Ⅲ 期、Ⅳ 期阳性率较高;③有助于在术后早期预测肺癌手术效果,患者接受根治性手术后,该抗原将在 72h 内转阴,而接受姑息性切除或探查术后 SCCA 仍高于参考区间;④术后肿瘤复发或转移时,SCCA 可在复发的表现出现之前再次增高;在无转移或复发时,该抗原可持续稳定在正常水平	
NSE	可作为 SCLC 高特异度、高灵敏度的肿瘤标志物,患者血清 NSE 阳性率可达 65%~100%。NSE 还是肺癌化疗效果观察和随访的有效指标,化疗有效 NSE 浓度降低,病情完全缓解后可达正常水平	化疗后 24~72h 患者血清 NSE 暂时性增高,是治疗有效的第一信号
TPA	TPA 诊断肺癌的阳性率约 61%。治疗前患者血清 TPA 浓度与肺癌的 TNM 分期呈正相关,治疗后血清 TPA 浓度随患者对治疗的反应率增高而降低;TPA 浓度越高,患者生存期越短	血清 TPA 在各种组织类型的肺癌患者体内均增高,无明显组织特异性
ProGRP	可用于 SCLC 的早期诊断,阳性率约为 68.6%,有助于判断治疗效果及早期发现肿瘤复发	部分慢性肾衰竭患者血清 ProGRP 也可增高
CEA	40%~80% 的肺癌患者血清 CEA 浓度增高,其中以腺癌最高,鳞癌次之,SCLC 最低	其他肿瘤患者也可增高

第七节　泌尿生殖系统疾病的实验诊断

一、急性肾小球肾炎

急性肾小球肾炎(acute glomerulonephritis,AGN)是以急性肾炎综合征为主要临床表现的一组疾病。其特点为急性起病,患者出现血尿、蛋白尿、水肿和高血压,并可伴有一过性肾衰竭。

1. **尿液检查**　约 30% 患者可见肉眼血尿,常有蛋白尿,尿液比重增高(多在 1.020 以上)。尿液有形成分检查可见镜下血尿,红细胞多为畸形红细胞,并有红细胞管型、颗粒管型。

2. **血液检查**　患者可有轻度贫血,一般无白细胞计数增多;急性期 ESR 加快。由于血容量增多,血浆清蛋白浓度轻度降低。

3. **肾功能检查**　急性期患者肾功能可有一过性减退,表现为一过性氮质血症,GFR 降低,血清 CysC 浓度增高。由于钠水潴留,血肌酐浓度无明显增高,肾小管功能常不受影响。

4. **免疫学检查**

(1)补体:AGN 患者疾病早期血清补体 C3 浓度降低,8 周内逐渐恢复至正常水平;而膜性肾病、狼疮性肾炎患者补体持续降低,因此动态监测血清补体 C3 有利于疾病的鉴别诊断。

(2)抗链球菌溶血素 O 抗体(ASO):患者血清 ASO 滴度常增高,且与肾炎的严重程度不直接相关,ASO 通常在感染 2~3 周后才出现,部分患者 ASO 可持续半年以上,因此,单纯高滴度 ASO 不如 ASO 滴度逐渐增高更具有特异性。

二、肾病综合征

肾病综合征(nephrotic syndrome,NS)是由免疫性炎症、毒物损害、代谢异常、生化缺陷和血管病变等多种病因导致的,肾小球毛细血管壁电荷屏障和孔径屏障破坏的一组疾病。临床表现为大量蛋白尿、水肿、高脂血症、低血清清蛋白血症(三高一低)。

1. **尿液检查**　患者尿液异常,以大量蛋白尿为显著特征,24h 尿液蛋白定量超过 3.5g,且以清蛋白为主。

2. **肾功能**　β_2-MG、CysC、RBP、NAG、肌酐和 Ccr 等指标可协助判断病情和指导治疗。

3. **血液生化**　患者血浆总蛋白低于 60g/L,清蛋白低于 30g/L,纤维蛋白原、巨球蛋白等合成增多,导致患者红细胞聚集性增高,ESR 加快。血浆 TC 及胆固醇酯增高,而 TG 增高不明显。

三、急性肾衰竭

急性肾衰竭(acute renal failure,ARF)是指由各种病因在短期内(几小时到几天)引起

GFR 急剧降低和 / 或肾小管变性、坏死等所致的急性肾功能严重损害的临床综合征。起病急、病程短，短期内即可出现尿毒症。典型的急性肾衰竭临床病程分为少尿期、多尿期和恢复期。

(一) 少尿期

1. 尿液检查　尿液外观多呈混浊，颜色较深，蛋白定性多为阳性。不同尿液成分变化可提示 ARF 的病因不同 (表 16-45)。

表 16-45　不同尿液成分变化与 ARF 病因的关系

成分	可能的病因
较多的肾小管上皮细胞或管型	急性肾小管坏死
血尿、蛋白尿、红细胞、白细胞、颗粒管型和红细胞管型	肾小管肾炎或血管炎
较大的尿酸结晶	急性高尿酸血症
较多的嗜酸性粒细胞	间质性肾炎
血红蛋白尿或肌红蛋白尿，或可见相应的管型	急性溶血或肌肉组织损伤

2. 肾功能　肾功能显著异常，GFR 急剧降低，血清 CysC、RBP 浓度明显增高，血清肌酐和尿素浓度快速增高。

3. 血液生化　血液 pH 常低于 7.35，HCO_3^- 浓度降低；最为严重的是血钾浓度增高，严重者可高达 7mmol/L；血钠浓度降低，血磷和血镁浓度可增高。

(二) 多尿期

患者肾功能开始逐渐恢复，早期血肌酐和尿素浓度仍然增高；随后肾功能逐渐恢复，血肌酐和尿素浓度逐渐降低；由于肾脏浓缩稀释功能尚未恢复，患者每天尿量可达 2 000~3 000ml，尿液比重常低于 1.010，尿渗量 (尿渗透压) 常低于 350mmol/(kg·H_2O)。

(三) 恢复期

患者尿量逐渐接近正常，肾功能明显恢复，但仍有多尿，血尿或蛋白尿及管型尿逐渐消失，血肌酐和尿素浓度基本降至参考区间，血液 pH 恢复正常，电解质紊乱基本得到纠正。肾脏浓缩稀释功能障碍，尿液比重偏低，尿液 α_1-MG、β_2-MG、NAG 等浓度增高。

四、尿路感染与结石

(一) 尿路感染

尿路感染 (urinary tract infection, UTI) 是指各种病原微生物在泌尿系统生长繁殖所致的尿路炎症反应，可分为肾盂肾炎、输尿管炎、膀胱炎和尿道炎，多见于育龄期妇女、老年人、免疫力低下者及尿路畸形者。

1. 尿液检查

(1) 尿常规：尿液外观混浊伴腐臭味，尿液白细胞、红细胞增多和蛋白质浓度增高。尿沉渣红细胞形态呈均一性，出现镜下脓尿，提示尿路感染。可偶见颗粒管型，部分肾盂肾炎患者尿液可见白细胞管型。尿液干化学检查显示白细胞酯酶阳性及亚硝酸盐(NIT)阳性。

(2)细菌学

1)尿沉渣涂片检查：取清洁中段尿进行尿沉渣涂片革兰氏染色油镜检查，或不染色高倍镜检查，可及时确定是杆菌还是球菌、是革兰氏阴性还是革兰氏阳性细菌，对抗生素的选择有重要的参考价值。

2)细菌培养和菌落计数：是诊断尿路感染的主要依据。可采用清洁中段尿标本、导尿标本及膀胱穿刺尿标本进行细菌培养，其中膀胱穿刺尿标本培养结果最可靠。①清洁中段尿标本细菌定量培养 $\geqslant 10^5/ml$，如果无尿路感染症状，则要求做 2 次中段尿培养，细菌数均 $\geqslant 10^5/ml$，且为同一菌种，称为真性菌尿，可确诊尿路感染；②尿液细菌定量培养 $10^4 \sim 10^5/ml$，为可疑阳性，需要复查；③如细菌数小于 $10^4/ml$，可能为污染；④耻骨上膀胱穿刺尿细菌定性培养有细菌生长，即为真性菌尿。

(3)硝酸盐还原试验：对诊断尿路感染的灵敏度为 70% 以上，特异度为 90% 以上，但应满足致病菌含有硝酸盐还原酶、体内有适量硝酸盐存在、尿液在膀胱内有足够的停留时间(4h)等条件，否则易出现假阴性。该方法可作为尿路感染的筛查试验。

2. 血液检查

(1)血常规：急性肾盂肾炎患者血液白细胞计数常增多，中性粒细胞增多，伴有核左移，ESR 可加快。

(2)肾功能：慢性肾盂肾炎患者肾功能受损时可出现 GFR 降低，血肌酐浓度增高等。

(二) 尿路结石

尿路结石(urolithiasis)又称为尿石症，为最常见的泌尿外科疾病之一。尿路结石可分为上尿路结石(如肾结石和输尿管结石)和下尿路结石(如膀胱结石和尿道结石)。

1. 尿液检查　一般为镜下血尿，少数患者可出现肉眼血尿。尿沉渣结晶增多。部分患者活动后出现镜下血尿是上尿路结石的唯一表现。伴有感染时可有脓尿，感染性尿路结石患者应进行尿液细菌培养；还可以检查尿液的 pH、钙、磷、尿酸、草酸等。

2. 结石成分分析　确定结石的性质是制订和实施结石预防措施和选用溶石疗法的重要依据。

3. 血液检查　尿路结石患者代谢异常时应做血钙、清蛋白、肌酐、尿酸等相关检查。

4. 影像学检查

(1)腹部平片：最有价值的尿路结石诊断方法，尿路平片能发现 90% 以上的 X 线阳性结石。必要时进一步做静脉肾盂造影，以了解肾功能和肾积水等。

(2)B 超：经济简便，对阳性结石和 X 线不能发现的隐性结石亦可做出诊断，其缺点是对输尿管的中下段结石显示度不太满意。

五、外阴及阴道炎症

(一) 滴虫性阴道炎

滴虫性阴道炎(trichomonal vaginitis)是由阴道毛滴虫(trichomonas vaginalis)引起的常

见阴道炎症,也是常见的性传播疾病(sexually transmitted disease,STD)之一。

1. **阴道分泌物**　呈稀薄脓性、泡沫状。阴道分泌物湿片法可见到呈波状运动的滴虫及增多的白细胞,其诊断的灵敏度为60%~70%。对可疑患者,若多次湿片法未能发现滴虫时,可进行培养检查,其准确度达98%。

2. **尿液**　尿液中可见阴道毛滴虫。

(二)外阴阴道假丝酵母菌病

外阴阴道假丝酵母菌病(vulvovaginal candidiasis,VVC)是由假丝酵母菌引起的常见外阴阴道炎症。

1. **阴道分泌物**　阴道分泌物呈白色稠厚的凝乳或豆渣样,显微镜下可找到假丝酵母菌的芽生孢子或假菌丝。

2. **pH**　具有重要鉴别意义,若pH小于4.5,可能为单纯假丝酵母菌感染,若pH大于4.5可能存在混合感染,尤其是细菌性阴道病的混合感染。

(三)细菌性阴道病

细菌性阴道病(bacterial vaginosis,BV)为阴道内正常菌群失调所致的一种混合感染。

1. **常规检查**　阴道分泌物呈白色、匀质、稀薄样,pH大于4.5。

2. **线索细胞**　高倍显微镜下,在阴道分泌物中可找到线索细胞(clue cell),诊断细菌性阴道病时线索细胞需大于20%。

3. **胺试验**　采集阴道分泌物于玻片上,加入10%氢氧化钾溶液后产生烂鱼肉样腥臭气味,称为胺试验阳性,系因胺遇碱释放氨所致。

六、前列腺炎与男性不育症

(一)急性细菌性前列腺炎

急性细菌性前列腺炎大多由尿道上行感染所致,如经尿道器械操作。血行感染来源于疖、痈、扁桃体、龋齿及呼吸道感染灶,也可由急性膀胱炎、急性尿潴留及急性淋菌性尿道炎等感染经前列腺管逆流引起。

1. **常规检查**　前列腺液中有大量白细胞或脓细胞以及巨噬细胞,培养后有大量细菌生长。白细胞多少与症状的严重程度不相关。

2. **尿液有形成分**　白细胞及红细胞增多。

3. **血液和/或尿液细菌**　呈阳性。

(二)慢性前列腺炎

大多数慢性前列腺炎患者无急性炎症过程,其致病菌有大肠埃希菌、变形杆菌、克雷伯菌、葡萄球菌或链球菌等,也可由淋病奈瑟菌经尿道逆行感染所致。

1. **常规检查**　前列腺液白细胞计数大于10个/HPF,磷脂酰胆碱小体减少,可诊断为前列腺炎。但炎症程度与前列腺液中白细胞的多少无相关性。

2. **分段尿及前列腺液培养**　检查前充分饮水,取初尿(voided bladder one,VB₁)10ml,再排尿200ml后取中段尿(voided bladder two,VB₂)10ml。再作前列腺按摩,采集前列腺液,再排尿(voided bladder three, VB₃)10ml, 所有标本均送细菌培养及菌落计数。前列腺液或 VB₃ 菌落计数大于 VB₁ 和 VB₂ 10 倍可诊断为细菌性前列腺炎。若 VB₁ 及 VB₂ 细菌培养阴性,VB₃ 和前列腺液细菌培养阳性,即可确定诊断。

3. **尿液有形成分**　白细胞计数增多,尿液细菌培养呈阳性。

4. **组织结构变化**　前列腺 B 超检查显示组织结构界限不清、混乱,可提示前列腺炎。

（三）男性不育症

夫妇同居 1 年以上,未采用任何避孕措施,由于男性因素造成女性不孕者,称为男性不育症(male infertility)。男性不育症不是一种独立的疾病,而是由某一种或多种疾病与因素造成的结果。

1. **精液检查**　精液检查是评价男性生育能力的最重要手段。无精液症、无精子症、少精子症、弱精子症(PR<32%)、畸形精子症等均可能是男性生育能力降低或男性不育症的原因。少精子症、弱精子症、畸形精子症三者可单独、两者或三者同时出现,称为少弱精子症或少弱畸精子症。

2. **尿液和前列腺液检查**　尿液白细胞增多可提示感染或前列腺炎,射精后尿液检查发现大量精子可考虑为逆行射精。前列腺液白细胞计数大于 10 个 /HPF,应做前列腺液细菌培养。

3. **生殖内分泌激素检查**　包括睾酮、黄体生成素(LH)、卵泡刺激素(FSH)等生殖内分泌激素。结合精液分析和体格检查,可以鉴别不育症的原因。

（1）如睾酮、LH、FSH 浓度均降低,可诊断为继发性性腺功能减退症。

（2）单纯睾酮浓度降低,LH 浓度正常或偏高,FSH 浓度增高则可诊断为原发性性腺功能衰竭。

（3）睾酮、LH 浓度正常,FSH 浓度增高诊断为选择性生精上皮功能不全。

（4）睾酮、LH、FSH 浓度均增高可为雄激素耐受综合征。

4. **选择性检查**

（1）抗精子抗体:通过免疫珠试验或混合抗球蛋白反应等试验诊断免疫性不育症。

（2）精液生化:用以判断附属性腺分泌功能,检查精浆果糖、中性葡萄糖苷酶等指标,可辅助鉴别梗阻性无精子症与非梗阻性无精子症。

（3）男性生殖系统细菌学和脱落细胞学。

（4）遗传学:患者进行染色体核型分析、Y 染色体微缺失筛查等。

七、泌尿生殖系统肿瘤

（一）前列腺癌

前列腺癌(carcinoma of the prostate)是男性生殖系统最常见的恶性肿瘤,发病率随着年龄增长而增高。

1. **常规检查**　前列腺液常规检查对前列腺癌的诊断有一定帮助,前列腺癌患者的前列腺液可见较多红细胞。

2. **肿瘤标志物**　前列腺癌患者前列腺腺管结构遭到破坏,血清 PSA 浓度增高。有淋巴结转移或骨转移患者的血清 PSA 浓度增高更明显。但是,PSA 检查结果在前列腺癌与前列腺增生之间有一个较宽的交叉带,如以大于 4μg/L 作为前列腺癌阳性诊断临界值,约 30% 的前列腺癌患者 PSA 正常,20% 的前列腺增生的患者高于此值。

f-PSA/t-PSA 比值比单纯的 PSA 诊断价值更大,f-PSA/t-PSA 小于 0.1,可考虑前列腺癌。f-PSA/t-PSA 大于 0.25 提示前列腺增生,其特异度达 90%,诊断准确度大于 80%。

(二)宫颈癌

宫颈癌是最常见的妇科恶性肿瘤。根据病理类型,宫颈癌可分为鳞状细胞癌、腺癌、腺鳞癌以及未分化癌等。

1. **宫颈细胞学**　是早期宫颈癌筛查的基本方法,也是诊断的必需步骤,相对于高危 HPV 检查,细胞学检查的特异度高,但灵敏度较低。

2. **高危型 HPV-DNA**　相对于细胞学检查,其灵敏度较高,特异度较低。可与细胞学检查联合应用于宫颈癌筛查,也可用于细胞学检查异常的分流。当细胞学为意义未明的不典型鳞状细胞(ASC)时,进行高危型 HPV-DNA 检查,若阳性者再行阴道镜检查,阴性者 12 个月后行细胞学检查,也可作为宫颈癌筛查方法。99% 以上宫颈癌患者可出现高危型 HPV,而在一般健康妇女中,HPV 感染患者低于 4%。

3. **阴道分泌物**　多数患者有白色或血性、稀薄如水样或米泔状、有腥臭味的分泌物。晚期患者因癌组织坏死伴感染,可有大量米泔样或脓性恶臭分泌物。

4. **肿瘤标志物**　SCCA 对宫颈癌有较高的诊断价值,可用于宫颈癌的疗效观察、复发监测。

5. **肿瘤基因及其表达产物**　检查子宫颈标本 *Her-2* 癌基因,其阳性表达率随着病情发展、病理分级、临床分期的增加而增高,正常为阴性。*Her-2* 阳性患者对放疗敏感。

(三)卵巢癌

卵巢癌是女性生殖器官常见的恶性肿瘤之一,发病率仅次于宫颈癌和子宫体癌。卵巢上皮癌死亡率占各类妇科肿瘤的首位,严重危害女性健康。卵巢肿瘤组织类型分为卵巢上皮性肿瘤、卵巢生殖细胞肿瘤、卵巢性索间质肿瘤和卵巢转移性肿瘤。

1. **肿瘤标志物**

(1)CA125:80% 卵巢上皮癌患者 CA125 浓度增高,但对早期的卵巢癌患者灵敏度不高。90% 以上患者 CA125 浓度与病程进展相关,可将其用于病情监测和疗效评估。

(2)血清 AFP:对卵黄囊瘤有特异性诊断价值。未成熟畸胎瘤、混合无性细胞瘤中含卵黄囊成分的患者 AFP 浓度也增高。

(3)血清人附睾蛋白 4:人附睾蛋白 4(human epididymis gene product 4,HE4)是继 CA125 后被高度认可的卵巢上皮癌肿瘤标志物,与 CA125 联合检查以判断良性、恶性盆腔包块。

(4)血清 hCG:对非妊娠绒癌的诊断有特异性。

(5)性激素:颗粒细胞瘤、卵泡膜细胞瘤可产生较高浓度的雌激素,浆液性、黏液性囊腺瘤、卵巢布伦纳瘤(曾称为卵巢勃勒纳瘤)也可分泌一定量雌激素。

2. **肿瘤基因及其表达产物**　卵巢癌与 *p53* 基因突变和过度表达有明显相关性。

3. **细胞学**　腹腔积液、腹腔冲洗液和胸腔积液行细胞学检查,可有阳性发现。

（姜忠信）

第八节　风湿病与免疫性疾病的实验诊断

一、类风湿关节炎

类风湿关节炎(rheumatoid arthritis,RA)以慢性破坏性关节炎为主要临床表现,其特征是对称性多关节炎,以双手、腕、踝、足关节受累最常见。患者还可伴有皮下结节、血管炎、心包炎等关节外表现,RA 与免疫调节功能紊乱有关,患者 Th1 和 Th2 比例有明显改变,异常活跃的 Th1 细胞产生的细胞因子在介导自身免疫炎症反应的过程中发挥重要作用。

(一) 一般性检查

1. **血清 RF**　RA 患者 RF 阳性率为 60%~78%,但特异度不高。

2. **CRP 和 ESR**　RA 活动期 CRP 浓度增高和 ESR 加快,但 ESR 比 CRP 更灵敏。病情缓解后 CRP 和 ESR 可恢复至正常,并呈现高度一致性。

3. **ASO**　与 RF 同时检查,可用于鉴别风湿性与类风湿关节炎。

4. **血清补体**　正常或增高,血清蛋白电泳显示多克隆免疫球蛋白增高。

5. **关节腔积液**　RA 患者关节腔积液一般具有炎性特点。

(1)外观呈淡黄色、薄雾状或半透明状,黏度降低,部分患者为血性积液。

(2)白细胞计数$(5\sim25)\times10^9$/L,早期以单个核细胞为主,活动期中性粒细胞可大于 50%。

(3)RF 阳性和类风湿细胞提示预后不良。

(4)积液 LDH 活性和蛋白浓度增高,补体 C2、C4 浓度降低,C3 浓度正常。积液中一般无结晶,但可偶见胆固醇结晶。

(5)积液中含有前列腺素和白三烯等炎性介质,微生物培养和细菌染色多为阴性。

(二) 诊断性试验

诊断 RA 主要依据自身抗体和影像学检查结果进行综合判断,但滑膜活检诊断价值更大。其中对 RA 诊断及预后判断价值较高的有:①抗核周因子(anti-perinuclear factor,APF)、抗角蛋白抗体(anti-keratin antibody,AKA)、抗聚丝蛋白抗体(anti-filaggrin antibody,AFA)和抗 Sa 抗体(抗人脾或胎盘组织抗体)。这些指标对 RA 诊断均有高度特异性,在疾病早期即可出现,并与病情严重程度及骨质破坏有关。②抗环瓜氨酸肽(anti-cyclic citrullinated peptide,ACCP)抗体诊断 RA 的灵敏度和特异度可达 80% 和 96%,是目前 RA 最重要的实验诊断指标。ACCP 阳性提示患者易出现关节骨质损坏等多器官损伤。

(三) RA 关节外损害的监测

终末期 RA 可出现骨质损害、心包积液、胸腔积液和贫血等多种并发症。

1. 血液检查 可表现为正细胞或小细胞均一性贫血。早期白细胞计数与分类计数正常、PLT 计数增多，后期中性粒细胞减少。

2. 骨质破坏 除影像学检查异常外，ACCP 等自身抗体检查阳性或滴度增高、ALP 活性增高。

3. 心包积液和胸腔积液 RA 患者心包积液为浆液性，淡黄色、微浑、半透明的黏稠液体，细胞计数多为 $(200\sim500)\times10^6/L$，蛋白质浓度为 30~50g/L，葡萄糖浓度接近血糖浓度，显微镜检查可见类风湿细胞。而胸腔积液则表现为葡萄糖浓度和 pH 降低。

二、系统性红斑狼疮

系统性红斑狼疮（systemic lupus erythematosus，SLE）是一种病因未明的自身免疫病，其临床特征是多系统、多脏器受累，以及症状缓解与加重交替出现。

(一) 一般性检查

1. 血液检查 约 60% 的活动性 SLE 有慢性贫血，其中 10% 属于溶血性贫血，为正细胞均一性贫血，其他则为小细胞性贫血。40% 患者有白细胞或淋巴细胞减少，大约 20% 患者有 PLT 计数减少。

2. ANA 可用于筛查 SLE，几乎所有 SLE 患者在病程中出现 ANA 阳性。

3. CRP 与 ESR SLE 活动期 CRP 浓度明显增高，ESR 均明显加快。

4. 补体 血清总补体、C3、C4 浓度降低有助于 SLE 的诊断，并提示疾病的活动性。

5. 血清 RF 部分 SLE 患者 RF 可呈阳性。

(二) 诊断性试验

1. 抗 ds-DNA 抗体 高滴度抗 ds-DNA 抗体对确诊 SLE 的特异度为 95%、灵敏度为 70%。抗 ds-DNA 抗体具有补体固定特性，高亲和力抗 ds-DNA 抗体与肾脏疾病的发生有关。但因灵敏度并非 100%，因此抗 ds-DNA 抗体为阴性，也不能轻易排除 SLE。

2. 抗 Sm 抗体 对 SLE 诊断特异度为 99%，但灵敏度仅为 25%，且与疾病活动性无关。此外，抗核小体抗体（anti-nuclosome antibody，AnuA）、抗核糖体抗体（anti-ribosomal antibody）对 SLE 也具高度特异性。

3. 其他 SLE 和其他自身免疫病患者抗组蛋白抗体（anti-histone antibody，AHA）、抗RNA 抗体、抗 SSA 抗体和抗 SSB 抗体等呈阳性，但特异度低。抗 SSA 抗体和抗 SSB 抗体与继发性干燥综合征、新生儿狼疮有关。

(三) SLE 其他系统损害的监测

ANA 可用于筛查几乎所有的 SLE，抗 ds-DNA 抗体、抗 Sm 抗体、AHA、抗 RNA 抗体、抗 SSA 抗体和抗 SSB 抗体等联合应用，可明确诊断。但本病可引起多系统损伤，可检查到多种与 SLE 相关的自身抗体。包括①与抗磷脂抗体综合征有关的抗磷脂抗体（包括心磷脂抗体和狼疮抗凝物）；②与溶血性贫血有关的抗红细胞抗体；③与血小板减少有关的抗血小板抗体；④与神经系统疾病有关的抗神经元抗体；⑤与狼疮肾炎有关的自身抗体等。此外，部分 SLE 患者 APTT 延长，与狼疮细胞形成及血栓形成有关。

三、强直性脊柱炎

强直性脊柱炎(ankylosing spondylitis,AS)为不明原因的、慢性进行性免疫介导、以中轴关节的慢性炎症为主，并具有异位骨形成，导致以骨硬化、肌腱骨化为特征的全身性疾病。最典型和常见的临床表现为炎性腰背痛及关节外症状，以青壮年男性多见，还可累及眼结膜、心、肺、肾等部位,AS 有明显家族性发病倾向。

(一) 一般性检查

AS 的临床表现与 RA 相似，但血清 ANA 和 RF 均为阴性，早期的血液、尿液等检查无明显异常。

(二) 诊断性试验

1. **确诊指标**　AS 患者 HLA-B27 阳性率达 90%，提示 HLA-B27 与 AS 具有明显的相关性，可作为 AS 诊断的重要参考指标。但骶髂关节的影像学检查更具有诊断意义。

2. **鉴别诊断指标**　AS 患者 RF、AKA 和 ACCP 均为阴性，可排除 RA。但若发现 3 项 RA 检查指标中的 1 项，甚至于 3 项出现阳性时，则应考虑 RA 或 2 种疾病重叠的可能性。

(三) AS 及相关器官损害的监测

1. **AS 动态监测**

(1)CRP 和 ESR：CRP 作为监测指标的特异度虽然不高，但可作为评价 AS 活动性的依据，其灵敏度和相关性均高于 ESR。

(2)免疫球蛋白：AS 活动期患者多克隆免疫球蛋白浓度明显增高，约 60% 患者 IgA 增高，以轻中度增高为主，其血清浓度与 CRP 浓度显著相关。因此，血清 IgA 浓度可作为评价 AS 活动性的指标之一。此外，IgG、IgM 浓度也可有不同程度的增高。

(3)其他：TNFα、IL-2R、转化生长因子 β、血清淀粉样蛋白 A 浓度也明显增高，其中血清淀粉样蛋白 A 更为灵敏。

2. **AS 并发器官损害的实验诊断**

(1)血液检查：Hb 浓度降低，15% 的患者有轻度正色素性贫血，白细胞计数轻度减少，疾病活动期 PLT 计数增多。因此，在 AS 治疗过程中要定期进行血液检查。

(2)血栓相关性监测：部分 AS 患者可因血小板异常活化，血管内皮细胞功能受损而发生心血管疾病，需要监测血小板 α 颗粒膜蛋白(CD62P)、血小板内溶酶体颗粒膜蛋白(CD63)和内皮素。

(3)肾脏损害监测：我国 AS 患者引起的肾损害以 IgA 肾病多见，可出现血尿、蛋白尿、管型尿，病情活动时肾损害加重。因此，对 AS 患者应进行常规尿液检查、24h 尿蛋白定量和尿蛋白分析，必要时可进行肾活检，以早期发现肾脏损害。

AS 相关性肾损害的实验室指标变化为：①血尿(包括肉眼血尿及镜下血尿，且尿中红细胞形态为多形性);②不同程度的蛋白尿及管型尿;③肾功能异常(尿液 NAG 或 β_2-MG、血液肌酐、尿素浓度增高,尿液酸化或浓缩稀释功能减退等);④肾活检(常规光镜及免疫荧光检查,刚果红染色等)提示肾小球及肾小管损害为确诊主要依据。

(4)AS 相关的病原学检查:如肺炎克雷伯菌、痢疾杆菌、沙门菌、耶尔森菌、沙眼衣原体等,既可能与 AS 发病相关,又可引起眼、肺等器官损害。

四、原发性胆汁性肝硬化

原发性胆汁性肝硬化(primary biliary cirrhosis,PBC)是以慢性、进行性、非化脓性、破坏性胆管炎为特征的一种自身免疫病。最终导致胆汁淤积、肝纤维化、胆汁性肝硬化。一般认为是由遗传易感性和环境因素共同激发,好发于中老年妇女。

（一）一般性检查

1. **胆红素代谢** 血清总胆红素浓度增高,以 CB 增高为主。尿液胆红素呈阳性,尿胆原含量正常或减低。

2. **血清酶学** 以 ALP、GGT 活性增高为主,可先于其他指标出现。转氨酶活性轻度增高。

3. **凝血功能** PT 延长。

4. **铜代谢** 血清铜、铜蓝蛋白浓度增高,尿液铜增高。

5. **血清蛋白电泳** 呈多克隆性免疫球蛋白增高,以 IgM 增高为主。

（二）诊断性试验

1. **胆管造影和组织学检查** PBC 的诊断以直接胆管造影最为有效,最终依赖于肝组织学检查,主要表现为小叶间胆管慢性非化脓性炎症和肉芽肿性破坏,有时表现为胆管消失。

2. **特异性自身抗体** AMA 呈阳性,尤其是 AMA-M2 呈阳性,可在临床症状和肝功能异常前数年出现,其阳性率为 90%~95%。

3. **鉴别诊断** 联合检查 ANA 与 AMA、ASMA 可协助诊断 PBC,并与自身免疫性肝炎及自身免疫性胆管病相鉴别。

五、自身免疫性肝炎

自身免疫性肝炎(autoimmune hepatitis,AIH)是一类以自身免疫反应为基础,多种自身抗体呈阳性、高免疫球蛋白血症和累及肝脏实质的特发性疾病。任何年龄均可发病,以女性多见。根据自身抗体的不同,AIH 可分为 1 型和 2 型。

（一）一般性检查

1. **血清酶学** 初发 AIH 患者血清 ALT、AST 活性增高,ALP 活性急剧增高常提示可能并发 PBC 或肝细胞癌。

2. **免疫球蛋白** 血清免疫球蛋白、γ 球蛋白或 IgG 浓度超过参考区间上限的 1.5 倍。

3. **自身抗体** ANA 和 / 或 ASMA 呈阳性为 1 型 AIH,抗肝肾微粒体 1 型抗体(抗 LKM-1)和 / 或抗肝细胞溶质 1 型抗体(抗 LC-1)呈阳性为 2 型 AIH。

（二）诊断性试验

1. **AIH 标志性自身抗体**　AIH 患者抗 Sm 抗体主要为 IgG，其阳性率可达 90%，高滴度抗 Sm 抗体（大于 1∶1 000）对诊断 AIH 的特异度可达 100%。

2. **组织学检查**　肝组织形态学改变更具有诊断价值，表现为碎屑状坏死（piecemeal necrosis，PN）和桥接坏死（bridging necrosis），但无胆管病变或明确的肉芽肿。

3. **其他**　抗可溶性肝抗原（soluble liver antigen，SLA）抗体对 AIH 的诊断具有高度特异性，但阳性率较低。

第九节　神经系统疾病的实验诊断

一、单纯疱疹病毒性脑炎

单纯疱疹病毒性脑炎（herpes simplex encephalitis，HSE）是由单纯疱疹病毒（herpes simplex virus，HSV）感染引起的一种急性中枢神经系统感染性疾病，病变主要侵犯颞叶、额叶和边缘系统，引起脑组织出血性坏死和 / 或变态反应性脑损害。

1. **脑脊液检查**

（1）常规检查：①外观无异常，压力正常、轻度或中度增高；②蛋白质浓度正常或轻度、中度增高（但多低于 1.5g/L）；葡萄糖和氯化物浓度正常；③白细胞正常或轻度增多，多为 $(50\sim100) \times 10^6/L$。红细胞一般不增多，有时可轻度增多（但要排除穿刺损伤）。

（2）病原学检查

1）HSV 特异性 IgG 和 IgM 抗体：双份血清和脑脊液抗体有显著增高趋势。病程中 2 次或 2 次以上抗体滴度呈 4 倍以上增高，血清与脑脊液抗体比值小于 40，均可确诊。

2）PCR 检查脑脊液 HSV 可快速确诊（但假阳性率高）。

2. **组织学检查**　脑组织学检查可发现神经细胞核内有嗜酸性包涵体。电镜下发现 HSV 颗粒是诊断 HSE 的"金标准"，但是组织学检查是有创性检查，不易被患者接受。

二、细菌性脑膜炎

（一）化脓性脑膜炎

化脓性脑膜炎（purulent meningitis）是由中枢神经系统常见的化脓性细菌感染引起的急性脑和脊髓的软脑膜、脑脊膜、蛛网膜和脑脊液的炎症，常合并化脓性脑炎或脑脓肿，是一种极为严重的颅内感染性疾病。

1. **血液检查**　化脓性脑膜炎患者外周血白细胞总数和中性粒细胞明显增多，血培养可检出致病菌。

2. 脑脊液检查

(1)外观混浊,呈脓性或块状凝固;压力明显增高。

(2)蛋白质浓度明显增高;葡萄糖浓度明显降低,脑脊液葡萄糖与血清葡萄糖之比多小于 0.4;氯化物浓度降低,乳酸浓度增高(一般大于 300mg/L)。

(3)白细胞总数明显增多,常为(1 000~10 000)×10^6/L,中性粒细胞明显增多。红细胞一般不增多,有时可轻度增多(但要排除穿刺损伤)。

(4)脑脊液涂片检查或培养可发现致病菌。

(二)结核性脑膜炎

结核性脑膜炎(tuberculous meningitis,TBM)是由结核分枝杆菌引起的脑膜非化脓性炎性疾病,TBM 约占神经系统结核病的 70%。TBM 可伴有或不伴有全身结核(如粟粒性肺结核、淋巴结核、骨关节结核等)。

1. 血液检查 血常规大致正常,或白细胞轻度增多。ESR 加快;由于 TBM 可致抗利尿激素分泌综合征,患者可有低钠血症、低氯血症。

2. 结核菌素试验 可提示有活动性结核、曾经进行卡介苗接种或感染过结核分枝杆菌。营养不良、严重全身性疾病、严重结核患者的结核菌素试验可为阴性。

3. 脑脊液检查

(1)外观多为毛玻璃样混浊,可有薄膜形成;压力明显增高。

(2)蛋白质浓度呈中度增高,多为 1~2g/L;葡萄糖浓度降低,脑脊液葡萄糖与血清葡萄糖之比多小于 0.5;氯化物浓度明显降低,较其他脑膜炎更明显。

(3)细胞数量增多,常为(50~500)×10^6/L,常出现中性粒细胞、淋巴细胞和浆细胞同时增多的现象。

(4)脑脊液涂片抗酸染色检查呈阳性,或培养发现结核分枝杆菌,可作为确诊的依据。

(5)采用 PCR 技术检查脑脊液结核分枝杆菌 DNA 片段可快速诊断 TBM,但易出现假阳性。

(6)脑脊液腺苷脱氨酶(adenosine deaminase,ADA)活性增高有助于 TBM 的诊断,但特异度较低。

三、隐球菌性脑膜炎

隐球菌性脑膜炎(cryptococcal meningitis)是由新型隐球菌感染脑膜和脑实质所致的中枢神经系统的亚急性或慢性炎性疾病,是中枢神经系统最常见的真菌感染性疾病。

1. 血液检查 起病早期血液常规检查一般无异常,个别患者白细胞轻度增多,以中性粒细胞为主。

2. 脑脊液检查

(1)外观多为无色清亮或微浑;压力明显增高。

(2)蛋白质浓度呈中度增高,葡萄糖和氯化物浓度降低。

(3)白细胞数量增多,常为(10~500)×10^6/L,以淋巴细胞为主。

(4)脑脊液涂片墨汁染色镜检阳性(发现带荚膜的新型隐球菌)是隐球菌性脑膜炎诊断的"金标准"。墨汁染色的阳性率为30%~50%,反复多次检查可提高阳性率。

(5)脑脊液真菌培养是诊断隐球菌性脑膜炎的另一种方法,其特异度高,但灵敏度低。

(6)脑脊液乳胶凝集试验和ELISA可直接检查隐球菌荚膜多糖抗原,具有简便、快速、阳性率高的特点,在快速诊断中优于墨汁染色。

四、多发性硬化

多发性硬化(multiple sclerosis,MS)是最常见的中枢神经系统特发性炎性脱髓鞘疾病(idiopathic inflammatory demyelinated diseases,IIDDs),是导致青壮年非创伤性残疾的主要原因之一。MS患者脑脊液检查可为原发进展型MS诊断及鉴别诊断提供重要证据。

1. **外观与压力** MS患者脑脊液外观无色透明,压力多正常。

2. **化学检查** 脑脊液葡萄糖和氯化物浓度正常。多数MS患者脑脊液蛋白质浓度正常或轻度增高,25%患者蛋白质浓度增高,其中以免疫球蛋白增高为主。蛋白质浓度增高与鞘内免疫反应以及血-脑脊液屏障破坏有关。当蛋白质浓度大于1.0g/L,应高度怀疑MS。70%~90% MS患者在急性加重期和大致恢复正常的2周内髓碱性蛋白(myelin basic protein,MBP)浓度增高。MBP可用于检查MS的病程,但不能用于筛查MS。

3. **细胞变化**

(1)细胞计数:脑脊液细胞数量变化是评价疾病活动的指标。MS患者脑脊液单个核细胞(mononuclear cell,MNC)一般不超过$15\times10^6/L$,急性或恶化患者MNC可增多,但一般不超过$50\times10^6/L$。如果MNC超过$50\times10^6/L$,则MS可能性较小。

(2)细胞学:急性期患者以小淋巴细胞为主,伴有激活型淋巴细胞、浆细胞,偶见多核细胞。缓解期以激活的单核细胞和浆细胞为主。

4. **免疫学变化** MS患者脑脊液IgG浓度增高,鞘内IgG合成是诊断MS的一项主要辅助指标。IgG浓度增高和性质改变是MS主要的免疫学特征之一,它反映了中枢神经系统病理性合成IgG的状况。

(1)IgG寡克隆区带(oligoclonal bands,OCB):是IgG鞘内合成的重要定性指标,超过90% MS患者脑脊液可检出IgG寡克隆区带。脑脊液存在OCB而血清缺如,则支持MS诊断。

(2)IgG指数:是IgG鞘内合成的重要定量指标,70%~75% MS患者脑脊液IgG指数增高。

五、阿尔茨海默病

阿尔茨海默病(Alzheimer's disease,AD)是一种起病隐匿的进行性发展的神经系统退行性疾病。以记忆障碍、失语、失用、失认、视空间技能损害、执行功能障碍,以及人格和行为改变等全面性痴呆表现为特征,病因迄今未明。

AD患者的实验诊断结果无异常发现,但实验诊断对排除症状相似但对治疗有依赖的疾病有价值。

1. **诊断的"金标准"**　AD 诊断的"金标准"是脑组织病理学检查。

2. **实验室检查**　脑脊液 tau 蛋白和磷酸化 tau 蛋白浓度增高，β 淀粉样蛋白（amyloid β-protein，Aβ）浓度降低，在排除其他原因，如血管性、肿瘤性或内分泌性疾病，诊断 AD 的可能性较大。晨尿和脑脊液中可检查到神经纤维蛋白。

3. **推荐的实验室检查**　对所有新发生的 AD 患者推荐全血细胞计数、尿液分析、电解质及生化检查，血清维生素 B_{12}、叶酸、甲状腺及其他内分泌功能、梅毒血清学试验等。

六、吉兰 - 巴雷综合征

吉兰 - 巴雷综合征（Guillain-Barré syndrome，GBS）是一种以运动损害为主的自身免疫性周围神经病，主要累及脊神经根、脊神经和脑神经。急性炎症性脱髓鞘性多发性神经病（acute inflammatory demyelinating polyneuropathy，AIDP）是 GBS 最常见的类型，主要病变为多发神经根和周围神经节段性脱髓鞘。

1. **血液检查**　GBS 患者肝功能轻度异常、CK 活性轻度增高；部分患者血清抗神经节苷脂抗体（anti-ganglioside antibody，AGA）、抗空肠弯曲菌抗体、抗巨细胞抗体等呈阳性。

2. **脑脊液检查**　早期脑脊液检查无异常。发病第 2 周，多数患者脑脊液蛋白质浓度增高（平均 0.5~1.0g/L），而细胞数量正常或接近正常，出现"蛋白 - 细胞分离"现象；脑脊液蛋白质浓度增高与病情严重程度一致。脑脊液葡萄糖和氯化物正常，白细胞计数一般小于 $10 \times 10^6/L$。部分患者脑脊液 OCB 和 AGA 呈阳性。

3. **其他**　部分患者粪便中可分离和培养出空肠弯曲菌。

（廖　林）

第十节　部分新发传染病的实验诊断

新发传染病（emerging infectious disease，EID）主要是指新出现（如新型冠状病毒感染）或以前出现过，但近年其发病率有所增高（如西尼罗河热），或流行地区有所增多（如猴痘病），或面临增高危险（如人禽流感）的传染病。

一、严重急性呼吸综合征

严重急性呼吸综合征（severe acute respiratory syndrome，SARS），曾称为传染性非典型肺炎（infectious atypical pneumonia），是由 SARS 冠状病毒（SARS *coronavirus*，SARS-CoV）引起的一种具有明显传染性、可累及多个器官和系统、以肺炎为主要临床表现的急性呼吸道传染病。主要通过短距离飞沫、接触患者呼吸道分泌物及密切接触而传播。以发热、头痛、肌肉酸痛、乏力、干咳少痰、腹泻为主要临床表现，严重者出现气促或呼吸窘迫。

1. **血液检查**　发病初期到中期患者白细胞计数正常或减少,淋巴细胞常减少,部分患者 PLT 计数减少,CD3$^+$、CD4$^+$、CD8$^+$T 淋巴细胞明显减少,发病后期可恢复正常。ALT、LDH 及其同工酶活性等可不同程度增高,血氧饱和度降低。

2. **血清学检查**　采用间接荧光抗体法(IFA)和 ELISA 检查血液 SARS 病毒特异性抗体。

3. **核酸检测**　用反转录聚合酶链反应(RT-PCR)检查患者标本(血液、呼吸道分泌物、粪便等)SARS 病毒的 RNA。

4. **影像学检查**　大多数患者早期即有胸部 X 线检查异常,多呈斑片状或网状改变。起病初期常呈单灶改变,短期内病灶迅速增多,常累及双肺或单肺多叶。部分患者进展快,呈大片状阴影。胸部 CT 检查可见灶性实变,毛玻璃样改变最多见。肺部阴影吸收、消散较慢,阴影改变程度和范围可与症状、体征不一致。

二、人禽流行性感冒

人禽流行性感冒(human-avian influenza),简称为人禽流感,是由禽甲型流感病毒某些亚型引起的急性呼吸道传染病,包括 H5N1、H7N9、H7N7、H7N2、H7N3、H5N6、H10N8,近些年主要为 H7N9 禽流感病毒。传播途径主要是经呼吸道传播,通过密切接触感染禽类及其分泌物、排泄物等,以及直接接触病毒毒株而被感染。临床表现随着感染病毒的亚型不同而异,从结膜炎、轻微的上呼吸道卡他症状,至出现急性呼吸窘迫综合征和多器官功能衰竭,甚至导致死亡。

1. **血液检查**　白细胞计数一般正常或减少,重症患者多有白细胞和淋巴细胞计数减少,并伴有 PLT 计数减少。多有 CRP、LDH、肌酸激酶和转氨酶升高。

2. **分离培养**　患者标本(如鼻咽分泌物、漱口液、气管吸出物等)中能培养分离出禽流感病毒。

3. **血清学检查**　采用免疫荧光法或酶联免疫法可检查患者标本中禽流感病毒特异性抗体。

4. **核酸检测**　采用反转录聚合酶链反应(RT-PCR)技术可检查禽流感病毒特异性核酸。

5. **影像学检查**　X 线检查可见患者肺内斑片状、弥漫性或多灶性浸润,但特异度不高。重症患者肺内病变变化较快,呈大片毛玻璃状或实变,部分患者伴有胸腔积液。

三、流行性感冒

流行性感冒(influenza),简称为流感,是流感病毒引起的急性呼吸道传染病,甲型和乙型流感病毒每年呈季节性流行,其中甲型流感病毒可引起全球性大流行。流感多数为自限性,但部分患者因出现肺炎等并发症,或因基础疾病加重而发展为重症病例,可出现急性呼吸窘迫综合征、多脏器功能损伤,严重者可导致死亡。目前感染人的主要是甲型流感病毒中的 H1N1、H3N2 亚型及乙型流感病毒。患者和隐性感染者是主要传染源,主要通过打喷嚏和咳嗽等飞沫传播,经口腔、鼻腔、眼睛的黏膜等直接或间接传播。

1. **血液检查**　白细胞计数一般不增多或减少,重症患者白细胞和淋巴细胞计数减少,伴有 PLT 计数减少。可有转氨酶、LDH、肌酐等升高,少数患者肌酸激酶升高。

2. **病毒分离**　常用的方法有鸡胚接种法和细胞培养法,可分离患者呼吸道标本(咽拭子,口腔含漱液,鼻咽或气管吸出物,痰或肺组织)中的流感病毒。

3. **抗原检查**　可采用胶体金法和免疫荧光法检查呼吸道标本中的病毒抗原。

4. **核酸检测**　病毒核酸检测灵敏度和特异度较高,且能区分病毒类型和亚型,目前主要应用实时荧光定量 PCR 和快速多重 PCR 检查方法。

四、新型冠状病毒感染

2019 年至今,新型冠状病毒感染(coronavirus disease 2019,COVID-19)在全球 200 多个国家和地区广泛传播,引发全球的灾难性公共卫生危机。2019-nCoV 属于 β 属的冠状病毒,有包膜,颗粒呈圆形或椭圆形,直径 60~140nm。传染源主要是 2019-nCoV 感染的患者和无症状感染者,经呼吸道飞沫和密切接触传播是主要的传播途径,另外,接触病毒污染的物品也可造成感染,人群普遍易感。轻型患者可表现为低热、轻微乏力、嗅觉及味觉障碍等,重症患者多在发病 1 周后出现呼吸困难和 / 或低氧血症,严重者可快速进展为急性呼吸窘迫综合征、脓毒性休克、出凝血功能障碍及多器官功能衰竭等。

1. **血液检查**　早期外周血白细胞总数正常或减少,可见淋巴细胞计数减少。部分患者可出现肝脏酶类、乳酸脱氢酶、肌酶、肌红蛋白、肌钙蛋白和铁蛋白增高,部分患者 CRP 和 ESR 升高,PCT 正常。重型、危重型患者可见 D- 二聚体升高、外周血淋巴细胞进行性减少,炎症因子升高。

2. **核酸检测**　采用 RT-PCR 和 / 或二代测序(next generation sequencing,NGS)方法,可在鼻咽拭子、痰和气管抽取物等标本中检查出新型冠状病毒核酸。

3. **血清学检查**　可检查新型冠状病毒特异性 IgM 抗体、IgG 抗体阳性,发病 1 周内阳性率均较低。

4. **抗原检查**　可检查呼吸道标本中新型冠状病毒抗原,检测速度快,其灵敏度与感染者病毒载量呈正相关,病毒抗原检测阳性支持诊断,但阴性不能排除。

5. **胸部影像学**　合并肺炎者早期呈现多发小斑片影及间质改变,以肺外带明显,进而发展为双肺多发磨玻璃影、浸润影,严重者可出现肺实变,胸腔积液少见。

第十一节　性传播疾病的实验诊断

性传播疾病(sexually transmitted diseases,STD)是指通过性接触、类似性行为及间接接触传播的一组传染病,主要累及皮肤和泌尿生殖器官,进而通过淋巴系统和血液系统播散,侵袭淋巴结、全身组织和器官。我国《性病防治管理办法》中所指定的性病包括淋病、梅毒、生殖道沙眼衣原体感染、软下疳、艾滋病、尖锐湿疣、生殖器疱疹等。

一、淋病

淋病（gonorrhea）由淋病奈瑟菌（淋球菌）感染引起的泌尿生殖系统化脓性疾病，是最常见的性传播疾病之一。主要通过性接触直接传播，感染尿道、子宫颈内膜、直肠肛周等，引起女性前庭大腺炎、盆腔炎和男性附睾炎、前列腺炎等，患病孕妇可通过胎盘或产道使胎儿受染，偶经血行传播可引起菌血症、关节炎和脑膜炎等。

1. **直接涂片检查**　采集患者尿道分泌物或子宫颈分泌物，涂片作革兰氏染色，在多形核白细胞质内发现革兰氏阴性双球菌，对男性急性期患者的阳性率为 90%，女性为 50%~60%。

2. **细菌培养**　淋球菌培养是诊断的"金标准"，培养法对症状很轻或无症状的男性、女性患者都是较灵敏的方法，培养结果为阳性可确诊。

3. **核酸检测**　核酸检测灵敏度高于培养，对淋球菌培养阴性，根据病史及体征又怀疑为淋球菌感染的患者，可应用 PCR 等核酸检测技术检测淋球菌核酸，以明确诊断。

二、梅毒

梅毒（syphilis）是一种由梅毒螺旋体（treponema pallidum，TP）引起的全身感染性疾病，分为先天性梅毒和后天获得性梅毒。先天性梅毒（congenital syphilis）又称为胎传梅毒（prenatal syphilis），病原体在母体内通过胎盘途径感染胎儿，可引起死产、早产。后天获得性梅毒的主要传播途径是性接触，分为一期梅毒、二期梅毒和三期梅毒。

1. **直接涂片检查**　采集患者皮肤或黏膜破损部位的分泌物直接涂片，用暗视野显微镜检查梅毒螺旋体，是诊断早期梅毒快速、可靠的方法，尤其对已出现硬下疳（chancre）等症状，且对梅毒血清反应呈阴性患者的意义更大。此外，镀银染色、Giemsa 染色或直接免疫荧光检查也被广泛应用。

2. **血清学检查**　血清学检查是辅助诊断梅毒的重要方法。根据检查所用抗原不同，梅毒血清学试验分为两大类：梅毒非特异性抗体试验，主要包括性病研究实验室试验（venereal disease research laboratory test，VDRL test）、快速血浆反应素试验（rapid plasma regin test，RPR test）和甲苯胺红不加热血清试验（toluidine red unheated serum test，TRUST）等；另一类是梅毒特异性抗体试验，包括荧光密螺旋体抗体吸收试验（fluorescence treponemal antibody absorption test，FTA-ABS test）、梅毒螺旋体血凝试验（treponema pallidum hemagglutination assay，TPHA）、梅毒螺旋体颗粒凝集试验（treponema pallidum particle agglutination，TPPA）等。

（1）VDRL test 和 RPR test：非特异性抗体试验，是使用心磷脂、卵磷脂及胆固醇作为抗原的絮状凝集试验。易于操作，反应迅速，灵敏度高，但特异度低，可有假阳性。可用于疗效观察、判愈、判定复发或再感染，也适用于人群的筛查、产前检查及健康体检等。

（2）FTA-ABS test：以完整形态的梅毒螺旋体 Nichol 株作为抗原，加上经吸收剂（用梅毒螺旋体 Reiter 株制备而成)处理过的患者血清形成抗原抗体复合物,再加异硫氰酸荧光素标记的抗人免疫球蛋白,与血清梅毒螺旋体抗体结合。在荧光显微镜下,螺旋体显示苹果绿色的荧光,即为阳性反应。FTA-ABS test 具有高特异度和灵敏度,其缺点是抗梅毒治疗后阳性仍可保持 10 年之久,不能作为疗效判断指标。

（3）TPPA:用梅毒螺旋体提取物致敏明胶颗粒,此致敏颗粒与人血清的抗梅毒螺旋体抗体结合,产生可见的凝集反应,其灵敏度和特异度均较高。

（4）梅毒螺旋体 IgM 型抗体的检查:感染 2 周后患者血清即可出现 IgM 抗梅毒螺旋体抗体,婴幼儿可自母体获得 IgG,VDRL test 和 TPHA 均可呈假阳性,因此检查梅毒特异性 IgM 抗体,对诊断先天性梅毒有较大价值,先天性梅毒治疗后 IgM 抗体可转阴,再感染时又可呈阳性,可作为疗效判断和感染的诊断指标。

3. 核酸检测　采用基因诊断技术检查梅毒螺旋体 DNA,特异度高,灵敏度高,是目前诊断梅毒螺旋体的可靠方法。

三、生殖道沙眼衣原体感染

生殖道沙眼衣原体感染是常见的性传播疾病,可累及生殖道、直肠等,也可导致母婴传播。其临床过程隐匿、迁延,症状轻微,男性患者可表现为无症状,或尿道炎、附睾炎、前列腺炎等;女性患者可表现为无症状,或宫颈炎、尿道炎、盆腔炎等症状。

1. 直接涂片检查　标本直接涂片染色显微镜检查,上皮细胞内有包涵体为阳性,结合临床表现可诊断沙眼衣原体感染。由于衣原体无固定形态,直接涂片检查意义不大,但可排除淋球菌感染。分离培养时细胞内有沙眼衣原体包涵体,可确定为沙眼衣原体感染。

2. 抗原检查　直接免疫荧光法或酶联免疫法检查标本中沙眼衣原体抗原,其阳性结果结合临床可诊断沙眼衣原体感染。

3. 分离培养　细胞培养是诊断和鉴定的"金标准",但操作烦琐,技术条件高,培养阳性率较低。

4. 核酸检测　采用核酸探针分子杂交或核酸扩增方法,检查沙眼衣原体的特异性 DNA 片段,检查快速、灵敏,但应注意假阳性。

四、软下疳

软下疳(chancroid)是由杜克雷嗜血杆菌感染所致的,生殖器部位的疼痛剧烈、质地柔软的化脓性溃疡,常合并腹股沟淋巴结化脓性病变。

1. 直接涂片检查　可在细胞外出现成对或呈链状排列、多条链平行、似鱼群状无运动能力、无芽孢的革兰氏阴性短杆菌。只用于初步判断,不作为确诊依据。

2. 细菌培养　需要巧克力培养基和 5% CO_2 环境,杜克雷嗜血杆菌培养阳性可确诊为软下疳。

3. 血清学检查　间接免疫荧光试验快速检查生殖器溃疡分泌物涂片;酶免疫试验在培养阳性的患者中检出率超过 90%,可用于大规模人群的筛查。

4. 核酸检测　采用 PCR 技术检查生殖器溃疡的杜克雷嗜血杆菌,对本病的诊断有一定价值。

五、尖锐湿疣

尖锐湿疣(condyloma acuminatum,CA)是由人乳头瘤病毒(human papilloma virus,HPV)感染引起的 STD,常发生在肛门及外生殖器等部位,主要通过性行为传染。尖锐湿疣是全球范围内最常见的 STD 之一。典型的尖锐湿疣一般不需要实验室检查即可做出诊断。当患者症状、患病部位不典型,特别是妇女,其阴道口可有类似于尖锐湿疣的假性湿疣,需要实验室检查以明确诊断。

1. 乙酸白试验　首先将可疑损害部位或检查部位的污染物(或分泌物)去除干净。然后用棉拭子蘸 3%~5% 乙酸溶液,涂于被检查部位的皮肤黏膜或损伤上,1~5min 后观察结果。乙酸白试验阳性表现为检查部位或损伤处变白。本方法并非 HPV 感染的特异性试验。

2. 核酸检测　可采用 PCR 等技术检测 HPV 核酸。该方法具有特异、灵敏、简便、快速等优点,为 HPV 检查开辟了新途径。

3. 病理检查　表皮乳头瘤样或疣状增生,在表皮浅层(颗粒层和棘层上部)可见灶状、片状及散在分布的空泡化细胞,即凹空细胞(koilocyte)。对于典型皮损,不必要行组织病理活检。

六、生殖器疱疹

生殖器疱疹(genital herpes,GH)是由于泌尿生殖器及肛周皮肤黏膜感染单纯疱疹病毒(herpes simplex virus,HSV),而引起的一种慢性、复发性、难治愈的 STD,主要通过性接触传播。感染 HSV 的孕妇可引起流产和新生儿死亡、畸形等。

1. 直接涂片检查　以玻片在疱底作印片,经 Wright 染色或 Giemsa 染色后,在显微镜下可发现特征性的多核巨细胞或核内病毒包涵体。

2. 病毒培养　病毒培养是 HSV 检查的"金标准",特异度高,且可进行分型。

3. 血清学检查　可采用免疫荧光试验、ELISA、免疫印迹试验和 RIA 等方法检查 HSV 抗原、抗 HSV-1 和抗 HSV-2 抗体,可诊断 HSV 的原发性感染,进行 HSV 感染的流行病学调查等。

4. 核酸检测　通过 PCR 等方法检查 HSV-2 核酸,其灵敏度和特异度均高,且快速、简便。

七、艾滋病

艾滋病全称为获得性免疫缺陷综合征(acquired immunodeficiency syndrome,AIDS),是由人类免疫缺陷病毒(human immunodeficiency virus,HIV)感染引起的严重免疫缺陷性疾病,传播途径为性接触、血液传播和母婴垂直传播。HIV 侵犯 $CD4^+T$ 淋巴细胞,导致感染者免疫细胞数量和 / 或功能受损乃至缺陷,最终并发各种严重的机会性感染(opportunistic infection)和 / 或恶性肿瘤。AIDS 具有传播速度快、发病缓慢、病死率高的特点。HIV 感染者和 AIDS 患者是 HIV 的传染源。HIV 主要存在于传染源的血液、精液、阴道分泌物等体液中。

1. **血液检查** 外周血淋巴细胞计数是 HIV 感染病情进展的评价标志之一,根据计数结果可分为 3 组: $\geq 2 \times 10^9/L$,$(1\sim2) \times 10^9/L$,$<1 \times 10^9/L$。另外,白细胞计数、PLT 计数减少,Hb 浓度降低;尿蛋白常呈阳性。可有血清 AST 活性增高,肾功能多异常。免疫球蛋白、β_2- 微球蛋白浓度可明显增高。

2. **淋巴细胞检查** HIV 特异性地侵犯 $CD4^+T$ 淋巴细胞,导致 $CD4^+T$ 淋巴细胞进行性减少,$CD4^+/CD8^+$ 比值倒置。通过 $CD4^+T$ 淋巴细胞计数可了解机体免疫状态和病程进展、确定疾病分期、判断治疗效果和 HIV 感染者的并发症。$CD4^+T$ 淋巴细胞小于 $0.2 \times 10^9/L$ 是诊断 AIDS 的重要指标。

3. **HIV 特异性抗原、抗体检查**

(1)HIV 抗体: HIV 感染 6~8 周后,血清可检查到 HIV 抗体。HIV-1/HIV-2 抗体是诊断 HIV 感染的"金标准"。常采用 ELISA、化学发光、斑点免疫渗滤法(胶体金试纸条法)作为筛查试验,免疫印迹法作为确诊试验。当筛查试验 2 次阳性时,需要做确诊试验。选择 HIV 外膜蛋白抗体的免疫印迹试验,当出现至少 2 条 env 带(gp41 和 gp160/gp120),或至少 1 条 env 和 1 条 p24 带同时出现时,方可确诊 HIV 感染。

(2)HIV 抗原:病毒分离培养时培养液中的逆转录酶活性、培养细胞中的 HIV 抗原 p24,或采用电镜检查 HIV 颗粒等有临床意义。HIV 抗原 p24 常出现于 HIV 抗体产生之前,在 HIV 感染 2 周后开始出现病毒血症时,采用 ELISA 可检查到病毒抗原,HIV 抗原 p24 阳性提示病毒复制活跃,HIV 感染的急性期和晚期抗原 p24 均为阳性。

4. **核酸检测** 采用核酸杂交法或 PCR 法检查 HIV-RNA,对诊断 HIV 感染有重要价值,定量 PCR 技术可以定量检查标本中 HIV 载量,对监测 HIV 感染者的病情进展和评价抗 HIV 药物治疗效果有意义。

5. **其他检查** 影像学检查有助于了解肺并发肺孢子菌、真菌、结核分枝杆菌感染及卡波西肉瘤等情况。痰液、支气管分泌物或肺活检可发现肺孢子菌包囊、滋养体或真菌孢子。粪便显微镜检查可见隐孢子虫等。

(张 丽)

第十二节　孕妇产前筛查和新生儿遗传代谢病实验室筛查

一、唐氏综合征

唐氏综合征(Down syndrome,DS)又称为 21- 三体综合征、先天愚型,是由于 21 号染色体异常导致的染色体病,是人类最早发现、最为常见的一种染色体畸变。其主要临床特征是智能落后、生长发育迟缓和特殊面容,并可伴有多发畸形,如肢体畸形、先天性心脏病等。

目前 DS 尚无有效的治疗方法,育龄人群应注意孕前和孕期检查。

1. **血液生化检查** 唐氏筛查(Down screening,唐氏综合征产前筛选检查)的血清学指标包括孕妇血液中的甲胎蛋白(AFP)、游离雌三醇(uE3)、人绒毛膜促性腺激素 β 亚基(β-hCG)和妊娠相关血浆蛋白 A(PAPP-A)等。其中,AFP、uE3 和 β-hCG 三者常被用于联合检查。

(1)筛查指标

1)甲胎蛋白(AFP):DS 胎儿的孕妇血清 AFP 浓度为正常孕妇的 70% 左右,平均为 0.7~0.8MoM(孕妇体内标志物检查值与相同孕周正常孕妇中位数的比值即为 MoM)。

2)游离雌三醇(uE3):孕妇血清 uE3 浓度可用于检查孕中期胎儿生长状态,DS 胎儿的孕妇血清 uE3 浓度常低于正常孕妇的 30% 或更多,检查孕妇 uE3 可以预测患 DS 的风险值。

3)β-hCG:DS 胎儿的孕妇血清 β-hCG 浓度迅速而明显地升高,平均 MoM 值为 2.3~2.4。

4)妊娠相关血浆蛋白 A(pregnancy-associated plasma protein A,PAPP-A):孕期内 PAPP-A 浓度随着孕周而增高,直至分娩,孕早期的异常妊娠时,PAPP-A 浓度明显降低,在孕中期一般无异常。因此,PAPP-A 可以作为孕早期筛查胎儿染色体疾病的一个重要血清学指标。

(2)筛查方案

1)早孕期:一般于孕后 7~13 周进行二联筛查(以血清 PAPP-A 和 β-hCG 为指标),结合孕妇年龄等参数,计算胎儿罹患 DS 的风险。

2)中孕期:一般于孕后 14~20 周进行二联筛查(以血清 AFP 和 β-hCG 为指标),中孕期还可进行三联筛查(以血清 AFP+β-hCG+uE3 为指标),结合孕妇年龄等参数,计算胎儿罹患 DS 的风险。

2. **无创产前 DNA 检查** 利用新一代 DNA 测序技术对母体外周血浆游离的 DNA 片段(包含胎儿游离 DNA)进行测序,并将测序结果进行生物信息分析,可以得到胎儿的遗传信息,从而检查胎儿是否患有 DS(T21)、18- 三体综合征(又称爱德华综合征)、13- 三体综合征(又称帕托综合征)。无创产前 DNA 检查对 DS 的检出率为 90%~99%,假阳性率低,但不适宜检查患有染色体病或曾生育染色体病患儿的孕妇,无创产前 DNA 检查一般用于唐筛临界风险人群,或有侵入性检查禁忌证人群的筛查,但慎用于唐氏筛查高风险孕妇、高龄孕妇及双胎妊娠等。

3. **羊膜腔穿刺** 是目前唐氏筛查的"金标准"。通过羊膜腔穿刺采集羊水,进行细胞培养染色体核型分析,以检查胎儿有无染色体异常,包括常染色体数目或结构异常,以及性染色体数目或结构的异常,其中最重要且常见的是 DS。β- 珠蛋白生成障碍性贫血、血友病等单基因疾病,也可以通过检查羊水细胞 DNA 组成,以明确诊断。羊膜腔穿刺属于侵入性检查,存在一定的危险。产前诊断的最佳穿刺时间是妊娠 16~24 周。因为此时胎儿小,羊水相对较多,穿刺不易刺伤胎儿。

4. 绒毛膜穿刺　绒毛膜穿刺主要用于确诊胎儿是否有染色体异常、神经管缺陷,以及某些能在羊水中有所反映或变化的遗传性代谢疾病,穿刺时间一般在妊娠 11~14 周。但要注意,绒毛膜穿刺所引起流产、畸胎的风险高于羊膜腔穿刺。

5. 评价　唐氏筛查是检查母体血清 AFP、uE3、β-hCG 和 PAPP-A 浓度,并结合孕妇的预产期、年龄、体重和采血时的孕周等,计算出生缺陷胎儿的危险系数。如果唐氏筛查显示胎儿患有 DS 的危险性比较高,就应进一步进行羊膜穿刺检查或无创产前 DNA 检查。

无创产前 DNA 检查也是筛选性检查,准确率较高,对孕周的限制相对较少,但也存在检查失败的风险。如果无创产前 DNA 检查结果提示 DS 风险,仍需要进行羊膜腔穿刺检查,羊膜腔穿刺和染色体检查才是诊断性检查,可以确诊胎儿是否患有 DS,但羊膜腔穿刺属于有创检查,对孕妇及胎儿都具有一定的危险性,不能作为常规的检查手段。

二、宫内感染

宫内感染(intrauterine infection)又称为母婴传播疾病或先天性感染,是指孕妇在妊娠期间受到感染,而引起胎儿的宫内感染。宫内感染的感染途径主要包括致病微生物经胎盘垂直传播给胎儿、孕妇下生殖道致病微生物的逆行扩散以及胎儿分娩时的围产期感染。

1. 宫内感染的后果　宫内感染可导致流产、先天性畸形(含先天性残疾)、死产等,但不同的致病微生物感染对胎儿的影响各不相同,风疹病毒感染可导致先天性白内障,以及青光眼、视网膜病变等;先天性巨细胞病毒感染可导致新生儿肝炎综合征、小头畸形和脉络膜视网膜炎等;疱疹病毒感染可引起胎儿中枢神经系统损害,导致大脑发育不全、出血坏死性脑炎等;弓形虫感染可引起脑积水、脑钙化灶和精神运动障碍等。

2. TORCH 感染检查　俗称优生四项,是指对备孕女性进行的宫内感染致病因子的检查,TORCH 是指可导致先天性宫内感染及围产期感染,而引起围产儿畸形的病原体。

TORCH 检查包括 IgM 与 IgG(表 16-46),IgM 表示近期 1~2 个月的感染,IgG 表示既往感染,提示具有一定的免疫力。

表 16-46　TORCH 抗体检查结果与临床意义

IgM	IgG	临床意义
阴性	阴性	①未感染可以怀孕,易感人群 ②孕早期获得初次感染传给胎儿的高危人群,孕前应注射风疹疫苗 ③妊娠早期动态监测,如果 IgM 和 IgG 阳性,应进行产前诊断
阴性	阳性	①既往已经感染该病毒,可以怀孕 ②妊娠期,尤其是妊娠早期应注意复发感染或再感染 RV、CMV,妊娠晚期应注意 HSV 复发感染。如果连续双份血清 IgG 阳性出现 4 倍增高,复发感染的可能性较大

续表

IgM	IgG	临床意义
阳性	阳性	①对于弓形虫可能是急性感染期,对于其他病毒可能是感染后期,送参比实验室确认
		② IgM 可能是假阳性,也可能是长期持有,需加做 IgG 亲和实验,复查 IgG 是否连续双份血清出现 4 倍增高
		③如果为急性感染,推迟怀孕或进行产前诊断
阳性	阴性	①可能为急性感染
		②可能为 IgM 假阳性或长期持有
		③ 2 周后复查或送参比实验室。如果 IgG 转为阳性,为急性感染,未妊娠者推迟怀孕,妊娠者确定胎儿是否感染(推算孕周或产前诊断)。如果不变,为非急性感染,假阳性

3. **评价**　TORCH 感染检查可早期发现孕妇感染后,胎儿是否感染,并有针对性地进行治疗或终止妊娠。若胎儿未感染,可通过治疗孕妇,而避免胎儿感染;若胎儿已被感染,并引起了内脏器官异常,通常建议孕妇终止妊娠;若胎儿虽已被感染,但未见器官异常,则可进行:①孕妇接受规范治疗,可能会产下健康的婴儿;②胎儿出生后,可能会出现神经和心血管系统等先天性"隐形"疾病,这些疾病极难治愈,只能采用康复训练等早期干预手段,缓解患儿症状。

除 TORCH 外,其他的某些病原微生物,如淋球菌、梅毒螺旋体、沙眼衣原体等,也可引起胎儿宫内感染,影响胎儿的正常发育。如果发现上述致病微生物感染,应推迟受孕时间,并进行积极治疗。此外,如果孕前患有真菌性或滴虫性阴道炎,也应治愈后再怀孕。

三、新生儿遗传代谢病

新生儿遗传代谢病(inherited metabolic disease of newborn)是指由于遗传、基因突变等因素,导致的蛋白质分子在结构和功能上发生改变,使人体内某些酶、受体、载体等物质缺乏,进而造成机体的生化反应和代谢异常,反应产物和代谢产物在体内蓄积,引起多种器官功能障碍的一类疾病。

新生儿遗传代谢病筛查是指通过血液检查,对某些危害胎儿的严重的先天性代谢病,或内分泌疾病进行群体筛查,对患儿进行早期诊断、早期治疗,避免因脑、肝、肾等器官损害,而导致生长、智力发育障碍,甚至死亡。

1. **筛查对象与疾病**　筛查对象为所有出生 72h(哺乳至少 6~8 次)的活产新生儿。筛查的疾病种类依种族、国家、地区而异,还与各国的社会、科技发展、经济水平及疾病危害程度有关。我国目前筛查的疾病以苯丙酮尿症(phenylketonuria,PKU)和先天性甲状腺功能减低症(congenital hypothyroidism,CH)为主。

2. **标本采集与保存**
(1)采血时间:新生儿出生 72h 后,7d 以内,哺乳至少 6~8 次。
(2)采血部位:采血部位多选择婴儿足跟内侧或外侧。

（3）采血滤纸：采血滤纸须与标准滤纸一致，为质地、厚度、吸水性、渗水性等相当均一的特制纯棉优质滤纸。最好选用国际认可的滤纸，既可保证筛查质量，又具有室间可比性。

3. 筛查指标

（1）苯丙酮尿症

1）筛查指标为苯丙氨酸（Phe）。

2）筛查方法为荧光分析法（全定量）、Guthrie 细菌抑制法（半定量）与高效液相色谱法。

3）Phe 浓度大于 120μmol/L（2mg/dl）为筛查阳性（根据实验室及试剂盒而定）。

（2）先天性甲状腺功能减退症

1）筛查指标为促甲状腺素（TSH）。

2）筛查方法为时间分辨荧光免疫法（TRFIA）、酶免疫荧光法（FEIA）与酶联免疫吸附法（ELISA）。

3）TSH 浓度阳性截断值一般根据实验室及试剂盒而定。

4. 评价

目前，我国新生儿遗传代谢病筛查仍以 PKU 和 CH 为主，某些地区根据疾病的发生率，开展了红细胞葡萄糖 -6- 磷酸脱氢酶（G6PD）缺乏症等筛查，或开始试用串联质谱技术（tandem mass spectrometry）进行新生儿少见遗传代谢病的筛查。串联质谱技术已逐步成为扩展的新生儿遗传代谢病筛查的主要方法，其筛查的疾病及指标见表 16-47~表 16-51。

表 16-47　串联质谱技术筛查的新生儿遗传代谢病（氨基酸代谢病）及指标

疾病	指标
苯丙氨酸羟化酶缺乏症（phenylalanine hydroxylase disease，PAHD）	Phe，Phe/Tyr，Phe/（Leu+Ile）
四氢生物蝶呤缺乏症（tetrahydrobiopterin deficiency，THBD，BH4D）	Phe，Phe/Tyr，Phe/（Leu+Ile）
枫糖尿病（maple syrup urine disease，MSUD）	Leu+Ile，Val，（Leu+Ile）/Phe
酪氨酸血症（Ⅰ、Ⅱ、Ⅲ）（tyrosinemia，TYR）	SUAC，Tyr
高钾硫氨酸血症（hypermethioninemia，MET）	Met，Met/Phe
同型半胱氨酸血症Ⅰ型（homocysteinemia，HCY）	Met，Met/Phe
瓜氨酸血症Ⅰ型（citrullinemia type 1，CIT-Ⅰ）	Cit，Cit/Arg
瓜氨酸血症Ⅱ型（希特林蛋白缺乏症）（citrullinemia type 2，CIT-Ⅱ）	Cit，Met，Tyr
精氨酰琥珀酸尿症（argininosuccinic aciduria，ASA）	Asa，Cit，Arg，Cit/Arg
精氨酸血症（arginase deficiency，ARG）	Arg，Arg/Orn
氨甲酰磷酸合成酶Ⅰ缺陷症（carbamyl phosphate synthetase deficiency，CPSID）	Cit，Glu，Glu/Cit
鸟氨酸氨甲酰转移酶缺陷症（ornithine transcarboxylase deficiency，OTCD）	Cit，Glu，Glu/Cit
高鸟氨酸血症（hyperornithinemia，OAT）	Orn，Orn/Cit
高脯氨酸血症（hyperprolinemia，HP）	Pro，Pro/Phe
非酮性高甘氨酸血症（nonketotic hyperglycinemia，NKH）	Gly，Gly/Phe

表 16-48　串联质谱技术筛查的新生儿遗传代谢病（有机酸代谢病）及指标

疾病	指标
甲基丙二酸血症（methylmalonic academia，MMA）	C3，C3/C2，C3/C0，C3/C16
丙酸血症（propionic acidemia，PA）	C3，C3/C2
异戊酸血症（isovaleric acidemia，IVA）	C5，C5/C2
戊二酸血症 I 型（glutaric acidemia type I，GA I）	C5DC，C5DC/C8，5-DC/C5-OH，C5DC/C0，C5DC/C3DC
生物素酶缺乏症（biotinidase deficiency，BTD）	C5-OH，C3，C5-OH/C3
全羧化酶合成酶缺乏症（holocarboxylase synthetase deficiency，HCSD）	C5-OH，C3，C5-OH/C8
2- 甲基 -3 羟基丁酰辅酶 A 脱氢酶缺乏症（2-methyl-3 hydroxybutanoyl-coA dehydrogenase deficiency，2M3HBA）	C5-OH，C5：1，C5-OH/C8
3- 甲基巴豆酰辅酶 A 羧化酶缺乏症（3-methylcrotonyl-coA carboxylase deficiency，3-MCC）	C5-OH，C5-OH/C8
3- 羟 -3- 甲基戊二酰辅酶 A 裂解酶缺乏症（3-hydroxy-3-methylglutaryl-coA lyase deficiency，3-HMG）	C5-OH，C6DC，C5-OH/C3
β- 酮硫解酶缺乏症（beta-ketothiolase deficiency，BKD）	C5：1，C5-OH，C4-OH，C5-OH/C8
丙二酸血症（methylmalonic academia，MAL）	C3DC，C3DC/C10，C5DC/C3DC
2- 甲基丁酰辅酶 A 脱氢酶缺乏症（2-methylbutyryl-coA dehydrogenase deficiency，2MBAD）	C5，C5/C2，C5/C3

表 16-49　串联质谱技术筛查的新生儿遗传代谢病（脂肪酸氧化障碍疾病）及指标

疾病	指标
原发性肉碱缺乏症（primary carnitine deficiency，PCD）	C0，C2，C3
短链酰基辅酶 A 脱氢酶缺乏症（short-chain acyl-coenzyme A dehydrogenase deficiency，SCADD）	C4，C4/C3，C4/C8
2,4- 二烯酰辅酶 A 脱氢酶缺乏症（2,4-dienoyl-coA dehydrogenase deficiency，DERED）	C10：2
中链 3- 酮酰基辅酶 A 硫解酶缺乏症（medium chain 3-ketoyl-CoA thiolase deficiency，MCKAT）	C8，C10
中链酰基辅酶 A 脱氢酶缺乏症（medium chain acyl-CoA dehydrogenase deficiency，MCADD）	C8，C6，C10：1，C10，C8/C2，C8/C10
极长链酰基辅酶 A 脱氢酶缺乏症（very long chain acyl-CoA dehydrogenase deficiency，VLCAD）	C14：1，C14：2，C14，C12：1，C12，C14：1/C16，14：1/C12：1
中链 / 短链 -3- 羟酰基辅酶 A 脱氢酶缺乏症（medium/short chain 3-hydroxyacyl-CoA dehydrogenase deficiency，M/SCHAD）	C4-OH，C6-OH，C4/C3，C4-OH/C16，C4-OH/C8，C4-OH/C4
长链 -3- 羟酰基辅酶 A 脱氢酶缺乏症（long chain 3-hydroxyacyl-CoA dehydrogenase deficiency，LCHADD，LCHAD）	C16-OH，C18-OH，C16：1-OH，C18：1-OH，C14-OH，C18-OH/C18，16-OH/C16，C16-OH/C14

续表

疾病	指标
多种酰基辅酶 A 脱氢酶缺乏症（multiple acyl-CoA dehydrogenase deficiency，MADD）	C4-C18（C8，C10）
肉碱棕榈酰转移酶 -Ⅰ缺乏症（carnitine palmotoyltransferase Ⅰ deficiency，CPT-Ⅰ）	C0，C16，C18，C0/（C16+C18）
肉碱棕榈酰转移酶 -Ⅱ缺乏症（carnitine palmitoyltransferase Ⅱ deficiency，CPT-Ⅱ）	C14，C16，C18：2，C18：1，C18，C0/（C16+C18），（C16+C18：1）/C2
肉碱/酰基肉碱移位酶缺乏症（carnitine-acylcarnitine translocase deficiency，CACT）	C14，C16，C18：2，C18：1，C18，C0/（C16+C18），（C16+C18：1）/C2

表 16-50　串联质谱技术筛查的新生儿遗传代谢病（线粒体代谢异常）及指标

疾病	指标
三功能蛋白缺乏症（trifunctional protein，TFP）	C16：1-OH，C16-OH，C18-OH，C18：1-OH，C14-OH，C18-OH/C18，C16-OH/C16，C16-OH/C14
乙基丙二酸脑病（ethylmalonic encephalopathy，EE）	C4，C5，C4/C3，C5/C3
丙酮酸羧化酶缺乏症（pyru-vate carboxylase deficiency，PC）	Cit，Glu/Cit，Cit/Phe，Cit/Arg
亚甲基四氢叶酸还原酶缺乏症（methylenetetrahydrofolate reductase，MTHFR）	Met，Met/Phe

表 16-51　串联质谱技术筛查的新生儿遗传代谢病（其他疾病）及指标

疾病	指标
母源性维生素 B_{12} 缺乏症［maternal vitamin B_{12} deficiency，B_{12}-D（mat）］	C3，C3/C2，C3/C16，C3/Met
高鸟氨酸血症 - 高氨血症 - 同型瓜氨酸血症综合征（hyperornithinemia-hyperammonemia-homocitrullinuria syndrome，HHHS）	Orn，Orn/Arg
甲基丙二酸血症伴同型半胱氨酸血症 cblC，cblD 型（methylmalonic acidemia and homocystinemia，包括 cb1C，cb1D 和 cb1F 三种亚型）	C3，C3/C2，C3/C16
甲基丙二酸血症伴同型半胱氨酸血症 cblF 型（methylmalonic acidemia and homocystinemia，包括 cb1C，cb1D 和 cb1F 三种亚型）	C3，C3/C16，C3/C2
转钴胺素 Ⅱ 缺陷病（transcobalamin Ⅱ deficiency，TCN2）	C3，C3/C2

（王　帅）

推荐阅读

1. 林果为, 王吉耀, 葛均波. 实用内科学 [M]. 第 15 版. 北京: 人民卫生出版社, 2017.

2. 潘祥林, 王鸿利. 实用诊断学 [M]. 第 2 版. 北京: 人民卫生出版社, 2018.

3. 葛均波, 徐永康, 王辰. 内科学 [M]. 第 9 版. 北京: 人民卫生出版社, 2018.

4. 陈竺, 陈赛娟, 主译. 威廉姆斯血液病学 [M]. 北京, 人民卫生出版社, 2011.

5. 张梅, 胡豫, 孙连坤. 血液系统与疾病 [M]. 第 2 版. 北京: 人民卫生出版社, 2021.

6. 葛均波, 马爱群, 王建安. 心血管系统与疾病 [M]. 第 2 版. 北京: 人民卫生出版社, 2021.

7. 施秉银, 童南伟. 内分泌系统与疾病 [M]. 第 2 版. 北京: 人民卫生出版社, 2021.

8. 高德禄, 张世俊, 主译. 临床实验室诊断学 [M]. 北京, 人民军医出版社, 2012.

9. 胡豫. 弥散性血管内凝血诊断与治疗中国专家共识 (2012 年版)[J]. 中华血液学杂志, 2012, 33 (11): 978~979.

10. 尚红, 王兰兰. 实验诊断学 [M]. 第 3 版. 北京: 人民卫生出版社, 2015.

11. 王成彬, 白洁, 马骏龙, 主译. 诊断试验临床解读 [M]. 北京: 人民军医出版社, 2012.

12. 万学红, 卢雪峰. 诊断学 [M]. 第 9 版. 北京: 人民卫生出版社, 2018.

13. 刘成玉. 诊断学 [M]. 第 4 版. 北京: 人民卫生出版社, 2019.

14. 王鸿利, 丛玉隆, 仲人前, 等. 实用检验医学 [M]. 第 2 版. 北京: 人民卫生出版社, 2013.

15. 尚红, 王毓三, 申子瑜. 全国临床检验操作规程 [M]. 第 4 版. 北京: 人民卫生出版社, 2015.

16. 刘成玉, 罗春丽. 临床检验基础 [M]. 第 5 版. 北京: 人民卫生出版社, 2011.

17. 陈鸣, 梁国威, 邓少丽, 主译. 实验室检验和诊断手册 [M]. 第 8 版. 北京: 人民军医出版社, 2013.

18. 刘成玉, 林发全. 临床检验基础 [M]. 第 4 版. 北京: 中国医药科技出版社, 2019.

19. McPherson RA, Pincus MR. Henry's Clinical diagnosis and Management by laboratory methods [M]. 21th ed. Philadelphia: Saunders, 2007.

20. Laposata M. Laboratory Medicine: The Diagnosis of Disese in the Clinical Laboratory [M]. New York: McGraw-Hill Companies, 2010.

中英文名词对照索引

高等学校教材

供临床医学、医学影像学、口腔医学、预防医学、儿科学、护理学等专业用

实验诊断学

第 3 版

主　编　刘成玉　郑文芝　林发全
副主编　王元松　张纪云　粟　军　郑峻松　林东红
编　者（以姓氏笔画为序）

王　帅（青岛大学附属妇女儿童医院 /　　张纪云（山东医学高等专科学校）
　　　　青岛市妇女儿童医院）　　　　　林东红（福建医科大学）
王元松（青岛大学青岛医学院）　　　　林发全（广西医科大学第一附属医院）
尹卫东（河北北方学院）　　　　　　　岳保红（郑州大学第一附属医院）
刘成玉（青岛大学青岛医学院）　　　　郑文芝（海南医学院）
闫海润（牡丹江医学院附属红旗医院）　郑峻松（中国人民解放军陆军军医大学）
江新泉（山东第一医科大学）　　　　　胡　敏（中南大学湘雅二医院）
李　岩（海南医学院）　　　　　　　　钟　宁（山东第一医科大学）
李　静（青岛大学附属医院）　　　　　姜忠信（青岛大学附属医院）
李一荣（武汉大学中南医院）　　　　　梁松鹤（哈尔滨医科大学）
沈建箴（福建医科大学）　　　　　　　粟　军（四川大学华西医院）
张　丽（中国医学科学院北京协和医院）傅琼瑶（海南科技职业大学）
张式鸿（中山大学附属第一医院）　　　廖　林（广西医科大学第一附属医院）

秘　书　李　静（兼）

人民卫生出版社

·北京·

版权所有，侵权必究！

图书在版编目（CIP）数据

实验诊断学 / 刘成玉，郑文芝，林发全主编 . —3
版 . —北京：人民卫生出版社，2023.8
ISBN 978-7-117-35192-8

Ⅰ. ①实… Ⅱ. ①刘…②郑…③林… Ⅲ. ①实验室
诊断 －医学院校 －教材 Ⅳ. ①R446

中国国家版本馆 CIP 数据核字（2023）第 158594 号

人卫智网	www.ipmph.com	医学教育、学术、考试、健康，
		购书智慧智能综合服务平台
人卫官网	www.pmph.com	人卫官方资讯发布平台

实验诊断学
Shiyan Zhenduanxue
第 3 版

主　　编：刘成玉　　郑文芝　　林发全
出版发行：人民卫生出版社（中继线 010-59780011）
地　　址：北京市朝阳区潘家园南里 19 号
邮　　编：100021
E - mail：pmph @ pmph.com
购书热线：010-59787592　　010-59787584　　010-65264830
印　　刷：北京顶佳世纪印刷有限公司
经　　销：新华书店
开　　本：787×1092　1/16　　印张：34
字　　数：764 千字
版　　次：2007 年 8 月第 1 版　　2023 年 8 月第 3 版
印　　次：2023 年 11 月第 1 次印刷
标准书号：ISBN 978-7-117-35192-8
定　　价：108.00 元
打击盗版举报电话：010-59787491　E-mail：WQ @ pmph.com
质量问题联系电话：010-59787234　E-mail：zhiliang @ pmph.com
数字融合服务电话：4001118166　E-mail：zengzhi @ pmph.com